DIAGNOSTIK UND THERAPIE DER PULPAKRANKHEITEN

EIN HAND- UND LEHRBUCH FÜR ZAHNÄRZTE UND STUDIERENDE

VON

M. LIPSCHITZ
PRAKT. ZAHNARZT IN BERLIN

MIT 139 TEILS FARBIGEN ABBILDUNGEN

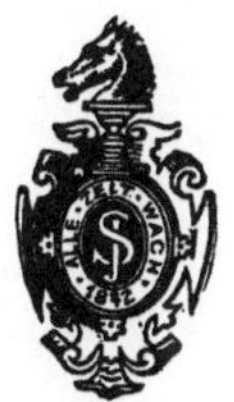

BERLIN
VERLAG VON JULIUS SPRINGER
1920

ISBN-13:978-3-642-90051-8 e-ISBN-13:978-3-642-91908-4
DOI: 10.1007/978-3-642-91908-4

Softcover reprint of the hardcover 1st edition 1920

Vorwort.

Die Diagnostik und Therapie der Pulpakrankheiten hat bisher nur selten eine zusammenfassende und eingehende Darstellung gefunden. Das letzte Mal in der Mitte der achtziger Jahre. Die Kürze, mit welcher dieser Gegenstand in den Lehrbüchern der Zahnheilkunde behandelt wurde, der Umstand, daß die Therapie der Pulpakrankheiten in den letzten drei Jahrzehnten besonders ausgebaut und wissenschaftlich begründet wurde, die Bedeutung schließlich, welche die Behandlung der Pulpakrankheiten für eine Erhaltung des menschlichen Gebisses gewonnen hat, ließen eine zusammenfassende Darstellung der Diagnose und Therapie der Pulpakrankheiten vom modernen Standpunkte aus gerechtfertigt erscheinen.

Dem einmal gefaßten Plane kam ich um so lieber nach, als ich in 30jähriger praktischer Tätigkeit die Erfahrung gemacht habe, daß die Behandlung auf diesem schwierigen Gebiete zum Schaden der Patienten noch vielfach ganz unwissenschaftlich gehandhabt wird. Weist doch eine sehr große Zahl zerstörter Gebisse immer noch darauf hin, daß die Erkrankung der Pulpa leider noch viel zu häufig durch die Extraktion des Zahnes zur Heilung gebracht wird.

Es galt also, die gegenwärtigen Kenntnisse und Anschauungen in einer Form darzustellen, die den Praktiker befähigt, die Therapie der einzelnen Pulpakrankheiten nach wissenschaftlichen Grundsätzen durchzuführen.

Eine Darstellung der Diagnose habe ich der Therapie vorausgeschickt, da auch auf dem Gebiete der Pulpakrankheiten nur die exakte Diagnose eine erfolgreiche Behandlung gewährleistet. Die Ätiologie und Pathologie habe ich nur insoweit berücksichtigt, als es zum Verständnis unumgänglich notwendig erschien. Mit der Einteilung der Pulpakrankheiten in Gruppen, denen sich die Therapie leicht anpassen kann, glaube ich den Bedürfnissen der Praxis am besten gedient zu haben.

Erst die moderne Therapie der Pulpakrankheiten hat der Zahnheilkunde zu dem Ansehen verholfen, das sie heute, jedem anderen medizinischen Sonderfach ebenbürtig, in den weitesten Kreisen genießt. Die Erkenntnis, daß die verletzte Pulpa den Eingang der pathogenen Mikroorganismen in den gesamten Körper ermöglicht, hat in den letzten Jahren endlich auch in ärztlichen Kreisen die gebührende Beachtung gefunden. Möchten daher nicht nur Zahnärzte und Studierende der Zahnheilkunde, sondern auch Ärzte aus dem vorliegenden Werk den erhofften Nutzen ziehen!

Die Darstellung der Geschichte dieses Gegenstandes hielt ich für nötig, nicht nur um die Entwickelung dieser Disziplin zu ihrer heutigen wissenschaftlichen Höhe klarzulegen, sondern auch um allen denjenigen, welche sich mit dieser Materie besonders beschäftigen wollen, die Weiterarbeit zu erleichtern.

Für die Überlassung von Abbildungen fühle ich mich zu großem Danke verpflichtet den Herren Prof. Dr. Boennecken, Prof. Dr. Dierk, Prof. Dr. Fischer, Prof. Dr. Schröder, Prof. Dr. Williger und anderen Kollegen.

Ganz besonderen Dank aber schulde ich Herrn Prof. Dr. Römer dafür, daß er mir zahlreiche Abbildungen aus seinem Atlas der pathologisch-anatomischen Veränderungen der Zahnpulpa zur Verfügung gestellt hat.

Das Manuskript zu vorliegendem Buche war bereits Ende 1914 druckfertig. Auf Wunsch des Verlegers unterblieb die Drucklegung während des Krieges. Selbstverständlich habe ich alle inzwischen erschienenen Veröffentlichungen bei der letzten Durchsicht berücksichtigt.

Berlin, Februar 1920.

M. Lipschitz.

Inhaltsverzeichnis.

Abkürzungen.

D. V. f. Z.	= Deutsche Vierteljahrsschrift für Zahnheilkunde.
D. M. f. Z.	= Deutsche Monatsschrift für Zahnheilkunde.
Öst.-ung. V. f. Z.	= Österreichisch-ungarische Vierteljahrsschrift für Zahnheilkunde.
Schw. V. f. Z.	= Schweizerische Vierteljahrsschrift für Zahnheilkunde.
Verh. d. D. O. G.	= Verhandlungen der Deutschen Odontologischen Gesellschaft.
Korr. f. Z.	= Correspondenzblatt für Zahnärzte.
Deutsch. Z. i. Vortr.	= Deutsche Zahnheilkunde in Vorträgen.
Erg. d. ges. Zahnh.	= Ergebnisse der gesamten Zahnheilkunde.
D. Z. W	= Deutsche zahnärztliche Wochenschrift.
D. Z.	= Der Zahnarzt.
Z. W.	= Zahnärztliches Wochenblatt.
Od. Bl.	= Odontologische Blätter.
B. Z. H.	= Berliner zahnärztliche Halbmonatsschrift.
J. f. Z.	= Journal für Zahnheilkunde.
Z. R.	= Zahnärztliche Rundschau.
W. Z. M.	= Wiener zahnärztliche Monatsschrift.
Öst. Z. f. Stoma logie	= Österreichische Zeitschrift für Stomatologie.
Br. J. of D. Sc.	= British Journal of Dental Science.
V. B.	= Vereinsbericht.

I. Diagnostik der Pulpakrankheiten.

1. Einteilung der Pulpakrankheiten.

Wie der Arzt ein erkranktes Organ des Menschen nur dann mit Sicherheit zur Heilung bringen kann, wenn er das Leiden vorher richtig erkannt hat, so hängt auch der Erfolg der Behandlung der Pulpakrankheiten von einer richtigen Diagnose ab. Bis gegen Ende des vorigen Jahrhunderts lag das Erkennen der einzelnen Pulpaerkrankungen noch vollständig in den Kinderschuhen. Trotz der gewaltigen Forschungen, welche auf diesem Gebiete besonders in den letzten 30 Jahren gemacht wurden, ist es noch nicht einmal möglich gewesen, eine einheitliche Bezeichnung der Pulpakrankheiten herbeizuführen. Verfolgen wir zunächst kurz den Entwicklungsgang der Einteilung.

Linderer (1851) unterschied eine Entzündung der Pulpa 1. bei bedeckter Zahnhöhle (sowohl bei gesunden als kariösen Zähnen), 2. bei offener Zahnhöhle. Die Eiterung, Verjauchung und Auswüchse, welche entweder auf einem oder zwei Stielen sich befinden oder eine Fortsetzung der ganzen Oberfläche sind, betrachtete er als Folgen der Entzündung.

Albrecht (1858) teilte die krankhaften Erscheinungen der Zahnpulpa ein in 1. Nervenkrankheiten, 2. Gefäßkrankheiten und 3. Sekretionsabweichungen. Außerdem unterschied er die akute und chronische Entzündung der Pulpa; die erstere kann ausgehen in Eiterung, Gangrän, Eiterung mit Abszeßbildung im Dentin (sehr selten) und Kalzifikation, die letztere in Ulzeration, Gangrän, Verkalkung, Absorption und Hypertrophie.

J. Tomes (1861) kannte bereits die Irritation der Zahnpulpa, die akute Entzündung und die chronische Entzündung der Pulpa.

Auch Waite (1868) unterschied einen Zustand erhöhter Reizbarkeit der Pulpa, dem erst die wirkliche akute Pulpaentzündung folgt. Auch war ihm die Pulpagangrän bekannt, bei der die Kronenpulpa bereits vernichtet ist, ein Geruch aus der Pulpahöhle hervordringt und die Wurzelpulpen noch empfindlich sind.

Adolf Witzel (1879) machte folgende Einteilung: 1. die irritierte Pulpa, 2. die partiell entzündete Pulpa, 3. die total entzündete Pulpa mit Abszeß, 4. die in eitrigem und fettigem Zerfall begriffene Pulpa, 5. die entzündliche Gangrän der Zahnpulpa.

Baume (1885) unterschied die Pulpitis, bei der er eine Hyperämie und Irritation der Pulpa besonders kennzeichnete, und die Ausgänge der Pulpitis. Zu diesen zählte er 1. chronische Pulpitis, 2. Eiterung, 3. Hyperplasie, 4. Gangrän, 5. Wurzelhautentzündung.

So war es um die Einteilung der Pulpakrankheiten bestellt, als Arkövy mit der Fackel der Wissenschaft in dieses immer noch dunkle Gebiet hineinleuchtete und den Zahnärzten die Augen öffnete. Arkövy kann daher mit Recht als der Begründer der Diagnostik der Pulpakrankheiten bezeichnet werden. In seinem 1885 erschienenen Werke „Die Diagnostik der Zahnkrankheiten" brachte er auf Grund von etwa 2000 mikroskopischen Untersuchungen eine Einteilung der Pulpaerkrankungen zustande, die zum ersten Male ein System in das Chaos zu bringen suchte, das auf diesem Gebiete herrschte. Arkövy stellte folgende Gruppen auf:

I. Pulpitis acuta.
   1. Pulpitis acuta septica, seu superficialis.
   2. Pulpitis acuta partialis.
   3. Pulpitis acuta totalis.
   4. Pulpitis acuta partialis purulenta.
   5. Pulpitis acuta traumatica.

II. Pulpitis chronica.
   1. Pulpitis chronica parenchymatosa.
   2. Pulpitis chronica totalis purulenta.
   3. A. Pulpitis chronica hypertrophica granulomatosa.
      B. Pulpitis chronica hypertrophica sarcomatosa.
   4. Pulpitis chronica gangraenosa.
   5. Gangraena pulpae totalis.
   6. Pulpitis chronica idiopathica seu concrementalis.

III. 1. Atrophia pulpae simplex.
   2. Atrophia pulpae sclerotica.
   3. Atrophia pulpae reticularis.
   4. Dissolutio pulpae absoluta.

Leider hatte Arkövy, dem sich später Rothmann angeschlossen hatte, mit seiner Einteilung der Pulpakrankheiten in 16 verschiedene Gruppen über das Ziel hinausgeschossen, denn selbst dem geschultesten Praktiker ist es nicht möglich, diese 16 Gruppen klinisch auseinanderzuhalten. Selbst wenn sie möglich wäre — Arkövy behauptet, daß es möglich ist, obwohl er zugibt, daß auch zuweilen ein Irrtum unterläuft — hätte dies, wie Rothmann angab, bei dem damaligen Stande der Wissenschaft bezüglich der Einleitung der Therapie doch keinen großen Nutzen gehabt. Die meisten Zahnärzte hatten sich der minutiösen Einteilung Arkövys gegenüber ablehnend verhalten, weil sie in therapeutischer Beziehung belanglos war, dann aber auch schon deshalb, weil man früher für die Bedeutung einer richtigen Diagnose der Pulpakrankheiten und für die Therapie derselben nur ein geringes Verständnis hatte. Bestand doch vor 30 Jahren für die meisten Zahnärzte die Therapie eines pulpakranken Zahnes in der Extraktion des

Zahnes. Die konservierende Behandlung war damals noch ein noli me tangere, und wo sie versucht wurde, war es nichts anderes als ein empirisches Hin- und Hertasten ohne wissenschaftliche Grundlage. Im Jahre 1911 änderte Arkövy teilweise seine Einteilung und stellte nur 13 verschiedene Gruppen auf, ohne einen größeren Erfolg zu erzielen.

Weitere Versuche, neue Einteilungen zu schaffen, hörten nicht auf (Fischer, Peckert, Kantorowicz). Trotzdem wird Arkövy immer das große Verdienst bleiben, auf diesem schwierigen Gebiete als Pfadfinder den ersten Anstoß zu einer wissenschaftlichen Betätigung gegeben zu haben, das nach ihm besonders Römer mit nicht weniger glänzenden Forschungsresultaten betreten hat, so daß sich selbst Miller im großen ganzen bezüglich der Einteilung der Pulpakrankheiten den Anschauungen Römers angeschlossen hat.

Römer machte folgende Einteilung:

A. Pulpitis acuta.
  1. Pulpitis simplex.
  2. Pulpitis purulenta.
  3. Pulpitis gangraenosa.

B. Pulpitis chronica.
  1. Pulpitis ulcerosa.
  2. Pulpitis granulomatosa.

C. Atrophie der Zahnpulpa.
  1. Atrophia senilis.
  2. degenerative oder sekundäre Atrophie.

Die Arbeiten Römers sind für die Therapie der Pulpakrankheiten von solcher Bedeutung geworden, daß ich seine Einteilung der Pulpakrankheiten der von mir aufgestellten zugrunde gelegt habe. Dieselbe lautet:

1. Pulpitis acuta superficialis.
2. Pulpitis acuta simplex.
   a) partialis.
   b) totalis.
3. Pulpitis acuta purulenta.
4. Pulpitis chronica gangraenosa.
5. Pulpitis chronica ulcerosa.
6. Pulpitis chronica granulomatosa.
7. Atrophia pulpae.

Ich bin bei der hier angegebenen Einteilung von der Überzeugung ausgegangen, die auch von Arkövy, Dependorf u. a. geteilt wird, daß die Pathologie die Grundlage für die Feststellung der Diagnose abgeben muß, aber nur insoweit, als ein Erkennen der Pulpakrankheit am Patienten wirklich möglich ist. Wenn wir eine Krankheit am Patienten nicht diagnostizieren können, nützt auch der besondere Name nichts. Dann aber hielt ich es für gut, jede Krankheit, die eine besondere Behandlung erfordert, auch mit einem besonderen Namen zu belegen, schon um Irrtümer zu vermeiden. Je klarer die Bezeichnung das Leiden erkennen läßt, desto leichter wird man sich in dieser schwierigen Materie zurechtfinden und eine richtige Therapie einleiten. Für das erste Stadium der akuten Pulpaentzündung, die Römer Irritationshyperämie genannt hat, habe ich in Anlehnung an Arkövy die Bezeichnung Pulpitis acuta superficialis gewählt, eine Bezeichnung, die auch schon Schirmer vorgeschlagen hat, weil dadurch das Krankheitsbild, das eine oberflächliche Invasion von Bakterien zeigt, abgesehen von den Fällen, bei denen die Erkrankung auf chemische, thermische und mechanische Reize zurückzuführen ist, am besten erklärt ist. Die von Arkövy vorgeschlagene Bezeichnung Pulpitis acuta septica, seu superficialis läßt den Irrtum aufkommen, daß es sich um einen septischen Prozeß handelt, was aber nicht der Fall ist. Diese Erkrankung mußte als eine Gruppe besonders bezeichnet werden, weil sie diejenige Krankheit ist, die für die Überkappung der Pulpa vor allem in Frage kommt. Aus demselben Grunde wurde auch die Einteilung der Pulpitis acuta simplex in eine partielle und totale beibehalten. Ich habe die Einteilung in Untergruppen gewählt, weil es sich tatsächlich nur um die verschiedenen Stadien ein und desselben Krankheitsbildes handelt.

Die von mir gemachte Einteilung hat den Vorzug, daß die einzelnen Pulpaerkrankungen am Patienten, mit Ausnahme der Pulpitis chronica ulcerosa, die bei der Stellung der Diagnose Schwierigkeiten bereitet, in jedem Falle unter Zuhilfenahme der subjektiven und objektiven Symptome sicher diagnostiziert werden können. Damit allein ist die Basis für die Einleitung einer richtigen Therapie gegeben.

2. Untersuchung der Zähne auf Pulpitis.

Die Untersuchung der Zähne auf Pulpitis setzt die genaueste Kenntnis der Anatomie und pathologischen Anatomie der Zähne, insbesondere der topographischen Anatomie und Pathologie der Pulpa voraus. Es gehören ferner dazu ein gutes Auge, ein feines Fingergefühl, ein hoher Grad von Geschicklichkeit und gutes Licht. Die Untersuchung hat sich nicht nur auf den kranken Zahn, sondern auf das ganze Gebiß bzw. die gesamte Mundhöhle zu erstrecken. Wir brauchen dazu:

1. Spiegel in verschiedenen Größen,
2. Sonden (rechts und links gebogen),
3. Schmelzmesser in verschiedenen Größen und Stärken,
4. löffelförmige Exkavatoren (einen geraden, einen rechtsseitig und einen linksseitig gebogenen),
5. einen Luftbläser,
6. gewachste Seidenfäden,
7. Zahnpinzetten mit stumpf- bzw. rechtwinklig abgebogenen Enden,
8. eine Wasserspritze mit gebogenem Ausflußrohr,
9. kaltes und warmes Wasser,
10. 50%igen Alkohol,
11. eine elektrische Glasstablampe oder eine elektrische Handmundlampe,

12. Apparate zur Untersuchung mit dem elektrischen Strom,
    a) einen Schlitteninduktionsapparat,
    b) eine Zahnelektrode,
    c) eine Handelektrode,
13. Röntgenaufnahmen.

Die Anamnese, welche uns zugleich über die subjektiven Symptome Aufschluß gibt und deren Bedeutung für die Diagnose durchaus nicht unterschätzt werden darf, hat festzustellen, ob der Patient am Tage oder bei Nacht Schmerzen gehabt hat, auf der rechten oder linken Kieferseite, im Ober- oder Unterkiefer, ob die Schmerzen nur wenige Minuten oder stundenlang angehalten haben, ob sie nur zart angedeutet oder sehr stark waren, ob die Zähne bei kalten oder warmen Getränken, bei süßen oder sauren Speisen geschmerzt haben oder gar das Beißen weh getan hat. Durch genaue Beantwortung dieser Fragen sind wir in vielen Fällen schon vor der Untersuchung über den Ort und den Grad des Leidens unterrichtet.

Wir beginnen die Untersuchung zunächst mit Spiegel und Sonde links unten am letzten Molaren und fahren dann fort, indem wir jeden Zahn der Reihe nach bis zum letzten Molaren rechts von allen Seiten genau ansehen und auch darauf unser Augenmerk richten, ob irgendwo Verfärbungen oder sekundäre Karies bei schon gefüllten Zähnen, besonders am zervikalen Teile des Zahnes auf versteckte kariöse Höhlen schließen lassen. Bei sehr gedrängt stehenden Zähnen deutet auch das Zerreißen eines zwischen zwei Zähnen durchgezogenen gewachsten Seidenfadens auf eine versteckte kariöse Höhle hin. Dieselbe Reihenfolge und Sorgfalt beobachten wir dann bei der sich gleich darauf anschließenden Untersuchung der Zähne des Oberkiefers.

Finden wir nun bei dieser Untersuchung einen Zahn mit einem größeren kariösen Defekt, sind die übrigen Zähne gesund oder zeigen nur kleinere kariöse Stellen und gibt der Patient auf Befragen zu, an derselben Stelle Zahnschmerzen verspürt zu haben, dann ist der Zahn mit dem größeren kariösen Defekt mit Sicherheit als pulpitisch erkrankt anzusehen. Liegen jedoch zwei größere Defekte in zwei verschiedenen Zähnen vor, von denen der eine sich im Oberkiefer, der andere im Unterkiefer befindet, dann ist eine sichere Diagnose nur durch Anspritzen von kaltem bzw. warmem Wasser zu gewinnen. Liegen die beiden kariösen Zähne in demselben Kiefer und auf derselben Kieferseite, dann ist erst nach Freilegung des kranken Herdes eine richtige Diagnose möglich. Mit Hilfe eines löffelförmigen Exkavators werden die erweichten Zahnbeinmassen, nach Entfernung der überhängenden Schmelzränder mit einem Schmelzmesser, aus der kariösen Höhle vorsichtig und schonend entfernt. Der Grad der Schmerzhaftigkeit bei der Entfernung der nahe der Pulpa liegenden Zahnbeinmassen läßt schon eine Vermutung darüber zu, ob wir es mit einer freiliegenden oder mit einer noch von einer dünnen, aber harten Zahnbeinschicht bedeckten Pulpa zu tun haben.

Schon im Jahre 1892 habe ich in einer Arbeit über die Atrophie der Pulpa als Folge der Bildung von Ersatzdentin darauf hingewiesen, daß die von Arkövy vorgeschlagenen Messungen, um den Abstand der

Pulpaspitze von der Oberfläche des Zahns zu bestimmen und für die Diagnose der Pulpakrankheiten zu verwerten, nicht viel praktischen Wert haben können. Die Größe der Pulpahöhle bzw. die Stärke der Dentinschicht ist von dem Dentinanbau abhängig und kann in einem beliebigen Alter sowohl bei den Zähnen desselben Individuums als auch anderer Individuen stets verschieden sein. Die Durchschnittsangaben, selbst wenn sie noch so genau sein sollten, können um so weniger maßgebend sein, als es sich nur um Unterschiede von etwa $^1/_4$—1 mm handelt. Daß ich mit dieser Ansicht nicht vereinzelt dastehe, dafür scheint mir der Umstand zu sprechen, daß ich von einer praktischen Anwendung dieser Untersuchungsmethode nie gehört habe. Auch Schröder hat sich im Jahre 1907 gegen diese Messung ausgesprochen, besonders auch deshalb, weil sehr viele zur Untersuchung kommende Zähne infolge starker Zerstörung nicht mehr die zur Messung notwendigen Punkte aufweisen. Nach einer mir vor Jahren von Arkövy selbst gemachten brieflichen Mitteilung sollen übrigens diese Messungen nur für Anfänger bestimmt sein.

Liegt die Pulpa nach Entfernung der letzten weichen Zahnbeinschicht frei, dann haben wir den kranken Zahn, und die Diagnose ist über jeden Zweifel erhaben. Ist die Pulpa jedoch nicht freigelegt worden, und ist auch das Anblasen mit kalter Luft wenig schmerzhaft, dann muß der andere kariöse Zahn in derselben Weise vorbereitet werden. Liegt bei diesem die Pulpa frei, dann ist er sicher als der pulpitisch erkrankte anzusehen. Ist die Pulpa jedoch von gesundem Zahnbein bedeckt, und ist das Anblasen mit kalter Luft vollständig schmerzfrei, auch das Anspritzen mit kaltem Wasser unempfindlich, dann wird auch die erste kariöse Höhle mit kaltem Wasser angespritzt, nachdem man die zweite mit Watte fest verschlossen hat. Reagiert der Zahn auf kaltes Wasser in gleicher Weise wie auf kalte Luft oder etwas stärker, dann wird die Höhle noch einmal vorsichtig und sorgfältig mit einer feinen Sonde abgetastet. Je schonender wir vorgehen, desto dankbarer ist der Patient. Man soll mit der Sonde die Pulpa nur zu berühren suchen, aber nicht roh in sie hineinstechen. In den meisten Fällen gelingt es, die ganz verborgen liegende haarfeine Öffnung, die zur Pulpa führt, zu entdecken, womit die Diagnose auf Pulpitis acuta totalis gesichert ist. Es kann auch vorkommen, daß zwei Zähne pulpitisch erkrankt sind. Sorgfältiges Sondieren wird uns in jedem Falle einen sicheren Aufschluß darüber geben. Finden sich nur gefüllte Zähne auf der verdächtigen Seite, dann sind sämtliche Füllungen auf guten Randschluß hin zu untersuchen. Zeigt sich an einer Füllung auch nur die Spur eines Defektes, so ist von hier aus die nähere Untersuchung vorzunehmen. Ist gar eine Füllung gelockert, dann erleichtert die vollständige Entfernung der Füllung die Stellung der richtigen Diagnose.

Auch die von Hentze eingeführte Untersuchungsmethode mit 50%igem Alkohol bietet für die Differentialdiagnose zwischen Pulpitis acuta superficialis, Pulpitis acuta partialis und Pulpitis acuta totalis eine wertvolle Unterstützung. Bei der Pulpitis acuta superficialis verursacht ein mit Alkohol getränktes und in die ausgetrocknete kariöse

Höhle gelegtes Wattebäuschchen sofort einen leichten ziehenden Schmerz, der nach einiger Zeit verschwindet. Eine Pulpitis acuta partialis reagiert mit wirklichem Schmerz, der aber nach Entfernung der Einlage ebenfalls vergeht. Bei Pulpitis acuta totalis hält jedoch der Schmerz noch einige Zeit nach Entfernung des Alkohols an. Die Alkoholprobe habe ich selbst in vielen Fällen versucht und ihre Richtigkeit bestätigen können.

Ein ähnliches Verfahren, durch Anwendung eines chemischen Reizes die Diagnose zu sichern, hat G. Preiswerk angegeben. Er bringt nach schonender Exkavierung der kariösen Masse für kurze Zeit eine 5%ige (der 40%igen wässerigen) Formaldehydlösung in die zu untersuchende Zahnhöhle. Meist entsteht nur ein leichter ziehender Schmerz, der sich nach kurzer Zeit wieder legt. Nimmt dieser Schmerz unter der Einlage jedoch kontinuierlich zu, so läßt dies auf eine Pulpaentzündung schließen, andernfalls liegt nur eine Hyperämie vor.

Sind größere kariöse Höhlen an sichtbarer Stelle nicht zu entdecken, so müssen sämtliche Zahnhälse an allen verdächtigen Zähnen mit der Sonde abgetastet werden. Kommt es doch auch ab und zu vor, daß sich unterhalb des Zahnfleisches an ganz verborgenen Stellen der Wurzeln Defekte vorfinden, bei denen die Karies

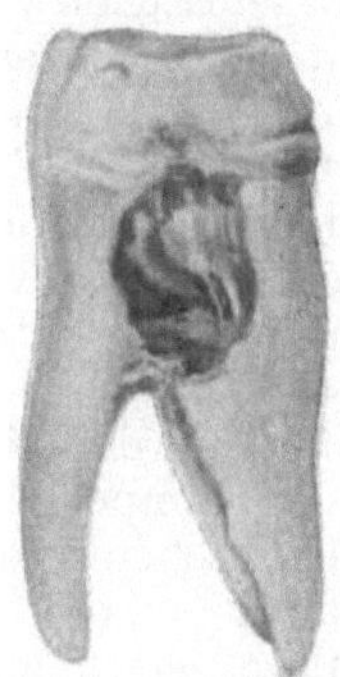

Abb. 1. Oberer Molar mit versteckter Karies und Pulpitis.

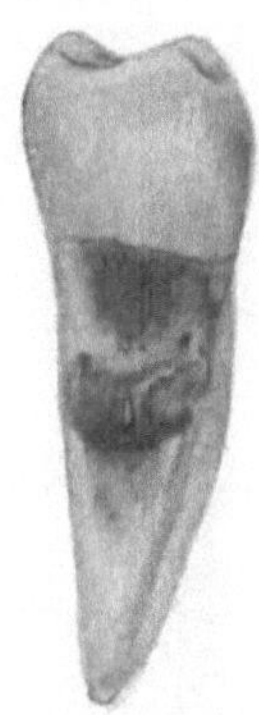

Abb. 2. Unterer Molar mit versteckter Karies und Pulpitis.

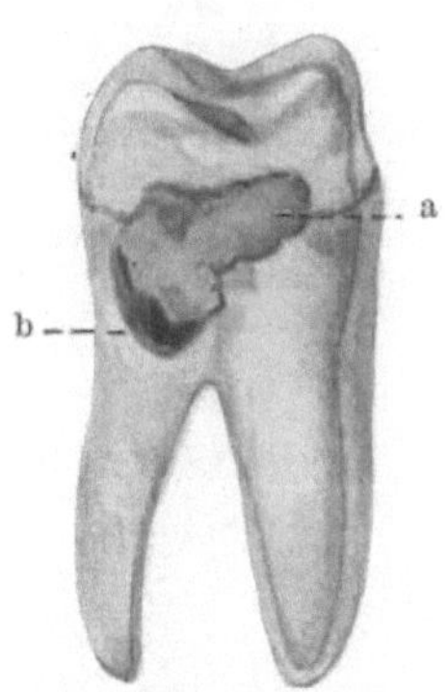

Abb. 3. Oberer Molar mit versteckter Karies und Pulpitis. a) Amalgamfüllung. b) Kariöse Höhle.

bereits bis zur Pulpa vorgedrungen ist (Abb. 1, 2 und 3). Sollte Zahnstein die genauere Untersuchung erschweren, so muß dieser zuvor entfernt werden.

Auch die Perkussion der Zähne, das Beklopfen der Zähne mit dem stumpfen Ende einer Sonde oder eines Exkavators gibt in zweifelhaften Fällen oft sehr schnell Aufschluß, da ein Zahn sich auf Beklopfen durch eine schmerzhafte Empfindung bemerkbar macht, wenn mit der Pulpitis bereits eine Periodontitis verbunden ist.

Bei nicht freiliegenden Pulpen ist an das Vorkommen von Dentikeln in der Pulpa zu denken, die überwiegend in nichtkariösen, stark abgekauten Zähnen, bei langsam verlaufender Karies und bei sehr großen Metallfüllungen vorkommen und, wenn auch sehr selten, zu Schmerzen Veranlassung geben können. Da außer neuralgischen Beschwerden objektive Symptome fast niemals vorliegen, sind sie am sichersten durch eine Röntgenaufnahme festzustellen (Abb. 4). Dentz will Dentikel außerdem noch bei Entblößung der Zahnhälse und besonders häufig in den Molaren des Unterkiefers mit oberflächlicher Karies am Halsteil der Labialseite und mit sehr hartem Boden beobachtet haben. Das Röntgenverfahren hat sich in der zahnärztlichen Praxis so gut bewährt, daß in solchen Fällen sowohl das Abtöten der Pulpa, als ganz besonders die Extraktion des Zahnes ohne vorherige Röntgenaufnahme als ein Kunstfehler bezeichnet werden müßte. Es muß vor einer Fehldiagnose um so mehr gewarnt werden, als in früheren Jahren einem falschen therapeutischen Verfahren nicht nur einzelne Zähne, sondern ganze Zahnreihen zum Opfer fielen.

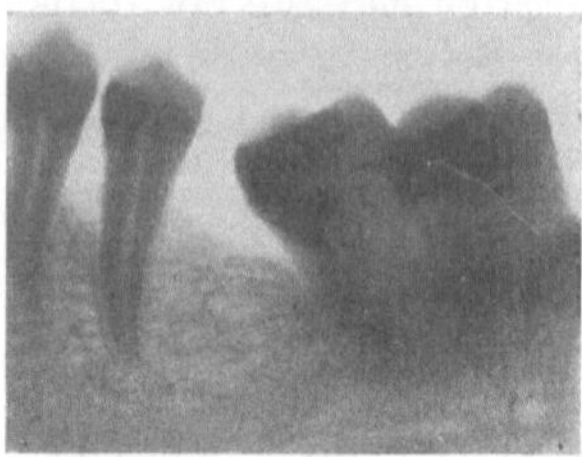

Abb. 4. Dentikel in einem Molaren. (Nach Dieck.)

Von anderen Methoden, die imstande sind, tote von lebenden Zähnen zu unterscheiden, seien auch die Durchleuchtung mit der elektrischen Glasstablampe (Abb. 5) oder der elektrischen Handlampe erwähnt (Abb. 6). Lebende Zähne erscheinen bei der Durchleuchtung hell, tote trübe. Leider läßt diese Methode manchmal im Stich, da die Transparenz nicht immer deutlich vermindert erscheint.

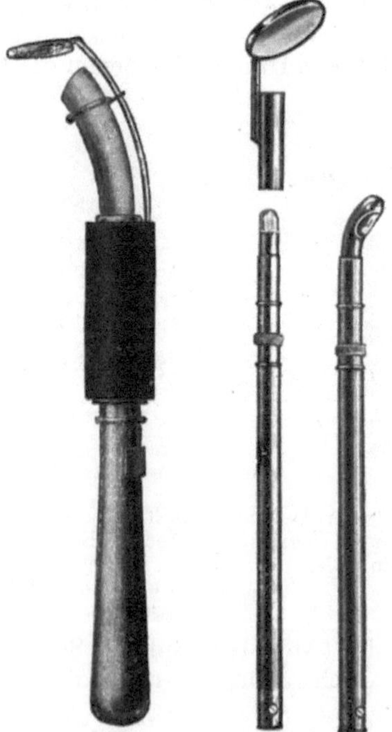

Abb. 5. Abb. 6.

Abb. 5. Elektrische Glasstab-Handlampe. (Nach Flörke.) Das Lämpchen ist von einer abnehmbaren, mit Holz verkleideten Schutzhülle umgeben. Das vom Glühlämpchen erzeugte Licht wird durch den Glasstab herausgeleitet, die Wärme aber zurückgehalten.

Abb. 6. Elektrische Handlampe (nach Bertel) mit einer geraden und einer abgebogenen Glühlampe.

Ist das Exkavieren der kariösen Höhle vollständig schmerzlos und hat der Zahn bereits bei Zufuhr von warmen Getränken oder Speisen Schmerzen hervorgerufen, dann liegt eine Eiterung in der Pulpa vor. Meist ist ein Pulpahorn vereitert, was sich durch Abtasten mit der Sonde leicht feststellen läßt. Oft quillt beim Freilegen der Pulpa ein Tröpfchen Eiter oder Eiter mit etwas Blut vermischt hervor, wodurch die Diagnose auf Pulpitis acuta purulenta gesichert ist. Liegt eine Eiterung bei einem äußerlich gesunden Zahne vor, dann gibt uns das Bespritzen mit warmem Wasser über den Grad der Erkrankung Aufschluß.

Walkhoff suchte durch eine förmliche Thermometrie der Pulpa noch genauere Grade festzustellen, obwohl eine weitere Einteilung, wie wir sehen werden, für die Therapie, auch für die konservierende, vollständig belanglos ist. Er benutzte dazu eine Wasserspritze mit genau temperiertem Wasser. Ein halbes Glas mit heißem und ein halbes Glas mit kaltem Wasser, in welchem ein Badethermometer nach Celsius und eine größere Wasserspritze steht, dient durch Mischen zur Herstellung der Temperaturen. Da diese Methode jedoch zu umständlich und auch nicht genau genug war, so wandte er später eine Spritze an, in deren Kolben ein Thermometer eingefügt ist, dessen Quecksilberkugel in den Flüssigkeitsraum der Spritze frei hineinragt. Dadurch wird die Temperatur des in der Spritze enthaltenen Wassers direkt angegeben und kann in wenigen Sekunden auf der Skala abgelesen werden.

Die Temperatur, welche jede lebende Pulpa ertragen kann, ist 37°. Schmerz bei Wasser unter dieser Temperatur deutet auf Entzündung, darüber auf Eiterung, 41° wirkt bei letzterer schon öfter empfindlich, 43° unter Umständen schon höchst schmerzhaft, während eine gesunde Pulpa Wasser von 48—50° noch ganz gut verträgt und kaltes Wasser erst bei 20—22° als Schmerz empfindet. Gereizte Pulpen empfinden Temperaturen von 22—24° zuweilen schmerzhaft. Partiell entzündete Pulpen sind bei Temperaturen von 27—32°, chronisch entzündete Pulpen bei einer Temperatur unter 27° schmerzhaft.

Wer da weiß, wie verschieden die Empfindlichkeit der Patienten ist und daß die Zähne verschiedener Individuen auf Temperaturwechsel außerordentlich verschieden reagieren, wird sich gar nicht erst auf so haarfeine Unterschiede einlassen. Hat doch Jack (vgl. Millers Lehrbuch der konservierenden Zahnheilkunde 1908, S. 324) bei einer großen Anzahl von Untersuchungen festgestellt, daß die Grade der Toleranz für Temperaturwechsel bei verschiedenen Individuen nach unten zu zwischen 0° und 25°, nach oben zu zwischen 48° und 68° liegt. Während manche Personen mit vollkommen gesunden Zähnen Temperaturschwankungen von über 24—25° C stets unangenehm empfinden, können andere solche von 62° C und darüber hinaus ohne Schmerz vertragen. Daß übrigens die Walkhoffsche Thermometrie ein viel zu umständliches Verfahren ist, beweist die Tatsache, daß sie nur wenig Anhänger besitzt. Wir haben sie aber auch gar nicht nötig, um diejenigen Grade der Pulpaentzündungen festzustellen, die für die konservierende Therapie in Betracht kommen. Hat der Patient auch nur einmal nachts Schmerzen gehabt, dann liegt, wie schon Ad. Witzel richtig angegeben hat, eine Pulpitis acuta totalis vor. Halten die Schmerzen nur 10 Minuten bis zu einer Stunde an und sind sie besonders groß bei Einwirkung von kalten oder sauren und süßen Speisen, ist die Pulpa aber noch mit einer erweichten Dentinschicht bedeckt, dann liegt eine Pulpitis acuta partialis vor. Ist die Schmerzempfindung nur ganz gering, auch bei kalten, süßen und sauren Speisen, und ist die Pulpa noch mit hartem Dentin bedeckt, dann liegt eine Pulpitis acuta superficialis vor. Die anderen Grade der Pulpakrankheiten sind mit Ausnahme der Pulpitis chronica ulcerosa mit solchen diagnostischen Merkmalen versehen, daß selbst der weniger Geübte leicht eine richtige Diagnose stellen kann.

Tritt uns beim Öffnen des Cavum pulpae ein fauler Geruch entgegen, dann liegt Pulpitis chronica gangraenosa vor. Die Pulpitis chronica gangraenosa ist meist schon durch eine Verfärbung der Zahnkrone äußerlich erkennbar. Diese hängt allerdings von der mehr oder minder starken Verfärbung des Pulpakanalinhaltes, sowie von der Größe der Pulpenkammer ab. Auch ist meist eine Verminderung der Transparenz wahrnehmbar, die man fast in jedem Falle schon mit dem elektrisch durchleuchteten Glasstab feststellen kann.

Die Pulpitis chronica ulcerosa nach Römer ist die einzige Pulpitisform, welche bei der Diagnose Schwierigkeiten macht, da sie klinisch von der Pulpitis acuta totalis kaum zu unterscheiden ist. Sie zeigt sich meist bei denjenigen Schichten der Bevölkerung, die sehr lange auf die Behandlung warten lassen. In praktischer Beziehung hat dies gar keine Bedeutung, weil die Pulpitis chronica ulcerosa genau so behandelt wird, wie die Pulpitis acuta totalis.

Die Pulpitis chronica granulomatosa (Pulpenpolyp) macht für die Diagnose gar keine Schwierigkeiten, da das Granulationsgewebe der Pulpa die kariöse Höhle sichtbar ausfüllt. Differentialdiagnostisch muß sie bei approximalen Höhlen von Zahnfleischpolypen unterschieden werden, was sich durch Abheben des Polypen mit der Sonde leicht feststellen läßt.

Sehr selten kommen Pulpitiden bei äußerlich intakten Zähnen vor. Wir finden das namentlich bei den Frontzähnen älterer Individuen mit stark abgekauten Zahnkronen. Die Pulpa ist in diesen Fällen nur noch mit einer dünnen Zahnbeinschicht bedeckt, deren Sondierung schon größere Schmerzen hervorruft und die Pulpitis kenntlich macht. Bei vollständig freigelegten Zahnwurzeln äußerlich intakter Zahnkronen, deren Spitze frei in der Mundhöhle liegt, kann die Pulpa der betreffenden Wurzel (besonders bei Molaren zu beobachten) nekrotisch werden und zu einer Erkrankung der gesamten Pulpa führen. Ist eine Pulpitis durch Stoß oder Fall zustande gekommen, so gibt auch bei äußerlich intakten Zähnen schon die Angabe des Patienten genügenden Aufschluß.

Leicht festzustellen ist auch eine Pulpitis, die durch gewaltsames Separieren der Zähne, durch ein zu schnelles Richten der Zähne, durch Luxation oder durch andere erschütternde Krafteinwirkungen entstanden ist, da dann meist zugleich periodontitische Erscheinungen vorliegen. Da ab und zu bei Anämie und nach Masern, Scharlach, Diabetes, Lues und besonders Influenza (Abb. 7) eine Pulpitis in einem äußerlich gesunden Zahn vorkommen kann, muß bei Feststellung der

Anamnese auch darauf Rücksicht genommen werden. Beim weiblichen Geschlecht werden zuweilen während der Menstruation und Gravidität selbt in äußerlich intakten Zähnen pulpitische Schmerzen wahrgenommen.

Falls die bisher angeführten Untersuchungsmethoden nicht zum Ziele führen, kann die Untersuchung mit dem Induktionsstrom zu Hilfe genommen werden. Über die ersten Versuche, den elektrischen Strom für die Erkennung der pathologischen Zustände der Pulpa nutzbar zu machen, berichtet im Jahre 1891 John S. Marschall. Er hält das Verfahren für außerordentlich wichtig für die Differentialdiagnose auf lebende und tote Pulpen. da in ersterem Falle bei Kontakt mit dem positiven Pol eine Empfindlichkeit des Zahnes zu bemerken ist. Indem er den Strom mit einem Ampèremillimeter verbindet, glaubt Marschall durch Ausprobieren eine Skala aufstellen zu können, von welcher der Grad der Entzündung ohne sonstige Untersuchung des Zahnes sofort abzulesen ist. Erst 10 Jahre später wurden in Europa fast zu gleicher Zeit dahingehende Versuche von Fuyt, Hafner-Schuster und Schröder angestellt. Während Fuyt den primären Strom des Induktionsapparates anwendete, benutzte Schröder den sekundären Strom, Hafner dagegen hielt den Gleich- oder Wechselstrom für gleich geeignet. Die Ergebnisse aller Forscher waren fast dieselben.

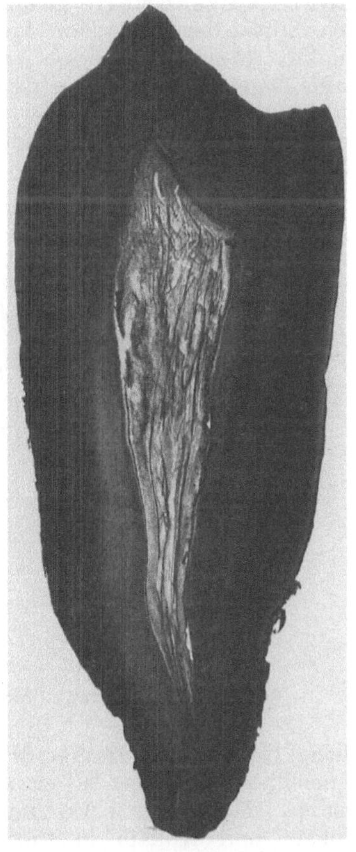

Abb. 7. Längsschnitt durch einen Prämolaren, dessen Pulpa durch eine erlittene Influenza erkrankt ist. (Nach Fischer.)

Zähne mit gesundem Schmelz und lebender Pulpa reagieren auf einen gewissen, der Empfindlichkeit des Individuums angepaßten, elektrischen Reiz mit einem prickelnden mehr oder minder schmerzhaften Gefühl.

Zähne mit eiterigen oder entzündeten Pulpen reagieren bereits auf einen schwächeren elektrischen Reiz.

Bei Zähnen mit abgestorbenen Pulpen rufen selbst starke elektrische Reize keine Reaktion hervor.

Nach Schröders Untersuchungen ist die Sensibilität der Zähne auch dem Strom gegenüber individuell sehr verschieden; besonders reagieren die Zähne jüngerer Individuen empfindlicher auf den Strom als die älterer Personen, weil bei jenen die Pulpen größer sind und deswegen weiter in die Krone hineinragen und das an organischen Substanzen noch reiche Zahnbein von breiteren Dentinkanälchen durchzogen ist. Die unteren Schneidezähne, welche einen dünneren Schmelz haben, reagieren wieder eher auf den elektrischen Reiz, als Eckzähne oder gar Molaren. Dauernde Reize auf der Höhe des Sensibilitätspunktes (der ersten Empfindung des von außen kommenden Reizes), den Frohmann Reizschwelle genannt hat, verursacht keine Erhöhung der Sensibilität der Pulpa, ein kräftigerer Reiz auf der Höhe des Schmerzpunktes (des Augenblickes, wo die Empfindung schmerzhaft wird), kann dagegen eine länger dauernde Verstimmung der Pulpa zur Folge haben. Die Entfernung des Sensibilitätspunktes vom Schmerzpunkte ist bei kräftigen und gesunden Leuten größer, als bei Kranken und Nervösen. Bei Alkoholikern fallen beide Punkte zusammen. Durch

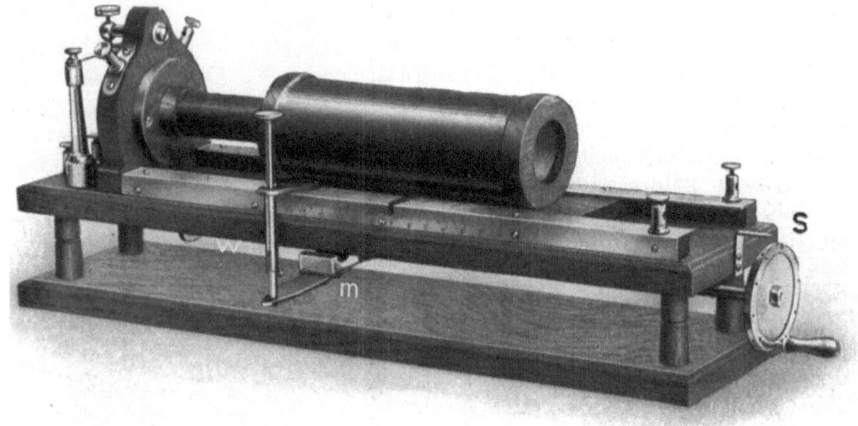

Abb. 8. Schlitteninduktionsapparat. (Nach Schröder.)

kleine Gaben narkotischer Mittel, besonders Chloralhydrat, kann die Sensibilität der Pulpa für etwa 15—20 Minuten bedeutend herabgesetzt werden; Morphium wirkt ungleich. Ebenso setzen Injektionen mit Kokain und Kokain in Verbindung mit Nebennierenpräparaten die Sensibilität des Zahnes merklich herab.

Wichtig für die Untersuchung der Pulpa ist, wie Fischer hervorhebt, auch die Kenntnis, daß normales Dentin besser leitet als das Zementgewebe und daß gebrannte Porzellanfüllungen, Guttapercha, Wachs, Paraffin und Eisfelder Zement dem Induktionsstrom den größten Widerstand entgegensetzen, während die Silikatzemente und Harvard-Zement eine sehr geringe Leitungsfähigkeit besitzen. Bei Metallfüllungen ist es gleichgültig, wie groß die Füllung ist, nur der Weg im Dentin von der Füllung zur Pulpa ist für die Höhe der Reizauslösung von Bedeutung. Dicke Dentinschichten bieten größeren Widerstand als dünnere. Es ist ferner die individuell verschiedene Widerstandsfähigkeit des Gesamtorganismus und der Pulpa selbst zu berücksichtigen. Die Pulpen infektionskranker Patienten, z. B. Influenzakranker, Tuberkulöser, reagieren von Fissurenspalten aus selbst in sonst intakten Zähnen schon auf geringe Reize hin. Dasselbe fand Fischer auch bei Nervenkranken und Neurasthenikern. Übernormal, also erst bei höheren Strömen reagieren dagegen die Pulpen, von Fissurenspalten aus gereizt, auch in äußerlich intakten Zähnen bei Diabetikern und bei Stoffwechselkranken. Atrophischen Prozessen zufolge scheinen solche Pulpen mehr und mehr ihre normale Erregbarkeit zu verlieren. Sie sind also geringer sensibel.

Das Instrumentarium, mit dem die elektrische Untersuchung ausgeführt wird, besteht aus dem Schlitten-Induktionsapparat von Dubois-Reymond oder Schröder (Abb. 8), der Zahnelektrode nach Schröder (Abb. 9) oder Williger (Abb. 10) und der indifferenten Handelektrode (Abb. 11).

Der Schlitten-Induktionsapparat nach Schröder ruht auf vier Säulen, die mit einer Grundplatte fest verbun-

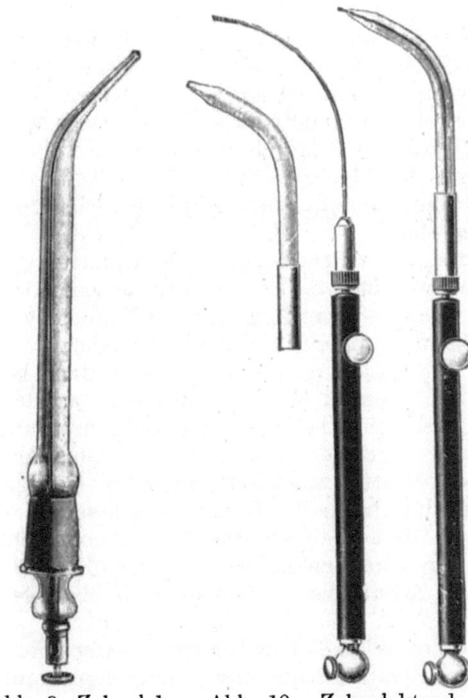

Abb. 9. Zahnelektrode. (Nach Schröder.) Abb. 10. Zahnelektrode. (Nach Williger.)

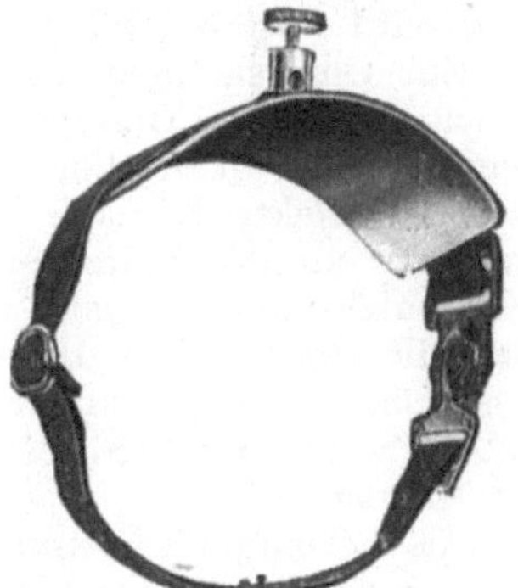

Abb. 11. Handelektrode.

den sind. In der Längsrichtung des Schlittens lagert eine mit Gewindegängen von 1 mm Entfernung versehene Welle (w). „Eine mit gleichem Gewinde ausgestattete, je nach der Drehung der Welle vor- oder rückwärts sich bewegende, schraubenmutterartige Vorrichtung (m) steht in direkter Verbindung mit der Sekundärrolle des Apparates. Die Welle endigt in einer durch einen Handgriff zu betätigenden Scheibe (s), die von 0—10 unterteilt ist und an einem am hinteren Ende des Schlittens montierten Zeiger entlang läuft." Die Verstellung der Sekundärrolle erfolgt bei jedesmaliger Umdrehung der Welle um 1 mm, sowohl vor- als rückwärts; die an der Scheibe angebrachte Unterteilung gestattet die Ablesung jeder Zwischenstellung innerhalb eines Millimeters.' „Die oberhalb an einer Gleitschiene des Schlittenapparates angebrachte Skala ist in Zentimeter eingeteilt und der am Schlitten montierte Zeiger steht auf dem höchsten Punkt der Skala, wenn sich die Rollen vollständig decken, also die maximale Stromstärke eingestellt ist. Die Länge der Sekundärrolle beträgt 14 cm, der Widerstand 87,5 Ohm bei 0,25 mm Drahtstärke; die Länge der primären Wickelung ist die gleiche. Die Drahtstärke beträgt 0,7 mm, der Widerstand 1,6 Ohm. Zur Verstärkung dient außerdem ein Eisenkern." Der Strom wird von zwei an dem Schlitten montierten Ableitungsklemmen entnommen, einerseits zur Zahnelektrode, andererseits zur indifferenten Handelektrode geführt.

Die Zahnelektrode besteht aus einem ca. 8 mm starken und 15 cm langen, am Ende etwas gebogenen und stark ausgezogenen Glasrohr, dessen Öffnung an der Spitze ca. 1 mm beträgt. Am hinteren Ende ist das Rohr trichterförmig geweitet, um einen genau darauf passenden, eingeschliffenen Glasstöpsel aufzunehmen. Durch diesen Stöpsel führt eine metallische Leitung hindurch fast bis zur Spitze des Glasrohres; andererseits ist diese Leitung mit einer Polklemme metallisch verbunden, die auf dem Glasstöpsel befestigt ist.

„Die indifferente Handelektrode besteht aus einer Metallplatte von ca. 10 qcm Oberfläche, welche auf einer dicken, eigens präparierten Moospappe liegt. Die ganze Elektrode ist mit feinem Stoff überzogen und wird mittels eines Gummibandes um ein Handgelenk fixiert."

Zur Untersuchung wird die Handelektrode mit Salzwasser stark befeuchtet und am Handgelenk des Patienten befestigt und zwar an derjenigen Seite, an welcher der zu untersuchende Zahn liegt. Bei Benutzung der Zahnelektrode nach Williger wird der Draht aus der Glashülse gezogen, an der Spitze mit etwas Watte umwickelt, in physiologische Kochsalzlösung getaucht und wieder durch die Glashülse gesteckt, sodaß die Spitze etwa 1 mm hervorragt. Stehen die Zähne sehr dicht zusammen, oder liegt dem zu untersuchenden Zahn eine größere Metallfüllung an, so empfiehlt es sich, die Zähne durch einen Kofferdamstreifen zu trennen.

Als Stromquelle kann man eine kleine Tauchbatterie oder einen Akkumulator nehmen. Will man Straßenstrom anwenden, dann muß der erforderliche Widerstand eingeschaltet sein. Die zu untersuchenden Zähne sind vor Zutritt von Feuchtigkeit zu schützen und sorgfältig abzutrocknen, am besten mit Alkohol, wenn nötig unter Kofferdam. Bei Anwendung der Elektrode nach v. Wunschheim, welche aus zwei gleichartig geformten, vorn halbkreisförmig abgebogenen bis auf etwa stecknadelkopfgroßen Spitzen von Hartkautschuk umschlossenen Metalldrähten besteht, die zugleich auf den Zahn gesetzt werden und den Strom in querer Richtung durchfließen lassen, ist die Isolierung mit Kofferdam nicht nötig. Dagegen hat diese Elektrode den Nachteil, daß lebende Pulpenreste an der Wurzelspitze nicht diagnostiziert werden können.

Sind die Vorbereitungen getroffen, dann wird die Spitze der Zahnelektrode zunächst zur Kontrolle auf einen korrespondierenden gesunden Zahn der anderen Seite oder einen gesunden gleichartigen Nachbarzahn derselben Seite gesetzt. (Der zu untersuchende Zahn darf nicht mit einer Kofferdamklammer versehen sein, weil der Strom leicht von dem zu untersuchenden Zahn auf den Kontrollzahn überspringen könnte und die Untersuchung so ein falsches Resultat ergeben würde.) Sie muß stets auf intakten Schmelz gesetzt werden, am besten in der Mitte der labialen oder bukkalen Fläche, niemals auf eine Füllung oder den Zahnhals, da hier die Reaktion sehr stark ist. Die Berührung der Weichteile muß vermieden werden. Der Strom wird zunächst schwach eingestellt und dann so lange verstärkt, bis der Zahn mit einer Empfindung reagiert. Nach Feststellung der Stromstärke auf der Skala des Apparates wird der verdächtige Zahn in derselben Weise wie der Kontrollzahn untersucht. Zeigt er erst Empfindung bei derselben Stromstärke, dann ist er gesund. Wird der Zahn schon bei geringerer Stromstärke empfindlich, dann liegt eine Irritation der Pulpa vor. Tritt die Empfindlichkeit noch früher ein, dann liegt bereits eine partielle oder totale Entzündung vor, die allerdings, wie Schröder angibt, durch den Grad der Sensibilität nicht voneinander zu trennen sind. Dagegen soll ein fortdauernder nicht gesteigerter elektrischer Reiz, der bei einer irritierten Pulpa reaktionslos bleibt, bei der Pulpitis acuta simplex stets einen akuten Zahnschmerz hervorrufen. Ist die Empfindung auch bei sehr starkem Strom vollständig aufgehoben, dann haben wir es in dem Zahn mit einer nekrotischen Pulpa zu tun.

Leider ist die Methode der Untersuchung mit dem Induktionsstrom nicht zuverlässig genug. So hat Williger folgenden Fall beobachtet: „Im Eckzahn lag eine allerdings nur kleine Füllung. Da die Pulpa auf den Induktionsstrom nicht reagierte, kamen wir zu der Annahme, daß unter der Füllung die Pulpa zerfallen sei. Diese Annahmo entsprach den gewöhnlichen Erfahrungen. Die Überraschung war nachher nicht gering, als sich bei der Trepanation die Pulpa des Zahnes als lebend herausstellte. Es läßt sich daraus die Lehre entnehmen, daß der Induktionsstrom kein unfehlbares Hilfsmittel ist, wenn man das Leben oder den Tod einer Pulpa feststellen will. Auch in einzelnen anderen Fällen sind uns übrigens solche Täuschungen unterlaufen, ohne daß wir glauben, einen Untersuchungsfehler gemacht zu haben."

Noch weniger sicher ist die Untersuchungsmethode, um die einzelnen Stadien der Pulpenerkrankung in jedem Falle genau festzustellen. Sagt doch Schröder selbst schon, „daß es immer ein schwierig Ding sein wird, mit Hilfe der neuen Untersuchungsmethode eine partielle Entzündung von einer totalen zu unterscheiden." Das wäre aber gerade sehr wünschenswert; denn einmal ist gerade diese Unterscheidung auch mit Hilfe der anderen Untersuchungsmethoden nicht immer mit Sicherheit zu treffen, da die Angaben der Patienten, abgesehen von der Verschiedenartigkeit der subjektiven Empfindungen nicht immer zuverlässig sind, dann aber wäre diese Feststellung in therapeutischer Beziehung deshalb von unschätzbarem Werte, weil wir ohne Überkappungsversuche sofort entscheiden könnten, ob eine Pulpa zu erhalten ist oder nicht. Die Untersuchungsmerkmale bieten nach Schröder daher erst im Zusammenhang mit den subjektiven Symptomen und dem objektiven Befunde genügende Anhaltspunkte für die Unterscheidung der einzelnen Pulpenerkrankungen. O. von an der Lan hält eine Spezialisierung der mannigfachen Entzündungsformen der Pulpa mit dem Induktionsstrom überhaupt für unmöglich, während Frohmann in ihm das viel gesuchte Hilfsmittel sieht, die verschiedenen Formen und Stadien der Pulpitis voneinander zu unterscheiden.

Der Wert des Induktionsstromes liegt meines Erachtens nicht in der Erkennung der einzelnen Pulpenerkrankungen, denn diese Unterscheidung kann der geübte Praktiker, wie wir bisher gesehen haben und im folgenden Kapitel noch des näheren auseinandersetzen werden, schon an der Hand der subjektiven und objektiven Symptome feststellen. Der Hauptwert der Einführung des Induktionsapparates ist vielmehr darin zu erblicken, daß er uns in zweifelhaften Fällen bei äußerlich scheinbar intakten oder auch gefüllten Zähnen in den Stand setzt, dort, wo die anderen diagnostischen Hilfsmittel versagen, festzustellen, ob die Pulpa in dem betreffenden Zahne lebt oder schon abgestorben ist. Wir haben also, wie Hafner bemerkt, nicht mehr nötig, den Zahn oder eine Füllung anzubohren, um die Diagnose zu stellen. Für alle anderen Fälle ist der Induktionsstrom im großen ganzen entbehrlich, wie wir an zwei Beispielen gleich erkennen werden. Das eine führt Schröder selbst an. Er erwähnt einen Fall aus der Praxis, bei dem der Patient angibt, „schon seit acht Tagen, auch schon früher einmal Schmerzen in einem hohlen Backenzahn rechts oben zu haben. Kaltes Wasser verursacht ihm keine Beschwerden, heisses ist ihm unangenehm, er hat die Schmerzen besonders abends, wenn er sich schlafen legt. Die Untersuchung gibt eine Caries profunda, auf der mesialen Fläche des ersten Molaren, die auf die Kaufläche übertritt; ein Tropfen kalten Wassers auf den Zahn gebracht, löst keine unangenehme Empfindung aus, ebenso ist der Zahn auf Druck nicht empfindlich.“ Unter Berücksichtigung der subjektiven Symptome und des objektiven Befundes konnte hier nur eine Pulpitis acuta purulenta vorliegen. Die Untersuchung mit dem Induktionsstrom war überflüssig, da die Freilegung des kranken Herdes die Diagnose bestätigt hätte. Tatsächlich ergab dann auch die Untersuchung des Zahnes nach der Extraktion einen großen Eiterherd in der Pulpa.

Ich möchte diesem Beispiel noch ein anderes aus der eigenen Praxis hinzufügen:

Patient, 33 Jahre alt, erscheint in der Sprechstunde zur Wiederherstellung seiner schadhaften Zähne. Auf der rechten Oberkieferseite findet sich zwischen den Wurzeln des ersten und zweiten Bikuspis eine Fistelöffnung, aus welcher ständig Eiter sezerniert wird. Die genaue Inspektion ergibt, daß der Bikuspis_1 eine tiefergehende Karies auf der distalen Seite hat, welche sich bis zur Kaufläche erstreckt. Die geringe Schmerzhaftigkeit bei der Exkavierung der kariösen Höhle deutet auf eine gesunde Pulpa hin. Pulpa liegt nicht frei. Bikuspis_2 ist äußerlich vollständig intakt und nicht im mindesten verfärbt. Molar_1 hat eine größere Amalgamfüllung auf der Kaufläche. Die Anamnese ergibt, daß Patient vor einem Jahre auf hartes Zuckergebäck gebissen und nachher sofort einen schmerzhaften

Ruck verspürt hat. Die Fistelöffnung wurde von ihm erst vor einem Vierteljahr bemerkt. Da die Erfahrung gezeigt hat, daß Fistelöffnungen öfter von dem eigentlichen Krankheitsherd entfernt liegen, kam nicht nur Bikuspis$_2$, sondern auch Molar$_1$ für die Entstehung der Fistel in Frage. Da jedoch Bikuspis$_2$ etwas lockerer als die Nachbarzähne war und die Sondierung des Fistelganges ergab, daß derselbe nicht nach dem Molaren zu gerichtet war, so konnte nur Bikuspis$_2$ als der schuldige Zahn in Betracht kommen. Die Prüfung mit dem Induktionsstrom, die trotzdem vorgenommen wurde, ergab Empfindlichkeit des Molaren und Empfindungslosigkeit des Bikuspis$_2$. Die Trepanation des Bikuspis$_2$ von der Kaufläche aus förderte eine verjauchte Pulpa zutage. Die Diagnose wurde also bestätigt, so daß die Prüfung mit dem Induktionsstrom auch in diesem Falle überflüssig war.

Zieht man in Betracht, daß die Untersuchung mit dem Induktionsstrom, wie kaum eine andere Methode, leicht Fehlerquellen zuläßt (Euler), ferner, daß es auch Fälle gibt, bei denen die Methode z. B. infolge verkehrter Angaben bei Kindern und ängstlichen Personen versagt (Williger u. a.) und falsche Resultate ergibt (Williger und Hesse), dann wird man zugeben, daß es richtiger ist, sie auf diejenigen Fälle zu beschränken, wo auf andere Weise eine richtige Diagnose nicht erhalten werden kann. Von Vorteil wäre die Anwendung des Induktionsstromes vielleicht dort, wo bei einer bereits konservativ behandelten Pulpa, ohne den provisorischen Verband zu entfernen, der augenblickliche Befund der Pulpa festgestellt werden soll. Auch ist es möglich, daß die Untersuchung mit dem elektrischen Strom bei Dentikelbildung in der Pulpa die Diagnose erleichtern wird.

3. Diagnose der einzelnen Pulpakrankheiten.

Um eine richtige Diagnose stellen zu können, müssen, wie bereits erwähnt ist, sämtliche Zähne des Ober- und Unterkiefers zuerst mit Spiegel und Sonde nach den im 2. Kapitel angegebenen Grundsätzen sorgfältig untersucht werden. Von außerordentlicher Bedeutung ist dabei die genaue anatomische Kenntnis der Pulpahöhle und der Pathologie der Pulpa. Die Angaben des Patienten sind mit Vorsicht zu verwerten, denn 1. hat der Patient oft die Geschichte seiner Zahnschmerzen vergessen, und 2. ist das Schmerzgefühl bei den einzelnen Patienten sehr verschieden. Während der eine Patient bei leichter Entzündung der Pulpa schon große Schmerzen empfindet, kann es vorkommen, daß ein anderer sogar bei totaler Entzündung der Pulpa, selbst wenn sie an einer größeren Fläche freiliegt, absolut nichts verspürt. Dentinneubildungen in der Nähe des kariösen Defektes können die Schmerzempfindung ebenfalls mehr oder weniger beeinflussen. Auch muß man wissen, worauf Römer besonders aufmerksam machte, daß eine Infektion der Pulpa nicht nur bei Caries profunda, sondern schon bei der sog. Fissurenkaries durch die ganze Dicke der Dentinschicht hindurchgeht, selbst wenn der über der Pulpenkammer liegende Teil noch ganz hart und intakt erscheint. So hat Römer einen Fall beobachtet (Abb. 12), bei dem der im Durchbruch befindliche und noch nicht vollständig entwickelte obere erste Prämolar eines 7 jährigen Knaben äußerlich nur Verfärbung und Karies eines Schmelzgrübchens erkennen ließ, während bereits die ganze Dentinschicht bis zur Pulpakammer infiziert war und die Pulpa selbst sich im Zustande einer beginnenden eiterigen Einschmelzung zeigte.

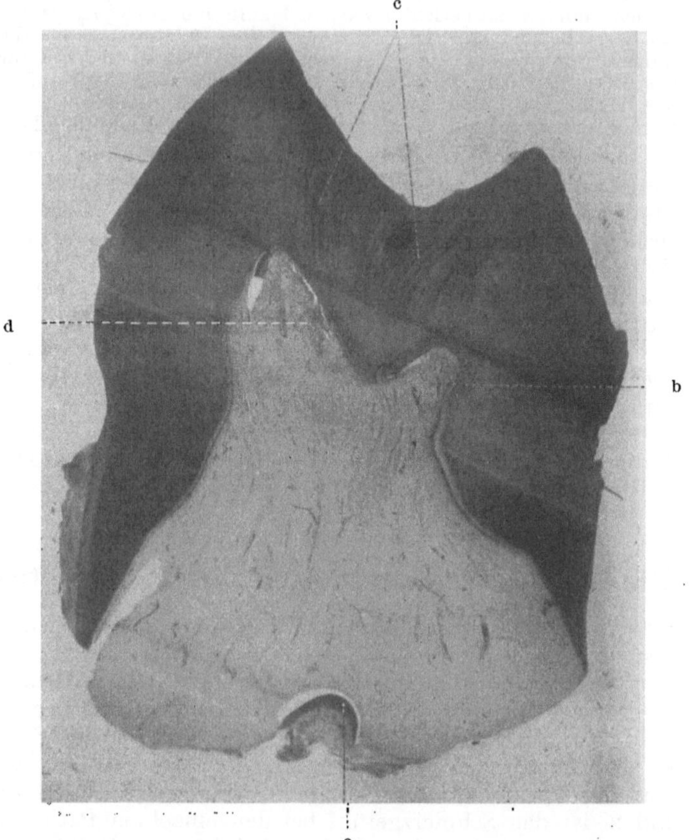

Abb. 12. Akute Entzündung der Pulpa eines ersten oberen Prämolaren, dessen Wurzeln noch nicht ausgebildet waren. Infektionsweg durch Schmelz und Zahnbein. (Nach Römer.) a Erste Anlage des Wurzeldentins an der Bifurkationsstelle. b Starke Gefäßerweiterung im Pulpahorn. c Karieskegel. d Eiterherd.

I. Pulpitis acuta superficialis.

Die Pulpitis acuta superficialis entsteht, wenn in Fällen von Karies Bakterien die Pulpa oberflächlich infiziert haben. Welche Veränderungen dabei vor sich gehen, zeigen die Abb. 13 und 14.

Subjektive Symptome: Geringe Schmerzempfindung bei kalten, süßen, sauren Speisen und Getränken. Ein mit 50%igem Alkohol getränktes, in die kariöse Zahnhöhle gelegtes Wattebäuschchen verursacht sofort einen leicht ziehenden Schmerz, der nach einiger Zeit verschwindet (Hentze). Bei Anspritzungen mit kaltem Wasser hält der Schmerz häufig noch einige Zeit an.

Objektive Symptome: Pulpa meist noch mit hartem Dentin bedeckt (Abb. 13), das Dentin ist jedoch bereits pathologisch verändert (Abb. 14 und 15).

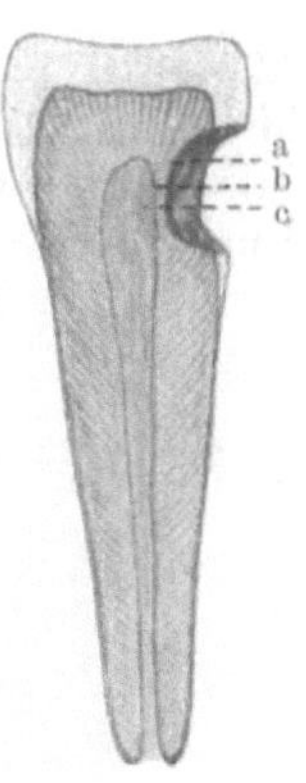

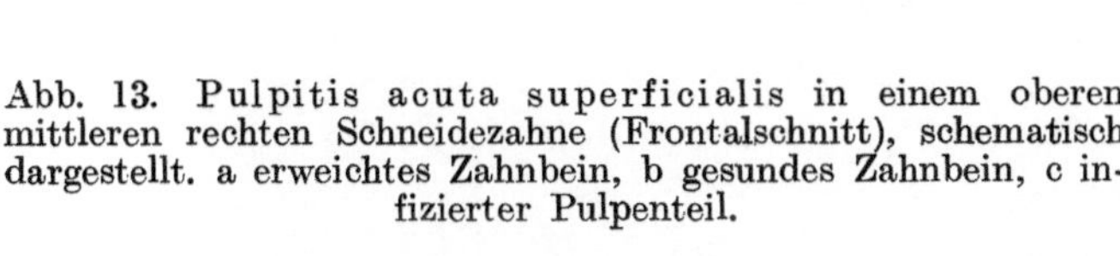
Abb. 13. Pulpitis acuta superficialis in einem oberen mittleren rechten Schneidezahne (Frontalschnitt), schematisch dargestellt. a erweichtes Zahnbein, b gesundes Zahnbein, c infizierter Pulpenteil.

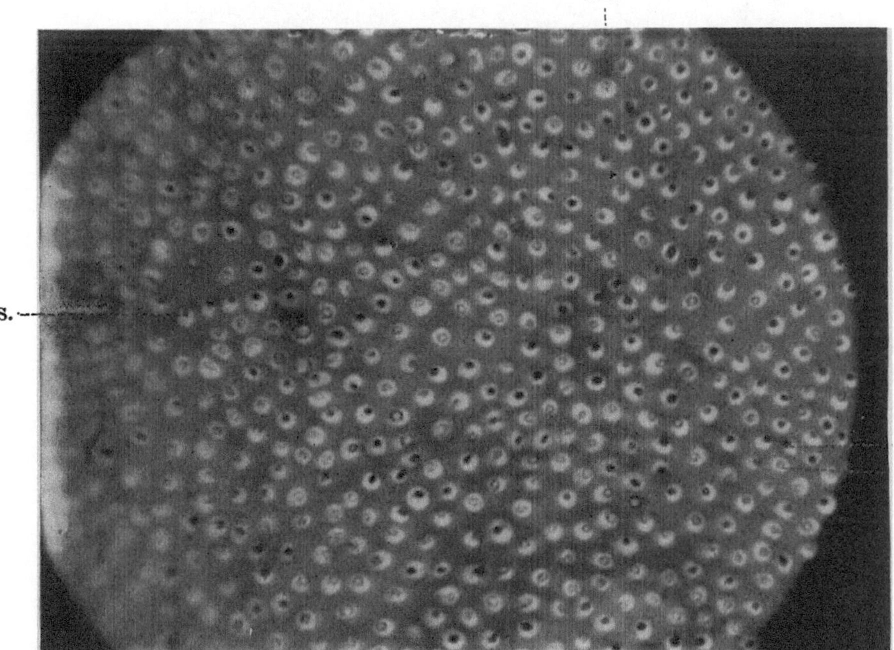

Abb. 14. Veränderungen der Dentinkanälchen, Scheiden und Grundsubstanz durch die Zahnkaries. Querschnitt. (Nach Römer.) D. C. Normale Dentinkanälchen, D. C_1 mit Bakterien gefüllte Dentinkanälchen, S. Normale Scheiden.

II. Pulpitis acuta simplex.

Die Ursache der Pulpitis acuta simplex ist infektiöser Art. Sie entwickelt sich meist aus der Pulpitis acuta superficialis, wenn bei dieser die Behandlung nicht rechtzeitig vorgenommen wird. Zuerst kommt es zu einer partiellen Entzündung. Je nach dem Ausgangspunkt des Krankheitsherdes kann ein Horn der Kronenpulpa oder auch ein anderer Teil sich entzünden. Die partielle Entzündung geht schließlich in die totale über, welche die ganze Kronenpulpa bzw. die ganze Pulpa einnehmen kann.

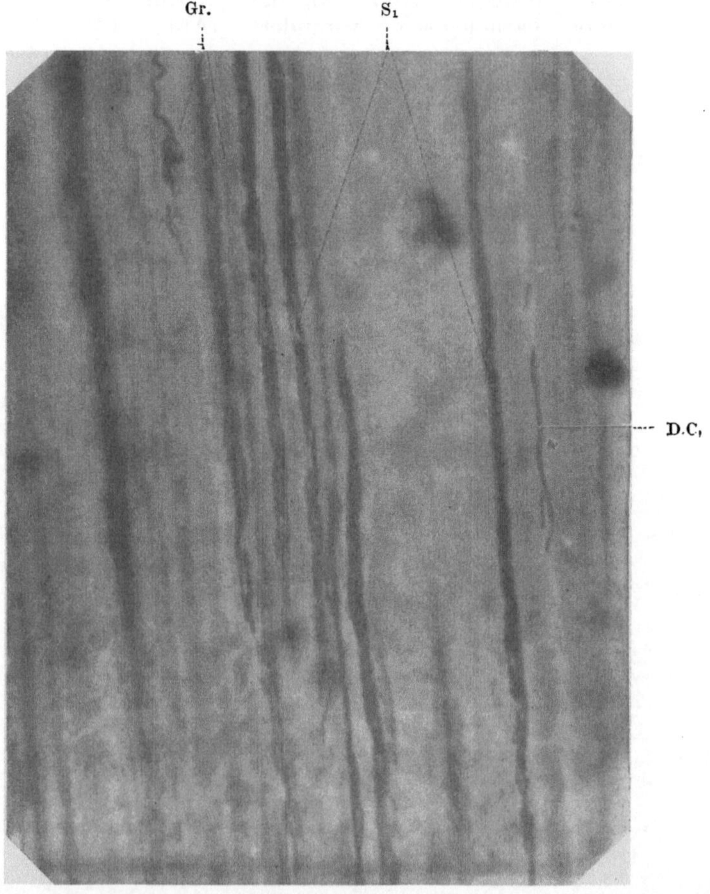

Abb. 15. Veränderungen der Dentinkanälchen, Scheiden und Grundsubstanz. Längsschnitt. (Nach Römer.) D. C_1 mit Bakterien gefüllte Dentinkanälchen, bereits verbreitert, Gr. Grundsubstanz, S_1 von Kariesbakterien durchsetzte Scheiden.

1. Pulpitis acuta partialis.

Subjektive Symptome: Die Schmerzen halten schon längere Zeit an, 10 Minuten bis zu einer Stunde. Sie sind besonders groß bei Einwirkung von kalten oder sauren und süßen Speisen. Beim Kauen entstehen nur dann Schmerzen, wenn Speisen in die Zahnhöhle gelangen und durch die Dentinschicht hindurch auf die Pulpa einen Druck ausüben. Patient kann den kranken Zahn bezeichnen. Ein mit 50%igem Alkohol getränktes und in die kariöse Höhle eingelegtes Wattebäuschchen verursacht einen wirklichen Schmerz, der aber nach Entfernung der Einlage wieder vergeht.

Objektive Symptome: Pulpa nur mit einer erweichten Dentinschicht bedeckt (Abb. 16), die oft schon permeabel ist (Abb. 17).

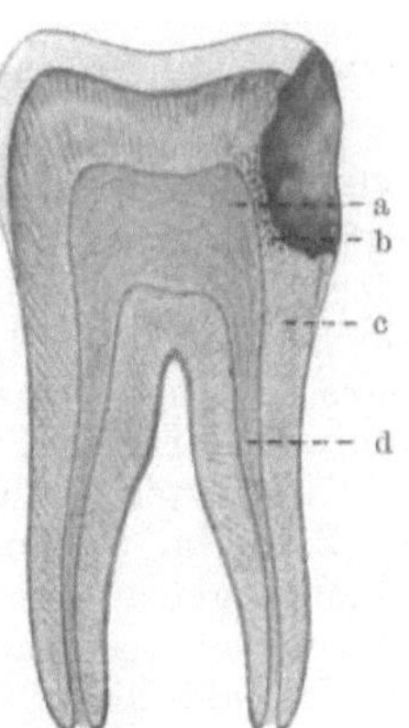

Abb. 16. Pulpitis acuta simplex (partialis) in einem unteren Molaren (Längsschnitt) schematisch dargestellt. a entzündeter Pulpenteil, b erweichtes Zahnbein, c gesundes Zahnbein, d gesunde Wurzelpulpa.

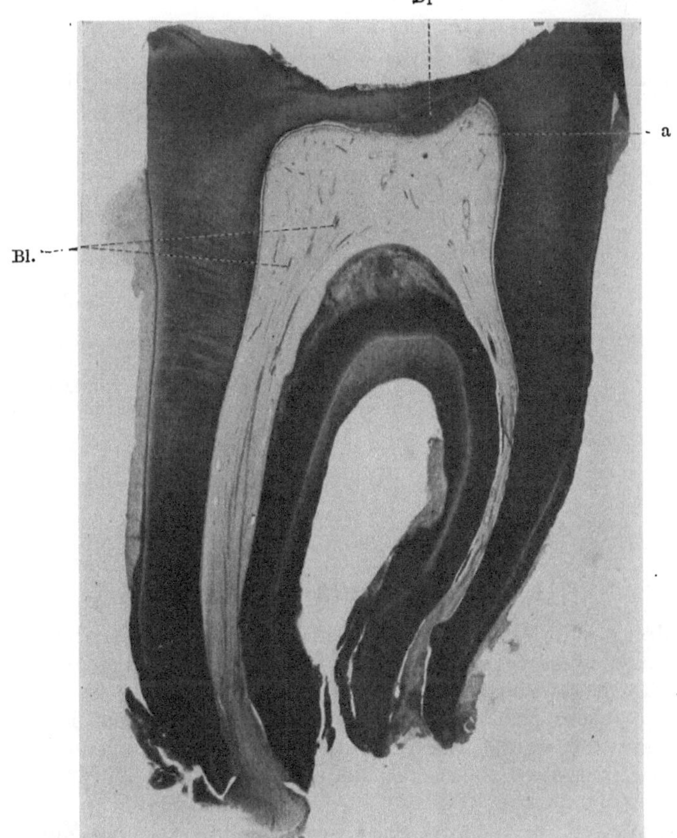

Abb. 17. Pulpitis acuta simplex in der Kronenpulpa eines unteren zweiten Molaren. (Nach Römer.) a Entzündungsherd im exponierten Pulpahorn, Bl. Blutgefäße, D_1 sekundäres Schutzdentin.

2. Pulpitis acuta totalis.

Subjektive Symptome: Schmerzen sehr groß, stundenlang anhaltend, kaum erträglich, besonders abends, wenn Patient sich schlafen legt, und nachts. Ausstrahlungen über das ganze Gebiet des Trigeminus, oder einen Ast desselben, bei kranken Zähnen des Oberkiefers bis in die Schläfengegend, bei erkrankten Zähnen des Unterkiefers bis zum Ohre hin, manchmal sogar bis zur Halsmuskulatur, zu den Schultern, zum Oberarm und Nacken. Patient kann den kranken Zahn nur in den seltensten Fällen richtig angeben; manchmal glaubt er sogar, daß ein Zahn im Gegenkiefer die Schmerzen veranlaßt. Ein mit 50%igem Alkohol getränktes und in die kariöse Zahnhöhle eingelegtes Wattebäuschchen verursacht einen starken Schmerz, der auch nach Entfernung der Einlage noch einige Zeit anhält. Das Anspritzen des Zahnes mit kaltem Wasser ist stark empfindlich.

Objektive Symptome: Pulpa in größerer Ausdehnung von einer dünnen permeablen Dentinschicht bedeckt. Die letzte Zahnbeinschicht über der Pulpa ist so weich, daß nach ihrer Fortnahme die Pulpa in kleiner bzw. in größerer Ausdehnung freiliegt (Abb. 18).

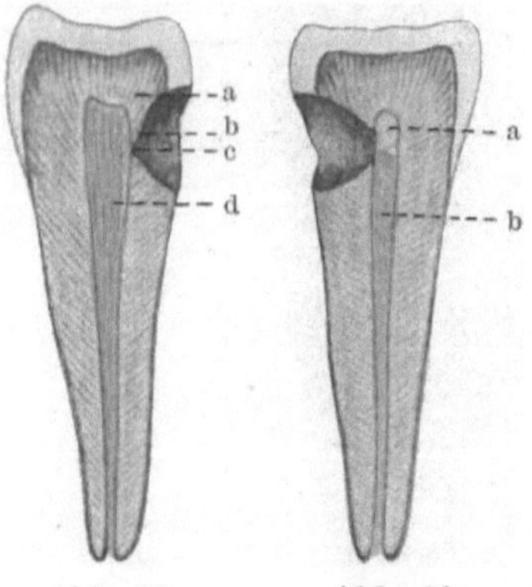

Abb. 18. Abb. 19.

Abb. 18. Pulpitis acuta simplex (totalis) in einem oberen Prämolaren (Sagittalschnitt) schematisch dargestellt. a gesundes Zahnbein, b erweichtes Zahnbein, c freigelegte Pulpa, d entzündete Pulpa.

Abb. 19. Pulpitis acuta purulenta in einem oberen mittleren rechten Schneidezahn (Frontalschnitt), schematisch dargestellt. a vereiterter Pulpenteil, b. entzündeter Pulpenteil.

III. Pulpitis acuta purulenta.

Die Pulpitis acuta purulenta wird hervorgerufen unter dem Einfluß der sich immer weiter vermehrenden Bakterien, denen gegenüber das entzündete Pulpagewebe nicht mehr standhalten kann. Es tritt Eiterbildung ein, welche sich auf einen Teil der Kronenpulpa beschränken (Abb. 19), auf die ganze Kronenpulpa und schließlich auch auf die Wurzelpulpa übergehen kann. Es können sich auch mehrere Abszesse im Pulpengewebe bilden.

Subjektive Symptome: Sehr große Schmerzen bei Zufuhr von Wärme.

Objektive Symptome: Pulpa liegt meist frei oder noch von einer ganz dünnen Schicht weichen Zahnbeines bedeckt. Nach Entfernung dieser Zahnbeinschicht quillt ein Tröpfchen Eiter, der manchmal auch mit Blut vermischt ist, aus der Pulpenkammer hervor (Abb. 20).

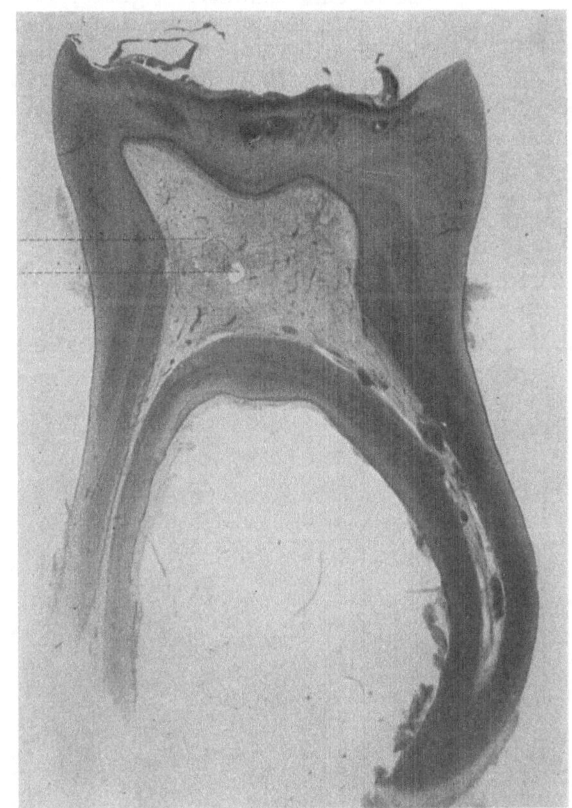

Abb. 20. Zentraler Abszeßherd in der Kronenpulpa eines Milchmolaren (nach Römer). E. Eiterherd (Abszeß), O. Stellen, an denen die Eiterkörperchen bei der Präparation ausgefallen sind.

IV. Pulpitis chronica gangraenosa.

Die Pulpitis chronica gangraenosa kommt zustande, wie Römer angibt, „wenn außer Eiter erregenden Spaltpilzen auch solche in das Pulpagewebe eindringen, welche die Entwicklung von Fäulnisgasen verursachen“.

Subjektive Symptome: Spontan auftretende, langanhaltende Schmerzen, besonders wenn sich der Krankheitszustand in einem früher bereits gefüllten Zahne eingestellt hat. Schmerzempfindung auf Perkussion ist nur dann vorhanden, wenn bereits eine Periodontitis eingetreten ist.

Objektive Symptome: Meist größere Karieszone. Bei totaler Gangrän Zähne dunkelgrau verfärbt; ein kleinerer oder größerer Teil (Abb. 21 und 22) oder das ganze Pulpagewebe ist in eine schmierige, graue, fast immer übelriechende Masse verwandelt. Nach Entfernung der über der Pulpahöhle liegenden Masse strömt ein mehr oder weniger fauler stinkender Geruch aus der Pulpakammer hervor. Das Sondieren ist bis zu den noch etwa vorhandenen entzündeten Pulpateilen vollständig schmerzlos.

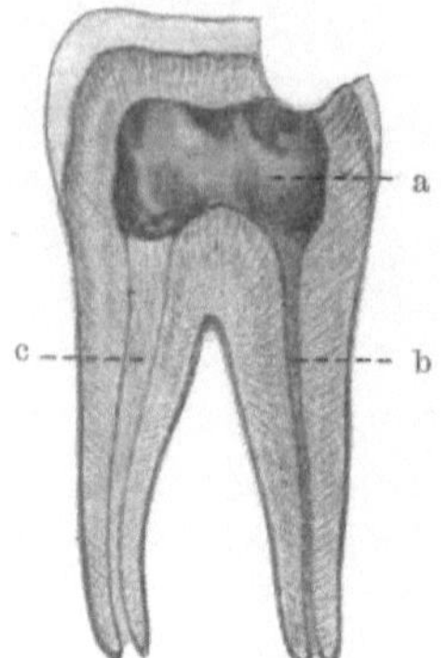

Abb. 21. Pulpitis chronica gangraenosa in einem unteren Molaren (Längsschnitt), schematisch dargestellt. a gangränöse Kronenpulpa, bereits entfernt, b gangränös zerfallene Wurzelpulpa, c entzündete Wurzelpulpa.

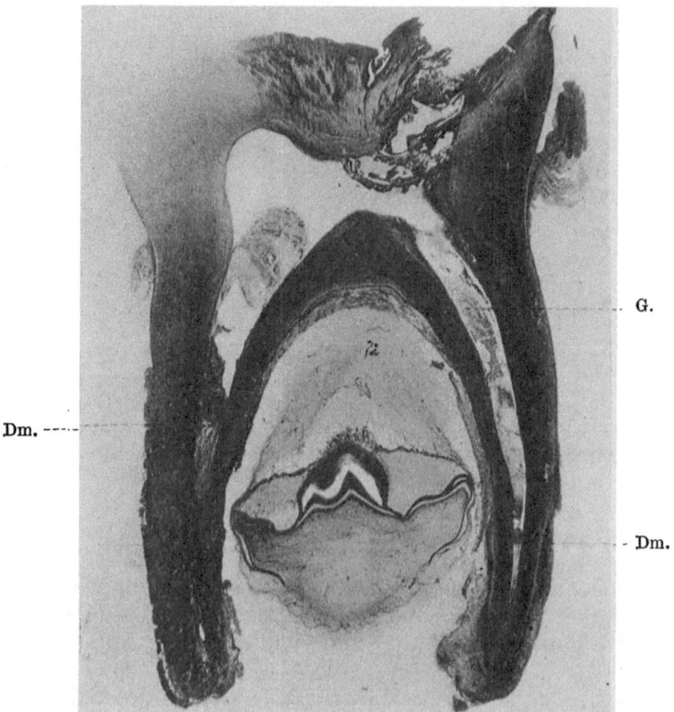

Abb. 22. Kronenpulpa eines zweiten unteren Milchmolaren durch Gangrän vollständig zugrunde gegangen. (Nach Römer.) G. Gangrän, Dm. Demarkationszone der Gangrän in der Tiefe der Wurzelkanäle.

V. Pulpitis chronica ulcerosa.

Die Pulpitis chronica ulcerosa entwickelt sich nach Römer aus der Pulpitis acuta simplex, „wenn die Gewebszellen der Pulpa eine besonders große vitale Energie besitzen, und wenn dem pathologischen Sekret, dem Exsudat, die Möglichkeit gegeben ist, aus der Pulpakammer zu entweichen.“ Sie ist „charakterisiert durch eine Gewebsdegeneration, welche in einem allmählich fortschreitenden Zerfall der freigelegten Pulpaoberfläche besteht.“ Es können Verkalkungen,

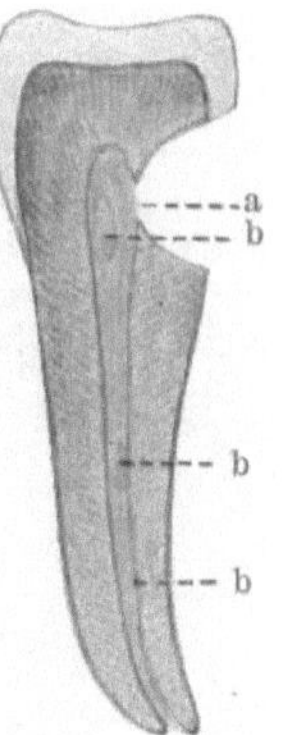

Abb. 23. Pulpitis chronica ulcerosa in einem oberen Prämolaren (Sagittalschnitt), schematisch dargestellt. a Ulzerierte Pulpaoberfläche, b Dentikel.

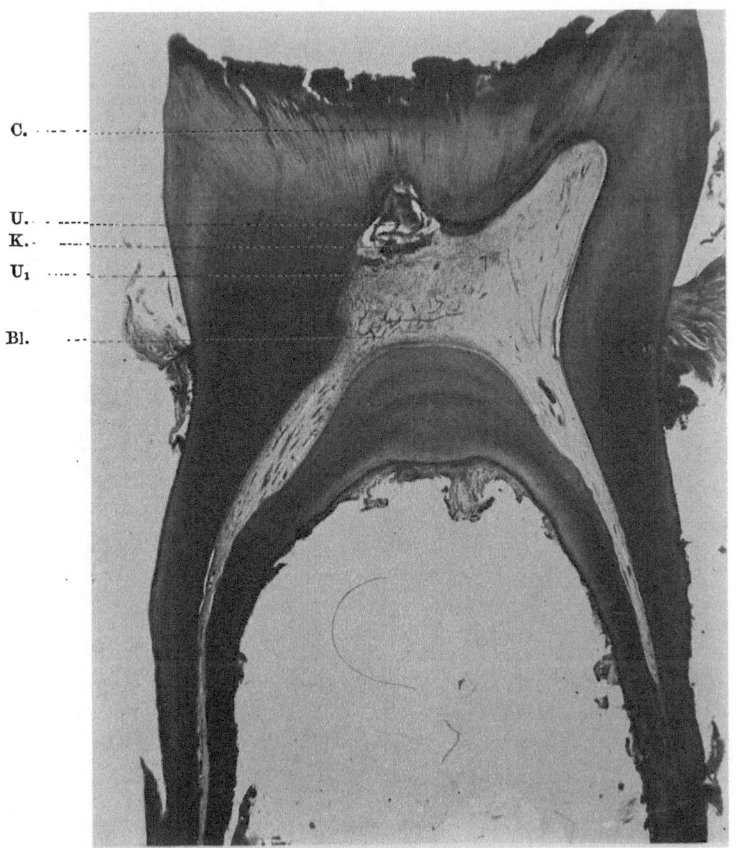

Abb. 24. Durch Ulzeration zerstörtes Pulpahorn. (Nach Römer.) C. Karieskegel, U. durch Ulzeration zerstörtes Pulpahorn, K. Verkalkungsherd zwischen dem ulzerierten Pulpahorn und der übrigen Pulpa, U_1 in Ulzeration begriffene Pulpapartie mit starker Gefäßerweiterung in der Umgebung, Bl. Blutgefäße.

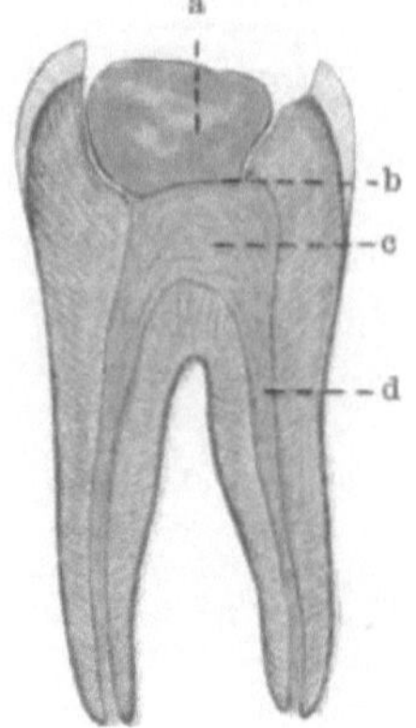

Dentikelbildung, enorme Gefäßerweiterung, Gefäßrupturen, auch Russelsche Körperchen im Gewebe der Pulpa vorliegen.

Subjektive Symptome: Meist unbedeutende Schmerzen, da sich die Pulpa infolge Freiliegens ausdehnen kann, so daß ein Druck auf dieselbe nur bei äußeren Reizen, z. B. von Speisen eintritt.

Objektive Symptome: Zahn stark kariös. Pulpa liegt immer mehr oder weniger frei und

Abb. 25. Pulpitis chronica granulomatosa in einem unteren Molaren (Längsschnitt), schematisch dargestellt. a Pulpenpolyp, b Hals des Pulpenpolyps, c Kronenpulpa, d Wurzelpulpa.

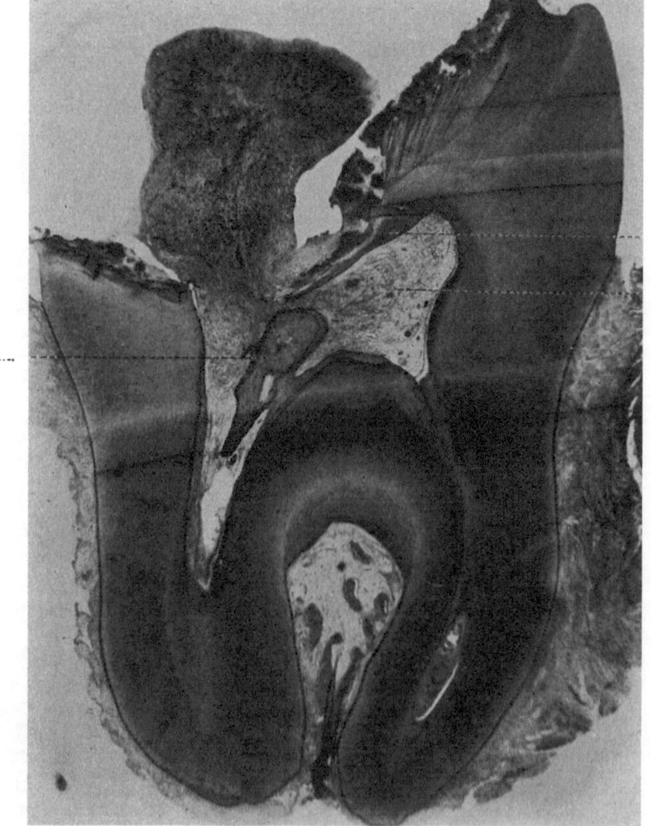

Abb. 26. Pulpitis chronica granulomatosa (größerer Pulpenpolyp) in einem Molaren. (Nach Römer). D. Dentikel, D_1 sekundäres Schutzdentin, Kr.P. Kronenpulpa.

zeigt sich an ihrer Oberfläche geschwürig zerfallen (Abb. 23). Die Krankheit ist selten, nicht immer mit Sicherheit zu diagnostizieren und findet sich meist bei Leuten, die ihre Zähne sehr vernachlässigt haben (Abb. 24).

VI. Pulpitis chronica granulomatosa.

Die Pulpitis chronica granulomatosa (Pulpapolyp) entsteht durch Wucherung einiger oder mehrerer freigelegter Pulpaspitzen, die schließlich die Gestalt eines Polypen annehmen. Die Pulpenpolypen sind zu

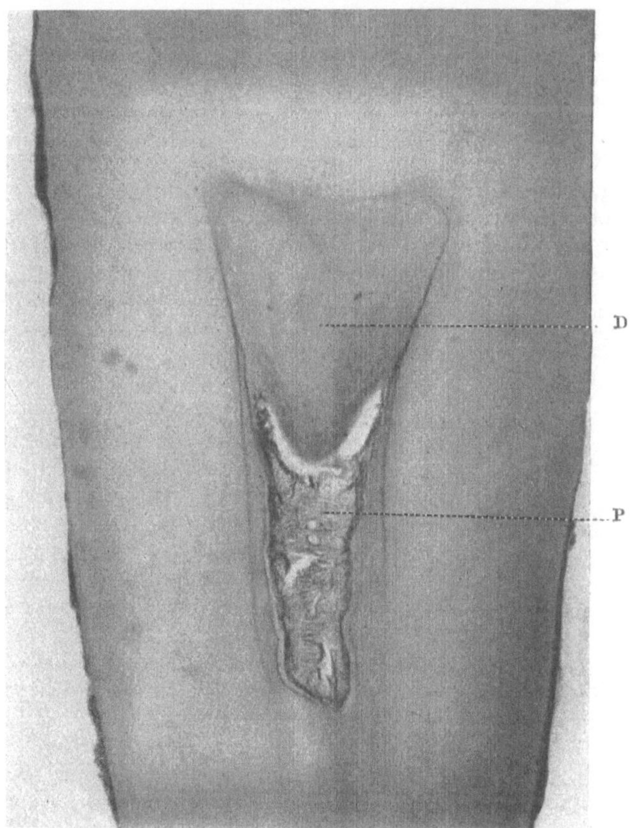

Abb. 27. Hochgradige senile Atrophie der Pulpa. (Nach Römer.) D_1 in sekundäres Dentin umgewandelte Kronenpulpa, P atrophische Pulpa.

unterscheiden von den Zahnfleischpolypen, welche durch Wucherungen der Interdentalpapille hervorgerufen werden. Auch bei perforiertem Boden der Pulpakammer kann es durch Wucherungen vom Periodontium aus zur Entwicklung eines Polypen kommen. Ebenso sind auch schon Verwachsungen von Zahnfleisch- und Pulpenpolypen beobachtet worden.

Subjektive Symptome: Schmerzen meist nicht vorhanden. Sie entstehen nur, wenn Druck von Speisen die unter dem Polypen liegende entzündete Pulpenschicht trifft.

Objektive Symptome: Zahnkrone durch Karies stark, mitunter fast vollständig vernichtet. In der kariösen Höhle liegt der Pulpenpolyp (Abb. 25), diese entweder teilweise oder ganz ausfüllend oder sogar überragend. Der Polyp ist dunkelrot gefärbt, meist nur bei stärkerer Berührung empfindlich und blutet beim Anstechen (Abb. 26).

VII. Atrophia pulpae.

Unter Atrophie der Pulpa versteht man die einfache Abnahme des Pulpengewebes, gleichgültig ob sie einen Teil oder das ganze Gewebe betrifft. Sie wird hervorgerufen durch den Druck, den das in der Pulpahöhle abgelagerte Dentin auf die Pulpa ausübt und die dadurch bedingte Raumverminderung, durch Störung der Zirkulation und der Ernährung, durch die Inaktivität der Pulpa infolge von Altersschwäche und schließlich, wenn auch selten, durch Neuralgien. Die Atrophia pulpae simplex kommt bei Personen jeden Alters vor, bei älteren häufiger als bei jüngeren; im allgemeinen ist sie jedoch sehr selten anzutreffen. Römer unterscheidet die Atrophia senilis (Abb. 27) und die degenerative oder sekundäre Atrophie.

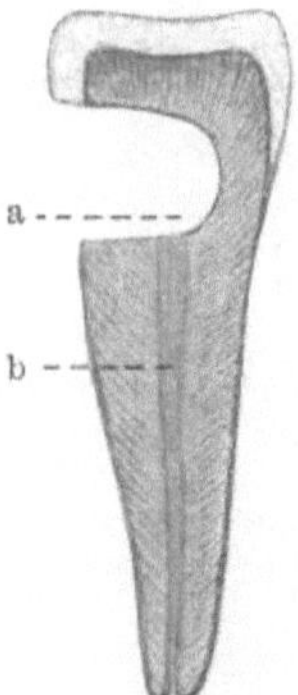

Abb. 28. Totale Atrophie der Pulpa eines oberen Prämolaren (Sagittalschnitt), schematisch dargestellt. a Caries profunda, b atrophiertes Pulpengewebe.

Subjektive Symptome: Sie sind bei der senilen Form der Atrophie nicht vorhanden, da der Zahn, selbst wenn Caries profunda vorliegt, schmerzfrei ist. Dagegen können bei der degenerativen Form der Atrophie, welche sich nach Römer meist im Anschluß an eine Pulpitis chronica ulcerosa entwickelt, Schmerzen eintreten, weil hier noch relativ viele Nervenfasern erhalten sind.

Objektive Symptome: Zahn ist äußerlich intakt, falls die Atrophie durch Ersatzdentin infolge des Reizes großer Metallfüllungen oder durch starke Abnutzung der Krone beim Kauen oder durch keilförmige Defekte entstanden ist. Gelegentlich liegt auch tiefgehende Karies vor, ohne daß es zur Freilegung der Pulpa hat kommen können, weil diese bereits vollständig atrophiert ist (Abb. 28). Nur bei der degenerativen (sekundären) Atrophie sind noch Gewebsreste der Pulpa vorhanden.

Literatur.

Albrecht, Ed., Die Krankheiten der Zahnpulpa. Berlin 1858.

v. Arkövy, J., Diagnostik der Zahnkrankheiten und der durch Zahnleiden bedingten Kiefererkrankungen. Stuttgart 1885.

v. Arkövy, Beiträge zur Systematisierung der Untersuchungsmethodik der Pulpaerkrankungen. Öst.-ung. V. f. Z. 1885. H. 3.
— Bemerkungen über die klinische Pathologie der Pulpakrankheiten. Öst.-ung. V. f. Z. 1902. H. 4.
— Indikationen zur stomatologischen Therapie. Öst.-ung. V. f. Z. 1911. H. 3.
Baume, R., Lehrbuch der Zahnheilkunde. Leipzig 1885.
Dentz, Th., Beitrag zur Diagnostik der Odonthele. D. M. f. Z. 1894. H. 12.
Dependorf, Th., Die Wurzelbehandlung bei erkrankter Pulpa und erkranktem periapikalen Gewebe einschließlich der Pulpaüberkappung. Erg. d. ges. Zahnh. 1910. H. 3.
Dieck, W., Anatomie und Pathologie der Zähne und Kiefer im Röntgenbilde mit besonderer Berücksichtigung der Aufnahmetechnik. Hamburg 1911.
Euler, Entwicklung der konservierenden Zahnheilkunde in Deutschland während der letzten zwei Jahrzehnte. Od.-Bl. 1907/08. Nr. 9/10.
Fischer, G., Die Biologie der menschlichen Zahnpulpa. D. M. f. Z. 1910. H. 1.
— Über Sensibilitätsprüfungen menschlicher Zähne mit Hilfe des konstanten Stromes. D. z. W. 1910. Nr. 15.
Frohmann, D., Moderne diagnostische Methoden für die Erkrankungen der Pulpa und ihre Ausgänge. D. M. f. Z. 1907. H. 3.
Fuyt, Über die Anwendbarkeit schwacher Induktionsströme zum Aufsuchen gewisser Krankheiten der Zahnpulpa. Nederlandsche Tijdschrift vor Geneeskunde. 1902. H. 1.
Hafner-Schurter, A., Diagnose von Pulpakrankheiten mittels Elektrizität. Schw. V. f. Z. 1902. Nr. 4.
Hentze, Die Behandlung infizierter Zahnpulpen. D. M. f. Z. 1907. H. 7.
Hesse, G., Über den Nachweis des Lebenszustandes der Pulpa unversehrt aussehender Zähne durch den elektrischen Strom. D. M. f. Z. 1907. H. 3.
— Beitrag zur Diagnose und Therapie der Kinnfistel. Münch. med. Wochenschr. 1912. Nr. 17.
Kantorowicz, A., Über die Einteilung der Pulpenkrankheiten. Korr. f. Z. 1913. H. 4.
Kirchner, G., Ätiologie, Diagnose und Therapie der Pulpakrankheiten in nicht kariösen Zähnen. D. M. f. Z. 1892. H. 6.
v. an der Lan, O., Die Anwendung des elektrischen Stromes zur Diagnose verschiedener Pulpaerkrankungen. Öst.-ung. V. f. Z. 1907. H. 2.
Linderer, J., Die Zahnheilkunde nach ihrem neuesten Standpunkte. Erlangen 1851.
Lipschitz, M., Über die Atrophien der Pulpa als Folge der Bildung von Ersatzdentin. D. M. f. Z. 1892. H. 6.
Marschall, John S., Electricity as a Therapeutic Agent in the Treatment of Hyperaemia and Congestion of the Pulp and Peridental Membrane. Dental Cosmos 1891. H. 11. Ref. D. M. f. Z. 1893. H. 8.
Miller, W. D., Lehrbuch der konservierenden Zahnheilkunde. Leipzig 1896 u. 1908.
Peckert, H., Einführung in die konservierende Zahnheilkunde. Leipzig 1913. II. Teil.
Preiswerk, G., Lehrbuch und Atlas der konservierenden Zahnheilkunde. München 1912.
Römer, O., Atlas der pathologisch-anatomischen Veränderungen der Zahnpulpa nebst Beiträgen zur normalen Anatomie von Zahnbein und Pulpa beim Menschen. Freiburg 1909.
Rothmann, A., Pathologie und Therapie der Pulpakrankheiten. Scheffs Handb. d. Z. Wien 1903. Bd. 2. 1. Abt.
Schirmer, A., Über die Pathologie der Zahnpulpa und den gegenwärtigen Stand der Therapie der Pulpakrankheiten. Schw. V. f. Z. 1894. H. 3.
Schröder, H., der Induktionsstrom als Diagnostikum in der zahnärztlichen Praxis. Korr. f. Z. 1905. H. 1.
— Der Induktionsstrom als Diagnostikum in der zahnärztlichen Praxis. Deutsch. Z. i. Vortr. Leipzig 1907. H. 2.
Tomes, J., Ein System der Zahnheilkunde. Aus dem Englischen von Ad. zur Nedden. Leipzig 1861.

Waite, W. H., Diagnose und Behandlung der absterbenden Pulpa. Br. J. of D. Sc. IV. Ref. D. M. f. Z. 1869. H. 1.
Walkhoff, O., Eine konservative Behandlung der erkrankten Zahnpulpa. Leipzig 1888.
— Bemerkungen zur Thermometrie der Pulpa. D. M. f. Z. 1899. H. 12.
Williger, Zahnärztliche Chirurgie. Leipzig 1910.
— Akut-entzündliche Erkrankungen der Kiefer ohne erkennbare Eintrittspforte. Korr. f. Z. 1910. H. 3.
Witzel, Ad., Die antiseptische Behandlung der Pulpakrankheiten des Zahnes mit Beiträgen zur Lehre von den Neubildungen in der Pulpa. Berlin 1879.

II. Therapie der Pulpakrankheiten.

4. Therapie der erkrankten Pulpa durch Überkappung.

I. Geschichte der Pulpaüberkappung.

Die Anfänge der konservierenden Behandlung der erkrankten oder zufällig freigelegten Pulpa durch Überkappung reichen bis zur Mitte des 18. Jahrhunderts zurück. Philipp Pfaff empfahl im Jahre 1756 die Überkappung des freiliegenden Nerven mit einer passenden Goldkappe. Da es die erste Bemerkung über diesen Gegenstand in der zahnärztlichen Literatur ist, sei sie wörtlich wiedergegeben. Sie befindet sich S. 123 seiner „Abhandlung von den Zähnen" und lautet:

„Wenn nun der Zahn schmerzt und der Nerv auch bloß ist, und den Druck nicht leiden will, der Zahn aber dennoch mit Bley oder Golde angefüllt werden soll: muß man das Ausfüllen nach folgender Methode anstellen. Nehmet z. E. ein Stückchen Gold, welches etwas dick ist, schneidet es rund und nach Proportion der Öffnung im Zahn, steckt es in die Höhle und versucht es, ob es die Figur habe, daß es den Grund der Höhle auch berühren könne. Nehmt es darauf wieder heraus und gebt ihm die Figur einer halben Hülse von einer Erbse, deren unterster Teil eine Vertiefung haben muß. Dieses Stück Gold könnt ihr nun in die Öffnung bringen, es wird festsitzen, und weil es eine Höhle hat, doch dem Nerven nicht beschwerlich werden. Oben drauf kan man hiernach die ganze Öffnung mit Golde vollfüllen."

Dieselbe Behandlungsweise erwähnt, wie Linderer angibt, C. Fr. Delabarre in seinem in Paris 1815 erschienenen Werk: Odontologie, ou observations sur les dents humains, suivis de quelques idées nouvelles sur le méchanisme des dents artificiels.

Im Jahre 1828 beschrieb Koecker eine Methode, nach welcher die Oberfläche des bloßgelegten Nerven mit einem rotglühenden Draht sehr schnell berührt wird. Nach der Blutstillung bedeckte er den Nerv mit einem dünnen Bleiplättchen. Dieses sollte eine kühlende und antiflammatorische Wirkung auf den gereizten Nerven ausüben. J. Linderer (1848) verwandte ebenfalls ein konkaves Goldplättchen zum Überdecken der schmerzenden Stelle, um den Nerv vor Druck zu schützen. Du Bouchet (1856) hielt Horn für die geeignetste Substanz zum Überkappen von freiliegenden Nerven. Man kann ihm durch Schneiden jede Form geben und es von jeder Farbe bekommen. Es ist ein guter

Nichtleiter und wird nicht zersetzt. Mackenzie (1856) ätzte die freiliegende Pulpa mit essigsaurem Morphium und legte vor dem Füllen eine Bleiplatte über die Pulpa.

Ed. Albrecht (1858) bedeckt die freiliegende Pulpa mit einem platt geschlagenen Schrotkügelchen, dem er eine napfförmige Vertiefung gibt, die der Pulpa zugekehrt ist. Es wird mit einer in Kanadabalsam getauchten Stopferspitze solange gehalten, bis man genügend Amalgam in die Höhle gebracht hat, so daß sich das Bleiplättchen nicht mehr verrücken kann. Die Erzeugung von Ersatzdentin ist nach Albrecht jedoch das natürliche Schutzmittel gegen Verletzungen der Pulpa. Narkotische, sogar kaustische Mittel begünstigen sie. Besonders wirksam soll das Hullihensche Verfahren sein, welches darin besteht, daß man die Pulpa, ohne sie zu verletzen, freilegt, im Zahnhalse ein Bohrloch bis zur Pulpa herstellt, die Pulpa dann an beiden freiliegenden Stellen ansticht, doch so, daß kein Blut ausfließt. Die Pulpa behält dabei ihre Lebendigkeit, wird gegen Druck unempfindlich und von der kariösen Stelle aus mit Guttapercha, vom Bohrloch aus mit etwas Mastixlösung verschlossen. Nach 4—6 Monaten findet man Ersatzdentin an beiden Stellen, nach einem Jahr kann man definitiv füllen. Albrecht hält diese Methode für wissenschaftlich berechtigt. Heute dürfte er wohl mit seinen Anschauungen vereinzelt dastehen.

Ausführlicher behandelt J. Taft die Frage der Behandlung der Pulpa. Er widmet ihr in seinem großen Werke „A Practical Treatise of Operative Dentistry, London 1859" schon ein besonderes Kapitel. In scharfsinniger Weise setzt er auseinander, daß es bei der Erhaltung einer freiliegenden Pulpa ankommt auf die Beschaffenheit und Lebensenergie des Organismus, auf den Zustand des Mundes und der Zähne, auf den Zustand der Pulpa, auf die Größe der freigelegten Öffnung, ferner darauf, ob die Freilegung neu oder schon älter ist, ob sie in einem ein- oder mehrhöckerigen Zahne vorliegt und wie die Stellung des Zahnes im Munde und die Lage der Höhle ist. Es trifft nicht zu, daß die Zahnpulpa bei geringfügiger Erkrankung nicht mehr gesunden kann; man muß sie nur richtig behandeln. Denn die Pulpa des Zahnes ist mit Funktionen ausgestattet, die ihr die Wiederherstellung sehr leicht machen. „Bei gesunden Pulpen," sagt er weiter, „die nur an einer kleinen Stelle freigelegt sind, kann man, falls die Konstitution des Patienten gut ist, fast sicher auf Erfolg rechnen." Ist keine Entzündung vorhanden, dann ist auch eine besondere Behandlung nicht nötig, doch soll man die Pulpa möglichst nicht verwunden. Eine leichte Verletzung schadet nichts. Man kann die Behandlung vornehmen, sobald die Blutung gestillt ist, als ob die Pulpa intakt wäre. Früher legte man eine konvexe Kappe aus Gold oder Blei auf die Pulpa. Um die Kappe festzuhalten, machte er rings um die Pulpa im Dentin eine Einkehlung, außerdem wachste er die Kappe fest. Eine andere schwierigere Methode bestand darin, daß man die Pulpa mit einer Goldfüllung überbaute. Da die spätere Erfahrung jedoch zeigte, daß die nach diesen Methoden behandelten Pulpen nach Jahr und Tag in den meisten Fällen zugrunde gingen, so ging man zu einer anderen Art Überkappung über, indem man entweder Baumwolle in Kollodium getränkt oder in Chloroform gelöste Guttapercha auf die Pulpa brachte. Der innigere Anschluß der Überkappungsmittel soll auch die Bildung von Ersatzdentin fördern. Die Forderungen, die er für die Überkappung aufstellte, waren 1. daß das Mittel ein Nichtleiter für Hitze sei, 2. sich bei Berührung mit der Pulpa nicht zersetze, 3. sich gut anschmiege und 4. sich sehr leicht anwenden lasse. Außerdem darf auch kein Druck auf die Pulpa ausgeübt werden. Es sind dies alles Forderungen, die wir auch heute noch an ein Überkappungsmittel stellen. Zur Behandlung der erkrankten Pulpa empfiehlt er: 1. Entfernung aller fauligen, durch die Karies hervorgerufenen Produkte aus der Nachbarschaft der Pulpa, 2. Abhaltung aller äußeren Traumen und 3. Applikation solcher therapeutischen Mittel, welche erfahrungsgemäß die Heilung des vorliegenden Krankheitsprozesses bewirken. Dazu verwendet er wiederholt verdünnte Karbolsäure und macht zuerst eine provisorische Füllung. „Die Heilung erfolgt dann sozusagen auf dem Naturwege.“ Er benutzt diese Methode nur bei Pulpitis acuta partialis.

In demselben Jahre empfiehlt Underwood zur Behandlung der freigelegten Pulpa Tannin, welches die Oberfläche der Pulpa in eine Art von Lederüberzug oder Kappe verwandelt und die darunter liegenden Teile gegen Berührung mit fremden Substanzen und andere Unbillen schützt. Liegt die Pulpa nicht frei, dann benutzt er eine Lösung von Tannin in Weingeist oder eine gesättigte Kampferlösung; der Zahn kann sofort gefüllt werden. v. Langsdorff (1858) tritt deshalb für die Erhaltung der Pulpa ein, da ein Zahn nach Zerstörung des Nerven erfahrungsgemäß nach längerer oder kürzerer Zeit unbrauchbar ist, „besonders, wenn zur Zahnzerstörung des Nerven arsenikhaltige Mittel benutzt wurden.“ Er behandelt Zähne mit fast freiliegender Pulpa des öfteren mit Einlagen von Kreosot, Tannin oder Zincum chloratum. Nach Wochen oder einigen Monaten füllt er den Zahn definitiv.

J. Tomes (1861) benutzt bei Irritation der Pulpa zu deren Erhaltung und zur Minderung der Sensibilität Chloroform, Kreosot oder Kampferspiritus; für Backenzähne eignet sich am besten Höllenstein, den man 5—6 Minuten in der Zahnhöhle läßt. Bei der chronischen Entzündung der Pulpa empfiehlt Tomes die Anwendung einer weichen Mischung aus Tannin mit Guttapercha, welche mit Chloroform aufgelöst wird. Die adstringierende Wirkung des Tannin hebt die Sekretion auf, während die Guttapercha als Bindemittel den Kontakt derselben mit der Pulpa sichert. Die Unsicherheit bezüglich des Resultates rührt zum Teil von der Schwierigkeit her, mit welcher das kranke Gewebe dem Gesicht zugänglich ist und der Zustand des Erkrankens richtig diagnostiziert wird.

Besonders erwähnenswert ist eine Arbeit A. zur Neddens (1861). Er unterscheidet nach J. Tomes eine Irritation von einer akuten Entzündung der Pulpa. Bei der Irritation der Pulpa läßt er die letzte Dentinschicht über der Pulpa zurück, neutralisiert mit einer Lösung von doppeltkohlensaurem Natron und behandelt sie dann ein oder mehrere Male mit einfachem Kölnischen Wasser. Als temporäre Füllung benutzt er meist Guttapercha oder Hills Stopping. Hatte sich die Empfindlichkeit infolge Abhaltung ihrer Ursachen in einigen Tagen verloren, so konnte er nach einigen Monaten eine Verhärtung der früher weichen Dentinmasse beobachten. „Es war der kariösen Kavität ein Grund geschaffen, welcher fest genug war, um das Eindringen und Dichten einer Goldfüllung ertragen zu können.“ Bei größeren Schmerzen legt er die Pulpa vorsichtig frei und ätzt ihre Oberfläche ein wenig, entweder mit dem Kauter, mit Silbernitrat oder mit Arsenikpaste. Diese Paste läßt er nur eine Viertelstunde einwirken. Nach einigen Tagen entfernt er den Schorf durch Ausspritzen mit lauwarmem Wasser und bringt auf die freiliegende Stelle der Pulpa einen Tropfen Kollodium, legt eine Kappe aus Horn oder Blei darüber und füllt zuletzt mit Guttapercha. Bei akuter Entzündung legt er die Pulpa frei und behandelt sie ein oder mehrere Male zuerst mit adstringierenden Mitteln, besonders mit Tannin in Glyzerin verrieben und einem Zusatz von Tinctura opii simpl. Dann behandelt er sie weiter wie die irritierte Pulpa. Die Erfolge hängen auch von der gesunden Konstitution des Patienten ab. Außerdem gehört etwas Geduld zu dieser Behandlung.

Coleman (1861) versuchte ebenfalls durch eine starke ätherische Tanninlösung auf das erweichte Zahnbein über Pulpen, die noch nicht frei gelegen, aber schon geschmerzt haben, einzuwirken. Er hoffte, daß unter der Schutzdecke sich leicht eine Kalzifikation der Pulpa bildete.

Cartwight bringt im Jahre 1861 seine Erfahrungen über die Erkrankung und die Behandlung der Pulpa zur Kenntnis. Er unterscheidet drei Arten der Erkrankung: 1. infolge Reizung der Pulpa „durch Infiltration oder nervöse Kommunikation durch die organisierten Wandungen der Zahnbeinröhrchen, 2. infolge Reizung, wenn eine Berührung mit verdorbenem Zahnbein vorhanden ist, 3. durch Reizung infolge wirklicher Bloßstellung gegen äußere Einflüsse“. Im ersten Falle beseitigt eine mehrstündige Morphiumeinlage unter Mastixverschluß den Schmerz. Im zweiten Falle hört die Irritation auf, „sobald die freigelegte Oberfläche durch einen Pflock bedeckt wird“. Im dritten Falle wird alles Kariöse nur soweit entfernt, daß die Pulpa noch bedeckt bleibt, dann die Höhle ausgetrocknet, mit Tannin bestreut und darauf mit Hills Stopping gefüllt. Nach mehreren Monaten, nach welchen das zurückgelassene weiche Zahnbein meist hart geworden ist, kann die temporäre Füllung durch eine definitive ersetzt werden. Diese Behandlungsart nützt nur bei Personen mit gesunder Körperkonstitution. Ist bereits eine Entzündung der Pulpa eingetreten, dann ist ihre Erhaltung ein unnützes Beginnen, da die Behandlung sehr langwierig und der Erfolg zweifelhaft ist.

Geo Watt (1860) meint, schon deswegen müsse versucht werden, die Pulpa zu erhalten, da es feststeht, daß sich die Pulpa durch Ablagerung von sekundärem Dentin schließt.

J. Richardson berichtet 1861 über seine Bemühungen, die Vitalität der bloßgelegten Zahnnerven zu erhalten. Seine Versuche mit Tannin, Kreosot, salpetersaurem Silber, Zinkchlorür, Salpetersäure etc. sind vollständig gescheitert. Dagegen will er sehr gute Erfolge mit folgender

Methode erzielt haben. Bei gesunder freigelegter Pulpa wandte er eine besondere Vorbehandlung nicht an. Bei freiliegender, aber nur leicht erkrankter Pulpa minderte er zunächst „die Überfüllung der Blutgefäße durch eine unmittelbare Blutentziehung mittels einer einzigen geraden und nicht immer sehr oberflächlichen Inzision in die bloßliegende Partie der Pulpa mit einem recht feinen und scharfen Exkavator, dessen Spitze die Gestalt einer gewöhnlichen Zahnfleisch-Lanzette hat“. Nachher unterhielt er die Hämorrhagie, indem er den Mund einige Zeit lang mit warmem Wasser ausspülen ließ, um dadurch besänftigend und entzündungswidrig einzuwirken. Darauf wurde die Höhle präpariert und mit künstlicher Knochenmasse von Roberts ausgefüllt, ohne einen Druck auf die Pulpa auszuüben. Diese provisorische Füllung, welche für 15 bis 20 Minuten, manchmal auch für 2—3 Stunden, einen mehr oder weniger großen Schmerz auslöste, wurde 10 Tage bis 3 Wochen im Zahne belassen und dann nach Entfernung des größten Teiles durch eine Füllung ersetzt.

J. Robinson (1862) hat in allen Fällen von bloßgelegten Pulpen, in denen die Extraktion verweigert wurde, die Höhle gesäubert, ausgetrocknet und mit Kollodium, dem einige Gran Morphium beigemischt waren, überkappt. Darauf füllte er mit Asbest, der mit Kollodium gesättigt war, und setzte auf das ganze ein Bourdonnet aus Löschpapier.

Belisario (1862) empfiehlt in allen Fällen von richtiger Pulpitis bei nicht freiliegender Pulpa eine mehrmalige Einlage von Baumwolle, welche mit Tinctura ferri mur. getränkt ist; dadurch soll das Zahnbein infolge eines Niederschlags von Kalksalzen in einigen Wochen wieder hart werden. Vor der definitiven Füllung legt er Asbest als schlechten Wärmeleiter über die Pulpa.

Brown (1861) hebt hervor, daß der Erfolg des Füllens über bloßliegenden Pulpen ganz allein davon abhängt, daß die Pulpa sekundäres Zahnbein abscheidet. Dieses bildet sich nie, wenn die Pulpa krank ist oder ulzeriert. Die Anwendung von Ätzmitteln hält er für falsch. Trotzdem ätzt Woodhouse (1865) die freiliegende Pulpa 10 Minuten lang mit Karbolsäure, legt ein mit dieser Flüssigkeit getränktes Baumwollkügelchen über dieselbe und darauf ein Stück Guttapercha. Er füllt mit Osteoplastik. Diese Behandlung war eine erfolgreiche bei ganz gesunden oder frisch exponierten Pulpen. Bare (1866) teilt mit, daß er nach Angabe von Woodhouse unverdünnte Karbolsäure 8 bis 10 Minuten auf die bloßgelegte Pulpa einwirken ließ, manchmal etwas Baumwolle auflegte und mit Elfenbein ohne jeden Mißerfolg überkappte. Heute wissen wir, daß Schmerzlosigkeit allein noch keine Ausheilung bedeutet.

W. Allen (1866) hat in 25jähriger Praxis nur zwei Fälle von wirklicher Konservierung eines Zahnes mit bloßliegender Pulpa feststellen können. Als Grund dafür sieht er das Eingeschlossensein in unnachgiebigen Wänden an. Trotzdem empfiehlt er die Konservierung der frisch exponierten, nicht verwundeten und nicht schmerzhaften Pulpa mit Metallkappe nach voraufgegangenem provisorischen Verschluß.

Atkinson (1866) erwähnt zwei von Dr. Allport behandelte Fälle von bloßliegender Pulpa, die überkappt wurden und gesund geblieben waren, wie sich später bei Herausnahme der Füllung zeigte. Er selbst behandelte später mit Kreosot, von dem er einen Tropfen vor dem Füllen mit weichem Zinkoxydzement auf die freiliegende, mit Fließpapier ausgetrocknete Pulpa brachte.

Suersen (1864) überkappte nur bei gesunden Personen und wenn die Verletzung beim Exkavieren geringfügig ist. Houghton (1867) bedeckte freiliegende Pulpen, ohne Druck anzuwenden, mit Os artificial (Zinkoxydzement) und füllte nach dem Erhärten mit Gold oder Zinn.

Im Jahre 1869 berichtet Kingsbury über nur günstige Erfolge. Er vermeidet reizende Mittel, spritzt nur mit lauwarmem Wasser aus und überkappt mit Bleifolie. J. M. Crouse (1869) ist nur dann für eine Erhaltung der Pulpa, wenn sie noch nicht eröffnet ist.

Eines der in den sechziger Jahren am häufigsten angewendeten Mittel war das Kreosot. Wir finden es schon bei v. Langsdorff (1858) erwähnt. Später wurde es von Fricke (1863), Atkinson (1866), Heinemann (1869), Clark (1870), Mac Donneld (1870), Francis (1870), H. S. Chase (1873), Ad. Witzel (1874) u. a. angewendet, teils mit Wattekügelchen, teils mit Asbest. Überkappt wurde mit Zinkoxychlorid (Osteoplastik), das zum ersten Mal von Serle (1862) benutzt wurde. Einige von diesen wuschen die Pulpahöhle vorher zur Säuberung und Schmerzbeseitigung mit Chloroform oder Schwefeläther aus.

Da die Erfolge mit den bisher bekannten Mitteln immer noch ungleich waren, wurden weitere Versuche mit anderen Mitteln angestellt. Taylor (1868) überkappte, nachdem der Schmerz aufgehört hatte, mit dünn angerührtem Gips. Er füllt zuerst die ganze Höhle aus, läßt den Gips unter einem Tuch erhärten, schneidet am nächsten Tage zwei Drittel des Gipses aus und legt dann die Füllung ein. Salomon (1868) benutzte ein Stückchen feine Leinwand, die er mit frisch angerührtem Zinkoxychlorid bestreicht, Francis (1869) Notenpapier, Stevens (1872) Bleifolie, Barkes (1873) in Karbolsäure getauchtes Fließpapier, Woodhouse (1873) Pergamentpapier; Coleman (1875) und Henry (1876) hatten noch andere in Karbolsäure getauchte Papiersorten benutzt.

Coles (1873) und Line (1874) überkappten mit einer Mischung von gepulvertem Pepsin in verdünnter Salzsäure (1 : 100 Aqua). Nach drei Tagen wurde die Höhle mit warmem Wasser ausgewaschen und mit Karbolsäure, welche in Glyzerin gelöst war, betupft und für mehrere Monate provisorisch verschlossen. Cravens (1873) bedeckte die Pulpa mit Syrupus calcis lacto-phosphatus, der zugleich das Knochenwachstum befördern sollte. Darüber strich er Schellack oder Sandarakfirnis.

Im Jahre 1874 empfahl Fletscher zur Überkappung ein von ihm erfundenes Präparat, ein basisches Zinksulfat, J. Parreidt (1879) eine Karbolgipsmischung. L. Jack (1874) behandelte die Pulpa nur dann konservierend, wenn sie noch von einer knorpelig erweichten Decke geschützt ist.

C. E. Francis (1874) machte auf die anatomische und physiologische Orientierung aufmerksam und betonte von neuem die Fernhaltung reizender Mittel. Er wendete Karbolsäure an und legte nach dem Austrocknen ein Stücken Notenpapier auf die Pulpa, das er auf der einen Seite mit einer Lösung von Harzbalsam und Chloroform befeuchtete. Das Papier haftete fest auf der Pulpa und bildete nach Verdunstung des Chloroforms mit dem Balsam eine vollkommene Schutzdecke; darüber füllte er Zinkzement. Er wandte diese Methode nur bei gesunden, bloßgelegten, nicht bloßliegenden Pulpen an. Einen ähnlichen Standpunkt vertrat Patterson (1884).

S. Robicsek (1877) legt bei gesunder, nicht freiliegender Pulpa auf 5 Monate Karbolsäure ein und füllt dann mit Zement. Bei Irritation der Pulpa wiederholt er die Karbolsäureeinlagen mehrere Male und füllt dann mit Zement. Bei partieller Entzündung der Pulpa dauert die Behandlung unter Umständen Wochen und Monate.

Mittels Galvanokaustik suchte G. S. Meigs (1884) durch Abkauen empfindlich gewordene Zähne, deren Pulpen durch das Dentin durchschimmern, schmerzfrei zu machen. Die Empfindlichkeit wurde beseitigt durch Koagulierung des Albumens und durch das Schrumpfen der Pulpa, ohne daß dieselbe getötet wurde. Kein Zahn war nach der Behandlung gegen Kälte empfindlich.

Anfang der achtziger Jahre wurde das damals in die allgemeine Wundbehandlung eingeführte Jodoform von verschiedenen Seiten auch zur Überkappung der Pulpa empfohlen. So von Scheff (1881), Tanzer (1882), Hagelberg (1882), Skogsborg (1882), L. Schmidt (1884), Kollmar (1888) u. a. Skogsborg hat sogar ein reizloses Jodoformzement zum Überkappen herstellen lassen. Walkhoff empfahl 1883 zur Überkappung irritierter oder freigelegter gesunder Pulpen Jodoformknorpel, nach Vorbehandlung mit Chlorphenol, das als ausgezeichnetes Antiseptikum eine besonders gute Wirkung entfaltet, wenn das Gewebe vorher, unter Schonung seiner physiologischen Elementarbestandteile, mit einem Warmluftbläser ausgetrocknet wird.

Baume (1885) wandte zur Überkappung der bloßgelegten, nicht entzündeten Pulpa reines Jodoform an, das er mit etwas Alkohol oder Wasser zu einem dicken Brei anrührte und in eine Metallkapsel strich, mit der er die exponierte Stelle überdeckte. Nach Baume geben nichtentzündete Pulpen begründete Hoffnung auf Erhaltung der Zähne, wenn man die Überkappung vor dem Füllen gut ausführt. „Liegt die Pulpa schon bloß, so ist die Prognose jedenfalls ungünstiger, als wenn sie noch von einer, selbst bedeutend erweichten Zahnbeinschicht bedeckt ist." „Entzündete Pulpen geben eine schlechte Prognose, was ihre Erhaltung anbetrifft, denn sie verlieren sicher ihre Vitalität."

Unter denjenigen Zahnärzten, welche sich ein Menschenalter hindurch wissenschaftlich mit der Behandlung der Pulpakrankheiten beschäftigt haben, steht in vorderster Reihe Ad. Witzel. Anfangs ein eifriger Verfechter der Überkappungsmethode, ging er bald zu anderen Anschauungen über und kam schließlich zu einer Ablehnung der Überkappung für jede Form der entzündeten Pulpa. Schon im Jahre 1874 beschäftigte er sich mit der Behandlung exponierter Pulpen. Bei freiliegenden und freigelegten Pulpen legt er zuerst eine Kreosot-Tanninlösung, in die Pulpahöhle, dann ein Wattebäuschchen mit Kreosot, welches solange über der Pulpa liegen bleibt, bis die Schmerzen aufgehört haben, was in der Regel 15—30 Minuten dauert. Dann wird der Zahn ausgetrocknet und der Boden mit einem dicken Brei karbolsauren Zementes bedeckt. Luftzutritt und Speichel muß von den frisch exponierten Pulpen abgehalten werden. Ist die Pulpa mit dem Exkavator tief verletzt, so sieht er von einer konservierenden Behandlung ab. Während ihm 1879 die kombinierte Phenol-Chlorzink-Zementkappe zur Überkappung leicht verwundeter und irritierter Pulpen noch am zweckmäßigsten erscheint, da nur diese mit der von ihm angegebenen Vorbehandlung eine Heilung der Pulpawunde per primam erwarten läßt, war er 1882 zu einer Betupfung der gesunden zufällig freigelegten Pulpa mit einer Jodoform-Ätherlösung und Überkappung mit einer Jodoform-Zementpaste übergegangen. Auf absichtlich bloßgelegte, irritierte Pulpen bringt er zuerst etwas Morphium-Phenol-Tanninlösung. Diese läßt er 5—10 Minuten einwirken und behandelt sie dann wie gesunde freigelegte Pulpen. Über die Paste legt er noch eine aus einer Nickellegierung gestampfte Metallkapsel.

In seinem 1879 erschienenen größeren Werke hat Witzel seine Ansichten und Erfahrungen über die Überkappung der Pulpen ausführlich niedergelegt. Frisch exponierte Pulpen können durch Überkappung mit Zement fast stets erhalten werden, wenn man sie, noch ehe sie von Speichel überschwemmt sind, mit schwacher Kreosot-Tanninlösung antiseptisch behandelt; bereits entzündete Pulpen liefern bei gleichem Verfahren in der Mehrzahl der Fälle ungünstige Resultate. Witzel hielt das Frickesche Verfahren nur dann für günstig, „wenn die exponierten Pulpen ganz gesund und ihre kleine freiliegende Stelle nicht verletzt war“. „In allen übrigen Fällen gehen die verwundeten Pulpakronen unter der Chlorzinkkappe durch Schrumpfung zugrunde“, da das Chlorzink ein tiefeingreifendes Ätzmittel ist, das selbst durch eine dünne erweichte Dentindecke zu einer erkrankten Pulpa gelangt. Er verwirft deshalb die kritiklose Behandlung exponierter Pulpen mit scharfen Ätzmitteln, wie es vor ihm schon Brown u. a. getan haben und empfiehlt die Anwendung einer schwachen Phenollösung, welche hier allein nur den Zweck haben kann, „die Fäulniserreger auf der bloßgelegten Pulpa zu vernichten, ev. die Hyperästhesie der Odontoblastenschicht zu beseitigen.“ Es handelt sich vor allem um Erhaltung der Odontoblastenschicht, durch die zuerst eine Reparatur des Pulpahöhlendefektes durch Ersatzdentin zu erwarten ist. Die Vorschriften, die Witzel für die Überkappung gibt, sind etwa dieselben, wie sie Taft bereits angegeben hat. Ist die Dentindecke dünn, aber gesund, dann legt Witzel ein dünnes Scheibchen Guttapercha auf, das er mit Phenolmastix oder Pulpalack festklebt. Liegt eine Irritation der Pulpa vor, dann wird die Höhle mit Phenol-Tannin vorbehandelt (10—20 Minuten genügen). Wird die Pulpa freigelegt oder wird eine gesunde Pulpa verletzt, dann wird sie mit einer schwächeren Phenol-Tanninlösung vorbehandelt. Hierauf betupft er die Pulpa nach Austrocknung der Höhle mit Pulpalack, dessen Äther er mit dem Luftbläser zum Verdunsten bringt. Darüber kommt ohne Druck eine ganz dünne Schicht Phenol-

Zement und über diese eine dünne Schicht schnell erhärtenden Chlorzinkzements. Witzel ist ebenfalls der Ansicht, daß die Ausheilung erkrankter Pulpen u. a. auch von der gesunden Konstitution des Patienten abhängig ist. Die Überkappung partiell entzündeter Pulpen ist stets eine gewagte Operation. Sie hat nur den Zweck, den gesunden Rest der Pulpakrone zu erhalten, nicht den infolge der Entzündung veränderten Teil derselben ad integrum zu restituieren. Pulpen, welche tief verletzt sind oder schon Tage und Wochen lang mit Speisen oder Getränken in Berührung gekommen sind, sind nicht mehr zu erhalten.

Im Kompendium der Pathologie und Therapie der Pulpakrankheiten des Zahnes (1886) finden wir die Ansichten Witzels über die Überkappung weiter geklärt.

„Im allgemeinen kann man also sagen, daß die Prognose der Pulpaüberkappung eine relativ günstige ist, wenn durch die Eröffnung der Pulpakammer eine der Papillen freigelegt worden ist. Wird die Pulpakrone in der Mitte oder nahe ihres Wurzelteiles exponiert, so ist die Aussicht auf Erhaltung einer lebensfähigen Pulpakrone geringer".

Wird die Pulpakrone angebohrt und dringt dabei der Bohrer tief in die Pulpahöhle hinein, so schrumpft die angestochene Pulpakrone trotz aller Antiseptik gewöhnlich bald zusammen. Eine Abkapselung des Pulpahöhlendefektes durch Ersatzdentin kommt dabei äußerst selten zustande.

Ist die Perforationsstelle nur haarfein, so ist die Pulpa nicht zu desinfizieren und deshalb ein Erfolg ausgeschlossen.

„Wenn eine irritierte oder schon schmerzhafte Pulpa nach der Entfernung des erweichten Dentins stark blutet oder wenn mit dem Blute auch nur ein Tröpfchen Eiter aus der Pulpahöhle fließt, so steht man von jedem Versuch, die Pulpa zu erhalten, ab."

Hat die Pulpa auch nur eine Nacht geschmerzt, so ist die konservative Behandlung der erkrankten Pulpa nicht mehr zu empfehlen.

Auch die Erhaltung partiell entzündeter Pulpen wird nur eine Ausnahme bleiben.

Die Schwierigkeit der Erhaltung entzündeter Pulpen liegt darin, daß man den sich bildenden Wundsekreten keinen freien Abzug gewähren kann. Zur Behandlung selbst betupft Witzel die freigelegte Stelle mit Jodoform-Phenoläther (Jodoform 1,0, Acid. phenyl. 0,5, Camphor. 0,1 und Aether sulph. 10,0) und überzieht sie dann mit Pulpalack (Jodoform-Kollodium oder einer Lösung von Schießbaumwolle mit Phenol), dessen Äther man mit dem Luftbläser verdunstet.

Aus der im Jahre 1899 erschienenen Abhandlung „Die moderne Behandlung pulpakranker Zähne" sei hier noch Folgendes wiedergegeben: „Ist die Pulpa entzündet, und das ist nach meinen klinischen Beobachtungen sicher der Fall, sobald der Patient auch nur einmal des Abends oder während der Nacht spontan auftretende Schmerzen gehabt hat, so muß jeder Füllung die Ausräumung der Kronenpulpahöhle und, wenn irgend möglich, auch der Wurzelkanäle sowie die Ausfüllung der letzteren vorangehen."

„Die Versuche, entzündete Pulpen auszuheilen und den Zahn zu erhalten, sind zwecklos, weil der entzündete Teil der Pulpaoberfläche durch Zerfall der Odontoblastenschicht seine Verbindung mit dem Zahnbein verloren hat." Im Jahre 1902 ging er noch weiter und behauptete: „Eine Ausheilung einer auch nur partiell entzündeten Pulpa mit Wiederherstellung der Funktion ist unmöglich." In derselben Arbeit führt er dann noch weiter aus: „Jede entzündete Pulpa, auch wenn sie nicht mehr schmerzt, schließt unter einer Füllung eine große Gefahr für die Existenz des Zahnes, in seltenen Fällen für das Leben des Patienten ein. Je weniger wir daher von einer für den Fortbestand des zu füllenden Zahnes ganz wertlosen erkrankten Pulpa in der Zahnhöhle zurücklassen und je gründlicher wir die nicht entfernbaren Reste in den engen Wurzelkanälen durch eine zweckentsprechende und zielbewußte Desinfektion gegen Zerfall schützen, um so besser und wissenschaftlicher behandeln wir unsere Patienten."

Garber (1882) überkappt und füllt mit Guttapercha, die er mit Chloroform tränkt, White (1883) mit einem dünnen weichen Kautschukplättchen, das er in eine Mischung von Chloroform, Mastix und Wasserstoffsuperoxyd taucht. Ramsdell (1885) bedeckt die freigelegte Pulpa mit befeuchtetem englischen Pflaster. Auf dieses legt er ein Holzkäppchen, das mit einer Lösung von Guttapercha und Chloroform gefüllt ist.

Walkhoff (1886) ist ein warmer Befürworter der Pulpenüberkappung nicht nur bei Entzündungen, sondern sogar bei Eiterungen der Pulpa. Nur muß man für letztere Fälle schon eine gewisse Erfahrung in der konservativen Behandlung entzündeter Pulpen besitzen. Walkhoff tritt für eine konservierende Behandlung ein 1. weil das Herausnehmen der Pulpa trotz vorhergegangener Kauterisation sehr schmerzhaft ist, 2. weil mit der Entfernung der Pulpa jede Lebenstätigkeit in der Krone und auch zum größten Teil die der Wurzel vernichtet ist. Beweis ist die geringe Widerstandsfähigkeit solcher Zähne bei neu auftretender Karies. Die Gegengründe gegen die konservative Behandlung treffen nicht zu, als da sind: 1. die anatomischen Verhältnisse, welche die Heilung einer Pulpaentzündung verhindern, weil die Pulpa in einer festen toten Kapsel liegt und sich nicht ausdehnen kann, 2. „die Schwierigkeit in der Abhaltung von Infektionsstoffen durch einen antiseptischen Verband, der gleichzeitig auch dem sich bildenden Sekrete freien Abzug gewähren kann." Nach Walkhoffs Ansicht wird eine dauernde Konservierung einer erkrankten Pulpa gelingen, wenn die Ursache, also alle chemischen, mechanischen und thermischen Reize, insbesondere die septische Infektion beseitigt wird, man die Entzündung ablaufen läßt und mittels reizloser Substanzen das lebende Gewebe überdeckt und jede Ursache für eine neue Entzündung abhält. Die richtige Diagnose der erkrankten Pulpa ist für die Therapie und die Prognose bestimmend. Die Behandlung geschieht mit Einlagen von Chlorphenol auf Watte mit einem Watte-Mastix-Jodoformverschluß für 2—3 Tage. Die erste Einlage darf nicht zu fest gemacht sein. 3—4 Einlagen genügen in den meisten Fällen, um die entzündete Pulpa soweit zu bringen, daß sie wie eine freigelegte gesunde Pulpa einen Augenblick und nicht sehr stark beim Anbringen von kaltem Wasser reagiert. Bei Dentikeln oder einfachen Kalkausscheidungen im Parenchyme der Pulpa ist die Überkappung ohne Erfolg. Auch können ungünstige Lage der Höhle oder begangene Fehler einen Mißerfolg herbeiführen. Zum Schluß wird die ausgetrocknete Höhle mit Chlorphenol überschwemmt und mit Wundschwamm ausgetrocknet, dann wird eine kleine Kugel von Jodoformknorpel, welcher mit einer konzentrierten Lösung von Gummiarabikum angerührt ist, behutsam mittels eines Stopfers, der ein wenig in Glyzerin getaucht ist, auf die Pulpa gelegt und auf den Boden der Höhle festgedrückt. Darüber kommt eine dünne Schicht von weichem Zement und dann die Füllung. Später hat Walkhoff fertige Decken herstellen lassen. Diese bestehen aus aseptisch gemachtem Papier, auf welches Jodoformknorpel mit einer 10%igen Chlorphenolgummilösung aufgestrichen und getrocknet ist. Vor dem Einführen wird die Decke in eine 5%ige Chlorphenollösung getaucht.

Hugenschmidt (1890) stellte folgende Grundsätze für die konservative Behandlung erkrankter Zahnpulpen auf: 1. alle frisch freigelegten Pulpen können, wenn noch von normalem Zahnbein umgeben und vorsichtig behandelt, erhalten werden; 2. Pulpen, die schon einige Zeit freiliegen und nicht im Stadium akuter Eiterung sind, können ebenfalls in den meisten Fällen konserviert werden; 3. Pulpen, in akuter Eiterung begriffen, können nur konserviert werden, wenn ihre Oberfläche frei vor Augen liegt; 4. alle Tumoren (Pulpenpolypen) machen ihre Entfernung nötig.

Sehr bemerkenswert ist eine Mitteilung John S. Marschall (1891), der die Elektrizität zu Heilzwecken bei Überfüllung der Blutgefäße der Pulpa mit Erfolg benutzte. Er berichtet u. a. über einen Fall durch Erfahrung an sich selbst: es handelte sich um einen Bikuspis, der, mit Gold gefüllt, sensibel geworden war, mit Guttapercha gefüllt, sich nicht beruhigte und selbst bei jahrelanger Zementfüllung nicht zur Ruhe kam. Verfasser wandte die Elektrizität an, indem er den positiven Pol eines geschlossenen galvanischen Stromes an den Zahn setzte und den negativen Pol in dem Karotisdreieck des Halses an derselben Seite ansetzte. Die Stromstärke regulierte er sich selbst, wie er sie ertragen konnte, und ließ sie das erste Mal eine halbe Stunde und das folgende Mal 20 Minuten einwirken, worauf die Sensibilität aufhörte, so daß eine darauf eingeführte neue Goldfüllung seit 3 Jahren bei lebender Pulpa vom Zahne ohne jeden Nachteil vertragen wird.

W. H. Jackson (1891) empfahl zum Überkappen exponierter Pulpen Borsäure. Er wischt die Kavität mit Borsäurelösung gründlich aus, bis alles frische Blut entfernt ist. Während die Pulpa noch feucht ist, legt er über ihren exponierten Teil eine dünne Lage trockener Borsäure, wodurch sich eine feste Masse bildet, welche die Pulpa vor Druck behütet. Über diese Decke kommt die Füllung.

Rothmann (1892) hält die Überkappung der Pulpa nur bei der Pulpitis acuta superficialis indiziert. Die Überkappung ist kontraindiziert, wenn man ohne Sondierung der Pulpa bei knorplig erweichter

Dentindecke nicht feststellen kann, ob sie intakt ist. Bei absichtlich durch Fortnahme der letzten Dentinschicht bloßgelegter Pulpa ist Rothmann deshalb gegen eine Überkappung, weil dann schon eine Invasion von Mikroorganismen in die Pulpa stattgefunden hat, welche meist nach der Überkappung in dem an der Oberfläche der Pulpa gebildeten Blutkoagulum einen günstigen Nährboden finden, sich vermehren und Pulpitis hervorrufen.

Nach G. C. Anthony (1892) bewährte sich sehr gut eine Paste, die er dadurch gewann, daß er Guttapercha in Chloroform löste und einer halben Unze von dieser Lösung 20 Tropfen Nelkenöl, 10 Gran Tannin und 20 Tropfen Karbolsäure zusetzte; einen Teil des Chloroforms ließ er sich noch verflüchtigen.

Besonders günstige Erfolge beim Ausheilen der erkrankten Pulpa erreichte A. J. Hartmann (1892) mit reinem Thymol, das er fein zerstoßen auf die Pulpa brachte und mit einem Wattebäuschchen verschloß. Der hinzutretende Speichel löst das Medikament langsam aber stetig auf. Infolgedessen findet sich stets eine gesättigte Thymollösung an der Pulpa, welche die Ausheilung der erkrankten Pulpa bewirkt. Auch bei vorgeschrittener eiteriger Pulpitis will Hartmann nach künstlicher Öffnung des Abszesses und Weiterbehandlung des kranken Zahnes mit Thymol stets überraschend schnell Ausheilung gesehen haben. Rezidive wurden nicht beobachtet. Die Behandlung wird so oft täglich wiederholt, bis der Zahn empfindungslos geworden, ein- bis zweimal oder öfter, je nach dem Grade der Erkrankung. Ist der Zahn vollständig schmerzfrei geblieben, dann wird die Pulpa mit verfilzter Glaswolle, einem Stoff, der sehr elastisch und unlöslich ist und nicht fault, überkappt und schließlich gefüllt. Bei sehr schmerzhaften Zähnen läßt Hartmann öfter lauwarmes Wasser in den Mund nehmen, weil dies die Lösung des Thymols befördert und dadurch schneller Linderung eintritt. Ein etwas unbehagliches Gefühl, das zuweilen nach dem Füllen eintritt, verschwindet wieder bald. — C. Röse (1893) hatte mit der Anwendung von Thymol nicht ganz so günstige Erfolge zu verzeichnen, glaubte aber, daß ein mit Thymol erfolgreich behandelter Zahn im großen und ganzen als wenigstens teilweise ad integrum restituiertes Gebilde betrachtet werden kann.

Harker (1893) rät zur Überkappung nur in zwei Fällen: 1. bei traumatischer, 2. bei zufälliger partieller Freilegung der Pulpa beim Bohrakte. F. H. Gardiner (1894) bestreicht die Pulpen mit Kanadabalsam und Kopalätherlack und überkappt dann mit dünn angerührtem Zinkchlorid. J. Wessler (1894) glaubt in dem Pulpol, einem Präparat, das aus Zinkoxyd und 30% Eugenol besteht, ein gutes Mittel zur Überkappung gefunden zu haben, mit dem er nur wenige Mißerfolge, selbst bei oberflächlich entzündeten Pulpen gehabt hat. Das Mittel hat antiseptische und analgetische Wirkung. J. Schirmer (1894) stillt die Blutung bei Verletzung der Pulpa mit Chloroform und bestreicht die ganze Höhle mit Zinkleim, einem Präparat, das zusammengesetzt ist aus Zinc. oxyd. via humida parata, Gelatini āā 10,0, Aqu. dest., Glycerini āā 40,0, M. f. past. moll. D. S. Vor dem Gebrauch zu erwärmen. Auf den Zinkleim legt er vorsichtig eine kleine Metallkapsel, hierüber Pyrozinkphosphat und darauf die Füllung. Die Vitalität der Pulpa konnte Schirmer noch nach Jahren bei neu eingetretener Karies wiederholt nachweisen. E. Gerster (1894) legt eine Asbest-Pulpa-Kappe, die er mit etwas Karbolharz, dem er ein Körnchen Kokain hinzufügt, bestreicht, ohne Druck auf die Pulpa. Andreae (1894) benutzt zum Überkappen noch nicht freigelegter Pulpen eine Mischung aus 1 Teil Jodoform und 2 Teilen Zinc. oxyd., der er etwas Ol. menth. piperit. und Acid. carbol. liquefact. zufügt. Storer How (1895) empfiehlt in allen Fällen, wo nur noch eine sehr dünne Dentinlage, über der Pulpa vorhanden ist, um die Pulpa vor allem vor Reizung und Temperaturveränderungen zu schützen, das Einlegen kleiner Kofferdamscheiben. Zuerst bestreicht er den Boden der Kavität mit Mastix-Firnis, legt darüber eine kleine Kofferdamscheibe, dann etwas weiches Zement und nochmals eine Kofferdamscheibe. Lee (1897) sättigt die Kavität mit Kreosot, trocknet sie und führt Jodoform ein, darüber Kopaläther etwas dicker als Sahne. Ist der exponierte Teil der Pulpa groß, dann wird in den Firnis, bevor er hart wird, sanft ein Stück Asbestpapier eingedrückt. Darüber kommt noch einmal Firnis und dann Zement.

Recht ergiebig hat sich W. D. Miller mit der Frage der Pulpaüberkappung beschäftigt. Eine zusammenfassende Darstellung finden wir in seinem Lehrbuche der konservierenden Zahnheilkunde (1896). Miller spricht sich für die Erhaltung der frisch freigelegten, gesunden Zahnpulpa aus. Sie ist nur möglich, wenn die Pulpa vorher vollkommen aseptisch gemacht worden ist. Bei oberflächlicher Verletzung wird sie mit einem schwachen Antiseptikum (5%ige Karbolsäure) desinfiziert, bei schwererer Infektion (unreines Instrument) mit einem starken Antiseptikum (konzentrierte Karbolsäure, 5%ige Sublimatlösung oder Nelkenöl). Sollte die Pulpa bluten, so wird die Blutung erst durch Austupfen mit 5%iger Karbolsäure gestillt. Die Überkappung muß möglichst sofort erfolgen, damit die äußerste Schicht der Pulpa durch Verdunstung der Gewebssäfte nicht austrocknet. Das beste Mittel zur Überkappung ist Fletschers Artificial Dentine (Zink-Oxysulfat). Zur Erzielung einer dauernden milden antiseptischen Wirkung kann man dem Zement einen Tropfen Thymol oder Hydronaphthol beimengen. Nach der Erstarrung des Fletscherzements kann die Kavität sofort mit Phosphatzement gefüllt werden. Bei späterer Goldfüllung genügt schon eine dünne Schicht, um die Pulpa vor weiteren Insulten zu schützen. Nach Miller sind für die Behandlung der freigelegten, nicht entzündeten Pulpa von entscheidender Wichtigkeit:

1. die Anwendung von scharfen Löffeln, geeigneten Instrumenten, eine leichte, sichere, fest gestützte Hand;
2. gründliche Kenntnis der Form und Lageverhältnisse der Pulpa;
3. die Beobachtung möglichst strenger antiseptischer Kautelen, schon bei der Vorbereitung der Kavität, sobald man in die Nähe der Pulpa gelangt;
4. der Schutz der freigelegten Pulpa vor allen Infektionsstoffen und der austrocknenden Wirkung der Luft;
5. die möglichst vollkommene Sterilisation der Pulpa,

6. Reizlosigkeit und genaue Adaptabilität der Kappe und Vermeiden jedes Druckes bei ihrem Anbringen.

„Ist man im Zweifel, ob die Pulpa wirklich keimfrei gemacht ist, so ist es geboten, dem Überkappungsmittel ein geeignetes Antiseptikum beizumengen." Miller rät auch die Erhaltung der nicht freigelegten, aber hyperämischen Pulpa, in manchen Fällen sogar bei beginnender Pulpitis acuta simplex. In diesem Falle müssen die Säuren erst neutralisiert werden, darauf erfolgt für 24 Stunden eine Einlage von konzentrierter Karbolsäure oder Nelkenöl unter Fletscherverschluß. In der zweiten Sitzung wird die Höhle exkaviert und für 6—8 Wochen mit Fletscher verschlossen. Wo erweichtes Zahnbein zurückgelassen werden mußte, dort befeuchtet er den Boden der Höhle mit einer Lösung von Thymol und Alkohol, um einen Niederschlag von Thymol in den oberflächlichen Zahnbeinschichten zurückzulassen, der dauernd eine leichte antiseptische Wirkung ausübt. Ist die Pulpa schon durch Karies entblößt, so wird an die Erhaltung derselben nur ausnahmsweise zu denken sein. In solchen Fällen ist die Anwendung von Jodoform oder eines seiner Ersatzpräparate angezeigt. Bei schwererer Erkrankung der Pulpa, auch schon bei Pulpitis acuta totalis, ist Miller gegen jeden Versuch der Erhaltung, während Arkövy noch in einer Arbeit des Jahres 1911 die Erhaltung auch einer total entzündeten Pulpa nur als dubios hinstellt und unter gewissen Voraussetzungen, besonders wenn die Pulpakammer uneröffnet geblieben ist und die tiefe Karies sich nur auf 1—2 Pulpahörner beschränkt, eine konservierende Behandlung empfiehlt. Haben sich schon Eiterungsprozesse eingestellt, dann ist, wie Miller (1903) angibt, die Aussicht auf Heilung selbst mit künstlicher Hilfe sehr gering.

Weiser (1888) tritt ebenfalls für Überkappung mit Fletschers Artificial-Dentine ein, allerdings nur bei noch nicht entzündeten Pulpen, weil diese Methode leicht ausführbar ist, dann weil das Mittel weder ätzt, noch reizt. Er hatte 8% Mißerfolge.

Mitte der neunziger Jahre erregte die Anwendung von Formaldehyd-Präparaten zur Überkappung erkrankter Pulpen allgemeineres Interesse unter den Zahnärzten. Im Jahre 1896 übergab Abraham ein Formaldehyd-Präparat unter dem Namen „Formagen" der Öffentlichkeit. Es sollte imstande sein, pulpitische Zähne zur Ausheilung zu bringen. Das Formaldehyd wurde an ein lockeres Zement gebunden, dessen Pulver hauptsächlich aus einem feinen durch Brennen von Marmor gewonnenen Kalk besteht, und dessen Flüssigkeit hauptsächlich Eugenol ist. Das Pulver wurde außerdem mit Schwefeläther getränkt, welcher ebenfalls mit Formaldehyd gesättigt war. In der Flüssigkeit wie im Pulver ist Formaldehyd derart suspendiert, daß man es durch den Geruch nicht wahrnehmen kann. Erst beim Mischen ist das sich langsam entwickelnde Formaldehydgas durch den Geruchsinn wahrnehmbar. In dieser Zusammensetzung sollte das Formagen imstande sein, schmerzlos jeden Fall von Pulpitis „von der geringsten Irritation der Pulpa bis zur hochgradigsten Eiterung" in einer Sitzung zur Ausheilung zu bringen. „In meiner Praxis", schreibt Abraham, „ist Arsenik nicht mehr erforderlich, für mich ist das Zerstören der Pulpa ein überwundener Standpunkt."

Lepkowski (1899) behauptete, keines von den bis jetzt verwendeten Mitteln kommt an Sicherheit und Intensität der antiseptischen Wirkung dem Formalin gleich. Auf Grund von vielen Versuchen an Hunden hatte er festgestellt, daß bei Anwendung von Formalin, Formagen und Jodoformagen von einer Nekrose, d. h. von einer Fixierung der ganzen Pulpa keine Rede sein kann. Die an den Präparaten beobachteten Veränderungen sind partiell und betreffen höchstens ein Drittel der ganzen Pulpa. Eine Ausheilung der erkrankten Pulpa ist bei beginnender Pulpitis partialis wohl möglich; bei Pulpitis totalis ist sie undenkbar, gleichgültig welches Präparat angewendet wird, da diese Mittel nur im Kronenteil des Zahnes wirken, während der krankhaft veränderte Wurzelteil dem weiteren Schicksal der Entzündung anheimfällt. Jodoformagen wirkt sicherer als Formagen; da dieses nur schwach antiseptisch ist, so ist es wohl als Schutzmittel für die Pulpa verwendbar, aber bei ausgesprochener und vorgeschrittener Pulpitis und bei partieller Entzündung der Pulpa zieht Lepkowski zur Behandlung das Jodoformagen vor.

Dependorf (1897) konnte unter 90 Behandlungen mit Formagen schon nach $^1/_2$ Jahre über $10^0/_0$ Mißerfolge feststellen. Bauchwitz hatte nach achtmonatlicher Anwendung unter mehr als 300 Fällen von Pulpenentzündungen jeder Art nur zwei Extraktionen nötig. Nur ganz vereinzelt beobachtete er für kurze Zeit „Ziehen" im Zahne und periostitische Reizungen, die bald wieder verschwanden. Er glaubte deshalb das Formagen als ein wertvolles Mittel gegen Pulpitis empfehlen zu sollen. Sachse (1898) hat unter 78 Fällen $11{,}6^0/_0$ Mißerfolge gehabt, obwohl er nur leichtere Fälle von Pulpitis in Behandlung gezogen hat. Dagegen hat Formagen sich bei Amputation der Pulpa sehr gut bewährt; unter 231 Fällen hat er nur einen Mißerfolg gesehen. Kunert hatte in 17 mit Formagen behandelten Fällen die Füllung wieder entfernt und gefunden, daß eine Ausheilung im eigentlichen Sinne, eine restitutio ad integrum, ausgeschlossen zu sein schien, da in den meisten Fällen die Sensibilität herabgesetzt, in zwei Fällen Retraktion und in einem Falle Vernichtung der Kronenpulpa eingetreten war. G. Preiswerk (1901) ging sogar soweit zu behaupten, „daß Formagen nicht nur für die Behandlung der partiellen Pulpitis, sondern auch bei der Amputation absolut unzweckmäßig sei". Im übrigen trat er schon deswegen für die Erhaltung der Pulpa ein, weil „eine gründliche Entfernung der Pulpareste aus mehrwurzeligen Zähnen gelegentlich zu den Unmöglichkeiten gehört". Ist jedoch bereits eine Entzündung der Pulpa eingetreten, dann muß sie abgetötet werden. Um die Entzündung festzustellen, bringt er nach möglichst schonender Exkavation der kariösen Massen, wobei starker Druck auf den Fornix zu vermeiden ist, für 10 Minuten eine $5^0/_0$ige (der $40^0/_0$igen wässerigen) Formaldehydlösung unter Vermeidung von Feuchtigkeitszutritt in die zu untersuchende Zahnhöhle. Hierauf entsteht meist ein leichter ziehender Schmerz, der sich nach einigen Minuten wieder legt. Nimmt er unter dieser Einlage immer mehr zu, so läßt dies auf eine Pulpenentzündung schließen. Deshalb sieht er in allen Fällen, die nach Formaldehydanwendung bleibende Schmerzen aufweisen, von einer überkappenden, pulpaerhaltenden Behandlung ab. In allen Fällen, in denen er die Überkappung anwandte, benutzte er früher Asbestkäppchen, die er mit einer Paste aus Eugenol oder Kreosot mit Jodoform ausfüllte, in neuerer Zeit jedoch Zinkenol, das aus Zinkoxyd und Eugenol besteht.

Pietsch (1900) benutzte zu demselben Zweck, da reines Formol zu stark ätzt, ein Polymeranformol, das Trioxymethylen, und zwar in folgender Zusammensetzung: Trioxymethylen 16,0, Vaselin. puris. 8,0, Reispuder 6,0, Cocain. hydrochl. 2,0.

Schild (1898) entfernt mit Bohrer oder Exkavator das erkrankte Gewebe, spritzt unter mäßigem Drucke warmes Wasser, dem er einige Tropfen Lysol beigemengt hat, in die Kavität und legt dann ein in erwärmten Alkohol getauchtes Wattebäuschchen für einige Minuten ein. Hierauf entfernt er mit einem scharfen Exkavator das erweichte Dentin vollständig. Liegt die Pulpa bloß, so spült er die Kavität wiederholt mit Lysolwasser aus und trocknet mit warmer Luft, reinigt dann noch einmal mit Alkohol und ätzt mit einer glatten Nervnadel, die mit Watte umwickelt und in konzentrierte Karbolsäure getaucht ist, die Pulpa an allen bloßliegenden Stellen. Darauf macht er eine 10 Minuten oder 2 Tage lange Einlage mit reinem Lysol und überkappt dann die Pulpa mit einem Gemisch aus Jodoform, Eugenol und Fletscherzement, in das er ein entsprechend großes Stückchen Kartonpapier eindrückt. Nach dem Erhärten wird die Kavität mit Zement, dem einige Tropfen Lysol beigemengt sind, verschlossen.

Im Jahre 1899 kommt Biró in einer zusammenfassenden Darstellung über diesen Gegenstand zu dem Schluß, daß die konservierende Behandlung der Pulpa in früherer Zeit daran gescheitert ist, daß 1. keine richtige Diagnose gestellt werden konnte und daß 2. die Antiseptika zu stark ätzten und deshalb die Pulpa zerstört wurde. Dalma (1902) versucht die kranken Pulpen zu heilen durch Beseitigung der Schmerzen mit Hilfe von Nervozidin und Einlagen von Ol. Terebinth. rectif.

W. Sachs (1903) legt in Scheffs Handbuch der Zahnheilkunde seine Erfahrungen nieder. Er beschreibt die verschiedenen gebräuchlichen Methoden, welche die Erhaltung der gesunden oder schon erkrankten Pulpa anstreben. Sein eigener, durch dreißigjährige Erfahrung gewonnener Standpunkt geht dahin, mit Ausnahme der durch Zufall bei Exkavierung exponierten gesunden Pulpen stets die Zerstörung durch Arsenik vorzunehmen. Nur diese Behandlung, meint Sachs, schützt den Patienten sicher vor früher oder später auftretenden Schmerzen. Nach seinen Beobachtungen stirbt fast jede überkappte Pulpa, zuweilen nach Monaten, oft erst nach Jahren, unter heftigen Schmerzen ab. Trotzdem Sachs zugibt, daß pulpalose Zähne, besonders bei schwächlichen Individuen schneller der Karies verfallen, geht er in der dritten Auflage des Scheffschen Handbuches (1909) noch weiter und empfiehlt dringend, jede freiliegende Pulpa, ob zufällig oder durch Karies freigelegt, zu devitalisieren.

Goldberg (1901) wendet eine 3%ige ätherische Lösung von Überosmiumsäure an. Unter 32 Fällen von Pulpairritation und 39 Fällen von partieller Pulpitis hatte er nur 2 Mißerfolge.

Eine besondere Art der Behandlung veröffentlichte Szabó (1902) und zwar die Ignipunktur. Dies Verfahren besteht in der oberflächlichen Verschorfung des freigelegten Pulpagewebes mit einer rotglühenden geraden oder gebogenen Wurzelsonde oder mit einem spitzen Paquelin oder mit dem Galvanokauter. Szabó hat viele hundert Fälle beobachtet. Die Anwendung geschieht in der Weise, daß zunächst die Kavität sehr behutsam exkaviert, dann mit einer 0,9%igen physiologischen Kochsalzlösung tüchtig ausgeschwemmt wird. Nach Austrocknung des Dentins wird die Pulpa oberflächlich verschorft, und zwar mehrere Male, so lange der Patient noch die heiße Luft lebhaft empfindet. Dann wird die exponierte Stelle mit etwas Fletschers Artificial-Dentine vorsichtig bedeckt und darauf gefüllt.

In den letzten Jahren lenkte Hentze (1907) besonders die Aufmerksamkeit auf diesen Gegenstand. Er schließt sich genau den Ansichten Birós an bezüglich der Verätzung und der falschen Diagnose. Die genaue Diagnose ist heute erleichtert durch die Untersuchung mit dem Induktionsstrom. Hentze empfiehlt eine Untersuchungsmethode mit 50%igem Alkohol, auf die bereits im 2. Kapitel hingewiesen wurde. Die Therapie erfordert

1. Entfernung der Ursachen des Reizes: Zerfallsprodukte des Dentins, Säuren und Temperaturunterschiede,
2. Anwendung von Heilmitteln, welche die Pulpa nicht schädigen,
3. Unterstützung der vitalen Energie der Pulpa.

Letzteres erreicht er durch Ausschwemmen der gesäuberten und ausgetrockneten kariösen Höhle mit Nelkenöl, das die Auswanderung der weißen Blutkörperchen anregt. Nur die Irritation der Pulpa, die Pulpitis acuta partialis und die Pulpitis acuta totalis sind nach Hentze heilbar.

In demselben Jahre kam O. Römer auf Grund zahlreicher histologischer Untersuchungen zu dem Schluß, „daß diejenigen Praktiker durchaus in ihrem Rechte sind, welche nicht einfach in jedem Falle von Pulpaentzündung die Pulpa mit Arsenik abätzen, sondern erst eine konservative Behandlung der Pulpa versuchen. Denn bei der enormen vitalen Energie, welche die Pulpa vieler Individuen besitzt und die in so vielen Fällen zu spontaner Ausheilung auch ohne jede Behandlung führt, müssen zahlreiche Ausheilungen entzündeter Pulpen bei zahnärztlicher Behandlung mit geeigneten Desinfizientien und Überkappungsmitteln erzielt werden können, wenn es gelingt, die Pulpazellen in ihrem Kampfe gegen die agressive Energie der Entzündungserreger zu unterstützen und die Pulpa gegen Neuinfektion zu schützen. Mißerfolge werden bei der Verschiedenheit der einzelnen Individuen in bezug auf die vitale Energie ihrer Gewebszellen nicht ausbleiben, zumal eine auch nur einigermaßen sichere Diagnose derjenigen Fälle, die sich für konservierende Behandlung der entzündeten Pulpa eignen, bis jetzt nicht aufgestellt werden kann, wir also zunächst nur empirisch vorzugehen in der Lage sind. Mißglückt der Versuch der konservierenden Pulpentherapie, so tritt eben die Arsenbehandlung und Pulpenextraktion in ihr Recht, ohne daß wir dem Patienten irgendwie geschadet haben.“

Auch Frohmann (1907) tritt gegen eine „maßlose Abätzung jeder irritierten oder entzündeten Pulpa“ auf, zumal wir in dem Induktionsstrom ein Hilfsmittel besitzen, das uns die richtige Diagnosenstellung der verschiedenen Formen der Entzündung der Pulpa erleichtert.

O. v. an der Lahn (1907) stellt für die Erhaltung der Pulpa folgenden Satz auf: „Ergibt sich bei Untersuchung mit dem Induktionsapparat eine leichtere Irritabilität der Pulpa bis zu $1^1/_2$ cm geringeren Rollenabstand und ist dabei der Schmerz nicht lange andauernd, höchstens $^1/_2$ Minute, so können wir die konservative Behandlung einschlagen. Größere Differenzen und länger anhaltender Schmerz schließt selbe aus. Selbstverständlich werden wir auf die bisherigen Anhaltspunkte nicht verzichten, sondern diese stets in Einklang mit den erhaltenen Resultaten zu bringen suchen. Unfehlbar ist ja diese Untersuchung auch nicht und doppelt hält besser.“ Eine Spezialisierung der mannigfachen Entzündungsformen hält er für unmöglich.

Erwähnenswert scheint mir noch zu sein, daß Kleinsorgen (1908) zur Ausheilung freigelegter, als auch freiliegender Pulpen, die noch nicht geschmerzt haben, eine Schutzsalbe empfiehlt, die er mittelst einer Pulpakappe auflegt. Zur definitiven Überkappung benutzt er Fletscherzement, dem er präpariertes Öl zusetzt. — G. Hahn (1911) wendet ein Asbestpapier an, das vorwiegend Xeroform, Aristol und Thymol enthält, das ein etwa sich bildendes Sekret aufzunehmen imstande ist und deswegen die Mißerfolge bei der Konservierung der kranken Pulpen beseitigt.

Zur schnellen Beseitigung leichter Pulpareizung sowie zur Herabsetzung der Empfindlichkeit gegenüber thermischen Insulten, wo es noch nicht zum Auftreten von spontanen Schmerzen gekommen ist, empfiehlt Boennecken (1904) das Thymol als das einzig souveräne Mittel, besonders als sicheres Prophylaktikum der Pulpainfektion. Es wird in Form einer weichbleibenden Paste angewendet: Thymoli 5,0, Cocain. hydrochl. 1,0, Acid. carbol., Zinc. oxyd. q. s. ut fiat pasta mollis. Bei besonders empfindlichen Zähnen kleidet er die Wandungen der Höhle mit Chloropercha aus. Die Wirkung soll wahrscheinlich durch rasche Bildung von Ersatzdentin zustande kommen. In seiner neuesten Arbeit (1912) empfiehlt Boennecken eine konzentrierte alkoholische Lösung oder eine Paste nach folgenden Verordnungen:

Rp. Thymoli 10,0
Spir. vin. rectif. 20,0

und

Rp. Thymoli
Zinc. oxyd. āā 5,0
Glycerini q. s. ut fiat pasta mollis.

Thymolalkohol wird angewendet als Kavitätantiseptikum bei Gold- und Porzellanfüllungen. Er hinterläßt beim Verdunsten einen feinen trockenen Niederschlag von Thymol auf den Wänden der Kavität. Die

Thymolpaste findet bei plastischen Füllungen Verwendung. Sie wird mit einem Amalgamstopfer auf die Kavitätenwände verrieben und mit dem warmen Luftbläser trocken geblasen. Auf die Thymoleinlage kommt eine Schicht Chloropercha und darüber die mit Zement unterlegte Füllung. Eine über der lebenden Pulpa liegende mit Bakterien infizierte Dentinschicht wird durch eine Thymoleinlage innerhalb 24 Stunden sicher sterilisiert. Allerdings löst die Thymolauskleidung bei tiefen, bis fast an die Pulpa heranreichenden Kavitäten bisweilen eine leichte schmerzhafte Sensation aus, die 2—3 Stunden lang anhalten kann. Am Tage nach der Operation ist jedoch der Zahn fast schmerzfrei, vorausgesetzt, daß die Pulpa noch nicht infiziert war.

Die Thymolsterilisation ermöglicht es auch, bereits bakteriell infizierte Dentinschichten unmittelbar über der Pulpa unbesorgt zurückzulassen, ohne befürchten zu müssen, daß die Pulpa abstirbt. Man kann dadurch noch manche Pulpa lebend erhalten. „Alles erkrankte Dentin, das entfernt werden kann, ohne die gesunde Pulpa freizulegen, soll und muß entfernt werden. Nur der letzte Exkavatorschnitt, der der Pulpa verhängnisvoll wird, kann unterbleiben.“ Ist aber die Pulpa trotzdem freigelegt worden, dann ist es selbst in diesem Stadium der einfachen Pulpahyperämie besser, von jedem Überkappungsversuch Abstand zu nehmen. Boennecken hat 29,5% Mißerfolge gehabt. Bei infizierten Pulpen betrug die Mißerfolgsziffer 64,7%.

Kantorowicz bezweifelt den Erfolg der Thymolsterilisation. Nach ihm hängt die Weiterentwicklung der zurückgelassenen Bakterien von der Güte der Füllung ab. Ist der Randschluß der Füllung mangelhaft, so werden die zurückbleibenden Bakterien sofort alle die Karies begünstigenden Lebensbedingungen finden. Ist der Randschluß gut, dann ist auch das Antiseptikum überflüssig, da selbst ein Dauerantiseptikum im Laufe der Zeit herausgewaschen würde. Da die Bakterien widerstandsfähiger als die Pulpazellen sind, sterben diese bei Einwirkung eines Antiseptikums zuerst ab und geben den Bakterien einen ausgezeichneten Nährboden, daher nützen die antiseptischen Einlagen gar nicht.

Dagegen empfahl Fischer (1912), in tiefen Kavitäten ein reines Thymolkristall auf die Pulpa aufzuschmelzen, darüber Asbest und Zement zu decken und dann endgültig zu füllen. „Das überkappte Pulpahorn wird zwar in einer peripheren Zellschicht abgeätzt nekrotisiert, bleibt aber als abgekapselter steriler Herd ohne Nachteil für die Pulpasubstanz.“

Mayerhofer (1909) ist gegen das Zurücklassen einer dünnen, schon erweichten Dentinschicht über der Pulpa, um sie zu erhalten, da die Abwehrkräfte der Pulpa meist nicht imstande sind, den Kampf gegen die Streptokokkeninvasion siegreich aufzunehmen.

Stärke (1912) empfiehlt bei absoluter Reizlosigkeit der Pulpa sofortige Überkappung mit Paraffin, anderenfalls hat noch eine Vorbehandlung stattzufinden.

Peckert (1913) faßt seine Ansichten in die beiden Sätze zusammen: „Eine entzündete Pulpa ist ein verlorenes Organ.“ „Die erkrankte Pulpa muß aus dem Zahne entfernt werden.“

Zu allen Zeiten hat es Zahnärzte gegeben, die von der Überkappung der Pulpa zwecks Konservierung überhaupt nichts wissen wollten. In der Literatur sind jedoch nur wenige Arbeiten von Gegnern der Überkappung vorhanden. Waite (1869) ist gegen die Überkappung der Pulpa und für Devitalisation mit nachfolgender Exstirpation, da in den meisten Fällen Tod der Pulpa unter der Füllung eintritt, und zwar 1. infolge Druckes, den die Kappe auf die Pulpa ausübt, 2. infolge Irritation und chemischer Einwirkung durch Gas, Luft, Serum usw. und 3. weil die Kappe ein Vakuum übrig läßt, in das die Pulpa durch die Öffnung im Dentin infolge von Hypertrophie eintritt, wodurch dieselbe wieder gereizt wird. — Truman (1869) sagt, der Erfolg sei zweifelhaft. Trueman (1870) hält es wohl für möglich, exponierte Pulpen unter gewissen Umständen zu erhalten, doch sei das die Ausnahme und nicht die Regel. Welchens (1870) erblickt in der „Preservation“ mit Durchtränkung von Kreosot nichts anderes als eine Zerstörung der Pulpa. — Ingersoll (1878) wendet sich gegen die Erhaltung der Pulpa durch Überkappung mit der Losung: der Zahn, nicht die Pulpa ist zu erhalten. — J. E. Robinson (1887) hat bei eigenen und anderen konservierenden Behandlungen die Beobachtung gemacht, daß keine einzige bloßgelegte Pulpa, mag sie noch so sorgfältig und gründlich behandelt und überkappt und die Kavität mit einer ausgezeichneten Füllung versehen worden sein, nach 3 Jahren noch lebend gefunden worden ist.

Der historische Streifzug zeigt uns einmal, daß die verschiedensten Anschauungen über die Art der Überkappung und die Möglichkeit einer Ausheilung der Pulpa vorherrschen, dann aber auch, daß schon in der frühesten Periode der Pulpaüberkappung sich vereinzelt Ansichten bemerkbar machten, welche erst die exakte Wissenschaft der neuesten Zeit als unumstößliche Wahrheiten hinstellen konnte. Wir erinnern nur an die Abhaltung jedes Druckes, an die Vermeidung jedes ätzenden Medikamentes, an den Unterschied, ob die Pulpa nur an einer kleinen Stelle freigelegt ist oder in größerer Ausdehnung, ferner ob sie frisch verletzt ist oder schon längere Zeit freigelegen hat, schließlich auch daran, daß der Erfolg der Überkappung von der Konstitution des Patienten abhängig ist.

Erst die letzten Jahre brachten uns den genauen Hinweis auf die Bedeutung einer richtigen Diagnose für die Erhaltung der Pulpa. Mit ihr steht und fällt, wie ich schon 1912 hervorgehoben habe, die ganze konservierende Pulpen-Therapie.

II. Wert der Pulpa für die Erhaltung des Zahnes.

In der Frage der Erhaltung der Pulpa standen sich Jahrzehnte hindurch zwei Anschauungen diametral gegenüber. Die einen verfochten den Standpunkt, die einmal freigelegte oder freiliegende Pulpa muß unter allen Umständen abgetötet werden, die anderen meinten, die Pulpa müsse in jedem Falle erhalten bleiben. Erst in neuerer Zeit scheint man sich auf einer mittleren Basis einigen zu wollen. Die große Mehrzahl der Zahnärzte will — und zwar mit Recht — eine frisch freigelegte, nicht entzündete Pulpa in jedem Falle erhalten wissen. Einige wenige neigen der Ansicht zu, u. a. auch mehrere der bedeutendsten Forscher auf diesem Gebiete: Arkövy, W. D. Miller, Walkhoff und O. Römer, daß auch bei leichter Erkrankung der Pulpa der Versuch zu ihrer Erhaltung gemacht werden sollte. Arkövy tritt sogar dafür ein, daß der Versuch gemacht werden muß. Wie weit diese Ansichten gerechtfertigt sind, werden wir weiter unten sehen.

Als einen der ersten Forscher, der für die Erhaltung der Pulpa eintritt, finden wir in der Literatur J. Taft (1859) verzeichnet. Wäre die Pulpa, so meinte er, nicht wertvoll für den Bau des Zahnes, dann würde die Natur das Organ selbst beseitigen, wie wir es bei anderen Dingen in der Natur sehen. Trotzdem der Zahn auch längere Zeit nach Abtöten der Pulpa noch wertvoll ist, befindet er sich doch in einem weniger vollkommenen Zustande. Darum ist es wünschenswert, das Leben des Zahnes vollständig zu erhalten, da die Erhaltung der Krone von der Lebensfähigkeit der Pulpa abhängt und lebendes Dentin dem Verfall mehr Widerstand entgegensetzt als totes. Außerdem hat ein toter Zahn nicht mehr das glänzende Aussehen wie ein lebender; auch ist ein toter Zahn viel leichter erkrankungsfähig als ein lebender.

Noch energischer sehen wir im Jahre 1872 E. Mühlreiter für die Erhaltung der Pulpa eintreten. „Und wenn wir andererseits auch wissen," sagt Mühlreiter, „daß die Pulpa nicht die ausschließliche Ernährungsquelle für das Zahnbein ist, sondern daß die Wurzelhaut vermutlich vermöge der zahlreichen Anastomosen zwischen den Kanälchen und Hohlräumen des Zementes und des Zahnbeines eine Durchfeuchtung beider Gewebe mit ernährender Flüssigkeit zustande bringen kann, so bleibt die Hauptquelle für die Ernährung der festen Zahnbestandteile doch immer nur die Pulpa[1]). Diese Quelle verstopfen, heißt den Zahn der Hand des Zufalls zu überantworten." Ferner: „Gerade wenn die harten Zahngewebe auf einer so niederen Stufe des Stoffwechsels stehen, muß unser Bestreben um so mehr darauf gerichtet sein, ihnen so lange als nur immer möglich von den Bezugsquellen ihrer Ernährung auch nicht das mindeste zu nehmen, um sie nicht noch widerstandsloser gegen äußere feindliche Einflüsse zu machen."

Walkhoff führt (1886) für die Erhaltung der Pulpa folgende Gründe an: 1. die geringe Widerstandsfähigkeit der pulpalosen Zähne bei sekundärer Karies, 2. die größere Möglichkeit der Verfärbung, 3. die oft nach Jahren auftretenden periostitischen Erscheinungen.

Der erste Punkt trifft ohne weiteres zu. Auch die größere Möglichkeit der Verfärbung ist nicht von der Hand zu weisen, wenngleich sie bei exakter Wurzelfüllung, wie sie heute geübt wird, doch nicht so häufig auftritt wie früher. Daß dies tatsächlich der Fall ist, beweist die Einführung des Induktionsstromes zur Erkennung toter Zähne. Auch der dritte Punkt dürfte heute nicht mehr als Grund für die Erhaltung der Pulpa angegeben werden, da die nach Jahren auftretenden perio-

[1]) J. R. v. Metnitz (1893) bestreitet überhaupt, daß die Zahnpulpa ein Ernährungsorgan für das Dentin ist. Sie ist nur sein Bildungsorgan.

stitischen Erscheinungen nach einer Überkappung wohl kaum geringer sind als nach Abtötung und Exstirpation oder Amputation der Pulpa.

Im Gegensatz zu diesen Forschern spricht sich Ad. Witzel (1899) aus, dessen Ansicht besonders in die Wagschale fallen muß, da er sich Jahrzehnte hindurch gerade mit diesem Gegenstande beschäftigt hat. Witzel schreibt:

„Ich möchte nicht unterlassen, vor allem noch einmal auf das entschiedenste zu betonen, daß der physiologische Wert der Zahnpulpa sicher von denen überschätzt wird, die sich bemühen, das entzündete Organ dem Zahne zu erhalten. Sehen wir von der Sicherheit des Erfolges der jetzt wieder viel geübten Behandlung ganz ab, die entzündete Pulpa nur soweit auszuheilen, daß sie nachträglich nicht doch noch zerstört wird, so muß hervorgehoben werden, daß, wenn eine so verfehlte Kur zum Verfall der Pulpa führt, doch eine dann nie fehlende Infektion des Periodontiums gesetzt wird, welche sich schwer beseitigen läßt. Das ist aber ein Resultat, welches das Vertrauen des Patienten zu unserer Behandlung nicht gerade steigern wird. Alles das umgehen wir, wenn wir uns von vornherein auf den meines Erachtens allein richtigen Standpunkt stellen, daß eine auch nur teilweise erkrankte Pulpa niemals wieder funktionsfähig gemacht werden kann und deshalb für den Fortbestand des Zahnes nicht allein wertlos, sondern auch gefährlich ist; denn nicht davon ist die Existenz eines gefüllten Zahnes abhängig, daß man den Torso einer erkrankten Pulpa erhält, die absolut keinen Einfluß auf das Zahnbein der Krone mehr hat, weil die wichtigsten Zellen der Pulpakrone, die Zahnbildner, die Odontoblasten, zerfallen sind, sondern die Lebensfähigkeit eines ausgebildeten Zahnes hängt vielmehr einzig und allein von der gesunden Verbindung seines Periodontiums mit dem Zahnfleisch und der Alveole ab. Der physiologische Zweck der Pulpa ist nur, für die wichtigsten Teile des Zahnes, für den Schmelz und das Zement, das Stützgewebe zu schaffen."

Der Auffassung Witzels muß entgegengehalten werden, daß es sich bei Bewertung der Pulpa nicht um den Wert einer kranken, sondern um den Wert einer gesunden Pulpa handelt, und dieser wird wohl heute von keinem Praktiker mehr bestritten. Macht doch jeder Zahnarzt die Beobachtung, daß die Krone eines devitalisierten Zahnes weniger widerstandsfähig ist, und daß sie in den meisten Fällen schneller zerstört wird als diejenige eines Zahnes mit lebender Pulpa.

Daraus ist aber auch zu entnehmen, daß das Periodontium allein, wie Mühlreiter richtig bemerkt, nur eine mangelhafte Ernährungsquelle für den Zahn abgibt. Dann ist es auch nicht richtig, daß die ganze Odontoblastenschicht durch die Freilegung der Pulpa vernichtet ist, sondern nur der Teil, der gerade getroffen wird, und allenfalls dessen nähere Umgebung.

Hat Ad. Witzel den Wert einer lebenden Pulpa unterschätzt, so kann man getrost behaupten, daß ihn Arkövy überschätzt hat, wenn er z. B., um den Wert der Pulpa zu erhärten, mit folgenden Worten auf die Chirurgie hinweist: „Kämpft man da nicht mit den größten Schwierigkeiten, um Leben und Organ dem — früher für unabänderlich gehaltenen — Verfall zu entreißen?" In der Chirurgie handelt es sich aber doch zweifellos um die Erhaltung wichtigerer Organe, deren Verlust eine Minderung der Körperfunktionen darstellt, unter Umständen sogar andere Erkrankungen im Gefolge hat, während der Verlust einer Zahnpulpa kaum jemals die Funktionen des Zahnes nennenswert herabsetzt.

In allen Fällen, in denen wir vor die Frage gestellt werden: Ist die Pulpa zu erhalten oder nicht? ist ein Versuch der Erhaltung nur dann gerechtfertigt, wenn er mit Wahrscheinlichkeit zu einem günstigen Erfolge führt. Ist diese Wahrscheinlichkeit nicht nur durch die weit vorgeschrittene Erkrankung der Pulpa gemindert, sondern liegen noch andere Umstände vor, die eine Erhaltung der Pulpa zweifelhaft erscheinen lassen, wie z. B. schlechter, allgemeiner Gesundheitszustand des Patienten oder die Unmöglichkeit, die Überkappung in zweckmäßiger Weise vorzunehmen, so muß unbedingt von dem Versuch einer Erhaltung der Pulpa abgesehen werden.

III. Ausheilung der infizierten Pulpa.

Wenn wir die Erhaltung der infizierten Pulpa anstreben wollen, müssen wir zwei Fragen beantworten:

1. Ist eine Ausheilung der infizierten Pulpa überhaupt möglich?
2. Wie kommt diese Ausheilung zustande?

Über die Ausheilungsmöglichkeiten sind die verschiedensten Ansichten geäußert worden. Schon bei gesunder Pulpadecke, oder wenn nur vereinzelte Dentinkanälchen, die weit von der Pulpakammer entfernt liegen, mit Bakterien angefüllt sind, können Bakterien nach Partsch in der Pulpa selbst vorhanden sein. Dabei kann es vorkommen, daß die Pulpa trotz der Überkappung selbst nach Jahren noch zugrunde gehen kann, da nicht außer acht gelassen werden darf, „daß nach der Analogie anderer Krankheitsaffektionen die Möglichkeit besteht, daß Bakterien auch gelegentlich im Gewebe eingeschlossen werden können, ohne zunächst eine krankhafte Veränderung zu bedingen. Äußere Einflüsse, Erkältungsursachen, mechanische Gewalteinwirkungen, Steigerung des Blutumlaufs durch körperliche Anstrengungen, Alkoholgenuß schaffen die Bedingungen, daß diese längere Zeit ruhig liegenden Keime Krankheitserscheinungen auslösen".

Wenn nun eine gesunde Pulpa unter dem Einfluß entfernt liegender Bakterien einmal zum Verfall führen kann, um wieviel weniger wahrscheinlich muß die Ausheilungsmöglichkeit sein, wenn die Pulpa bereits selbst infiziert ist oder durch eine Verletzung mit dem Bohrer oder Exkavator infiziert wird. Schwemmt auch, wie Williger hervorhebt, der nach der Verletzung der Pulpa heraustretende Blutstropfen, wie bei jeder beliebigen Weichteilwunde, die eingetretenen kleinen Lebewesen wieder heraus und mag auch der Umstand mitsprechen, daß die Pulpa im Vergleich zu anderen Geweben des Körpers wenig infektionsfähig ist, so ist die Gefahr doch nicht von der Hand zu weisen, daß die Infektion zu einem langsamen Absterben der Pulpa führen kann. Gewiß wird sich die Pulpa ab und an zu helfen wissen, wie Ed. Albrecht angegeben hat, und wie wir besonders aus einer Arbeit von Gysi entnehmen können, der den ersten Fall ausführlich beschrieben hat. Ein durch Bakterien infiziertes und schon zerfallenes Pulpahorn eines oberen ersten Molaren eines gesunden kräftigen Mädchens von 12 Jahren war durch Dentinneubildung abgekapselt und von dem Reste des Gewebes abgeschlossen. Gysi zieht aus seiner Beobachtung den Schluß, daß die Natur, wenn sie schon von selbst eine solche Ausheilung zustande bringt, diese um so leichter und häufiger vollbringen kann, wenn sie durch Desinfektionsmittel und Füllungen unterstützt wird. Miller hat drei gleiche Beobachtungen gemacht, auch Williger hat mehrere Fälle beschrieben, welche die Ansicht Gysis unterstützen, daß die menschliche Pulpa wohl die Fähigkeit besitzt, auszuheilen. Welche Vorgänge sich in solchen Fällen abspielen, konnte Williger an einem Präparat mikroskopisch feststellen. 1908 entfernte er den Wurzelrest eines zweiten linken oberen Schneidezahns, der vor $1^1/_2$ Jahren beim Extraktionsversuch abgebrochen war. In Abb. 29 ist ein Schnitt dargestellt. Im unteren Abschnitt des Wurzelkanals sieht man eine annähernd normale Pulpa. Weiter oben rechts ist ein Bruchspalt im Dentin zu erkennen, durch den das Pulpagewebe mit dem Wurzelhautgewebe in Verbindung steht. „Das Bindegewebe ist hier vielfach mit Rundzellen durchsetzt. An der Oberfläche des Pulpenstumpfes sieht man chronisch entzündetes und gewuchertes Gewebe (Pulpitis chronica granulomatosa).“ Ebenso hat Römer diesen Befund durch verschiedene mikroskopische Präparate bestätigen können:

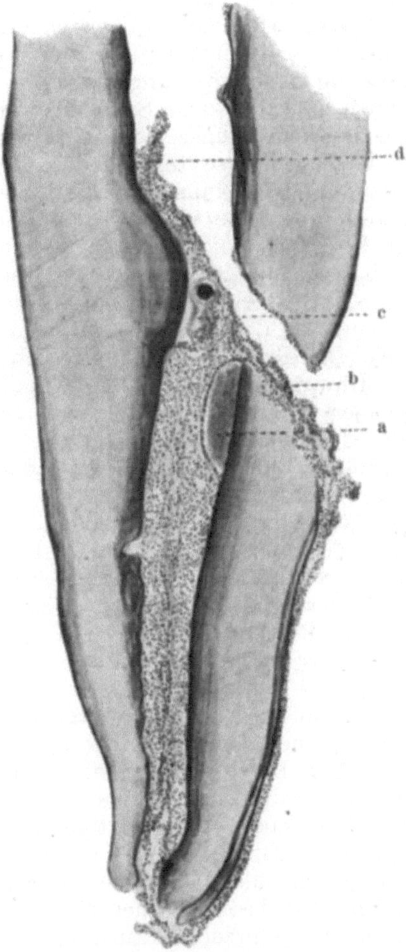

Abb. 29. Übersichtsbild. (Nach Williger.) a Sekundäres Dentin, b Rundzelleninfiltration, c Dentikel, d Pulpitis chronica granulomatosa.

„Berücksichtigt man“, sagt Römer, „die verschiedenen Arten von Schutzvorrichtungen, welche eine Pulpa im Kampfe gegen die eindringenden Schädlichkeiten entfalten kann (Römer glaubt auf Grund seiner Untersuchungen annehmen zu sollen, daß die stattgehabte Resorption von Eiter bei eiterigen Pulpitiden einen indirekten Beweis für das Vorhandensein von Lymphgefäßen in der Zahnpulpa abgibt), so muß man unbedingt die Möglichkeit zugeben, daß viele Pulpen, die in Entzündung geraten sind, wieder ausheilen können, wenn sie durch geeignete zahnärztliche Behandlung in ihrem Kampfe um ihre Existenz unterstützt werden, vorausgesetzt, daß die Gewebsläsion und die Gewebsdegeneration nicht schon zu hochgradig geworden ist.“

Pease wies dagegen schon 1862 darauf hin, daß alle Anstrengungen der Pulpa, sich gegen die Keime zu schützen, im Vergleich zu den zahllosen Fällen, wo kein Versuch zur Ausheilung gemacht ist, so selten sind, daß man dreist behaupten kann, „es gebühre ihnen nicht einmal der Rang einer Ausnahme".

Walkhoff (1886) äußert sich über die Ausheilung der infizierten Pulpa folgendermaßen: „Früher wurde gegen die konservierende Behandlung der Pulpa angeführt: 1. die Pulpen können sich nicht ausdehnen und 2. etwaige Sekrete können nicht abfließen." Trotzdem wird eine dauernde Konservierung der erkrankten Pulpa erlangt, wenn man die Ursachen, also insbesondere die septische Infektion beseitigt, die Entzündung ablaufen läßt, mittels reizloser Substanzen das lebende Gewebe überdeckt und jede Ursache für eine neue Entzündung abhält. Walkhoff behandelte nach seinem Verfahren nicht nur entzündete, sondern auch sezernierende und eiternde Pulpen mit den besten Erfolgen. „Bei letzteren muß nur der Ablauf der Sekretion abgewartet werden, bevor man überkappt; ausgenommen sind nur Fälle, bei denen große Dentikel in der Pulpa vorhanden sind." Arkövy (1899) sagt, der Einwand gegen die Möglichkeit einer Heilung der Pulpa, weil sie in einer Dentinkapsel eingeschlossen ist und sich nicht auszudehnen vermag, kann wohl als ein beschränkender Umstand, nicht aber als ein positiv unüberwindliches Hindernis der Heilung hingestellt werden. „Man vergesse nicht die Rolle der Blutzirkulation und die patho-histologischen Gewebsumwandlungen in ihrer Rückkehr zum nichtentzündeten Zustand und den hinlänglich bekannten Heilungsprozeß in Geweben, welche aus Bindegewebe bestehen. Es kann sich also nur um die Dauer und um zweckdienliche beschleunigende Maßnahmen handeln: die Restitutio ad integrum im allgemeinen muß möglich sein."

L. Wachtl hat sogar fünf Fälle von Pulpitis acuta partialis purulenta mit Erfolg behandelt. In zwei Fällen wandte er Eugenol, in einem Falle Jodoform, in zwei weiteren Fällen Itrol an. Bei den mit Jodoform behandelten Fällen hat er die Bildung einer Dentinschicht festgestellt. J. R. v. Metnitz steht auf dem Standpunkte, daß die Erhaltung der Pulpa meist unmöglich ist, wenn sich einmal Eiter gebildet hat. Jede noch so sorgfältige und zielbewußte Therapie scheitert an der für das Pulpagewebe so ungünstigen Lagerung in der harten Kapsel.

Wie weit die Möglichkeit der Erhaltung der Pulpa geht, beweist ein von Roy beschriebener Fall. Eine Zahnkrone war nach einem Unfall bis zur Wurzel frakturiert; die freigelegte Pulpa war zentralwärts mit dem Zahnfleisch verwachsen und dadurch am Leben geblieben. So günstige Bedingungen liegen natürlich gewöhnlich nicht vor, obwohl Tomes, Baume, Dieck, v. Wunschheim u. a. sogar Fälle veröffentlicht haben, bei denen es nach Freilegung der Pulpa infolge eines mißglückten Extraktionsversuches bzw. Fraktur zur Dentinneubildung gekommen war, welche die Pulpa produziert hatte. Williger berichtet über folgende Neubildungen: In einem Falle war bei einem 13jährigen Schüler die Bruchfläche an einem kleinen Schneidezahn, der vor drei Jahren durch Fall frakturierte, vollkommen glatt und der Eingang zur Pulpakammer durch transparentes Dentin verschlossen. Die Pulpa lebte. In einem zweiten Falle war bei einer 24jährigen Patientin vor 6 Jahren bei einem Entfernungsversuch der Rest des rechten unteren Weisheitszahnes zurückgeblieben. Williger holte ihn heraus und fand, daß die glatten Bruchflächen in Höhe des Pulpakammerbodens verliefen. „Aus der Bruchfläche ragte (Abb. 30) ein sehr eigenartiges, höckeriges, aus transparentem Dentin bestehendes Gebilde hervor, das nach seiner Lage, Art und Beschaffenheit nichts anderes als die vollkommen dentifizierte Pulpa sein konnte.“

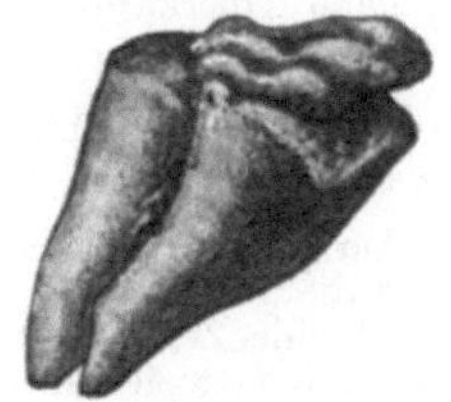

Abb. 30. Dentifizierte Pulpa. (Nach Williger.)

Aus den hier angeführten Fällen geht zum mindesten hervor, daß die Möglichkeit einer Heilung entzündeter Pulpen besteht. Da die Beobachtungen sich jedoch nur auf wenige Fälle beschränken, so werden wir nicht umhin können, sie als Ausnahmefälle zu bezeichnen. Häufig stirbt die Pulpa, wie die Beobachtungen in der Praxis zeigen, langsam ab, ohne zuerst irgend welche störenden Erscheinungen hervorzurufen, bis nach Jahr und Tag eine Periodontitis und deren Folgen oder auch die Herausnahme der provisorischen Füllung dem Operateur den Beweis erbringt, daß die Infektion trotz der gänzlichen „Ruhe“ im Zahne die Pulpa vernichtet hat.

Daß eine Verletzung der Pulpa selbst mit aseptischen Instrumenten und unter aseptischen Kautelen diese zugrunde richten kann, beweisen die Versuche Faistzls. Er hat an Hundezähnen in fünf Fällen festgestellt, daß durch die Verletzung der gesunden Pulpa unter streng aseptischen Kautelen und nachherigem Verschluß (ausgeglühte Asbeststückchen und Harvardzement) schon nach vier Wochen an sämtlichen fünf Zähnen eine kleine zellige Infiltration des Pulpengewebes eingetreten war. In einem Falle war es sogar schon zu Gangrän gekommen. Bei Versuchen an drei Zähnen, bei welchen in derselben Weise verfahren wurde, die Pulpen aber schon nach zwei Wochen untersucht wurden, waren die Pulpen normal geblieben. Die Ursache für das Eintreten der Infektion (es waren kurze Diplokokkenketten nachgewiesen worden) sucht Faistzl nicht darin, daß die durch die Verletzung geschwächte Pulpa einen günstigen Nährboden zur Infektion von der Blutbahn aus (endogene Infektion) abgegeben hat, sondern er glaubt annehmen zu dürfen, daß die Infektion neben der Füllung durch die freigewordenen Dentinkanälchen eingetreten ist. Obwohl der Verfasser besonders hervorhebt, daß er solche Fälle traumatischer Gangrän an Menschen nie beobachtet hat, so rechtfertigen die Resultate Faistzls doch die Schlußfolgerung, daß nicht jede unter aseptischen Kautelen freigelegte Pulpa auch bei vorsichtigem Verschluß bedingungslos vor Infektion und damit vor Entzündung und ihren Folgen geschützt ist.

Ist die Verletzung der Pulpa unbeabsichtigt, so liegen die Verhältnisse noch ungünstiger. So äußert sich K. Jarisch darüber in folgender Weise:

„Bei der unbeabsichtigten Freilegung einer gesunden Pulpa läßt sich eine dabei stattgefundene Infektion derselben niemals mit Sicherheit ausschließen. Die Folgen einer solchen können erfahrungsgemäß erst nach längerer Zeit zutage treten. Die gebräuchlichen Überkappungsmethoden geben gegen das Auftreten derselben keine Garantien. Folglich ist die Entfernung, Devitalisierung der Pulpa mit nachfolgender Füllung in solchen Fällen das rationellste Verfahren, weil hier, antiseptische Arbeit vorausgesetzt, die Gefahr einer Periodontitis und ihrer Folgen viel geringer ist als nach Überkappung. Weniger gefährlich ist die Freilegung der Milchzähne."

Daß natürlich auch Fälle vorkommen, bei denen trotz unabsichtlicher Freilegung, wo also von aseptischer Behandlung keine Rede sein kann, die Pulpen gesund bleiben, beweist ein von mir selbst beobachteter Fall:

Am 1. Juli 1904 hatte ich einem 38 Jahre alten Mann, am M_2 inf. sin. distalwärts die Pulpa zufällig freigelegt, dieselbe sofort mit Fletscherzement überkappt, darauf eine Zementschicht gelegt und mit Amalgam gefüllt. Am 20. Mai 1911, also nach fast sieben Jahren, sollte die Amalgamfüllung in diesem Zahne erneuert werden. Da mir die Anamnese dieses Falles nicht in Erinnerung war, wurde die Pulpa wieder unabsichtlich freigelegt und so konnte ich die Wahrnehmung machen, daß dieselbe noch lebte, denn die Berührung mit der Sonde war empfindlich. Ich überkappte die Pulpa wieder, diesmal mit Fletscher, dem etwas Jodoform beigemengt war, füllte den Zahn von neuem und konnte bis jetzt (nach 3 Jahren) feststellen, daß der Zahn vollständig ohne Reaktion geblieben ist.

Bei Freilegung der Pulpa durch ein Trauma muß daran erinnert werden, daß es nach Rothmann in einer gesunden, freigelegten Pulpa schon nach 12—24 Stunden zur Eiterung kommen kann. Ist also mehr als ein halber Tag nach der traumatischen Eröffnung der Pulpa vergangen, dann würde der Erfolg einer Überkappung immerhin sehr zweifelhaft sein. Als besondere Gegner der Überkappung wären noch anzuführen Scheff und Adloff. Während der erste den Standpunkt vertritt, daß eine Pulpa nach Eröffnung nur in den allerseltensten Fällen durch eine sogenannte Überkappung konserviert werden kann, ist nach der Ansicht des letzteren die Irritationshyperämie die einzige Entzündungsform, die in jedem Fall günstige Aussichten auf Heilung bietet; denn Ausbildung eines kollateralen Blutkreislaufes bei Zirkulationsstörungen in der Pulpa erscheint ihm ausgeschlossen.

Über die Frage: Wie kommt die Ausheilung zustande? äußert sich O. Römer im Texte zu seinem Atlas der pathologischen anatomischen Veränderungen der Zahnpulpa:

„Bei der Heilung der Pulp. acuta simplex erfolgt die Resorption des pathologischen Exsudates durch den Lymph- und Blutstrom, sobald die eingedrungenen Bakterien vernichtet sind. Die Vernichtung der Bakterien aber erfolgt teils frei in der Gewebsflüssigkeit, indem bakterizide Substanzen auftreten, teils durch die Phagozytose, wobei die Bakterien teils noch lebend, teils abgestorben von den Phagozyten aufgenommen und verdaut werden. Die Alteration der Gefäße endlich wird dadurch beseitigt, daß die geschädigten Gefäße wieder in normaler Weise von Blut durchtränkt werden, so daß die Ernährung wieder eine normale wird. Ob bei der Ausheilung entzündeter Zahnpulpen allerdings eine so vollständige Restitutio ad integrum eintreten kann wie bei anderen Geweben des Organismus, ist wegen der Zirkulationsverhältnisse zweifelhaft".

Sehr viele Forscher wollen durch die Überkappung der Pulpa ihre Odontoblastenschicht zur Bildung von Ersatzdentin anregen. Wenn die Odontoblastenschicht aber nicht mehr vorhanden ist, dann kann sich an dieser Stelle, nach der übereinstimmenden Ansicht aller

Forscher auch kein Ersatzdentin mehr bilden, und daß für eine zerstörte Odontoblastenschicht nach Ablauf der Entzündung wieder Ersatz in einer neuen geschaffen wird, ist bisher, wie G. Fischer bemerkt, noch nicht nachgewiesen. Walkhoff meint, daß die Pulpa häufiger einer geringen Schrumpfung anheimfällt, als daß sie, wie man früher vermutete, Ersatzdentin produziert. Der übrige Pulpakörper bleibt meist noch viele Jahre erhalten und reaktionslos.

Bei der Pulpitis acuta purulenta ist nach Römer infolge der eiterigen Einschmelzung des Pulpengewebes eine Restitutio ad integrum vollständig ausgeschlossen.

Selbstverständlich muß bei der Überkappung der Pulpa auch die Konstitution des Patienten berücksichtigt werden. Schon Taft hat vor 65 Jahren darauf hingewiesen, später Cartwight und Ad. zur Nedden. In neuester Zeit hat G. Fischer in einer Arbeit über „Die Biologie der menschlichen Zahnpulpa" von neuem die Aufmerksamkeit darauf gelenkt. Es ist ja bekannt, daß alle schweren Allgemeinerkrankungen die Widerstandsfähigkeit des Körpers herabsetzen und die Heilungstendenz von Entzündungen erheblich mindern. „In dem gleichen Maße aber," behauptet nun Fischer, „als lokale Indispositionen oder allgemeine Erkrankungen, ererbte wie erworbene, an Einfluß gewinnen, nimmt die Qualität und Quantität der Abwehrmaßregeln in der Pulpa ab, um schließlich ganz zu erlöschen." Wenn wir trotzdem bei Allgemeinerkrankungen eine Erhaltung der erkrankten Pulpa versuchen, so müssen wir mehr als bei gesunden Personen auf einen ungünstigen Verlauf der Behandlung gefaßt sein.

Aus dem Angeführten geht zur Genüge hervor, daß die Möglichkeit einer Ausheilung der leicht infizierten Pulpa nicht mehr bestritten werden kann, ja, es muß selbst zugegeben werden, daß längere Behandlung auch eine partielle eiterige Pulpitis zur Ausheilung zu bringen vermag. Trotzdem möchten wir raten, nur bei der Pulpitis acuta superficialis und der Pulpitis acuta simplex (partialis) eine Überkappung vorzunehmen, bei der durch ein Trauma hervorgerufenen Pulpitis acuta simplex auch nur dann, wenn die Pulpa sofort nach der Freilegung in Behandlung genommen werden kann. Die Pulpitis acuta simplex (totalis) und Pulpitis acuta purulenta — auch wenn nur eine teilweise Eiterung vorliegt — erfordern zur Erhaltung der Pulpa eine so lange Vorbehandlung und sind bisher nur von so wenig Forschern mit Erfolg durchgeführt worden, daß wir unter allen Umständen dringend von einer Überkappung abraten. Die Wahrscheinlichkeit eines Erfolges in diesen Fällen ist so gering, daß auch der geübteste Praktiker den Versuch einer Erhaltung der Pulpa nur in Ausnahmefällen wagen sollte. Die Pulpitis chronica gangraenosa, die Pulpitis chronica ulcerosa und die Pulpitis chronica granulomatosa kommen für eine Überkappung überhaupt nicht in Frage.

Wenn ich auch nicht ganz mit Dependorf übereinstimme, so möchte ich doch nicht unterlassen, seinen Standpunkt an dieser Stelle anzuführen, da er meinen Anschauungen am nächsten kommt: „Die Überkappungsmethode kann in ihrer jetzigen Form nur als ein Notbehelf in der konservierenden Behandlung der Pulpa angesehen werden. Trotzdem weisen ganz sichere Beobachtungen aus der Praxis auf die Möglichkeit der Ausheilung einer verletzten oder entzündeten menschlichen Pulpa hin, so daß wir jedenfalls die Berechtigung eines Versuches anerkennen müssen, der uns in den Stand setzen soll, selbst entzündete Pulpen durch die Überkappung lebend zu erhalten. Ich halte es nicht für fehlerhaft, noch bei 30- oder 40jährigen Patienten, die sonst gesund und rüstig sind, in geeigneten Fällen eine Überkappung auszuführen,“ dagegen kommen die Zahnpulpen älterer Patienten, ferner Pulpen im partiellen, totalen und im chronischen Entzündungszustande für die Konservierung nicht mehr in Frage.

IV. Überkappung der Pulpa bei den einzelnen Pulpakrankheiten.

Die Grundsätze für die Therapie bei der Überkappung der Pulpa sollen hier nur ganz kurz zusammengefaßt werden.

Die allgemeinen Gesichtspunkte, wie sie Miller für die Überkappung aufgestellt hat, können hier übergangen werden, da gründliche Kenntnis der anatomischen Verhältnisse und die Anwendung eines geeigneten Instumentariums auch für andere operative Maßnahmen eine selbstverständliche Voraussetzung ist. Dagegen ist von außerordentlicher Wichtigkeit die Stellung einer richtigen Diagnose, was wir in den Arbeiten Millers an keiner Stelle besonders betont finden. Ohne exakte Diagnose wird aber die konservierende Pulpentherapie stets ein zweifelhafter Versuch bleiben. Wir sind jetzt erfreulicherweise so weit, daß wir in fast allen Fällen, in denen die Erhaltung der Pulpa überhaupt möglich ist, eine richtige Diagnose zu stellen vermögen. Ein gründliches Studium des III. Abschnittes des ersten Teiles ist hierzu unerläßlich. Es wäre erfreulich, wenn nunmehr die Therapie der Pulpenüberkappung in einheitlichere Bahnen gelenkt würde.

Als besondere Gesichtspunkte kommen für die Überkappung der Pulpa in Betracht:

a) Sorgfältiges antiseptisches Vorgehen schon beim Vorbereiten der Kavität.
b) Neutralisierung der in der kariösen Höhle vorhandenen Säuren bei Freilegung durch Karies.
c) Stellung einer richtigen Diagnose.
d) Schutz der freiliegenden Pulpa vor weiteren Infektionsstoffen, neuen Insulten und der austrocknenden Wirkung der Luft.
e) Sterilisierung der Pulpa.
f) Überkappung der Pulpa mit einem reizlosen Material, gegebenenfalls unter Hinzufügung eines Antiseptikums unter Vermeidung jedes Druckes.

Ich selbst benutze als Antiseptikum das Jodoform. Ist es doch, wie H. Paschkis angibt, allen übrigen Antisepticis in bezug auf Reizlosigkeit und Heilwirkung überlegen. Wenn auch Miller behauptet, daß „bei der Behandlung freigelegter Pulpen nur dann eine Wirkung vom Jodoform zu erwarten ist, wenn demselben eine verhältnismäßig große Fläche zugänglich ist", während die Wirkung bei geringer Freilegung der Pulpa nur schwach ist, so genügt diese doch, um bei richtig vorbehandelten Pulpen diejenige antiseptische Wirkung zu erzielen, die notwendig ist, um die Pulpa vor Zerstörung zu schützen. Wenn trotzdem ein Mißerfolg eintritt, werden wir eher daran denken müssen, daß die Diagnose nicht richtig war oder daß die Pulpa an zwei Stellen freilag, von denen die eine so klein war, daß sie mit bloßem Auge nicht sichtbar war.

Im folgenden führen wir die therapeutischen Maßnahmen an, wie sie für die einzelnen Erkrankungen der Pulpa indiziert sind und sich in der Praxis bewährt haben.

1. Pulpitis acuta superficialis.

Nach dem Präparieren der Höhle Watteeinlage mit Acid. carbol. concentr. auf einen Tag mit Fletscherverschluß. Das Medikament hat den Zweck durch Diffusion auf dem Wege durch die Dentinkanälchen, die in diesen und in der Pulpa vorhandenen Bakterien zu vernichten. Nach 24 Stunden Herausnahme der Einlage, Überkappung der Pulpadecke mit Fletscher und darüber Füllung. Boennecken hat für diese Pulpitis die Thymolsterilisation empfohlen, vgl. S. 47. Wird eine Gold- oder Porzellanfüllung gemacht, so muß über die Fletscherfüllung noch eine dünne Zementschicht gelegt werden.

Eine Reizung der Pulpa infolge Entblößung des Zahnhalses wird an nicht sichtbaren Stellen am besten durch ein- bis zweimaliges Tuschieren mit einem Höllensteinstift beseitigt. An sichtbaren Stellen benutzt man, um die Schwarzfärbung zu vermeiden, lieber die allerdings weniger wirksame 20%ige Kokainlösung. Ein mehrwöchentliches Einreiben der Zahnhälse mit doppeltkohlensaurem Natron vor dem Schlafengehen, ohne darauf den Mund auszuspülen, kann in leichteren Fällen ebenfalls die Empfindung beseitigen. Besser wirkt die Anwendung einer gesättigten Lösung von Natrium bicarbonicum in chemisch reinem Glyzerin. Man tränkt ein Stückchen Watte mit dieser Lösung und legt es auf den möglichst trocken gelegten Zahnhals. Nach etwa 5 Minuten entfernt man den Wattebausch und läßt mit Wasser nachspülen. Die leichte Empfindung nach dem Auflegen des Bausches hält nur wenige Sekunden an. Sollte eine einmalige Behandlung nicht ausreichen, so kann sie wiederholt werden. Mir hat diese Behandlungsmethode in vielen Fällen sehr gute Dienste geleistet. Sie wurde zuerst von Good in Chicago empfohlen.

2. Pulpitis acuta simplex.

a) Pulpitis acuta partialis.

Nach Entfernung der Speisereste Neutralisierung der Säuren in der Höhle mit 20%iger lauwarmer Lösung von Natrium bicarbonicum, die 5—10 Minuten in der speichelfreien Höhle bleibt. Darauf Watteeinlage mit Acid. carbol. concentr. oder Nelkenöl für mehrere Minuten, um schmerzlindernd und desinfizierend einzuwirken. Hierauf Exkavieren des erweichten Zahnbeines und Einlage von Acid. carbol. concentr. oder Chlorphenol oder Nelkenöl auf 24 Stunden mit Fletscherverschluß. Tags darauf Herausnahme der Einlage und Fletscherfüllung, dem gegebenenfalls ein kleines Quantum Jodoform beigefügt ist, über der Zahnpulpa, darüber eine reine Fletscherfüllung.

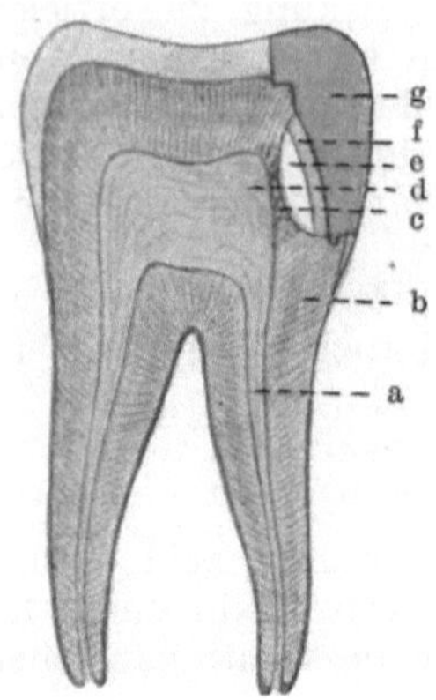

Abb. 31. Pulpitis acuta simplex (partialis) in einem unteren Molaren nach der Behandlung, schematisch dargestellt (Längsschnitt). a gesunde Wurzelpulpa, b gesundes Zahnbein, c erweichtes Zahnbein, d entzündeter Teil der Pulpa, e Fletscherüberkappung, f Zementdecke, g Füllung.

Miller empfiehlt in denjenigen Fällen, in denen man gezwungen ist, erweichtes Zahnbein zurückzulassen, um ein Freilegen der Pulpa zu vermeiden, die Befeuchtung des Bodens der Höhle mit einer Lösung von Thymol in absolutem Alkohol, den er durch Einblasen von warmer Luft verdunstet, wodurch ein Niederschlag von Thymol an der Zahnbeinschicht zurückbleibt, der dauernd eine leichte antiseptische Wirkung ausübt; darauf Fletscherfüllung. Nach einigen Wochen Entfernung des größeren Teiles des Fletscherzements und Einlegen der Füllung; bei Gold- und Porzellanfüllung vorherige Einlage einer dünnen Zementschicht (Abb. 31).

b) Pulpitis acuta totalis.

Die konservierende Behandlung ist nicht mehr zu empfehlen, da die Aussichten auf Erhaltung der Pulpa außerordentlich gering sind. Die Therapie besteht in der Extraktion der Pulpa.

Ist die Pulpa durch ein Instrument leicht verletzt worden, so kann auch dann die Erhaltung durch Überkappung versucht werden. Ist die Freilegung der Pulpa durch ein Trauma erfolgt, liegt die Pulpa nur an einem Punkte frei, und ist der Patient sofort zur Behandlung gekommen, dann scll man ebenfalls durch Überkappung die Pulpa zu erhalten suchen. In denjenigen Fällen, in denen das Wurzelwachstum noch nicht beendet ist, muß unter allen Umständen mit der Überkappung ein Versuch gemacht werden. Liegt die Pulpa jedoch in größerer Ausdehnung frei und sind schon mehrere Stunden nach dem Trauma vergangen, wodurch die Pulpa schon in Entzündung übergegangen ist (nach 12—24 Stunden sogar schon in Eiterung), so ist die konservierende Behandlung nicht mehr anzuraten. Ist die Pulpa bei abgekauten Zähnen freigelegt worden, so soll man schon wegen des Alters ebenfalls von einer konservierenden Behandlung absehen, dann aber auch, weil eine Überkappung nur bei Erhöhung des Bisses möglich wäre.

Behandlung: Auswaschen der Höhle mit 3—5%iger Karbolsäurelösung oder Nelkenöl. Falls die Pulpa blutet, Stillung der Blutung durch Austupfen mit 5%iger Karbolsäure. Hierauf Überkappung mit

Fletscherzement, dem ein kleines Quantum Jodoform oder eines ähnlichen Präparates, Thymol (etwa 2—5 %ig) oder Hydro-Naphthol (5 %ig) beigefügt wird. Falls Schmerzen nicht vorhanden sind, kann die Füllung sofort eingelegt werden, wenn nötig, mit Unterfüllung von Zement.

3. Pulpitis acuta purulenta.

Das Erhalten der Pulpa ist nicht mehr anzustreben, obwohl auch einige Versuche nach dieser Richtung hin günstig ausgefallen sind, da die Behandlung zu langwierig ist und wenig Erfolg verspricht. Die Therapie besteht in der Extraktion der Pulpa.

4. Pulpitis chronica gangraenosa.

Bei Pulpitis chronica gangraenosa ist selbstverständlich nichts mehr zu erhalten. Bei teilweise lebender Pulpa muß auch eine Extraktion des noch lebenden Teiles erfolgen.

5. Pulpitis chronica ulcerosa.

Die Therapie ist dieselbe, wie bei der Pulpitis acuta totalis.

6. Pulpitis chronica granulomatosa.

Die Therapie besteht in der Exzision der Pulpenpolypen und Entfernung der Pulpa nach ihrer Devitalisierung.

7. Atrophia pulpae.

Bei vollständiger Atrophie der Pulpa ist eine Therapie überflüssig, da krankhafte Erscheinungen fehlen. Falls noch Gewebsreste vorhanden sind, muß dieselbe Behandlung eintreten, wie bei der Pulpitis acuta simplex.

Literatur.

Abraham, Ad., Formagen, ein zuverlässiges Mittel, um pulpitische Zähne in einer Sitzung zu füllen. Z. W. 1896. Nr. 486.

Adloff, P., Beitrag zur Therapie der erkrankten Pulpa. Öst.-ung. V. f. Z. 1910, H. 4.

Albrecht, Ed., Die Krankheiten der Zahnpulpa. Berlin 1858.

Allen, A., Das Überkappen der Pulpa. Dominion Dental Journal. Ref. Korr. f. Z. 1897. H. 3.

Allen, W., Präservation einer bloßliegenden Pulpa. D. V. f. Z. 1866. H. 3.

Andreae, Über eine Behandlungsweise von Krankheiten der Pulpa und von Nervkanälen mit zersetztem Pulparest. Z. W. 1894. Nr. 345.

Anthony, G. C., Zur Überkappung der Pulpa. Items of Interest. Ref. Korr. f. Z. 1894. H. 1.

v. Arkövy, J., Grundsätze der konservativen Behandlung der Zahnpulpa. Öst.-ung. V. f. Z. 1899. H. 2.

— Indikationen zur stomatologischen Therapie. Öst.-ung. V. f. Z. 1911. H. 3.

Atkinson, Überkappung der bloßliegenden Pulpa. D. V. f. Z. 1866. H. 1.

— Methode der Pulpaüberkappung. D. V. f. Z. 1869. H. 1.

Barkes, Über Behandlung exponierter Pulpen. Monthly Review of Dent. Surg. Ref. D. V. f. Z. 1875. H. 1.

Bate, J., Karbolsäure zur Überkappung der Pulpa. Bericht d. Odont. Soc. of Great Britain v. 5/XI. 1866. Ref. D. V. f. Z. 1866. H. 1.

Bauchwitz, M., Praktische und theoretische Versuche mit Formagen. D. M. f. Z. 1897. H. 7.
Baume, R., Lehrbuch der Zahnheilkunde. Leipzig 1885.
Belisario, Über das Ausfüllen von Zähnen, deren Pulpen empfindlich oder von einer Lage des organischen Dentins bedeckt ist. D. Z. 1862.
Biró, S., Kritische Revue der Literatur über die konservative Behandlung der Zahnpulpa. Öst.-ung. V. f. Z. 1899. H. 2.
Boennecken, Beiträge zur Therapie der Pulpakrankheiten. Öst.-ung. V. f. Z. 1904. H. 2.
— Zur Therapie der Pulpakrankheiten. D. M. f. Z. 1912. H. 9.
Du Bouchet, Über ein neues Mittel, Nichtleiter, zur Deckung von Zahnnerven und empfindlichen Zähnen. D. Z. 1856.
Brown, Behandlung der Zahnpulpa. The Soutern Dent. Examiner. Nr. 1 u. 2. Ref. D. V. f. Z. 1861. H. 1.
Cartwright, Über die Erkrankung und die Behandlung der Zahnpulpa. D. Z. 1861. H. 5 u. 6.
Chase, H. S., Behandlung der Pulpa. Missouri Dent. Journal 1872. Nr. 3. Ref. D. V. f. Z. 1873. H. 2.
Clark, F. Y., Krankheiten und Behandlung der Zahnpulpa. Register 1870. Nr. 2. Ref. D. V. f. Z. 1872. H. 3.
Colemann, A., Über die Behandlung der durch Krankheit exponierten Pulpa und toter und eiternder Zähne. Transactions of the Odont. Society of Great Britain 1875. H. 12. Ref. D. V. f. Z. 1877. H. 3.
Coles, Pepsin bei Behandlung der bloßgelegten Pulpa. Korr. f. Z. 1873.
Cravens, J. E., Eine neue Behandlung für exponierte Pulpen. Missouri 1873. Nr. 7. Ref. D. V. f. Z. 1875. H. 1.
Crouse, J. N., Behandlung der bloßliegenden Pulpa. Missouri 1869. Nr. 3. Ref. D. V. f. Z. 1870. H. 3.
Dalma, D., Ist die kranke Pulpa heilbar? Muß man sie zerstören? Öst.-ung. V. f. Z. 1902. H. 4.
Dependorf, Th., Erfahrungen mit Formagenbehandlung. Z. W. 1897. Nr. 543 u. 544.
— Die Wurzelbehandlung bei erkrankter Pulpa und erkranktem periapikalem Gewebe einschließlich der Pulpaüberkappung. Ergebn. d. ges. Zahnheilk. Wiesbaden 1910. H. 3.
Dieck, W., Einige seltene Beobachtungen. Verkalkung der Pulpa, welche durch eine Zahnfraktur freigelegt war. Verh. d. Deutsch. Odont. Ges. 1893.
Faistzl, Fr., Studium der experimentellen Gangrän der Zahnpulpa. Öst.-ung. V. f. Z. 1910. H. 2.
Fischer, G., Beiträge zur speziellen Pathologie der Zähne unter Berücksichtigung experimenteller Forschungen. Ergebn d. ges. Zahnheilk. Wiesbaden 1910. H. 2.
— Die Biologie der menschlichen Zahnpulpa. D. M. f. Z. 1910. H. 1.
— Die Pathologie der Zahnpulpa im Lichte experimenteller Forschungen. D. M. f. Z. 1910. H. 11.
— Über eine veränderte Methode der Wurzelbehandlung. D. M. f. Z. 1912. H. 9.
Fletscher, Th., Überkappung exponierter Pulpen. Monthly Rev. of Dent. Surg. 1874. Ref. D. V. f. Z. 1875. H. 2.
Francis, C. E., Über die Behandlung bloßgelegter Pulpen. Dental Cosmos XV. Nr. 2. Übers. Korr. f. Z. 1873. H. 4.
Frohmann, D., Moderne diagnostische Methoden für die Erkrankungen der Pulpa und ihrer Ausgänge. D. M. f. Z. 1907. H. 3.
Garber, A., Neue Methode für die Überkappung und Füllung über Pulpa und Nervkanäle. D. f. V. Z. 1882. H. 1.
Gardiner, F. H., Das Überkappen der Pulpa. Dental Review. Übers. Korr. f. Z. 1894. H. 1.
Gerster, E., Pulpenüberkappungen nach Erfahrungen aus der Praxis. Schw. V. f. Z. 1894. H. 1.
Goldberg, L., Pulpabehandlung mit Überosmiumsäure. Przeglad dentisticzný 1900. Nr. 12. Ref. Öst.-ung. V. f. Z. 1902. H. 1.
Gysi, Ein Fall von Selbsthilfe einer erkrankten Pulpa. Schw. V. f. Z. 1900. H. 4.

Hagelberg, Jodoform zur Überkappung der Zahnpulpa. D. V. f. Z. 1882. H. 3.
Hahn, G., Eine neue Methode in der Behandlung pulpakranker Zähne. D. z. W. 1911. Nr. 2.
Harker, Ch., Anti-conservative treatment of the exposed dental pulp. Dental Cosmos. 1892. Ref. Öst.-ung. V. f. Z. 1893. H. 1.
Hartmann, A. J., Das Thymol und seine Verwendung in der Zahnheilkunde an Stelle des Arsen. D. M. f. Z. 1892. H. 1.
— Weitere Beobachtungen über die Anwendung des Thymols an Stelle des Arsens. D. M. f. Z. 1892. H. 4.
Heinemann, Bloßliegende Pulpa. D. Z. 1869.
Henry, G., Die konservative Behandlung der Zahnpulpa, wenn dieselbe exponiert ist, gegen Devitalisation. Transact. of the odont. Soc. of Great. Britain. 1876. Ref. D. V. f. Z. 1877. H. 3.
Hentze, Die Behandlung infizierter Zahnpulpen. D. M. f. Z. 1907. H. 7.
Houghton, Ch., Erhaltung bloßgelegter Pulpen. Register 1867. Nr. 12. Ref. D. V. f. Z. 1868. H. 3.
Hugenschmidt, C., Remarks on the Conservative Treatment of the Dental Pulp. Dental Cosmos 1890. H. 9. Ref. D. M. f. Z. 1891. H. 4.
Ingersoll, L. C., Ist die Zahnpulpa wesentlich für die Integrität der Zahnstruktur? D. V. f. Z. 1878. H. 3. V. B.
Jackson, W. H., Die Anwendung der Borsäure zum Überkappen exponierter Pulpen. Korr. f. Z. 1891. H. 3.
Jack, L., Die konservative Behandlung der Zahnpulpa. D. V. f. Z. 1874. H. 1.
Jarisch, K., Asepsis und Antisepsis in der Zahnheilkunde. Öst.-ung. V. f. Z. 1904. H. 2.
Kantorowicz, D. M. f. Z. 1912. H. 9. Diskussion.
Kingsbury, Erhaltung bloßgelegter Pulpen. D. V. f. Z. 1869. H. 3.
Kleinsorgen, Fetttherapie und Wurzelbehandlung. D. M. f. Z. 1908. H. 9.
Köcker, Grundsätze der Zahnchirurgie. Aus dem Englischen übersetzt. Weimar 1823.
Kollmar, L., Über die Resultate der nach der Skogsborgschen Methode behandelten Zähne. D. M. f. Z. 1888. H. 8.
Kunert, A., Klinische Erfahrungen mit Formagen. D. M. f. Z. 1898. H. 2.
v. An der Lan, O., Die Anwendung des elektrischen Stromes zur Diagnose verschiedener Pulpaerkrankungen. Öst.-ung. V. f. Z. 1907. H. 2.
v. Langsdorff, G., Muß die Zahnpulpa zum Zweck des Füllens zerstört werden oder vermag man sie zu erhalten? D. Z. 1858. Nr. 9.
— Welches ist das beste Mittel, eine exponierte Pulpa zu schützen. D. Z. 1869.
— Behandlung exponierter Pulpen. D. Z. 1871.
— Die Behandlung zutage liegender Pulpen. D. V. f. Z. 1874.
Lee, W. A., Die Überkappung von freiliegenden oder beinahe freiliegenden Pulpen. Ref. Z. W. 1897. Nr. 541.
Lepkowki, W., Untersuchungen über die Anwendung des Formalins, des Formagens und Jodoformagens in der Zahnheilkunde. W. z. M. 1899. H. 12 und 1900. H. 1.
Linderer, J., Handbuch der Zahnheilkunde. Berlin 1848.
Line, J. E., Über Pepsin. Dental Cosmos. 1874. H. 5. Ref. D. V. f. Z. 1875. H. 4.
Lipschitz, M., Über den heutigen Stand der Pulpaüberkappung. Ein Beitrag zur konservierenden Therapie der erkrankten Zahnpulpa. D. M. f. Z. 1912. H. 5.
Mac Donneld, G. K., Über die Behandlung der Zahnpulpa und die besten Mittel, die Bloßlegung zu verhindern. The Dental Times. 1870. Ref. D. V. f. Z. 1872. H. 2.
Mackenzie, D., Über die Kur des Zahnschmerzes und eine Methode, den bloßliegenden Nerv zu behandeln. D. Z. 1856. Nr. 1.
Marschall, John S., Electricity as a therapeutic agent in the treatment of hyperemia and congestion of the pulp and peridental membrane. Cosmos 1891. Nr. 11. Ref. D. M. f. Z. 1893. H. 8.
Mayerhofer, Prinzipien einer rationellen Therapie der Pulpagangrän und ihrer häufigsten Folgen. Jena 1909.

Meigs, G. J., Galvanische Ätzung bei bloßgelegter Pulpa. Med. and. Surg. Reporter. Ref. D. M. f. Z. 1884. H. 12.
v. Metnitz, J. R., Über Entzündung der Zahnpulpa. Öst.-ung. V. f. Z. 1893. H. 3.
Miller, W. D., Über die konservierende Behandlung der nicht entzündeten Pulpa. Verh. d. deutsch. odont. Ges. 1893.
— Die Jodoformfrage. Verh. d. deutsch. odont. Ges. 1893.
— Einleitung zum Studium der Bakterio-Pathologie der Zahnpulpa. Verh. d. deutsch. odont. Ges. 1894.
— Lehrbuch der konservierenden Zahnheilkunde. Leipzig 1896 u. 1908.
— Die Bakterio-Pathologie der Zahnpulpa. Od. Bl. 1900.
— Über die Selbstheilung der Zahnpulpa. D. M. f. Z. 1903. H. 9.
— Über die Behandlung der freiliegenden und erkrankten Pulpa. D. z. W. 1904. Nr. 51.
Mühlreiter, E., Kritische Bemerkungen über die Behandlung der bloßliegenden Pulpa. D. V. f. Z. 1872. H. 2 u. 3.
zur Nedden, A., Die Behandlung der bloßliegenden Pulpa vor dem Füllen der Zähne. D. V. f. Z. 1861. H. 2 u. 3.
Parreidt, J., Zur Behandlung der entblößten Zahnpulpa. D. V. f. Z. 1879. H. 2.
Partsch, C., Über den Zerfall des Zahnmarks. D. M. f. Z. 1904. H. 7.
Paschkis, H., Scheffs Handbuch der Zahnheilkunde. Wien 1903. 2. Bd. 1. Teil.
Patterson, Exposed Pulps. Indep. Pract. 1884. Ref. D. M. f. Z. 1885. H. 12.
Pease, W. H., Über die Zurückführung bloßgelegter Zahnnerven zum Zustand der Gesundheit. D. Z. 1862.
Peckert, H., Einführung in die konservierende Zahnheilkunde. Leipzig 1913. 2. Teil.
Pfaff, Ph., Abhandlung von den Zähnen des menschlichen Körpers und deren Krankheiten. Berlin 1756.
Pitsch, Über die Verwendung von Trioxymethylen bei der Behandlung penetrierender Karies. La Revue de Stomatologie. 1900. Nr. 5. Ref. D. M. f. Z. 1902. H. 2.
Preiswerk, G., Caries profunda. Öst.-ung. V. f. Z. 1901. H. 3.
— Lehrbuch und Atlas der konservierenden Zahnheilkunde. München 1912.
Ramsdell, W. M., Die Überkappung bloßliegender Pulpen. Independant Practitioner. Ref. Korr. f. Z. 1885. H. 2.
Richardson, J., Über die Behandlung bloßliegender Zahnnerven. D. Z. 1861. H. 12.
Robicsek, S., Über die wichtigsten Konsequenzen der infolge von Karies entblößten Zahnpulpa und deren Behandlung. D. V. f. Z. 1877. H. 1.
Robinson, J., Über die Anwendung des Kollodiums und des Asbests zum Ausfüllen schmerzhafter Zähne. Lancet. Ref. D. Z. 1862. H. 6.
Robinson, J. E., Bloßliegen der Pulpa und Abtöten derselben. Ohio J. of Dent. Science. 1887. H. 12. Ref. Öst.-ung. V. f. Z. 1887. H. 2.
Römer, O., Über Pulpitis zur Anregung einer allgemeinen Diskussion über konservierende Pulpentherapie. D. M. f. Z. 1907. H. 7.
— Atlas der pathol.-anat. Veränderungen der Zahnpulpa nebst Beiträgen zur normalen Anatomie von Zahnbein und Pulpa beim Menschen. Freiburg 1909.
Röse, C., Über die Anwendung des Thymols bei Pulpitis. Öst.-ung. V. f. Z. 1893. H. 1.
Rothmann, A., Pathologie und Therapie der Pulpakrankheiten. Scheff's Handb. d. Zahnheilk. Wien 1892. 2. Bd. 1. Abt.
Roy, M., Persistierende Vitalität einer bloßgelegten Zahnpulpa (Greffe et vitalité persistante d'une pulpe dentaire). L'Odontologie 1900. Nr. 4. Ref. Öst.-ung. V. f. Z. 1900. H. 4.
Sachs, W., Das Füllen der Zähne. Scheff's Handb. d. Zahnheilk. 1903 u. 1909. 2. Bd. 1. Abt.
Sachse, B., Über einige Versuche mit Formagen. D. M. f. Z. 1898. H. 2.
— Meine Erfahrungen mit Formagen. D. M. f. Z. 1898. H. 8.
Salomon, J. A., Über die Anwendung des Zinkzementes bei bloßgelegten Pulpen. Register 1868. Nr. 2. Ref. D. V. f. Z. 1869. H. 3.
Scheff, Jul., Das Jodoform in der Zahnheilkunde. D. V. f. Z. 1881. H. 4 u. 1882. H. 1.

Schild, Die Bedeutung der Überkappung für die konservative Zahnheilkunde. Öst.-ung. V. f. Z. 1898. H. 1.
Schirmer, A., Über die Pathohistologie der Zahnpulpa und den gegenwärtigen Stand der Therapie der Pulpakrankheiten. Schw. V. f. Z. 1894. H. 3.
Schlenker, M., Historische Bemerkungen über Pulpaüberkappungen von Christi Geburt bis zur gegenwärtigen Zeit. D. V. f. Z. 1880. H. 1.
Schmidt, L., Jodoformbehandlung zur Konservierung erkrankter Zahnpulpen. D. M. f. Z. 1884. H. 6.
Searle, Behandlung der bloßliegenden Pulpa. D. V. f. Z. 1863. H. 1.
Skogsborg, R., Das Jodoform in der Zahnheilkunde. Korr. f. Z. 1882. H. 2.
— Über Jodoform. D. V. f. Z. 1882. H. 4.
— Verbesserte Jodoformpräparate zur Behandlung erkrankter Zahnpulpen mit Ausschluß der Kauterisation. Korr. f. Z. 1883.
— Die Vorteile der konservativen Pulpabehandlung vor der Kauterisation mit Arsenik. D. M. f. Z. 1887. H. 7.
Stärke, Die Bekämpfung der Pulpa- und Periodont-Erkrankungen im Lichte moderner medizinischen Forschung. Korr. f. Z. 1912. H. 3.
Stevens, M., Bleifolie als Schutzmittel für bloßliegende Nerven. British. J. of Dent. Science. Ref. Korr. f. Z. 1872. H. 1.
Storer-How, W., Schutz für die Pulpa. Dental Cosmos. Ref. Korr. f. Z. 1895. H. 3.
Suersen, Über die Vorbereitung zum Ausfüllen solcher Zähne, deren Pulpa mehr oder weniger bloßliegt, oder schon zugrunde gegangen ist. D. V. f. Z. 1864. H. 4.
Szabó, J., Über Ignipunktur in der Behandlung akzidentell exponierter Pulpen. Öst.-ung. V. f. Z. 1902. H. 3.
Taft, J. A., A Practical Treatise of Operative Dentistry. London 1859.
Tanzer, V. L., Über die therapeutische Anwendung des Jodoforms in der Dentistry. D. V. f. Z. 1882. H. 1.
Taylor, C. A., Gips zum Überkappen der Nerven. The Dental Times. 1868. H. 10. Ref. D. V. f. Z. 1869. H. 1.
Tomes, J., Ein System der Zahnheilkunde. Aus dem Englischen von Ad. zur Nedden. Leipzig 1861.
Trueman, Das Überkappen exponierter Pulpen. Cosmos 1870. Nr. 2. Ref. D. V. f. Z. 1871. H. 3.
Truman, J., Zinkoxychlorid als Material zum Überkappen der Nerven. The Dental Times. 1868. H. 7. Ref. D. V. f. Z. 1869. H. 1.
Underwood, Über die Behandlung der bloßliegenden und erkrankten Zahnpulpa. D. Z. 1859. H. 1.
Wachtl, L., Einige Mitteilungen über konservative Behandlung der Pulpitis acuta partialis purulenta. Öst.-ung. V. f. Z. 1901. H. 2.
Waite, W. H., Exstirpation der Pulpa. British Journ. of Dent. Science. 1868. H. 1 u. 2. Ref. D. V. f. Z. 1869. H. 1.
Walkhoff, O., Vereinfachte Behandlung der Pulpakrankheiten mittels Jodoformknorpel und Chlorphenol. D. M. f. Z. 1883. H. 5.
— Die konservative Behandlung der Pulpa. D. M. f. Z. 1886. H. 10.
— Die Technik der Pulpaüberkappung. D. M. f. Z. 1887. H. 4.
— Eine konservative Behandlung der erkrankten Zahnpulpa. Leipzig 1888.
— Beitrag zur Theorie und Praxis der Behandlung pulpakranker Zähne. Korr. f. Z. 1898. H. 4.
Watt, Geo, Bloßliegende Pulpen. Sekundäres Zahnbein. Register of the West 1860. Nr. 10. Ref. D. V. f. Z. 1861. H. 2.
Weiser, Rud., Beiträge zur Behandlung pulpakranker Zähne. Überkappung, Amputation, Elektrolyse. Öst.-ung. V. f. Z. 1888. H. 2.
Welchens, S., Das Überkappen der Pulpa. Cosmos 1870. Nr. 3. Ref. D. V. f. Z. 1871. H. 3.
Weßler, J., Pulpol, ein neues medikamentöses Zement. D. M. f. Z. 1894. H. 12.
White, Ch. J., Behandlung exponierter Pulpen. Monthly Review of Dent. Surg. 1873. II. Ref. D. V. f. Z. 1874. H. 2.
White, F. Ch., Über die konservative Behandlung der entblößten Pulpa. The Journ. of the Brit. D. Ass. Vol. IV. Ref. D. M. f. Z. 1883. H. 7.

Williger, F., Über die Einwirkung pathologischer Reize auf die Odontoblasten menschlicher Zähne nebst einigen Bemerkungen über die sog. Weilsche Schicht. D. M. f. Z. 1907. H. 1.
— Zähne und Trauma. Deutsch. Zahnh. i. Vortr. Leipzig 1911. H. 16.
Witzel, Ad., Die praktische Behandlung exponierter und kauterisierter Pulpen. D. V. f. Z. 1874.
— Bedeckung für bloßgelegte Nerven. Korr. f. Z. 1874.
— Die technischen Hilfsmittel zur antiseptischen Behandlung der Pulpakrankheiten. Korr. f. Z. 1879. H. 1.
— Die antiseptische Behandlung der Pulpakrankheiten des Zahnes mit Beiträgen zur Lehre von den Neubildungen in der Pulpa. Berlin 1879.
— Gebrauch des Jodoforms in der zahnärztlichen Praxis nebst Pathologie und Therapie der Pulpa- und Periostkrankheiten. D. V. f. Z. 1882. H. 4.
— Kompendium der Pathologie und Therapie der Pulpakrankheiten des Zahnes. Hagen i. Westf. 1886.
— Die moderne Behandlung pulpakranker Zähne. Anhang zu: Das Füllen der Zähne mit Amalgam. Berlin 1899.
— Pathologie und Therapie der Pulpakrankheiten. Korr. f. Z. 1899. V. B.
— Ist die kranke Pulpa heilbar? Muß man sie zerstören? Korr. f. Z. 1902. H. 4.
Woodhouse, A. J., Über Behandlung exponierter Pulpen. D. V. f. Z. 1875. H. 1.
v. Wunschheim, Frakturen, Infraktionen und Knickungen der Zähne. Öst.-ung. V. f. Z. 1904. H. 1.
— Schutzvorrichtung der Zähne. Öst.-ung. V. f. Z. 1912. H. 4.
Zsigmondy, Behandlung pulpakranker Zähne, deren Wurzelwachstum noch nicht abgeschlossen ist. Wien. z. M. 1900. H. 4.

5. Therapie der erkrankten Pulpa durch Extraktion des Zahnmarks.

I. Geschichte der Pulpenanästhesie.

Die Versuche, Schmerzen bei Operationen zu lindern oder gar zu beseitigen, sind fast so alt, wie die Menschheit selbst. Schon die ältesten Völker wissen von der Erzeugung des künstlichen Schlafes zu berichten. Manch Pflanzensaft wurde in Form eines Trankes zur Linderung von Schmerzen bei Operationen gebraucht. Trotzdem zeigen sich die Anfänge der allgemeinen Anästhesie in Form der narkotischen Inhalation erst im Mittelalter. Die Grundlage für die allgemeine Narkose wurde gar erst mit der Entdeckung der noch jetzt angewendeten Inhalations-Anästhetika um die Mitte des vorigen Jahrhunderts geschaffen.

Auch die ersten Anfänge der örtlichen Betäubung reichen bis zum Altertum zurück. Verschiedene Pflanzensäfte als: Mandragora, Hyoscyamus, Aconit, Mohnsaft, indischer Hanf wurden von Ägyptern, Griechen und Römern angewendet, zunächst allerdings nur zur Beseitigung bestehender Schmerzen, später aber auch zur schmerzlosen Ausführung von Operationen. Einige Methoden, die auch in der neuesten Zeit noch in Frage kommen, wie die Kompression der Nervenstämme, die Abschnürung der Extremitäten, ja selbst die Kälte wurden bereits im 16. und 17. Jahrhundert vielfach zur Erzeugung örtlicher Schmerzlosigkeit empfohlen.

Die Versuche, den elektrischen Strom zur Anästhesie bei Operationen, besonders bei Zahnextraktionen zu benutzen, reichen bis zur

Mitte des vorigen Jahrhunderts zurück. Sie haben jedoch vollständig versagt, so daß Braun [1]) behauptet, daß es heute außer Zweifel steht, „daß weder der induzierte noch der konstante Strom eine lokalanästhetische Wirkung ausübt, die zur schmerzlosen Ausführung der kleinsten chirurgischen Operation ausreicht“ Vielleicht dieselbe Beurteilung verdient die Anwendung des elektrischen Stromes, um lokalanästhesierende Substanzen, zur Schmerzstillung bei Operationen, der Haut oder dem Zahnbein einzuverleiben.

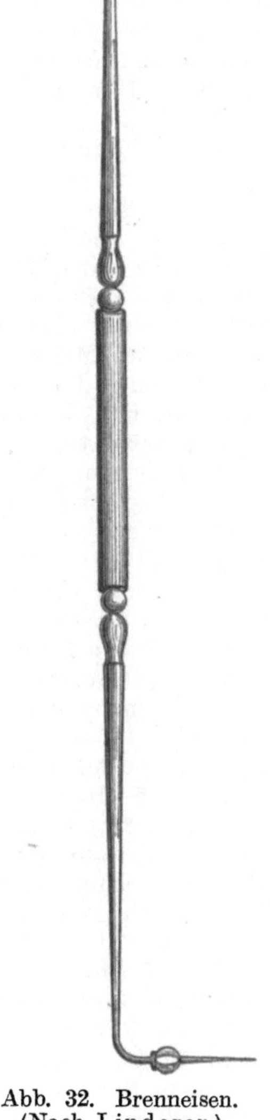

Abb. 32. Brenneisen. (Nach Linderer.)

Die Grundlage für die heute so vielfach angewendete Methode der Lokalanästhesie, die Injektionsanästhesie, wurde 1853 durch die Erfindung der hypodermatischen Injektion mittels durchbohrter Hohlnadeln von Alexander Wood (Edinburgh) geschaffen. Zuerst wurde Morphium und Opium injiziert, später auch Chloroform. Die nach der Injektion mit diesen Mitteln auftretenden allgemeinen Erscheinungen waren jedoch so schwerer Art, daß diese Mittel wieder aufgegeben wurden. Erst im Jahre 1884 konnte die Injektionsmethode mit der Einführung des Kokains durch Koller bessere Erfolge aufweisen.

Als eine der schmerzhaftesten Operationen galt die Entfernung der Pulpa. Die ersten Ätzmittel — das können wir heute wohl mit Sicherheit annehmen — wurden nur zur Beseitigung von Zahnschmerzen angewendet. So wickelte, wie J. Linderer (1848) angibt, Scribonius Largus (43) bei Zahnschmerzen Baumwolle um einen Zahnstocher, tauchte ihn in heißes Öl und brannte damit den Zahn aus. (Scribonii Largi de compositione medicamentorum libr. Opera Ruellii 1529.) Hali Abbas (994 †) brannte den Zahn mit rotglühenden Nadeln, welche durch ein Röhrchen in den hohlen Backenzahn geschoben wurden. (Hali Abbas Almaleki, 5. liber totius medicinae necessarius Venetiis [1492].)

Zu Beginn des 19. Jahrhunderts lesen wir bereits ausführlicher über das Kauterisieren des Zahnnerven. C. J. Linderer (1834) teilte die angewendeten Mittel ein in das

[1]) Einige geschichtliche Daten sind dem Werke von Braun entnommen.

Cauterium actuale und das Cauterium potentiale. Unter dem Cauterium actuale verstand man das Brennen mit dem glühenden Eisen. Linderer beschreibt die Methode des Ausbrennens des Nerven, die schon seit den ältesten Zeiten angewendet wurde, sehr ausführlich. Das Brennen geschah mit geradem oder gebogenem dünnem Brenneisen (Abb. 32), welches man in den Kanal einführte. Auch das Hineinstoßen eines kalten Eisens in die Wurzel wurde geübt, um den Nerv zu entfernen. Diese Operation ist aber zu unsicher und macht mehr Schmerzen als ein geglühtes Eisen. Zu dem Cauterium potentiale rechnet Linderer konzentrierte Salpetersäure oder auch Ammonium causticum, acidum sulphuricum, lapis infernalis und lapis causticus. Ihre Anwendung ist weniger gut, da sie, wenn sie einige Zeit im Zahne verbleiben, die Zahnmasse zu sehr auflösen.

Die Einführung des Arsens in die Zahnheilkunde, um die Pulpa schmerzlos zu entfernen, geschah durch Spooner in Montreal. Sein Bruder J. Spooner, New York, hatte es zuerst den Fachgenossen in einer 1836 veröffentlichten Abhandlung bekannt gemacht. Wenige Jahre nach seiner Einführung wurde es sowohl in England als in den Vereinigten Staaten von Nordamerika fast mit Ausschluß jedes anderen Mittels benutzt. Die erste Anwendungsweise war die, daß man $^1/_{16}$ oder $^1/_{20}$ Gran des Mittels mit einer kleinen Menge essigsauren Morphiums auf ein kleines Bäuschchen Watte nahm, das zuvor mit Kreosot, Weingeist oder Eau de Cologne angefeuchtet war und auf die bloßliegende Pulpa applizierte.

Die Zerstörung der Zahnnerven durch Glühhitze, welche durch den galvanischen Strom erzeugt wird, wurde von Steinheil in München (1843), ferner von Loyet in Brüssel (1844) empfohlen und von Heider in Wien (1845) zum ersten Male ausgeführt. Harding und Waite wandten diese Methode 1851 zuerst in England an. Seitdem wurde sie auch in Frankreich und Deutschland vielfach benutzt. Hier wurde sie besonders gefördert durch Middeldorpf (1854) und Bruck (1861).

Da die Anwendung des weißen Arseniks in vielen Fällen sehr schmerzhaft war, manchmal zu langsam, oder auch gar nicht wirkte, erfand Clemens (1854) ein neues Anästhetikum Chrysoplan, das, ohne dem Zahne zu schaden, imstande sein sollte, nach zweimaliger Anwendung von etwa 5 Minuten den Zahnschmerz zu beseitigen, wenn die Pulpa noch nicht frei liegt. Ist diese jedoch schon entblößt, „so wiederholt man das Verfahren am sichersten 3 Tage lang, täglich einmal, wonach selbst die schmerzhaftesten Zähne plombiert werden können". Das Mittel vereinigt in sich die Wirkung des Kreosots und der arsenigen Säure, ohne deren Nachteile zu besitzen. Woraus das Mittel besteht darüber berichtet Clemens nicht, dagegen wurde das Gläschen für 10 Gulden angepriesen.

Estes (1857) berichtet über folgende Methoden: Man führt mit einem Buchsbaumhölzchen, halb so stark wie der Nervkanal, etwas von einem Brei, den man sich aus feingeschlemmter Kreide und Kreosot hergestellt, zwischen Pulpa und Zahnkanalwand, wartet einige Sekunden ab und drückt dann das Stäbchen, ohne Schmerz zu verursachen, fest ein, bis der Nerv zerstört ist. Manchmal muß man das Hölzchen zwei- bis dreimal in die Mischung tauchen. Die Operation dauert selten mehr als 4 Minuten.

Die Anästhesierung durch Kälte wurde zum ersten Male durch Arnott (1848) vorgenommen. Er verwandte eine Mischung aus zwei Teilen Schnee und einem Teil Salz, welche in Schweinsblasen gefüllt, auf die Haut des Operationsfeldes gelegt wurden. Im Jahre 1854 erzielte Richet örtliche Anästhesie, indem er Schwefeläther tropfenweise auf die Haut goß und mit einem Blasebalg zur Verdunstung brachte. Trotz der Vorzüge dieses Verfahrens fand die Anästhesierung durch Kälte erst weitere Verbreitung, als Richardson (1866) mit dem von ihm konstruierten Ätherzerstäubungsapparat den Äther zerstäubt auf die Operationsstelle brachte. Die Wirkung blieb meist auf die Haut beschränkt. Es darf nach Braun nur reiner wasserfreier Schwefeläther benutzt werden, welcher ein spez. Gewicht von 0,720 hat, bei 34,5° siedet und als sog. Narkosenäther zu haben ist. Heute wird meist das Äthylchlorid zur Erzeugung lokaler Anästhesie benutzt. Es wurde zuerst von Rottenstein (1867) empfohlen, aber erst Redard (1891) konnte ihm in der zahnärztlichen Praxis allgemeineren Eingang verschaffen.

Albrecht (1858) erwähnt, daß um die Mitte des vorigen Jahrhunderts zur Zerstörung der Pulpa angewendet wurden: Mineralsäure, welche gleichzeitig das Zahnbein angriff, kaustisches Kali, welches die Gewebe gleichmäßig zerstört, aber auch leichte Periodontitis hervorruft, salpetersaures Silber, welches nur oberflächliche Wirkung hat, und Chlorzink, das besonders von Tomes empfohlen wurde und besser wie Ätzkali sein sollte, da dies zu gefährlich ist. Albrecht trat dem entgegen, indem er meinte, daß die zur Ätzung erforderliche Quantität so gering ist, daß sie, selbst wenn sie ganz verschluckt würde, keine Störung veranlassen kann. Zudem ist bei nur einiger Sorgfalt im Verschluß der kariösen Höhle und bei einiger Geschicklichkeit und Übung im Einbringen der ätzenden Substanz ein solcher Zustand leicht zu vermeiden. „Werden jedoch unmäßige Mengen angewendet, die nicht erforderlich sind, so können wohl Vergiftungsfälle vorkommen, das ist aber fast bei jedem Ätzmittel, sowie den narkotischen möglich, sobald ihre Verwendung von ungeschickten Händen geschieht, und kann nicht ein Grund zur Verurteilung eines Mittels werden, das bereits mehr leistet als irgend ein anderes."

Kobalt wurde erst in den sechziger Jahren in Anwendung gebracht, und zwar von Crane. Dickinson (1866) zog es dem Arsen vor, trotzdem die schlimmen Wirkungen desselben nur von dem unvorsichtigen Gebrauch herrührten.

Auch die Kataphorese, welche durch Einführung von Medikamenten in den Körper mittels des elektrischen Stromes Unempfindlichkeit in den Geweben hervorzurufen bezweckt, wurde zur Anästhesierung der Pulpa in Anwendung gezogen. Die ersten Versuche wurden von W. J. Morton in New York (1896) gemacht. Trotzdem von verschiedenen Seiten besonders in Deutschland für diese Methode Propaganda gemacht wurde, ist sie bis jetzt wegen der Schwierigkeiten bei der Anwendung und der mangelhaften Erfolge ohne jede Bedeutung geblieben.

Im Jahre 1900 machte Dalma in Fiume die Zahnärzte mit dem Nervozidin bekannt. Den Vorzügen, welche demselben nachgesagt wurden, stehen so viele Nachteile gegenüber, daß auch dieses Mittel sich keinen größeren Anwendungskreis verschaffen konnte. Nur in Österreich-Ungarn hatte es sich einige Freunde erworben und auch da nur für kurze Zeit.

Bleibenden Wert wird sicherlich die Druckanästhesie behalten, als deren Erfinder H. Johnson (1898) angesehen werden muß. Sie besteht darin, Pulpen durch Einführung von Medikamenten unter Druck unempfindlich zu machen, und hat sich für bestimmte Fälle so gut bewährt, daß sie in immer weiteren Kreisen zur Anwendung kommt.

Dasselbe ist von der Injektionsanästhesie zu sagen, welche seit Einführung der Nebennierenpräparate in die Heilkunde und der Anwendung weniger toxisch wirkender Mittel, als es das Kokain ist, nach dem Erfolg bei Zahnextraktionen und Kieferoperationen auch zur schmerzlosen Pulpaextraktion benutzt wird. Kronfeld, Luniatschek und Schenk waren die ersten, welche diese Methode (1904) befürworteten, und wenn sie auch nicht alle Hoffnungen, die man anfangs auf sie setzte, erfüllte, so wird sie im gegebenen Falle doch auch mit Erfolg zu benutzen sein.

Auch die Narkose ist ganz vereinzelt zur Entfernung der Pulpa benutzt worden. Für jeden, der die Schwierigkeiten der Pulpaextraktion kennt, muß die Narkose als das ungeeignetste Mittel zur schmerzlosen Entfernung der Pulpa angesehen werden.

Besondere Zusammensetzungen von Medikamenten zum Zweck der Devitalisation der Pulpa sind mehrfach empfohlen worden (Breithaupt [1888], Berger [1904] u. a.), aber ohne weitere Bedeutung geblieben, sodaß es nicht nötig ist, auf sie des näheren einzugehen. Die Pulpenanästhesie mit Trikresol-Formalin, die Rosenow (1913) beschrieben hat und die Möglichkeit bieten soll, die Pulpa durch Hineinpumpen des Mittels schon nach einer Minute unempfindlich zu machen, ist bisher noch nicht nachgeprüft worden.

Literatur.

Albrecht, Ed., Die Krankheiten der Zahnpulpa. Berlin 1858.
Berger, Devitalisation der Pulpa. Öst.-ung. V. f. Z. 1904. H. 2. V. B.
Braun, H., Die Lokalanästhesie, ihre wissenschaftlichen Grundlagen und praktische Anwendung. Leipzig 1907.
Breithaupt, Schmerzlose Exstirpation der Pulpa. D. M. f. Z. 1888. H. 11. V. B.
Bruck, Die Galvanokaustik in der zahnärztlichen Praxis. Leipzig 1864.
Clemens, Th., Chrysoplan, ein Mittel zum schmerzlosen Töten der Zahnnerven, sowie zum Plombieren schmerzhafter Zähne. D. Z. 1854. Nr. 1 u. 12.
Dalma, Geschichte der Pulpaüberkappung, Pulpamumifikation und Wurzelbehandlung und deren heutiger Stand. Öst.-ung. V. f. Z. 1900. H. 4.
Dickinson, W., Kobalt als Kauterium bei exponierten Pulpen. Cosmos 1866. Ref. D. Z. 1866.

Estes, D. C., Über die Zerstörung von Zahnnerven ohne Schmerz. D. Z. 1857.
Harding, Über die Anwendung der durch Elektrizität erzeugten Hitze zur Kauterisation der Pulpa. The Lancet. 1851. 28. Juni. Ref. D. Z. 1851. N. 12.
Harding, Th. H, Die elektrische Hitze als Kauterium und ihre Anwendung in der Zahnheilkunde. D. Z. 1857. Nr. 9 u. 10.
Johnson, H. H., Painless extraction of living pulps. American Dental Weekly 1898. Vol. I. Nr. 18. Ref. D. M. f. Z. 1899. Nr. 11.
Kronfeld, R., Anästhesie in der konservierenden Zahnheilkunde. Öst.-ung. V. f. Z. 1904. H. 4.
Linderer, C. J., Die Lehre von den gesamten Zahnoperationen. Berlin 1834.
Linderer, J., Handbuch der Zahnheilkunde. Berlin 1848.
Loyet, Über Loyets Mittel zum Kauterisieren hohler Zähne. D. Z. 1846. Nr. 3.
Luniatscheck, Adrenalin in der Zahnheilkunde. Öst.-ung. V. f. Z. 1904. H. 4.
Middeldorpf, A. Th., Die Galvanokaustik, ein Beitrag zur operativen Medizin. Breslau 1854.
Morton, W. J., Guajacol-Kokain-Kathaplorese und Lokalanästhesie. Dent. Cosmos 1896. H. 1 u. 4. Ref. Öst.-ung. V. f. Z. 1896. H. 2.
Northrop, Disk. in der First District Dent. Soc. in New York. Dental Cosmos. 1893. Nr. 3. Ref. D. M. f. Z. 1893. N. 8.
Rosenow, F., Über Pulpenanästhesie. D. Z. W. 1913. Nr. 29.
Schenk, Fr., Über Pulpa-Devitalisation. Öst.-ung. V. f. Z. 1904. H. 4.

II. Abtöten der Pulpa mit Acidum arsenicosum.

1. Wirkung der arsenigen Säure.

Die arsenige Säure hat für die konservierende Zahnheilkunde eine so große Bedeutung gewonnen, daß sich die größten Forscher auf zahnärztlichem Gebiete in vielen Ländern seit Jahrzehnten intensiv mit der Arsenfrage beschäftigten. Trotzdem das Arsenik und seine Wirkung nach den verschiedensten Richtungen hin klinisch, chemisch und histologisch untersucht wurde, ist es doch nicht möglich gewesen, zu einer Einigung über alle strittigen Punkte zu kommen, wenngleich nicht geleugnet werden darf, daß viele Fragen durch die Arbeiten des letzten Jahrzehntes teils gelöst, teils der Lösung näher gebracht wurden.

a) Allgemeine Wirkung.

Die Wirkung der arsenigen Säure ist von den verschiedensten Momenten abhängig, besonders von der Dauer der Einlage, von der Zusammensetzung der Paste, von der größeren oder geringeren Ausdehnung der freigelegten Pulpa und von der Art der Anwendung. Wir wollen zunächst auf die Wirkung selbst näher eingehen.

Es darf uns nicht wundern, wie auch Du Bouchet (1856) schon angibt, daß die Verwendung der arsenigen Säure in der ersten Zeit oft schlechte Resultate ergeben hatte, da die Wirkung dieses Agens noch in Dunkel gehüllt war. Mit der näheren Erforschung dieses Mittels wuchsen auch die Erfolge. Die falschen Anschauungen über die Wirkung des Arseniks gingen so weit, daß Auerbach (1867) annahm, daß die Ätzpaste daran schuld sei, daß die Zahnkronen brüchiger wurden, ja selbst die Zähne beim Extrahieren leichter brächen. Er glaubte, daß die Säuren mit den Alkalien des Zahnes eine solche chemische Verbindung eingehen, daß seine Struktur ganz verändert wird. Deshalb wandte er Arsenik nur an, wo die Erhaltung des Zahnes nicht mehr möglich war oder vom Patienten nicht gewünscht wurde.

Während J. Linderer in seinem im Jahre 1848 erschienenen Handbuche das Arsen noch gar nicht erwähnt, berichtet E. Albrecht (1858), der das Arsen für das wirksamste Mittel zum Ätzen der Pulpa hält, über die Wirkung folgendes: „Das Kaustikum übt seine Wirkung schnell oder langsam aus, und es richtet sich dies nach der Beschaffenheit der Oberfläche der Pulpa. Ist diese in größerem Umfange bloßgelegt, so ist das erstere der Fall; ist dagegen der Zugang zur Pulpahöhle eng oder ragt nur ein kleiner Teil des Zentralorgans aus der Öffnung der Höhle hervor, so geht die Wirkung mehr oder weniger langsam vor sich.“ Dasselbe betonte auch Rogers (1866), der allerdings noch die unzutreffende Behauptung aufstellte, daß die Wirkung dann auch schmerzloser vor sich gehe.

Die erste größere ausführliche Darstellung über das Arsen finden wir in dem Werke von J. A. Taft (1859). In streng wissenschaftlicher Weise zeichnet er einige Grundlinien für die Anwendung der arsenigen Säure, die noch heute unsere Bewunderung erregen und ein glänzendes Zeugnis für die hervorragende Beobachtungsgabe des Verfassers ablegen. Zuerst versuchte man die Devitalisation nur an einhöckerigen und erst später an mehrhöckerigen Zähnen. Man unterschied zwei Methoden der Devitalisation: 1. die operative, 2. die therapeutische. Die Wahl der Methode richtet sich nach dem Temperament des Patienten, dem Zustande des Zahnes und seiner Umgebung und der Art des Zahnes. Bei kräftigen Leuten empfiehlt er die operative Methode. Dazu gehört a) Freilegung der Pulpa in der Weise, daß man mit einer Nadel, die Widerhaken hat, senkrecht zu ihr gelangen kann. Außerdem erwähnt er die barbarische Methode, die Pulpa mit einem Holzstift herauszutreiben, dann eine Methode, nach der die Pulpa durch Einführen eines glatten Metalldrahtes zwischen Kanalwand und Pulpa herausbefördert wird. Als therapeutisches und am meisten benutztes Ätzmittel erwähnt Taft die arsenige Säure. Ihre spezifische Wirkung besteht darin, daß sie die Nervenelemente zerstört, nachdem das Mittel durch die Zirkulation absorbiert und weitergeführt wurde.

Auch die Frage wurde schon frühzeitig erörtert, ob es nötig ist, vor Einführung der Paste die Pulpa bloßzulegen. Underwood (1859) bestreitet es, da dies Agens das Dentin leicht und schnell durchdringt, während nach Ellis (1862) u. a. die Pulpa bloßgelegt werden muß. Heute wissen wir, daß das nicht nötig ist.

Ad. Witzel (1879) hat manche Behauptung über die Wirkung des Arsens aufgestellt, die sich später als nicht zutreffend herausgestellt hat. So behauptete er: „Die vielfach betonte tiefe Einwirkung der Arsenpaste ist nicht nachweisbar“; ferner: „daß das Mittel, wenn es auf eine nicht verletzte gesunde Pulpa aufgelegt wird, ganz oberflächlich wirkt, auch auf eine partiell entzündete Pulpakrone (z. B. auf die freiliegende Papille einer Mahlzahnpulpa appliziert) nur in der Richtung des entzündeten Pulpagewebes devitalisiert, während die gesunden Teile der Pulpa und die Wurzeln von der Zerstörung nicht betroffen werden“. In ähnlicher Weise äußerte er sich auch noch 1886: „Die Ätzwirkung des Arseniks beschränkt sich bei kranken Zahnpulpen nur auf den entzündeten Teil. Die Wirkung auf die ganze Wurzelpulpa, hindurch bis zum Periost ist eine Fabel."

Betrachten wir ganz kurz, wie Witzel zu dieser Anschauung kam, so werden wir sofort erkennen, daß dies ein falscher Schluß aus einem ungenügend durchgeführten Versuch war. Witzel hatte nämlich einen Versuch gemacht, bei dem er das Arsen nur 12 Stunden hatte einwirken

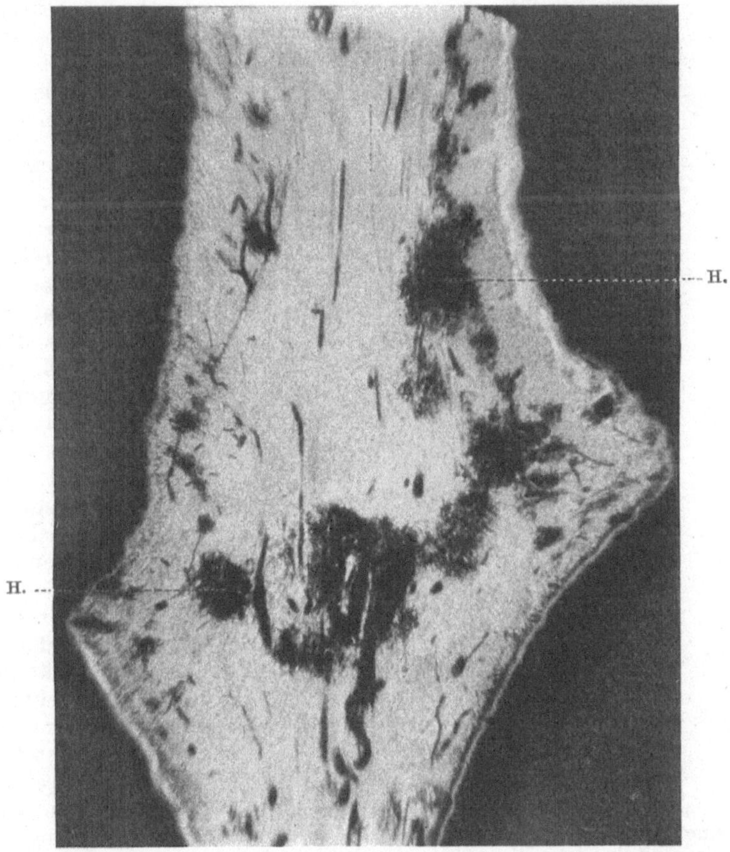

Abb. 33. Veränderungen der Pulpa nach Applikation von arseniger Säure. Hämorrhagien infolge Ruptur der Kapillarwände in der Pulpa eines oberen 3. Molaren nach zweitägiger Arseneinlage. (Nach Römer.) H. Hämorrhagie.

lassen. Selbstverständlich hat das Arsen nach dieser kurzen Einwirkung sich auf die obere Hälfte der Pulpa beschränken müssen. Daß dieses gerade der entzündete Teil war, ist nur ein zufälliges Zusammentreffen. Hätte Witzel das Arsen 18 oder 24 Stunden oder noch länger im Zahne liegen lassen, dann hätte er sicher die Wahrnehmung gemacht, daß die Ätzwirkung auch über den entzündeten Teil hinaus gegangen wäre, ja daß sie vielleicht auch das Periost des Zahnes erreicht hätte. Der Beweis hierfür ist erbracht einmal durch die klinischen Erfahrungen, nach denen es möglich ist, nach Arseneinlagen auch bei partieller Pulpitis und bei ganz gesunden Pulpen eine vollständig schmerzlose Exstirpation der Pulpa vorzunehmen; dann durch die bisweilen eintretende Einwirkung auf das Periost des Zahnes, schließlich durch die histologischen Untersuchungen O. Römers u. a. Man betrachte nur die Abbildungen Römers, welche die partielle und totale Nekrose nach kürzerer oder längerer Arsenapplikation darstellen (Abb. 33, 34 u. 35), und man muß zu der Überzeugung kommen, daß arsenige Säure ein langsam wirkendes Ätzmittel ist, das krankes und gesundes Gewebe in gleicher Weise zerstört. Wenn Rothmann die Behauptung aufstellt, daß Arsen auf eine entzündete Pulpa weniger wirkt als auf eine nicht entzündete, so ist das nur in dem Sinne zu verstehen, daß das Arsen bei entzündeten Pulpen, vielleicht infolge geringerer Resorptionsfähigkeit langsamer zur Wirkung kommt.

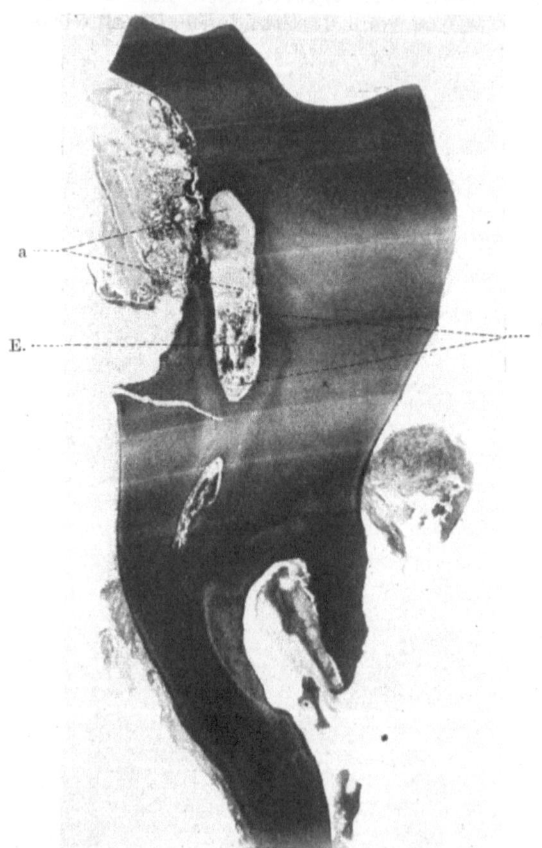

Abb. 34. Nekrose der Pulpa nach zweitägiger Einwirkung der arsenigen Säure. Nur die obere Hälfte der Kronenpulpa ist völlig nekrotisiert, während die untere Hälfte nebst Wurzelpulpa noch färbbar geblieben ist. (Nach Römer.) a totale Nekrose, b beginnende Nekrose mit Ekchymosen (E.).

Eine ältere Anschauung über das Entstehen der Nekrose der Pulpa nach Arseneinlagen war die, daß die Pulpa durch Strangulation an der Wurzelspitze zugrunde geht. Ihr huldigten besonders French (1892) und Jung (1894). Nach letzterem führt das Arsenik als starkes Reizmittel eine so heftige Überfüllung des Gefäßsystems herbei, daß die Pulpa sich im engen For. apicale stranguliert. Die Pulpa wird so außer

Zirkulation gesetzt, stirbt ab und verliert damit natürlich auch ihre Empfindlichkeit. Wenn Jung mit dieser Auffassung recht hätte, dann dürften die Enden der Pulpawurzeln nach kürzerer Einwirkung des Arseniks nicht so häufig noch empfindlich sein. Da dies aber fast regelmäßig der Fall ist, so ist die ganze Theorie Jungs hinfällig. Schon Miller (1894) räumte mit dieser Anschauung auf, indem er schreibt: „Daß der Tod der Pulpa nicht lediglich als ein Abschnürungsprozeß am For. apicale aufgefaßt werden darf, beweist aber der Umstand, daß die Arsenwirkung überall eintritt, wo das Gewebe sich frei ausdehnen kann, und daß die Nekrose der Zahnpulpa nicht plötzlich und in toto eintritt, sondern allmählich von der Krone aus nach der Wurzelspitze hin fortschreitet."

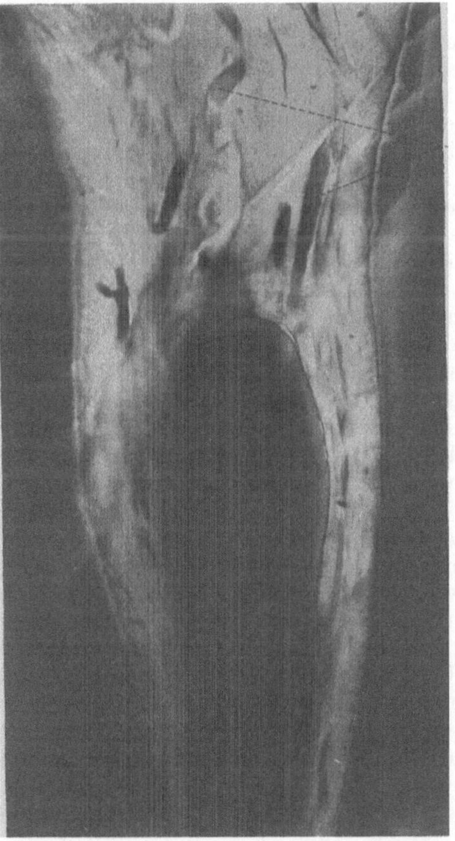

Abb. 35. Thrombose sämtlicher Blutgefäße der Pulpa eines unteren 3. Molaren nach sechstägiger Arseneinwirkung. Totale Nekrose des Pulpagewebes. (Nach Römer.) Thr. Thromben.

Auch über die Frage, ob die arsenige Säure ein Ätzmittel ist, waren die Meinungen geteilt. Miller meinte in Übereinstimmung mit Arkövy, daß die arsenige Säure, wie man durch ein paar Versuche am lebenden Gewebe leicht bestätigen kann, nicht ein Ätzmittel ist, während Liebreich und Langgaard (1891) sie für ein Ätzmittel halten. Nach Julius Witzel (1898) ist die arsenige Säure im Gegensatz zu Argentum nitricum, Chlorzink oder konzentrierter Karbolsäure, die er zu den oberflächlichen Ätzmitteln zählt, sogar ein tief ätzendes Mittel. Das Wesen dieser besteht darin, daß sie keine Verbindung mit Eiweiß eingehen und keine Umsetzung erleiden. „Diese Gruppe von Ätzmitteln dringt tief in die Gewebe ein, jedoch wird ihre Ätzwirkung allmählich abgeschwächt infolge ihrer Verdünnung und Auslaugung durch die Körpersäfte." Er nimmt ferner an, daß der Grad der Zerstörung der

Pulpa durch den jeweiligen Zustand der Gewebe bedingt ist. Er führt einen Versuch an, bei dem die Schädigung der arsenigen Säure an der unverletzten Kornea eines Kaninchens so gering war, daß sie nach 3 Tagen von selbst wieder verschwand. Bei der verletzten Kornea war die Wirkung so tief, daß selbst die Konjunktiva deutlich davon betroffen wurde. Nach meinem Dafürhalten liegt die tiefere Wirkung, wie ich hier gleich einschalten möchte, nicht an dem durch die Verletzung anders gearteten Gewebe, sondern an der durch die Verletzung geschaffenen Freilegung des Gewebes und an der größeren Fläche, von der aus leichter und mehr Arsen in derselben Zeit zur Wirkung kommen konnte. Römer (1903) spricht ebenfalls von einer tiefgreifenden Ätzwirkung der arsenigen Säure. Diese „eigentümliche Wirkung“, sagt Römer, „beruht auf der Fähigkeit lebenden Protoplasmas, die arsenige Säure in Arsensäure umzuwandeln und die gebildete Arsensäure wieder in arsenige Säure zurückzuverwandeln. Greve behauptet, daß die Arsenwirkung auf die Pulpa sowohl in einer ätzenden, als in einer chemischen besteht.

Nach Schröder (1912) wirkt Arsen, wenn es mit der Pulpa in direkte Berührung gebracht wird, ganz entschieden oberflächlich ätzend. Denn „unmittelbar unter den Arsenkristallen erscheint das Gewebe völlig strukturlos, verquollen und körnig zerfallen und wird auch durch die Färbung nicht differenziert“. Weiter hat Schröder festgestellt, daß die alle Gewebselemente ergreifende Nekrose verhältnismäßig schnell vor sich geht und sich ohne besondere Abgrenzung auch auf die tiefer gelegenen Teile der Pulpa erstreckt, so daß man schon gewöhnlich nach 48stündiger Einwirkung Zelltod bis zur Spitze der Wurzeln nachweisen kann — offenbar die Folge der leichten Resorbierbarkeit des Arsens durch das Gewebe. „Diese umfangreichen und in so kurzer Zeit sich vollziehenden Veränderungen lassen sich nur damit erklären, daß wir in dem Arsen ein ausgesprochenes Plasmagift vor uns haben, dessen Quantität nicht in Beziehung zu bringen ist zu der Ausdehnung und dem Umfang seiner Wirkung.“ Auch Prinz (1915) hält Arsen für ein Protoplasmagift, d. h. es wirkt nur auf lebendes Gewebe, und zwar absorbiert die Pulpa nur so viel, wie sie zu ihrer Zerstörung bedarf. „Nach vollzogener Absorbierung findet keine weitere Aufnahme des Giftes statt.“

b) Chemische Wirkung.

Auch über die chemischen Befunde gehen die Ansichten der einzelnen Forscher sehr auseinander. Ad. Witzel behauptete, daß eine Zersetzung des harten Zahngewebes durch eine so winzige Portion Arsenik in der Zeit von 1—2 Tagen chemisch unmöglich ist. Nach Versuchen mit den zwei Hälften eines gesunden Milcheckzahnes, von denen die eine Hälfte 8 Tage in Phenolarsenpaste, die andere in eine indifferente Flüssigkeit gelegt wurde, ließ sich mit dem Mikroskop weder in der einen noch in der anderen Hälfte eine Einwirkung auf das Zahnbein konstatieren. Gewöhnlich zerfällt der Zahn nach Arseneinlagen nur, wenn er nicht gefüllt wird und sich selbst überlassen bleibt. — Ähnlich äußerte sich Arkövy. „Die arsenige Säure scheint auf das Zahnbein keine Wirkung auszuüben. Die Zahnbeinfasern erleiden zwar eine Verdickung, wenn das Ätzmittel längere Zeit damit in Berührung kommt, aber das harte Gewebe unterliegt keinerlei Veränderungen. Detzner schließt sich den genannten Autoren an. Er hatte 15 mit einmaliger Anätzung extrahierte Pulpen chemisch auf Arsenik untersuchen lassen, und es war in sämtlichen keine Spur des Ätzmittels nachzuweisen. In einem Falle hatte er verschiedene Schnitte des Zahnbeins eines Zahnes, der nach 12 Tage langer Einwirkung von Arsen (infolge Ausbleibens des Patienten) einer Periostitis wegen extrahiert wurde, untersuchen lassen, ohne daß eine Spur von arseniger Säure gefunden wurde.

Im Gegensatz zu diesen Forschern behaupten Bödecker und Preiswerk, daß die Zahnbeinkanälchen nach Arseneinlagen alteriert sind. Nach Preiswerk scheint sogar der Inhalt der Zahnbeinkanälchen mehr alteriert zu sein, als das benachbarte Pulpengewebe. Es müsse eine konsekutive Perizementitis ihren Weg öfter durch das Zahnbein, als durch das Foramen apicale nehmen. Und ferner: Bei der Kauterisation mittels arseniger Säure bleibt diese für längere Zeit in den harten Substanzen in Form eines sehr kleinen Depots zurück; in der Pulpa konnte schon am folgenden Tage kein Arsen mehr nachgewiesen werden. In neuester Zeit wandte Prinz die äußerst empfindliche biologische Arsen-Reagenzmethode an, um die Frage nach der Anwesenheit von Arsen in der Pulpa nach ihrer Devitalisation zu klären. Er konnte den bereits von J. Foster-Flaggs (1868) erbrachten Nachweis von Arsen in abgetöteten Pulpen voll und ganz bestätigen.

c) Histologische Befunde.

Von histologischen Beobachtungen seien hier zwei Ansichten wiedergegeben. Schenk stellt sich die Wirkung der arsenigen Säure auf die Pulpa so vor, daß durch das Ätzmittel zunächst eine Hyperämie erzeugt wird. Eine Folge dieser Hyperämie in einzelnen Pulpenabschnitten ist die Blutentziehung in anderen Teilen und die damit verbundene Herabsetzung der Empfindlichkeit. Infolge der aufgehobenen Zirkulation in den Kapillaren der Pulpa verlieren die Nervenendigungen, vielleicht auch die Nervenverzweigungen ihre spezifische physiologische Wirkung, d. h. ihre Empfindlichkeit wird herabgesetzt bzw. ganz beseitigt. Oft fand Schenk die Kapillaren geschrumpft, an manchen Stellen waren sie blutleer. Nach Römer tritt zunächst eine hochgradige Erweiterung und Hyperämie der Blutgefäße ein, in denen sich große Mengen von Blut ansammeln. „Diese Hyperämie betrifft wesentlich die Kapillaren, deren Wandung durch die arsenige Säure in eigenartiger Weise vergiftet und alteriert wird.“ Dadurch kommt es häufig zu ausgedehnten Blutungen in das Pulpagewebe durch Bersten der stark gefüllten Kapillarschlingen. Die roten Blutkörperchen werden durch die Vergiftung nekrotisch, die Blutströmung verlangsamt sich infolge der Gefäßerweiterung, und so kommt es zu Gerinnungen innerhalb der Gefäßwände, die sich häufig bis zum Foramen apicale hin fortsetzen und sämtliche Blutgefäße der Pulpa befallen. „Infolge dieser enormen Ernährungsstörung und Stoffwechselunterbindung einerseits und infolge der Giftwirkung der arsenigen Säure anderseits gehen die

Nerven der Zahnpulpa und die Pulpazellen schnell zugrunde, und zwar am schnellsten die Nervenfasern.“ Der Zelltod schreitet ganz allmählich von der Applikationsstelle nach der Wurzelspitze zu fort.

Auch Schröder konnte die Veränderungen an den Nerven schon sehr frühzeitig feststellen, selbst wenn die übrigen Erscheinungen der Nekrose im Gefäßsystem noch nicht auffällig waren. Das schnelle Zugrundegehen der mit Arsen behandelten Pulpa führt Schröder in der Hauptsache auf die direkte Giftwirkung des Arsens, dann auch auf die Zirkulationsstörung und die damit verbundene gestörte Ernährung zurück, während die kaum eindringende Ätzwirkung, wie auch die eiweißfällende Wirkung des Arsens für das Zustandekommen der Nekrose ohne Belang sind.

d) Dauer der Einwirkung.

Noch mehr weichen die Ansichten über die Dauer der Einwirkung voneinander ab. Wenn man in Erwägung zieht, daß die arsenige Säure eines der stärksten Gifte ist, dann wird man unbedingt zugeben müssen, daß es nicht gleichgültig sein kann, ob das Mittel nur einen Tag oder eine Woche im Zahne liegen bleibt. Ed. Albrecht (1858) präzisiert den Standpunkt schon ziemlich genau, wenn er sagt: „Die Menge und Art des in den Zahn gebrachten Mittels und die Stärke der Einwirkung geben das Moment für die Dauer ab, das eine kann länger, das andere darf nur kurze Zeit in der Zahnhöhle liegen bleiben. Bei jedem entscheidet die Erfahrung über das Mittel einerseits, andererseits das Verhalten der kranken Pulpa unter dem Ätzmittel über die Frage, wie lange dasselbe liegen bleiben darf.“

Underwood (1859) gibt bereits eine genaue Zeit für die Einlage an. In der Regel entfernt er das Mittel nach 6—8 Stunden. Diese Zeit reicht schon aus, um die ganze Pulpa schmerzlos zu exstirpieren.

Taft (1859) meinte, daß die Länge der Zeit, während welcher die Einlage im Zahne liegen bleiben soll, abhängig ist vom Zustand der Pulpa, vom Alter des Patienten, der Empfänglichkeit des Patienten und der Vaskularisation des Dentins u. a. m. Für gewöhnlich läßt man die Paste 3—24 Stunden liegen, manchmal genügt eine kleine Menge, manchmal ist eine größere nötig, manchmal ist es gar nicht möglich, die Pulpa zu zerstören, einmal blieb selbst eine fünfmalige Einwirkung auf die freiliegende Pulpa innerhalb 10 Tagen ohne Erfolg. Taft meint, daß in solchen Fällen eine Idiosynkrasie des Patienten vorliegt.

Allen (1863) ließ die Paste 1—2 Wochen im Zahne liegen, Latimer (1867) 1—4 Tage, Rogers (1866) bei schwächlichen zarten Patienten oder in einem transparenten weißen Zahne nur 48 Stunden, bei gelben Zähnen und kräftigen Personen dagegen 72—96 Stunden. War die Wirkung trotzdem unvollkommen, so legte er 8—14 Tage lang täglich Kreosot ein.

Auch in den späteren Jahren schwanken die Ansichten über die Zeitdauer in gleicher Weise. So läßt Hardmann (1879) das Arsen mindestens 2 Tage, höchstens 8 Tage im Zahne liegen, bei jugendlichen Personen mit weitem Foramen nur 24 Stunden.

Nach Ad. Witzel (1879) war die Wirkung der Arsenpaste nicht immer dieselbe. Deshalb ließ er sie bei partiell entzündeten Pulpen nur ungefähr 24 Stunden im Zahne, bei total entzündeten Pulpen 48 Stunden. Daß auch nach diesem Verfahren der Erfolg nicht immer eintrat, beweist, daß Witzel sich noch 1899 dahin äußerte, daß nach einmaliger Applikation von Arsen auf eine partiell entzündete Pulpa nur die Amputation des Kronenteils derselben schmerzlos ausgeführt werden kann, und daß meist eine nochmalige Einlage von Arsenpasta auf die Pulpawurzel selbst erforderlich ist, will man auch die Extraktion der Pulpawurzeln vollständig schmerzlos ausführen.

Rothmann (1892) verfuhr in derselben Weise. Auch er erneuerte die Arseneinlage nach 24 Stunden. Die zweite Einlage ließ er 48 Stunden im Zahne, wodurch er eine vollständig schmerzlose Extraktion der Pulpa erreichte. Der einzige Nachteil dieses Verfahrens bestand darin, daß die Pulpa sehr bröckelig wurde und die Wurzelpulpa nicht in einem Stücke zu entfernen war.

French (1892) läßt die Einlage 5—7 Tage im Zahne und nimmt sie nur dann früher heraus, falls der Zahn am 3. oder 4. Tage gegen Berührung empfindlich geworden ist. Miller (1896) äußerte sich über die Dauer der Einlage folgendermaßen: „Die Arseneinlage läßt man 1—2 Tage liegen; bei jungen Patienten mit saftreichen Zähnen nur 1 Tag, bei älteren Personen (über das 30. Jahr hinaus) 2 Tage, denn bei letzteren finden wir häufig die Pulpa am zweiten Tage noch nicht vollkommen abgestorben. Auch ist die Gefahr, daß die arsenige Säure über die Spitze der Wurzel hinaus auf die Wurzelhaut wirkt, bei ihnen viel geringer als bei den jugendlichen Individuen. Es ist ja nicht gerade gefährlich, wenn die Paste auch einmal etwas länger liegen bleibt, wenn nur nicht die eingebrachte Quantität zu groß und die Einlage gut abgeschlossen ist. Sie kann unter Umständen ruhig bis zu einer Woche liegen bleiben, ohne daß schlimme Folgen davon zu befürchten wären. Im allgemeinen jedoch möchte ich raten, sie bei einwurzeligen Zähnen nach spätestens 48 Stunden zu entfernen, bei mehrwurzeligen Zähnen nach 2—3 Tagen, da eine Wirkung über das Foramen apicale hinaus auf das Perizement schließlich nicht ganz ausgeschlossen ist."

Nach Coulliaux (1899) sind im allgemeinen 12 Stunden für die Abtötung junger Pulpen, 24 Stunden für die Abtötung der Pulpen Erwachsener ausreichend. W. Sachs (1903) schreibt: „Das Arsen läßt man 24—48 Stunden auf die erkrankte Pulpa einwirken, welche dann an der Oberfläche durch Zerstörung ihrer Vitalität vollständig empfindungslos geworden ist." Um auch eine Einwirkung auf die Wurzelpulpa zu erzielen, nimmt er nach dieser Zeit die Arsenikpaste heraus und verschließt die Kavität von neuem mit Wachsguttapercha. Nach 2—3 Tagen kann man dann die nun meistens bis zur Wurzelspitze abgestorbene Pulpa aus dem Zahne ohne große Schmerzempfindung entfernen.

Scheff (1902) und Morgenstern (1903) treten für eine längere Einwirkungszeit ein, sogar bis zu 8 Tagen. Morgenstern glaubt durch verschiedene Versuche festgestellt zu haben, daß bei 24stündiger Behandlung einer erkrankten Pulpa mit Arsen keine nennenswerte Spur des Mittels in die Wurzelpulpa eindringt. Er gibt in seiner Arbeit nicht an, wie die Paste zusammengesetzt war, welches Quantum zur Anwendung kam und ob die Paste direkt mit der Pulpa in Berührung gebracht wurde. Je stärker arsenhaltig aber die Paste ist, desto stärker wird ihre Wirkung sein und umgekehrt. Leider hat Morgenstern die Versuche nicht auch auf Wurzelpulpen ausgedehnt, auf die Arsen 48 Stunden und länger eingewirkt hatte. Erst wenn der Beweis erbracht würde, daß auch nach einer 6 Tage langen Einwirkung der Nachweis von Arsen in Wurzelpulpen negativ ausgefallen ist, dürfte man die Behauptung aufstellen können, daß eine Einwirkung von arseniger Säure selbst bis zu 6 Tagen unschädlich ist. Wenn Morgenstern schreibt: „Durch die längere Einwirkung der Arseneinlage wurde die Pulpa in den meisten Fällen vollständig devitalisiert und konnte fast immer beim zweiten Besuch fast schmerzlos entfernt werden", während ihm das nach 24stündiger Einwirkung nicht gelang, so sagt er damit zugleich, daß eine absolute Schmerzlosigkeit in allen Fällen auch durch die längere Einwirkung nicht gewährleistet werden kann. Was Morgenstern durch 6 Tage lange Einwirkung von Arsen erreicht, wird nach meiner methodischen Anwendung von Arsen (S. 92) schon in 1—2, höchstens $2^1/_2$ Tagen erzielt.

Im Jahre 1909 berichtet Scheff über Versuche an Pulpen, die 8 Tage mit Arsen in Berührung waren. Bei der Untersuchung, sagt Scheff, zeigte sich die auffallende Erscheinung, daß bis zum 3. Tage die arsenige Säure kaum nennenswerte Veränderungen bedingt; erst nach dieser Zeit sind Thromben in den Gefäßen nachweisbar, die dann in den späteren Tagen sehr ausgedehnt erscheinen, wobei die thrombosierten Gefäße bedeutende Erweiterungen zeigen. Dieser Umstand erklärt es, daß bei Extraktion der Pulpa in den späteren Tagen keine Blutung eintritt. Weiter sagt Scheff: „Die schwere Zirkulationsstörung, welche man aus der Thrombenbildung schließen kann, dürfte auch die Erklärung für die Schmerzlosigkeit der Pulpenextraktion in den späteren Tagen geben, während zu Beginn der Zirkulationsstörung auch die Schmerzhaftigkeit nicht aufgehoben ist."

Träfe das zu, was Scheff hier behauptet, so dürfte es keinem Praktiker gelingen, eine Pulpa schon nach 24—48stündiger Einwirkung der arsenigen Säure schmerzlos zu extrahieren. Das ist aber nicht der Fall. Erwähnt doch sogar Scheff selbst, daß er die Pulpa schon nach 24stündiger Arseneinwirkung entfernt, „wenn die Zeit zu kurz oder zwingende Gründe vorhanden sind". Eine Pulpenextraktion ist aber nur dann gut möglich, wenn sie wenigstens fast schmerzlos erfolgen kann. Scheff befindet sich also hier in Widerspruch mit sich selbst. Denn wenn die Arsenwirkung nach 24 Stunden noch nicht eingetreten ist, dann würde man die Entfernung der Pulpa selbst ausnahmsweise nicht vornehmen können, da eine Nervextraktion bei ungenügender Arsenwirkung solche Qualen auslöst, daß sie sich kein Patient gefallen läßt. Wie weit es anderen Praktikern gelingt, die Arsen auch nur 24—48 Stunden im Zahne liegen lassen, die Pulpa nach dieser Zeit schmerzlos zu entfernen, entzieht sich meiner Beurteilung.

Mit Rücksicht darauf, daß nicht jede Pulpenextraktion nach Arseneinlagen vollständig schmerzlos ist, empfiehlt Bolten, um das Abreißen der mit Arsen devitalisierten Pulpa schmerzlos zu gestalten, die direkte Pulpenanästhesie. Diese besteht darin, daß nach Entfernung der Arseneinlage in die fleischige Masse der Pulpa 2—3 Tropfen eines Lokalanästhetikums injiziert werden. Zum Erfolge gehört 1. daß die Nadel nur mit Mühe durch die freigelegte Stelle in die Pulpa gesteckt wird, 2. daß sie einen kurz abgeschliffenen Schlitz hat und 3. der Schlitz der Nadel sich im Pulpengewebe vergräbt. Da diese Methode größere Schwierigkeiten bei der Anwendung erfordert, Mißerfolge nicht ausbleiben, längere Blutungen, wie bei der subkutanen Injektionsanästhesie nach dem Abreißen der Pulpa auftreten und die Zähne noch 1—2 Tage eine leichte periostitische Reizung zeigen, verdient sie keine weitere Beachtung. Sie ist um so entbehrlicher, je mehr man sich bei der Devitalisation mit Arsenik nach den von mir aufgestellten Grundsätzen richtet.

Mir selbst gelingt die vollständig schmerzlose Extraktion der Pulpa nach meiner methodischen Anwendung von Arsen und nach der von mir für die einzelnen Fälle angegebenen Einwirkungszeit in mindestens 75 % aller Fälle. Ob die Thrombenbildung ein sicheres Zeichen zugleich für das Eintreten der Schmerzlosigkeit ist, möchte ich bezweifeln. 1. Steht dies im Widerspruch mit meinen eigenen praktischen Erfahrungen, es sei denn, daß infolge meiner Anwendungsweise eine frühere Thrombenbildung eintritt, 2. hat Römer einwandfrei nachgewiesen, daß nach zweimal 24stündiger Einwirkung von Arsen die obere Hälfte der Kronenpulpa bereits vollständig nekrotisiert ist, während nach Scheffs Beobachtungen die arsenige Säure bis zum 3. Tage kaum nennenswerte Veränderungen bedingt; 3. gehen nach Römer und Schröder die Nervenfasern am schnellsten zugrunde. Aus alledem scheint mir mindestens hervorzugehen, daß die Arseneinlagen von verschiedenen Autoren mit verschieden zusammengesetzten Pasten nach verschiedenen Methoden angewendet, nicht nur in klinischer, sondern auch in histologischer Beziehung voneinander abweichende Resultate ergeben. Die histologischen Beobachtungen Römers decken sich vollständig mit meinen klinischen Erfahrungen. Ich muß hier ferner konstatieren, daß ich Nachblutungen nach der Extraktion der Pulpa nur in den allerseltensten Fällen, in kaum 3—5 %, beobachtete, so daß ich in mehr als 95 % der Fälle die devitalisierten Zähne auch in derselben Sitzung, in welcher ich die Pulpenextraktion vornahm, definitiv füllen konnte. Eine sofortige Füllung unterblieb nur in denjenigen Fällen, wo eine etwa vorhandene Periodontitis ein mehrtägiges Abwarten mit der definitiven Füllung wünschenswert erscheinen ließ.

In seiner neuesten Arbeit verficht Scheff nicht nur seinen alten Standpunkt, sondern geht fast noch weiter. Während er früher behauptete, daß die Schmerzlosigkeit der Pulpenextraktion von der erst nach dem 3. Tage eintretenden Thrombenbildung abhängig ist, stellt er jetzt den Satz auf, daß die Pulpa nur im Zustand der Nekrose schmerzlos zu entfernen ist. Wenn das richtig wäre, dann dürfte kein Zahnarzt nach 1—2tägiger Einwirkung der arsenigen Säure eine Pulpa schmerzlos entfernen können, da nach Scheff „die Pulpa erst nach mehrtägiger Arsenwirkung zum großen Teil nekrotisch ist“. Man müßte sogar nach den Versuchen Scheffs an Hundezähnen mehrere Wochen mit dem Entfernen der Pulpa warten, da diese ergeben haben, daß selbst nach 15tägiger Einwirkung des Arsens eine vollständige Nekrose der Pulpa noch nicht eingetreten und diese erst nach 3—4 Wochen nachweisbar ist. Gerade dieses Ergebnis hätte Scheff zu der Ansicht bringen müssen, daß die Schmerzlosigkeit der Pulpenextraktion von dem Eintreten der Nekrose der Pulpa vollständig unabhängig ist. Es genügt für eine schmerzfreie Extraktion der Pulpa schon eine Lähmung der Nervbestandteile, und diese ist schon nach 1—2 mal 24stündiger Einwirkung der Arsenpaste vorhanden, wie die Erfahrung hunderttausendfach bewiesen hat und auch die histologischen Untersuchungen Römers und Schröders ergeben haben. Ich werde mich mit dieser Frage noch besonders zu beschäftigen haben. Aber schon hier sei bemerkt, daß ich bereits 1909 aus Gründen, die ich später erörtern werde, für eine engbegrenzte Einwirkungszeit eingetreten bin.

e) Periodontitis als Nebenwirkung.

Wenn ich für ein engbegrenztes Verweilen der Paste im Zahne eintrete, so bestimmt mich dazu — ganz abgesehen davon, daß es unpraktisch ist, eine Behandlung ins Unendliche auszudehnen, wenn man sie in kürzerer Zeit beenden kann — vor allem die bei Arseneinlagen als Nebenwirkung auftretende Periodontitis. Bereits Rogers (1866) erwähnt diese Nebenwirkung. Er empfiehlt, um die Irritation des Periodontiums zu vermeiden, nur die Kronenpulpa und einen Teil der Wurzelpulpa abzutöten.

Foster-Flagg (1866) behauptet sogar, die Periodontitis muß immer eintreten, wenn der letzte Rest der Wurzelpulpa abstirbt, was aber nicht zutreffend ist. Wilson (1869) warnt besonders vor einer mehrmaligen Anwendung der arsenigen Säure, wenn die erste Einlage nicht genügend gewirkt hat, da dann leicht die ganze Zahnstruktur, vielleicht auch das Periost und damit alle Quellen der Ernährung vernichtet werden könnten.

Arkövy (1882) hatte folgende Auffassung über die Schädigung des Perizements: „Dagegen müssen die Folgen, welche das Arsen beim längeren Verweilen in der Pulpa hervorrufen, als kritisch für das Bestehen des Zahnes sowohl als auch für die Gesundheit des Zahnfleisches und sogar des Kieferknochens angesehen werden.“ Ferner: „Der Grad, bis zu welchem die Wurzelhaut affiziert ist, ist proportional der Ausdehnung der Veränderungen in der Pulpa, welche ihrerseits abhängig sind von der Quantität des Ätzmittels und von der Länge der Zeit, während welcher dasselbe in Kontakt mit dem Gewebe geblieben war.“

Ähnliche Anschauungen vertrat Flesch (1894). Er ließ gewöhnlich die Einlage nur 24 Stunden einwirken und nur dort, wo die Pulpa nicht genügend freigelegt war, und wo die Einwirkung deshalb eine geringere war, legte er abermals für 12 Stunden Arsen ein. Er achtete deswegen auf die Dauer der Einwirkung mit solcher Genauigkeit, da erfahrungsgemäß das Arsen bei längerer Einwirkung periodontitische Irritation, ja sogar Periodontitis hervorruft.

Coulliaux befürchtet zwar nicht eine Einwirkung auf das alveolodentale Periost, wenn die arsenige Säure länger im Zahne liegen bleibt, ist aber deswegen gegen ein längeres Verweilen, „um dem extravasierten Blute keine Zeit zu lassen, die braune Verfärbung des Zahnes hervor-

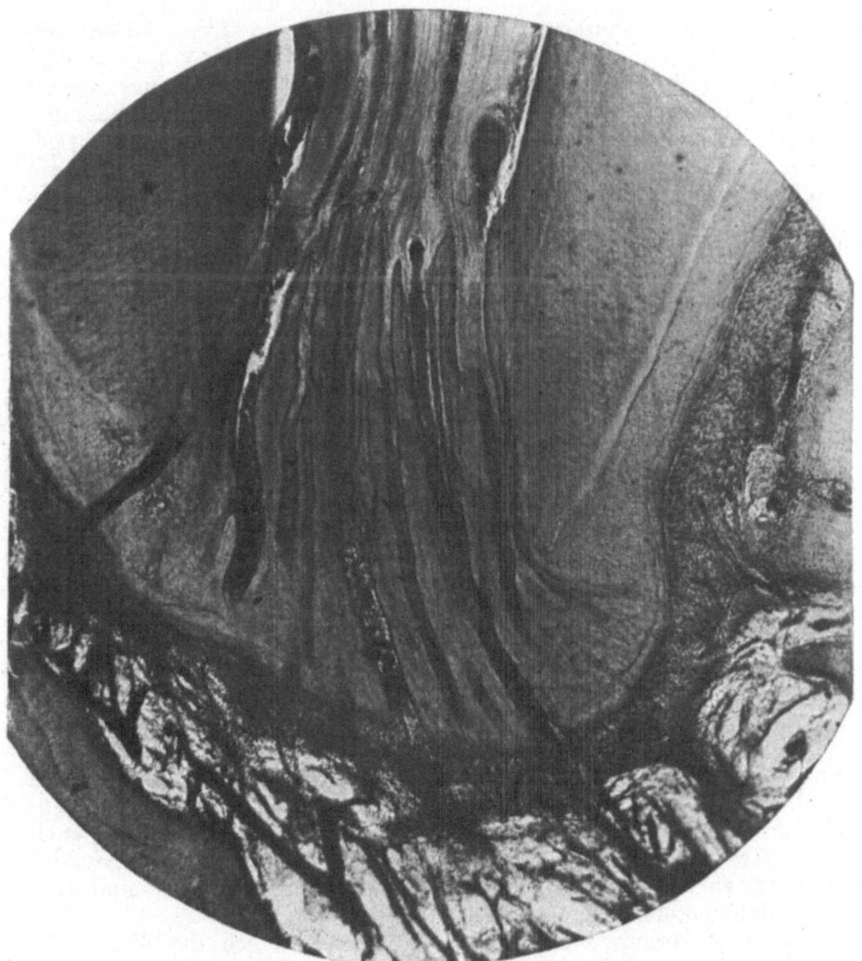

Abb. 36. Apicaler Teil der Pulpa eines Hundbackzahnes, in dem das Arsen zwei Wochen eingeschlossen blieb. (Nach Schröder.) Pulpagewebe völlig zerfallen. Gefäße in der Wurzelhaut und dem anliegenden Knochen erweitert.

zurufen oder zu beschleunigen (durch Oxydation des Blutfarbstoffes und darauf folgende Imbibition des Zahnbeins oder durch Verfärbung der Dentinmatrix und der Fasern und Neumannschen Scheiden)."

Madszar (1902) bemerkt: „Nach 24 Stunden konnte man allerdings nie eine Periodontitis toxica auftreten sehen, wenn nur das Arsen infolge eines mangelhaften Verschlusses bei zervikalen Kavitäten nicht direkt mit dem Zahnfleisch in Berührung gekommen ist. Dagegen beobachten wir öfters eine Periodontitis toxica, wenn die Arseneinlage längere Zeit hindurch liegen bleibt. Die Ursache kann nur in der Resorption des Arsens durch das Foramen apicale gelegen sein, und diese Resorption kann desto leichter eintreten, je länger die Exstirpation verschoben wird.“

Schenks (1904) Urteil lautet: „Wir alle wissen ja zur Genüge, wie oft eine Periostitis nach Entfernung einer Pulpa, die mit Arsen behandelt wurde, die Folge einer zu starken Arsenwirkung ist. Dieselbe in richtiger Weise durch entsprechende Dosierung des Präparats zu beurteilen, ist ungemein schwierig, und ein Individualisieren beim einzelnen Zahne kaum recht möglich.“ Nach Scheff und Morgenstern treten nach 8tägigen Einlagen nicht mehr Periodontitiden auf, als nach 1—2tägigen.

Nach Miller (1896) besteht, wie bereits erwähnt ist, die Gefahr einer Periodontitis nur bei jungen Patienten mit saftreichen Zähnen. Deshalb läßt er bei diesen die Einlage nur einen Tag einwirken; nach Jung (1894) tritt die Einwirkung auf das Perizement erst nach 3—4 Tagen ein. Auch hält er dieselbe stets für eine septische. Wie weit die Zerstörungen nach zu langem Verweilen von Arsen im Zahne gehen können, beweisen die Untersuchungen Schröders (Abb. 36).

Im Gegensatz zu den von so vielen gemachten Beobachtungen einer Einwirkung der arsenigen Säure auf das Periodont, die einen Zweifel über das Eintreten der Periodontitis nicht mehr zulassen, finden sich in der Literatur nur 2 Fälle verzeichnet, die merkwürdigerweise trotz monatelangen Verweilens der Paste im Zahne ohne Wirkung auf das Periodont geblieben sind. J. Parreidt hatte (1877) experimenti causa in einem unteren Mahlzahn eines 10jährigen Mädchens, dessen Pulpa beim Exkavieren angeschnitten wurde, das Dreifache einer gewöhnlichen Dosis Arsenik eingelegt und die Kavität mit Chlorzinkzement verschlossen, ohne daß später (Beobachtungszeit 7 Monate) Schmerzen auftraten. G. P. Geist (1892) berichtet über einen Fall, bei dem das Arsenik etwa 6 Monate im Zahne gelegen hatte, ohne daß Perizementitis eingetreten war. Da es eine Reihe von Ursachen gibt, die das Eintreten einer Arsenwirkung verhindern, darf es uns nicht wundern, daß ab und zu auch einmal Fälle beobachtet werden, bei denen die Wirkung auf das Periodont trotz längeren Verweilens der Paste im Zahne ausbleibt. Das sind aber nur Ausnahmen und nicht die Regel.

Eine etwa vorhandene Periodontitis geht, wie ich des öfteren zu beobachten Gelegenheit hatte, nach der Devitalisation der Pulpa mit Arsen meist vorüber. Die Ursache dieser Erscheinung liegt wohl darin, daß durch das Abätzen der Pulpa auch die Infektionsquelle beseitigt wird. Ich führe das besonders an, um darzutun, daß eine Periodontitis keine Kontraindikation gegen Arseneinlagen abgibt.

f) Verhütung von Schmerzen durch Beimengung von Medikamenten.

Die ersten Berichte über die Anwendung der arsenigen Säure erwähnen bereits, daß sie nicht in reinem Zustande, sondern in Verbindung mit anderen Medikamenten benutzt wurde, um die Schmerzen nach dem Einlegen der arsenigen Säure zu mildern bzw. ganz zu beseitigen. Wie Taft (1859), Cartwight (1861), Putnam (1861) und Allen (1862) angeben, wurde in den meisten Fällen Kreosot und schwefelsaures Morphium der arsenigen Säure beigemischt. Taft mischte arsenige Säure und Morphium zu gleichen Teilen und befeuchtete ein mit dieser Mischung getränktes Baumwollkügelchen mit Kreosot oder einem anderen ätherischen Öle. Putnam nahm auf 10 Teile Arsenik 30 Teile Morphium. Ellis (1862) dagegen führte an, daß Morphiumzusatz eher den Schmerz vergrößere. Bates (1863) behauptete, daß zur Beseitigung der Schmerzhaftigkeit außer der Verbindung von arseniger Säure mit Kreosot noch nötig sei, daß die Pulpa frei gelegt wird und der Verschluß keinen Druck auf die Pulpa ausübt. Latimer (1868) gab an, die Pulpa müsse wenigstens etwas bloßgelegt sein.

Zsigmondy (1872) und L. Brandt (1890) glauben, daß Arsen bei Vermeiden jedes Druckes beim Einlegen schmerzloser zur Wirkung kommt. S. Robiscek (1877) führt die Verschiedenartigkeit in den schmerzhaften Erscheinungen nach Arseneinlagen auf den Grad der vorhandenen Vitalität in der Pulpa, sowie auf die Größe ihrer exponierten Oberfläche zurück. Er empfiehlt, den Patienten auf etwa eintretende Schmerzen aufmerksam zu machen „mit der Beruhigung, daß das die letzten Zuckungen einer verscheidenden Zahnseele sind“.

Ad. Witzel meinte: „Etwas schmerzhaft ist die Kauterisation einer jeden entzündeten Pulpa. Die Schmerzen stellen sich bald nach dem Einlegen ein und verschwinden wieder nach 1—2 Stunden. Nur zuweilen halten sie mehrere Stunden gleich stark an.“ Er beobachtete die Schmerzen hauptsächlich bei Dentinneubildung in der Pulpakrone, besonders dann, wenn die Pulpa nicht genügend oder gar nicht freigelegt oder das Ätzmittel nicht auf die Pulpa, sondern auf das Zahnbein gelegt wurde. Er entfernt in solchen Fällen die Einlage und legt zur Beruhigung der irritierten Pulpa auf eine halbe Stunde Phenol-Tannin oder Morphium-Phenol ein. Dann sondiert er vorsichtig die freigelegte Stelle der Pulpa, um harte Einlagerungen festzustellen und erweitert eventuell die Pulpahöhle, um der Ätzpaste eine größere Fläche zur Einwirkung zu bieten. Wo trotzdem Schmerzen eintreten, hat sicher eine Verschiebung der Paste stattgefunden. Daß Witzel mit dem von ihm empfohlenen Mittel keine besonders guten Erfolge erzielt haben muß, beweist, daß er 1885 für denselben Zweck ein anderes Mittel empfahl, und zwar eine Morphium-Sublimatlösung, die er vor dem Einlegen der Paste 5—15 Minuten auf die Pulpa vor ihrer Exponierung einwirken ließ, um die durch die Morphium-Sublimat-Arsenpaste hervorgerufenen Schmerzen zu lindern.

F. Schneider (1880 u. 1882) hielt es für unmöglich, den Schmerz bei Entzündung und Anätzung der Pulpa ganz aufzuheben; um ihn zu mildern, setzte er der Paste Jodoform zu. Truman (1887) benutzte eine Mischung von Jodoform und Arsen zu gleichen Teilen und verrieb sie mit 5%iger Karbolsäure. Diese Mischung soll den Nerv unter allen Umständen schmerzlos töten.

Gilles (1885) war der erste, welcher der arsenigen Säure Kokain beimischte, um eine schmerzlosere Wirkung der arsenigen Säure zu erzielen. In den meisten Fällen hatte er auch Erfolg.

Schwartzkopf (1887) beobachtete, daß unter 10 Patienten nur einer nach dem Einlegen der Arsenpaste Schmerzen hatte. Bei den übrigen gingen sie bald nach dem Einlegen der Paste vorüber. Das erreichte er dadurch, daß er die Pulpa bloßlegte, ausbluten ließ und auch den geringsten Druck vermied.

Chrustschow (1892) behauptete, daß die durch Kauterisation mit Arsenik hervorgerufenen Schmerzen von allen Schattenseiten der Arsenbehandlung die schlimmsten sind. Nach seinen Beobachtungen sind sie abhängig 1. von dem Grade der Nervosität des Patienten und 2. von dem Grade der Pulpaentzündung. Ähnlich äußerte sich Wellauer (1893). Der Schmerz hängt nicht von dem größeren oder geringeren Druck ab, den wir beim Einführen der Paste ausüben, sondern besonders von dem Grade und der Art der Erkrankung der Pulpa, sowie auch von der Sensibilität der Nerven des Patienten. Er empfiehlt daher bei jeder starken Pulpitis acuta zunächst eine Einlage einer Jodoformpaste für mehrere Tage (Jodoformpulver mit Wasser und Glyzerin zu einer rahmartigen Paste angerührt). Bei ruhigen und gesunden Patienten sind die Schmerzen nicht so stark und halten nicht so lange an, wie bei anämischen und blutreichen Personen.

Rothmann (1892) glaubt die Ursache für die 10—12 Stunden andauernden Schmerzen darin zu sehen, daß die Paste nicht in direkte Berührung mit der Pulpa gekommen ist. Skogsborg (1893) meint, daß es nicht möglich ist, durch Arsenikeinlagen die Schmerzen sofort zu beseitigen. In den akuten Fällen verursacht die Arsenikpaste eine noch heftigere Entzündung, bevor das Pulpahorn zerstört wird; nachher sind die Schmerzen heftig und anhaltend, mitunter bis zu 24 Stunden. Schirmer (1894) sucht die nach Arseneinlagen sich steigernde Hyperämie dadurch zu beseitigen, daß er nach dem Vorgehen Ad. Witzels etwa 10 Minuten eine 20%ige alkoholische Karbollösung, in welcher er Tannin gelöst hat, auf die Pulpa einwirken läßt und reines Tanninpulver der Arsenpaste zusetzt. „Die Wirkung ist frappant: durch die Verengerung der Gefäße schwindet auch sofort der Druck auf das Nervengeflecht und das fast unerträgliche Schmerzgefühl ist mit einem Male vorüber.“ Nach Detzner (1895) gibt es ebenfalls keine ganz schmerzlose Ätzung mit Arsen, sehr seltene Fälle ausgenommen, über deren schmerzlosen Verlauf wir uns die Erklärung schuldig bleiben müssen. Aufhebung des Druckes bei Befestigung der Arseneinlage sei das einzige Mittel, um dem Patienten große Schmerzen zu ersparen. Eine ähnliche Ansicht vertritt auch M. P. Vanel (1907). Er fügt noch hinzu, daß die Dauer des Schmerzes zwischen einigen Stunden und mehreren Tagen anhält. Der Schmerz von einigen Stunden ist ganz gut zu ertragen; er ist eine vorübergehende unangenehme Empfindung, die der Patient uns nicht sonderlich übelnimmt. Bisweilen ist jedoch der Schmerz derart unangenehm, daß der Patient sich gezwungen sieht, uns noch einmal aufzusuchen oder selbst die Einlage zu entfernen. In anderen

Fällen dauert es 12—24 Stunden und gar mehrere Tage, bis die Schmerzen aufhören. Manchmal sind die Schmerzen so unerträglich, daß sie den Patienten bei seinen Arbeiten hindern und selbst die physiologischen Bewegungen des Mundes, Sprache, Kauen, Atmung stören.

Miller (1896) sagt, es wird darüber geklagt, daß das Abtöten der Zahnpulpa mittels arseniger Säure so große Schmerzen verursacht und zwar, wie wir alle aus eigenen Erfahrungen wissen, nicht mit Unrecht. Miller empfiehlt nun, zur Verhütung der Schmerzen niemals arsenige Säure auf eine schmerzende Pulpa zu legen, weil ein entzündetes Gewebe die Paste nur langsam aufnimmt und die Schmerzen durch die Wirkung der Säure oft gesteigert werden. Hat der Patient dabei Zahnschmerzen, so muß man dieselben unter allen Umständen zuerst durch eine Einlage von konzentrierter Karbolsäure allein oder in Verbindung mit Nelkenöl beseitigen und erst einige Stunden später oder am nächsten Tage die Arsenpaste anwenden. „Das Abtöten der Pulpa geschieht rascher und vielleicht mit weniger Schmerzen, wenn sie direkt oder in möglichst großer Ausdehnung freiliegt.“ Im übrigen empfiehlt Miller den Zusatz von Thymol.

Jul. Witzel (1898) glaubt, daß nur mit einer Dentindecke festverschlossene Pulpen heftige Schmerzen nach Arseneinlagen hervorrufen. Er führt dies auf die Schwellung der Blutgefäße und Verdickung der Bindegewebszellen zurück. Wird durch Freilegung der Pulpa Raum für die Ausdehnung gelassen, so treten keine Schmerzen auf. Römer (1909) schließt sich der Auffassung Witzels an. Er schreibt: „Man beobachtet in der Regel nach Applikation der Arsenpaste auf entzündete Pulpen zunächst eine Zunahme der Schmerzen, besonders wenn die Paste auf eine nicht freigelegte Pulpa gelegt wird.“

Nach Madszar und Balassa (1900) folgt nach der Einlage ein schmerzhaftes Stadium von 10 Minuten bis 4—5 Stunden, je nach der speziellen Krankheitsform der Pulpa. G. Preiswerk (1901) benutzt zur Schmerzlinderung eine Mischung von arseniger Säure und Kreosot, dem er oberflächlich etwas Acid. tannic. beifügte. J. Scheff (1902) sagt: „Es ist ja genügend bekannt, daß das Arsen, mit der größten Vorsicht aufgetragen, entweder bald nach dem Einlegen, in vielen Fällen aber erst einige Stunden nachher erhebliche, mitunter sehr heftige Schmerzen auslöst.“ Paschkis (1903) führt aus: „Die Applikation des Arsens auf entzündete Pulpen ist häufig mit einem sehr heftigen Schmerz verbunden.“ Um diesen Schmerz zu beseitigen, empfiehlt er den Zusatz entweder von Morphium, Kokain oder Jodoform, oder besonders Kreosot und Karbolsäure. Walkhoff (1903/04) erreicht eine Arsenbehandlung mit kaum nennenswerten Schmerzen durch eine 1—2tägige Chlorphenoleinlage. Nach Coulliaux (1903/06) variieren Dauer und Intensität des Schmerzes derartig, daß es schwer ist, die Unbeständigkeit für den einzelnen Zahn zu erklären. G. Fischer (1906) empfahl den Zusatz von Novokain. Frohmann (1909) spritzt bei Arseneinlagen, um diese meist ohne Nachschmerzen zur Wirkung kommen zu lassen, sogleich 1—$1^1/_2$ ccm der Novokain-Adrenalinlösung in die Gegend der Wurzelspitze ein — ein viel zu umständliches Verfahren.

Auch fertige Präparate sind zum Abtöten der Pulpa im Handel zu haben. Hirschfeld (1892) hat zur Beseitigung der „mehr oder weniger lang andauernden Schmerzen" nach Einlegen von Arsenätzpasten eine Watte empfohlen, die in Arsenlösung gesättigt ist und unter dem Namen Thomas-Nervfibres zu haben ist. Dieses Präparat wirkt zwar schmerzlos, macht jedoch drei Einlagen erforderlich; auch muß man die letzte Einlage 2—3 Wochen im Zahne belassen, um den ganzen Wurzelteil der Pulpa schmerzlos entfernen zu können.

Die chemische Fabrik St. Margrethen in der Schweiz hat Tabletten zum Abtöten der Pulpa hergestellt. Tablette A (von weißer Farbe) enthält Arsen 0,001, Amyl. 0,001, Kokain 0,0005. Tablette C (von schwarzer Farbe) enthält Kobalt 0,003, Morph.-Kokain.-Amyl. āā 0,002. Ein Glaszylinder mit 120 Tabletten kostet 4 Mk., ist also etwa viermal so teuer als die Paste, die man sich selbst verschreibt. Frey (1906) spricht sich sehr günstig über ihre Wirkung aus, nach ihrer Anwendung sind niemals heftigere Schmerzen aufgetreten.

Zuletzt sei noch einer Methode gedacht, deren Autor Edward C. Kirk (1888) ist. Er schreibt: „Die Erfahrung hat bewiesen, daß das Töten der Pulpa bei allen Fällen, wobei die Pulpa in bedeutendem Grade exponiert war, oder auch nach Blutungen mit nur geringen Schmerzen verbunden war; dennoch kommen auch Ausnahmefälle vor, wobei nach der Resorption der arsenigen Säure plötzlich heftige mit bedeutenden Schmerzen verbundene Kongestionszustände eintreten. Die Pulpa ist in einem solchen Falle unempfänglich für die Einwirkung irgendwelcher örtlicher Mittel; allein die Heftigkeit der Schmerzen kann durch die Einwirkung von Kälte bedeutend gemildert, zuweilen sogar bedeutend gehoben werden." Er läßt zuerst kaltes Wasser in den Mund nehmen, mitunter sogar kleine Eisstückchen direkt auf den Zahn legen. Diese Methode widerspricht allen praktischen Erfahrungen; denn schon tropfenweise auf den Zahn gebrachtes kaltes Wasser ruft bei entzündeten Pulpen derartige große Schmerzen hervor, daß sich der Patient nicht ein zweites Mal eine derartige Behandlung gefallen läßt. Aller Wahrscheinlichkeit nach hat es sich in den Fällen, in denen Kirk mit dieser Methode Erfolg hatte, nicht um Pulpitis acuta simplex, sondern um Pulpitis acuta purulenta gehandelt.

Etwas rationeller ging Szabó (1903) vor, der durch „Pulpa-Lavage" (Baden der Pulpa zunächst in lauem, dann immer kälterem Wasser, bis sie in einen anämischen Zustand gebracht ist), die allerdings viel Zeit und Geduld in Anspruch nimmt, den Schmerz nach Arseneinlagen bedeutend vermindert und die Arsenwirkung beschleunigt.

Das Jahr 1866 brachte zum ersten Male die Mitteilung von einem Zusatz von Karbolsäure zur Arsenpaste. Vanderpant weist darauf hin, daß Karbolsäure in Verbindung mit Arsen den Schmerz bei der Applikation bedeutend verringert. Medwie und Smith haben dieselben Beobachtungen gemacht. Medwie meinte, daß die Paste dadurch wirksamer sei. Bei bloßliegenden Pulpen hatte er einen 15 Minuten bis 1 Stunde anhaltenden, jedoch nicht heftigen Schmerz beobachtet. War über der Pulpa noch eine gute Lage gesunden Dentins vorhanden, so behandelte er vorher mit Karbolsäure oder mit Karbolsäure und Kreosot, dem einige Tropfen Nelkenöl zugesetzt wurden. Foster-Flagg (1868) benutzte eine Paste aus zwei Teilen arseniger Säure und einem Teil Karbolsäure. Später ging er jedoch auch zu der Mischung von Arsen mit Morphium und Kreosot über. Neelands (1872) ließ vor der Einführung der Arsenpaste Acid. carbol. 10—15 Minuten auf der Pulpa liegen.

Auch in den kommenden Jahrzehnten finden wir die Frage über den Zusatz von Karbolsäure weiter erörtert. So benutzte Baume (1885) den Zusatz von Karbolsäure und Morphium zu gleichen Teilen. Nach Anwendung dieser Paste hat er nur in manchen Fällen sehr heftigen Schmerz beobachtet, den der Patient nicht zu ertragen vermochte, besonders dann, wenn das Kaustikum auf eine von hartem Zahnbein bedeckte Pulpa gelegt war. Mendel (1899), Szabó (1903) und Couilliaux (1903—1906) sprachen sich gegen den Zusatz von Karbolsäure aus, da durch Karbolsäure wegen ihrer stark Eiweiß koagulierenden Wirkung das Eindringen des Arsens gehemmt wurde. Couillaux empfahl deshalb den Gebrauch der arsenigen Säure in reinem Zustande oder der bequemeren Handhabung wegen mit einer indifferenten Flüssigkeit wie Wasser oder Glyzerin gemischt. Auch Miller (1896) sprach sich, wenn auch bedingt, gegen die Karbolsäure aus, und zwar sollen für Zahnpulpen, bei denen die Applikationsstelle sehr klein ist und insbesondere, wenn Verkalkungen stattgefunden haben, Ätzmittel wie Zinkchlorid oder Karbol als Bestandteile der Paste vermieden werden, da ihre Ätzwirkung die schnelle Absorption der Paste verhindert. Ihm widersprach Lavely-York (1898), der durch Versuche feststellte, daß gerade das Karbol das Pulpengewebe energisch durchdringt. Er fand, „daß nach 18—20 Stunden 95%ige Karbolsäure durch frisch extrahierte gesunde Zähne hinaus diffundierte, was er als Beweis dafür anführte, daß der albuminöse Inhalt der Zahnbeinkanälchen ebenfalls nicht zu einem undurchdringlichen Koagulum werde.“ Ich selbst habe mich 1909 auf Grund einer fast 20jährigen klinischen Erfahrung und über 1500 selbstbeobachteten Fällen für die Beimischung von Karbolsäure zur Arsenpaste ausgesprochen und bin außerdem noch dafür eingetreten, daß man die Karbolsäure eine bestimmte Zeit (10 Minuten) vor der Einführung der Arsenpaste auf die freiliegende oder auch bedeckte Pulpa einwirken läßt. Ich erreichte damit, daß die Schmerzen nach Arseneinlagen nicht nur gelindert, sondern vollständig aufgehoben werden. Die von mir geübte Methode ist von vielen Praktikern nachgeprüft und durchaus bestätigt worden, so daß die Sehnsucht der Zahnärzte, eine Methode der schmerzlosen Devitalisation der Pulpa zu besitzen, endlich in Erfüllung gegangen ist.

2. Zusammensetzung der Arsenpasten.

Was die Zusammensetzung der Pasten betrifft, so sind, wie bereits erwähnt wurde, die allerverschiedensten Zusätze zum Arsen gemacht worden. In dem dritten Viertel des verflossenen Jahrhunderts wurde meist eine aus Arsenik, Morphium und Kreosot zusammengesetzte Paste benutzt. Von den später angewandten seien nur einige Zusammensetzungen angeführt:

Rp. Acid. arsenic. 1,0
Ol. Menth. pip. anglic.
q. s. ut f. p.
(Scheff).

Rp. Acid. arsenicos.
Thymol. āā 0,5
Ol. caryoph.
q. s. ut ft. pasta
(W. D. Miller)

Rp. Acid. arsenic.
Acid. carbol.
Morph. muriat. āā 1,0
(Baume).

Rp. Acid. arsenicos. 1,0
Paramonochlorphenol.
q. s. ut. f. p.
(G. Preiswerk).

Rp. Acid. arsenicos.
Cocain. hydrochlor. āā 0,5
Ol. caryoph.
q. s. ut ft. pasta
(Aus Millers Lehrbuch der konservierenden Zahnheilkunde).

Es ist ganz unmöglich, sämtliche Pasten auf ihre Brauchbarkeit hin klinisch zu prüfen. Wie weit die Hinzufügung anästhesierender Mittel den Wert der Pasten erhöht, d. h. ihre Wirkung mehr oder weniger schmerzlos gestaltet, darüber sind die Meinungen sehr verschieden. Sicher ist nach meinen Versuchen, daß die schmerzlose Wirkung der Paste aufgehoben wird, falls ein Mangel an Karbolsäure in ihr vorhanden ist. Adolf Witzel setzte der von ihm benutzten Paste zwar auch schon Karbolsäure zu, doch mehr um ein kräftigeres Antiseptikum in ihr zu haben und eine Infektion von dem erkrankten Pulpenteil aus sicherer zu verhüten, als um schmerzlindernd zu wirken. Behauptet er doch sogar in seinem Kompendium, daß die Applikation konzentrierter Karbolsäure auf entzündete Pulpen lebhafte Schmerzen hervorruft, was aber unzutreffend ist. Falls die Paste nach Monaten eintrocknet, braucht man ihr nur einige Tropfen Karbolsäure hinzuzufügen, um sie wieder gebrauchsfertig zu haben. In allen Fällen, in denen ich von der eingetrockneten Paste Gebrauch machte, traten trotz vorheriger 10 Minuten dauernder Einwirkung von konzentrierter Karbolsäure auf die Pulpa nach dem Einlegen der Paste Schmerzen auf. Erst wenn ich die Paste wieder frisch mit konzentrierter Karbolsäure tränkte, blieben die Schmerzen nach dem Einführen der Paste aus. Ich glaube daher nicht fehlzugehen, wenn ich für eine schmerzlose Einwirkung der Arseneinlage den Grundsatz aufstelle: Die Arsenpaste muß mit konzentrierter Karbolsäure ordentlich durchtränkt sein, will man in jedem Falle eine schmerzlose Wirkung erreichen.

Ich befinde mich zwar hierbei im Gegensatz zu Julius Witzel, der annimmt, daß die tiefere Wirkung durch den Ätzschorf verhindert wird, welcher durch die Karbolsäure gebildet wird. „Will man dieser nur oberflächlichen Wirkung der arsenigen Säure vorbeugen, so empfiehlt es sich," sagt Jul. Witzel, „alle Zusätze zu der Paste zu vermeiden, welche imstande sind, einen Ätzschorf zu setzen." Diese Anschauung ist der meinigen diametral entgegengesetzt. Für meine These sprechen jedoch einmal die Versuche Kirks und J. Trumans, welche den Nachweis erbracht haben, daß koagulierende Substanzen sich durch ihre Gerinnungsprodukte durchaus nicht den Weg verlegen, sondern daß ein Austausch von Flüssigkeiten genau so stattfindet, wie beim physikalischen Experiment durch die tierische Membran. Dann spricht dafür, daß die von mir geätzten Pulpen trotz reichlichen Zusatzes von konzentrierter Karbolsäure auch bis zum Foramen apicale unempfindlich geworden sind, ferner daß viele Praktiker (Sachs, Miller u. a.) mit einer Paste, die ebenfalls Karbolsäure enthält, dieselben günstigen Erfolge erzielt haben. Eine nach dem Angeführten unverständliche Ausnahme will Miller allerdings bei Zahnpulpen gemacht wissen, „bei denen die Applikationsstelle sehr klein ist und insbesondere wenn Verkalkungen stattgefunden haben, da die Ätzwirkung der Karbolsäure die schnelle Absorption der Paste verhindert.“ Meine Versuche haben aber den endgültigen Beweis erbracht, daß der Zusatz der koagulierenden Karbolsäure — über den Zusatz von Sublimat und Chlorzink fehlen mir die Erfahrungen — die tiefere Wirkung der arsenigen Säure in keinem Falle hemmt. Ich setze meiner Paste auch Kokain zu. Ob das unbedingt nötig ist, habe ich noch nicht feststellen können. Meine Paste besteht aus:

Rp. Acid. arsenicos.
Cocain. hydrochlor. āā 1,0
Acid. carbol. q. s. ut fiat pasta mollis.

3. Anwendungsweise.

Die Anwendungsweise geschieht am besten nach der Methode, die ich im Jahre 1909 bekannt gegeben habe, die inzwischen von den verschiedensten Seiten nachgeprüft wurde und sich auf das glänzendste bewährt hat. U. a. hat Dependorf mein Verfahren versucht und für gut befunden, trotz der früher hervorgehobenen theoretischen Bedenken. Kollegen, die früher nur das Injektionsverfahren anwandten, haben diese Art der Anästhesierung der Pulpa vollständig aufgegeben, seitdem sie mit meinem Verfahren so gute Resultate erzielten.

a) Vorbereitung beim Exkavieren des Zahnes.

Der Zugang zur Höhle wird ohne Rücksicht auf die spätere exakte Vorbereitung der Kavität für die definitive Füllung nur so weit hergerichtet, als es zum Überblicken des Arbeitsfeldes erforderlich ist. Die kariöse Höhle wird vorsichtig exkaviert, am besten mit löffelförmigem Exkavator, ohne dem Patienten allzugroße Schmerzen zu bereiten. Der geübte Praktiker wird nur dort Kofferdam anlegen, wo er, wie z. B. bei starkem Speichelfluß und der Behandlung der unteren Molaren nicht gut zu entbehren ist. Ist ein Freilegen der Pulpa möglich, so sollte es geschehen, schon um eine richtige Diagnose der Pulpakrankheit aus dem objektiven Befund der Pulpa zu stellen. Gelingt die Freilegung der Pulpa, so sehen wir bei Pulpitis acuta simplex etwas Blut aus der Pulpa hervorrieseln, bei Pulpitis acuta simplex (partialis) etwas weniger, bei Pulpitis acuta simplex (totalis) etwas mehr Blut, bei Pulpitis acuta purulenta etwas Blut mit Eiter vermischt, bisweilen sogar nur Eiter. Sollte jedoch das Herausschälen der letzten über der Pulpa liegenden kariösen Zahnbeinschicht zu schmerzhaft sein, so macht es für das weitere therapeutische Verfahren nichts aus, wenn eine ganz dünne Schicht Zahnbein über der Pulpa zurückbleibt, da das Arsen auch durch das Zahnbein hindurch zur Wirkung kommt, wenn auch etwas langsamer. Jul. Witzel hat zwar vor Jahren den Grundsatz aufgestellt, daß die arsenige Säure zum Abtöten der Pulpen nur auf die freiliegende blutende Pulpa gelegt werden darf. Dieser Satz ist jedoch nicht stichhaltig, denn daß Arsen auch durch Zahnbein hindurch zur Wirkung kommt, wird heute wohl von niemand mehr bestritten. Preiswerk hat dies durch einwandfreie Versuche festgestellt. Billeter ist zu ganz ähnlichen Resultaten gekommen. In neuerer Zeit hat auch Euler darauf hingewiesen, Bödecker hat sogar experimentell den Beweis erbracht, daß hierbei die Dicke der dazwischen liegenden Schicht ohne Belang sei. Er schreibt wörtlich über seine Versuche, die er an Menschen und Kaninchen gemacht hat: „Es schien indessen in bezug auf die durch das Gift verursachten Veränderungen ganz unwesentlich zu sein, wie dick das dazwischen liegende Gewebe war." Die Freilegung der Pulpa ist aber, wie ich schon erwähnt habe, deshalb angebrachter, weil sie eine richtige Diagnose sichert, die nach den subjektiven Angaben des Patienten allein immer eine Wahrscheinlichkeitsdiagnose ist. Wir gewinnen dadurch die Gewißheit darüber, ob nur eine Entzündung der Pulpa vorliegt oder eine Eiterung oder gar eine Gangrän. Will man ohne Anästhesierung die Pulpa in einem gesunden Zahne freilegen, so geschieht dies unter ganz geringen Schmerzen am besten mit einem neuen, sehr feinen Rosenbohrer. In welcher Weise auf die verschiedenen Erkrankungen der Pulpa bei der Einführung der Paste Rücksicht zu nehmen ist, wird bei den therapeutischen Maßnahmen des näheren angegeben werden.

b) Ätzung der Pulpaoberfläche mit Karbolsäure.

Nachdem die Pulpa freigelegt ist, läßt man sie ausbluten. Das hervorrieselnde Blut wird mit einem trockenen Wattebäuschchen ein- oder mehrere Male abgetupft. Man bringt dann ein in konzentrierte Karbolsäure getauchtes Wattebäuschchen auf die freie (bzw. noch bedeckte) Pulpa. Das mit Karbolsäure getränkte Wattebäuschchen bleibt nun so lange in der kariösen Höhle über der Pulpa und zwar in Berührung mit derselben liegen, bis die Zahnschmerzen vollständig beseitigt sind. Speichelzufluß ist zu vermeiden. In allen Fällen hört der Schmerz nach 10 Minuten vollständig auf. Es kommt auch ab und zu vor, daß Patienten gleich nach dem Ausbluten bzw. nach der Einführung des Karbolwattebäuschchens auf die Pulpa angeben, daß der Schmerz aufgehört hat. Auch besteht die Möglichkeit, daß die Schmerzen ganz spontan nachlassen, wie das ja bei Zahnschmerzen sehr oft der Fall ist. Trotzdem muß man auch in diesen Fällen die Karbolsäure 10 Minuten lang einwirken lassen, soll die nachfolgende Applikation der Arsenpaste vollständig schmerzlos vor sich gehen.

Ich habe anfangs in den meisten Fällen, in welchen ich die Karbolsäure nicht so lange einwirken ließ, da die Patienten angaben, schmerzfrei zu sein, so große Schmerzen gleich nach der Arsenapplikation eintreten sehen, daß ich jedesmal die Einlage wieder herausnehmen mußte. Manchmal waren die Schmerzen so heftig, daß die Patienten, obwohl sie schon seit einer halben Stunde das Operationszimmer verlassen hatten, wieder zurückkehrten. Erst nach der länger währenden Einwirkung der konzentrierten Karbolsäure war eine erneute Applikation der Arsenpaste vollständig schmerzfrei. Nachdem ich die Versuche, durch vorherige Einwirkung von Karbolsäure eine *schmerzlose* Devitalisation der Pulpa zu erzielen, verschiedentlich nach der Uhr kontrolliert hatte, fand ich, *daß eine 10 Minuten dauernde Einwirkung von konzentrierter Karbolsäure auf die Pulpa nötig ist, um den nach Arseneinlagen so oft auftretenden heftigen Schmerzen in jedem Falle vorzubeugen.* Ich habe nach diesem Verfahren in den letzten 30 Jahren über 2500 Arseneinlagen gemacht, in kaum 10 Fällen größere Schmerzen nach denselben auftreten sehen und nur ab und zu ein leichtes Ziehen im Zahne wahrgenommen.

Die Beobachtung der schmerzstillenden Einwirkung der konzentrierten Karbolsäure auf die Pulpa und den günstigen Einfluß auf die nachfolgende Arseneinlage habe ich ganz zufällig gemacht. Schon während meiner Studienzeit mußte ich jede kariöse Höhle vor dem Füllen zur Desinfizierung mit Karbolsäure auswaschen. Ich ließ nun einmal, nachdem die Pulpa ausgeblutet hatte, den mit Karbolsäure-getränkten Wattebausch länger als gewöhnlich in der Zahnhöhle liegen und machte dabei die Wahrnehmung, daß die Einwirkung der Arsenpaste hinterher weniger schmerzhaft war als sonst. Das brachte mich auf den Gedanken, absichtlich so zu verfahren; der Erfolg trat nun immer ein. Die Wirkung beruht wahrscheinlich einmal auf der lokal anästhesierenden Eigenschaft der Karbolsäure und zweitens darauf, daß die Arsenpaste unter dem Einfluß des Ätzschorfes die Pulpa etwas weniger stürmisch angreift.

c) Bestimmung der Quantität der einzuführenden Paste.

Die Zeit, während welcher die Karbolsäure auf die Pulpa einwirkt, benutzt man zur Vorbereitung derjenigen Maßnahmen, die für die Applikation der Arsenpaste notwendig sind. Man nimmt ein kleines etwa 2—3 mm großes Wattebäuschchen (je größer die exponierte Stelle ist, desto größer muß auch das Wattebäuschchen sein) und bringt darauf je nach Art des Zahnes und dem Alter des Patienten, d. h. je nach dem größeren bzw. kleineren Volumen der Pulpa ein mehr oder weniger großes Quantum der Arsenpaste. Das Verfahren, nach dem man früher ein gleich großes Quantum für alle Pulpenabtötungen anwandte, ist nach meiner Erfahrung durchaus falsch, denn verschieden umfangreiche Gewebsteile können durch ein gleich großes Quantum der Paste unmöglich während gleicher Einwirkungszeit in gleicher Weise nekrotisiert werden. Die Menge der eingeführten Arsenpaste wechselt zwischen der Größe von $^1/_2$—1 Stecknadelkopf. Die Paste darf nicht mehr Arsen enthalten als die Maximaldosis beträgt, vgl. S. 112. Wieweit die Blutzirkulation in dem Pulpengewebe die schnellere oder langsamere Aufnahme der Arsenpaste beeinflußt, ist noch unentschieden obwohl *Carreras* durch Tierversuche bewiesen zu haben glaubt, daß die Pulpa keine oder nur eine sehr geringe Resorptionsfähigkeit besitzt.

d) Einführung und Befestigung der Einlage.

Man trocknet die kariöse Höhle und bringt mit einer Pinzette das mit Arsenpaste bedeckte Wattebäuschchen ohne Druck direkt auf die Pulpa. Die Watte darf die Ränder der Kavität nirgends überragen. Darauf wird die Höhle mit weich angerührtem Fletschers Artificial-Dentine oder einem ähnlichen Präparat auf das sorgfältigste verschlossen, ohne dabei einen Druck auf die Pulpa auszuüben und den Wattebausch zu verschieben. Eines der besten deutschen Präparate ist Dr. Speyers künstliches Dentin. Man verfährt am besten in der Weise, daß man je nach Lage der Höhle mit einem geraden oder gebogenen Spatel eine kleine Portion nach dem Zahnrande zu abstreicht, eine zweite Portion nach der entgegengesetzten Seite in gleicher Weise einführt und schließlich die Höhle vollfüllt. W. Sachs legt ein gebogenes Kartonpapier oder eine Metallkappe derart über die mit Watte eingeführte Paste, daß die Ränder der Kappe auf dem Dentin ruhen, damit jeder Druck auf die Pulpa vermieden wird. Für denjenigen, der nach meiner Methode arbeitet, sind diese Kappen überflüssig; wir können sie um so leichter entbehren, da ihre Anwendung bei schwer zugänglichen Höhlen mit großen Schwierigkeiten verbunden ist. Fällt das Fletscher-Dentine beim Anrühren etwas härter aus, so schadet das nichts, da die mit Karbolsäure 10 Minuten lang geätzte Pulpa gegen Druck etwas weniger empfindlich geworden ist. Zum Verschluß von Kavitäten, die unter das Zahnfleisch reichen, benutzt man, um das Anätzen des Zahnfleisches zu verhüten, Zement. Ganz unzweckmäßig ist die Befestigung der Einlage mit Wachs, Guttapercha oder Watte, die in Mastix oder Sandarac getaucht ist, da sie nur einen ungenügenden Verschluß abgeben, wodurch Intoxikationen hervorgerufen werden können, vgl. S. 110.

e) Dauer der Einwirkung der Arseneinlage.

Es fragt sich nun, wie lange die Arsenpaste im Zahne liegen muß, um eine möglichst vollständige Devitalisation der Pulpa herbeizuführen. Nach den Ansichten der meisten Autoren genügt eine 24—48stündige Einlage, um die Pulpa abzutöten. Die Gründe für die kürzere oder längere Dauer der Einwirkung sind verschieden. Ich habe die Erfahrung gemacht, daß es durchaus nicht gleichgültig ist, ob in einem Falle die Paste nur einen Tag und im anderen Falle zwei Tage im Zahne liegen bleibt. Es muß doch unbedingt ein Unterschied darin liegen, ob wir z. B. einen seitlichen Schneidezahn, der doch nur einen dünnen Pulpenstrang hat, abzutöten haben oder einen zweiten Molaren, dessen Pulpenvolumen mehrere Male so groß ist. Es kann auch nicht gleichgültig sein, ob man die Pulpa eines unteren Schneidezahnes oder eines oberen Eckzahnes zu devitalisieren hat, oder ob man den Zahn eines jüngeren Individuums mit größerem Pulpavolumen oder den einer älteren Person mit kleinerem Pulpavolumen zu behandeln hat. Auch ist es nicht ausgeschlossen, daß der größere Gefäßreichtum jugendlicher Pulpen eine schnellere Aufnahme des Arsens ermöglicht, als eine weniger gefäßreiche Pulpa älterer Personen Es muß aber auch in Betracht gezogen werden, daß die Pulpa bei verschiedenen Personen auch ein verschieden großes Volumen hat.

Schon im Jahre 1892 hatte ich darauf hingewiesen, daß selbst bei Personen jüngeren Lebensalters eine partielle Atrophie der Pulpa gar nicht so selten ist, ein Umstand, der unbedingt für die Menge der Arsenpaste und für die Dauer ihrer Einwirkung berücksichtigt werden muß. Die von mir gemachten Beobachtungen sind 1907 von Williger bestätigt worden. Es sei hierbei ganz kurz auch auf Messungen hingewiesen, welche die Größenverhältnisse des Cavum pulpae nach Altersstufen betreffen. Diese sind zuerst von Szabó, dann viel umfangreicher von Trueb gemacht worden und haben ergeben, daß die physiologische Dentinzunahme das ganze Leben hindurch anhält und daß die Dentinwandung um so dicker ist, je älter ein Zahn ist. Je dicker die Zahnbeinwandungen aber sind, desto kleiner ist die Pulpa. Trifft das auch für die meisten Zähne zu, so gibt es doch auch wiederum Ausnahmen, wo schon bei jugendlichen Individuen der Dentinanbau so stark ist, daß die Pulpa auf ein Minimum reduziert, manchmal sogar vollständig geschwunden ist. Solche Fälle sind bei der Pulpendevitalisation mit Arsen besonders zu berücksichtigen.

Deshalb läßt man die Arsenpaste in einem seitlichen Schneidezahne immer nur ungefähr 24 Stunden liegen, während man sie in einem Molaren zweimal 24 Stunden einwirken läßt. Da sich eine genaue Zeitdauer nicht immer innehalten läßt, schon mit Rücksicht auf andere Arbeiten, die in einer größeren Praxis zu erledigen sind, so schadet es nicht, wenn diese Zeit um einige Stunden verkürzt oder überschritten wird. Wenn man die Arseneinlage in einem seitlichen Schneidezahne z. B. vormittags um 10 Uhr macht und sie nicht schon nach 24 Stunden herausnehmen kann, weil diese Zeit durch andere auszuführende Operationen bereits besetzt ist, so lasse man die Arsenpaste bis zum folgenden Nachmittag um 5 Uhr im Zahne. Die Paste würde dann 31 Stunden im Zahne liegen bleiben. Wenn man, um ein anderes Beispiel zu wählen, die Paste nachmittags um 6 Uhr in den Zahn einlegt, und es aus Zeitmangel unmöglich ist, sie am nächsten Nachmittag um 6 Uhr zu entfernen, so macht es nichts aus, wenn sie z. B. schon um 4 Uhr herausgenommen wird (sie würde dann nur 22 Stunden im Zahne gelegen haben), oder erst am zweitnächsten Tage morgens um 9 Uhr (die Paste würde im letzteren Falle 39 Stunden im Zahne gelegen haben). Man muß sich selbstverständlich vor der Applikation der Paste darüber klar sein, wie lange man sie im Zahne liegen lassen will; denn die Menge der einzuführenden Paste richtet sich nach der Länge der Zeit, welche die Einlage im Zahne verbleibt. Läßt man also das Arsen 39 Stunden einwirken, so nimmt man ein kleineres Quantum, bei 22stündiger Einwirkung ein größeres Quantum.

Von besonderer Bedeutung für die Wirkung der Paste ist auch die Frage, ob die Pulpa freiliegt oder nicht. Befindet sich noch eine dünne Zahnbeinschicht über der Pulpa, so wird die Paste, die erst diese Schicht zu durchdringen hat, um zur Wirkung zu kommen, längere Zeit zur Devitalisation brauchen, als wenn die Pulpa freiliegt und die Wirkung sofort eintreten kann. Durch kariöse Dentinschichten, die keine Säftezirkulation haben, soll nach Szabó eine Devitalisation überhaupt nicht erfolgen können. Es ist auch ein Unterschied in der Einwirkung, worauf auch schon mehrere Autoren hingewiesen haben, ob die Paste nur von einem Punkt aus einwirkt, oder von einer größerer freigelegten Pulpafläche. Im allgemeinen wird der Satz Geltung behalten: Je größer die Fläche ist, von welcher aus die Paste einwirken kann, desto schneller wird die Nekrotisierung der Pulpa vor sich gehen. Sollte das Arsen auch nach zweimal 24 Stunden nicht genügend gewirkt haben, um die Pulpa schmerzlos oder doch mit erträglichen Empfindungen zu entfernen, so kann nach Entfernung der Kronenpulpa, was immer schmerzlos vor sich geht, die Einlage ohne Schaden für einen weiteren Tag wiederholt werden. In keinem Falle darf jedoch selbst bei Molaren die Arsenpaste länger als $2^1/_2$ Tage im Zahne liegen bleiben. Ich befinde mich hier im Gegensatze zu Smreker, Boennecken, Scheff, Morgenstern u. a..

Smreker (1893) ließ das Arsen, um größere Empfindungslosigkeit zu erzielen, 6—8 Tage über der Pulpa liegen. Boennecken (1898) bohrte nach der ersten Einlage (1—2 Tage) nur die Kronenpulpa fort und machte dann eine zweite Arseneinlage, die er hermetisch mit Zement verschloß und 6—8 Tage im Zahne liegen ließ. Manchmal war sogar eine dritte und vierte Arsenapplikation erforderlich.

Scheff behauptete, daß die Arseneinlage ohne unangenehme Begleiterscheinungen zu gewärtigen, 4—6, ja ca. 8 Tage im Zahne gelassen werden kann. Ich will hier gleich bemerken, daß ich auch bei kürzerer Einwirkungszeit, wenn auch sehr selten, eine Periodontitis habe auftreten sehen. Es ist doch aber ein Unterschied, ob die periodontitischen Erscheinungen bei zu langem Verweilen der Paste im Zahne fast regelmäßig eintreten oder bei normaler Einwirkungszeit nur ganz ausnahmsweise. Auch steht nicht fest, ob die Periodontitis nach Arseneinlagen eine Folge der Arsenwirkung oder auf eine Infektion von seiten der Pulpa zurückzuführen ist. Warum bei Scheff die Arseneinlagen solange im Zahne liegen bleiben können, ohne daß eine Schädigung des Perizements eintritt, die nach seinen Angaben nicht öfter auftreten soll, als wenn die Paste nur 24 oder 48 Stunden im Zahne gelegen hat, ist bis jetzt noch vollständig unaufgeklärt. Ob das Ol. menth. pip. anglicanum, das Scheff der von ihm benutzten Paste zufügt, die Wirkung des Arsens herabsetzt, d. h. die Paste langsamer resorbierbar macht oder ob andere Umstände mitsprechen, darüber steht nichts Sicheres fest. Wahrscheinlich ist, daß von dem quantitativen Zusatz des Arsens die Zeitdauer der Einlage abhängig ist, d. h. je mehr Arsen in der Paste ist, desto schneller geht die Wirkung vor sich. Hat doch auch Miller sich ähnlich darüber geäußert, indem er auf Grund von vielen Versuchen den Satz aufstellte: „Die Schnelligkeit und Intensität der lokalen Wirkung der arsenigen Säure hängen unter gewissen Umständen in hohem Grade von der Substanz resp. den Substanzen, die ihr beigemengt sind, ab.“

Mein Verfahren übe ich schon seit fast 30 Jahren. Ich führe das besonders an, um zu zeigen, daß es sich um eine nach jeder Richtung hin erprobte Methode handelt. Ich konstatiere es besonders den Bemerkungen Scheffs gegenüber, der behauptete, daß die Annahme, Arsenik dürfe nicht länger als 24—48 Stunden im Zahne liegen bleiben, „eine ohne Nachprüfung übernommene und weiter verbreitete unmotivierte Anschauung ist". In den wenigen Fällen, in denen die von mir gemachten Einlagen länger als $2^1/_2$ Tage im Zahne geblieben waren, habe ich fast regelmäßig eine stärkere Periodontitis zu verzeichnen gehabt. Darum ist es angebracht, bei Arseneinlagen die Einwirkungszeit von $2^1/_2$ Tagen gewöhnlich nicht zu überschreiten.

4. Indikation für das Abtöten der Pulpa.

In dem Abschnitt der Erhaltung der Pulpa durch Überkappung ist schon die Indikation für das Abtöten der Pulpa angegeben worden, sodaß sie an dieser Stelle nur kurz angeführt zu werden braucht.

Die Pulpa muß abgetötet werden:

1. bei
   a) Pulpitis acuta superficialis,
   b) Pulpitis acuta simplex (partialis),

wenn etwaige Versuche zur Erhaltung der Pulpa erfolglos geblieben sind;

2. bei
   a) Pulpitis acuta simplex (totalis),
   b) Pulpitis acuta purulenta,
   c) Pulpitis chronica gangraenosa,
   d) Pulpitis chronica ulcerosa,
   e) Pulpitis chronica granulomatosa,
   f) Atrophia pulpae,

wenn die Pulpa total entzündet ist oder wenn infolge anderer Erkrankungen noch lebende Gewebsreste vorhanden sind;

3. bei gesunden Pulpen:
   a) wenn die dauernde Erhaltung des Zahnes durch Füllung nur durch Entfernung der Kronenpulpa oder Ausnutzung des Cavum pulpae für die Verankerung der Füllung zu erreichen ist,
   b) wenn ein vollständiger Ersatz der Krone aus kosmetischen Gründen angebracht ist,
   c) wenn bei Herstellung eines Brückenpfeilers für Brückenersatz durch zu starkes Abschleifen die Erhaltung der Pulpa in Frage gestellt wird,
   d) wenn im Wurzelkanal der Träger (Stift) einer Krone oder einer Einlage zur Befestigung von Brücken oder der Träger eines Stützapparates für lockere Zähne verankert werden soll,
   e) bei äußerlich intakten Zähnen, bei denen das Vorhandensein von Dentikeln durch Röntgenaufnahme festgestellt worden ist.

Die vorhandene auf infektiöser Grundlage beruhende Periodontitis bildet keine Kontraindikation für die Anwendung von Arsen, wie bereits erwähnt worden ist.

5. Bedeutung einer richtigen Diagnose für das Abtöten der Pulpa.

So wichtig das Erkennen der Pulpenerkrankungen für die Erhaltung der Pulpa durch die Überkappung ist, ebenso bedeutungsvoll ist auch die richtige Diagnose für das Abtöten der Pulpa. Sind auch die therapeutischen Maßnahmen für einzelne Erkrankungen die gleichen, so z. B. für die Pulpitis acuta superficialis, Pulpitis acuta simplex und Pulpitis chronica ulcerosa, so weichen sie bei den übrigen Erkrankungen, der Pulpitis acuta purulenta, Pulpitis chronica gangraenosa und Pulpitis chronica granulomatosa so sehr voneinander ab, daß diese unbedingt differentialdiagnostisch voneinander unterschieden werden müssen, wenn die Arseneinlage mit Erfolg zur Wirkung kommen soll. Bei der Pulpitis acuta purulenta finden wir einen Teil der Pulpa, meist den oberen Zipfel, schon in Eiterung übergangen. Wenn wir dem Eiter keinen Abfluß verschaffen und die Arsenpaste nicht an den lebenden Pulpenteil heranbringen, dann werden wir uns nicht wundern dürfen, wenn die Wirkung der Paste ganz oder teilweise ausbleibt, da sie ja nur dann zur Wirkung kommt, wenn sie in unmittelbare Berührung mit lebendem Gewebe gebracht wird, am besten mit der Pulpa selbst.

Ebenso wichtig ist die Feststellung der Pulpitis chronica gangraenosa. Ihr Wesen besteht darin, daß ein Teil, bei Molaren oft der ganze Kronenteil und eine Wurzelpulpa, vollständig gangränös zerfallen ist. Diese Zerfallsprodukte müssen erst vollständig aus dem Zahne entfernt und damit der Zugang zum lebenden Pulpenteil freigelegt werden, ehe die Arseneinlage erfolgreich einwirken kann.

Auch die Pulpitis chronica granulomatosa (Pulpenpolyp) muß vorher diagnostiziert werden. Erst nach dem Abtrennen des Polypenkopfes haben wir den Pulpaherd vor uns, auf den wir das mit der Paste versehene Wattekügelchen auflegen. Differentialdiagnostisch ist diese Erkrankung von dem Zahnfleischpolypen zu unterscheiden, einer Wucherung, die vom Zahnfleisch ausgeht und in die kariöse Höhle hineinragt. Da Verwechslungen schwere toxische Nebenwirkungen im Gefolge haben können, muß darauf geachtet werden, daß nicht etwa Wucherungen aus dem Periost des Knochens bei Perforation des Cavum pulpae fälschlich für Pulpengewebe angesehen werden.

Wird die Paste nicht unter Berücksichtigung einer richtigen Diagnose sorgfältig eingelegt, dann treten eben Fälle ein, wo die Paste nicht gewirkt hat und, wie man oft zu hören bekommt, „die Pulpa nicht tot zu kriegen ist“.

6. Abtöten der Pulpa bei den einzelnen Pulpakrankheiten.

Wir haben schon angeführt, daß die therapeutischen Maßnahmen zum Abtöten der Pulpa bei den einzelnen Erkrankungen verschieden sind; deshalb sollen sie im folgenden besonders beschrieben werden.

a) Pulpitis acuta superficialis.

Im 4. Kapitel haben wir bereits erwähnt, daß Pulpen in diesem Entzündungsstadium durch Pulpenüberkappung zur Heilung gebracht werden können. Die Pulpa ist trotz Infektion noch mit hartem Dentin bedeckt. Sollte trotzdem einmal aus irgend einem Grunde die Abtötung erforderlich sein, so wird die Paste, falls die Freilegung der Pulpa untunlich erscheint, an der Stelle deponiert, die vermutlich die dünnste Zahnbeinschicht über der Pulpa aufweist (Abb. 37).

b) Pulpitis acuta simplex.

Die Behandlung der Pulpitis acuta partialis und Pulpitis acuta totalis geschieht, falls die Pulpa zerstört werden soll, in derselben Weise.

a) Exkavierung der kariösen Zahnbeinmasse bis zur Freilegung der Pulpa.
b) Austupfen des etwa hervorrieselnden Blutes mit einem trockenen Wattebäuschchen.
c) Einlegen eines in konzentrierte Karbolsäure getauchten Wattebäuschchens auf die Pulpa für 10 Minuten (Speichelzufluß vermeiden!).
d) Festsetzung des Termins für die Extraktion der Pulpa.
e) Vorbereitung des Wattebäuschchens mit der Arsenpaste.
f) Einführung der Arsenpaste und Einlagen-Verschluß (Abb. 38).

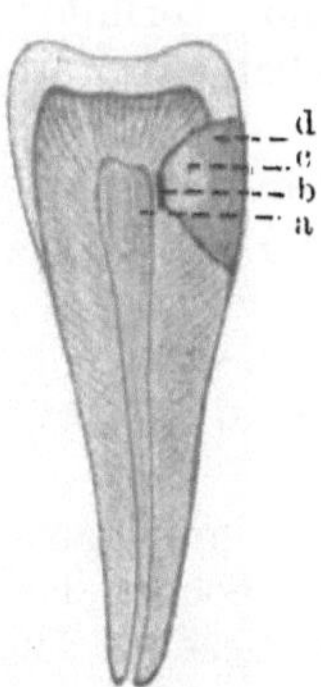

Abb. 37. Arseneinlage bei Pulpitis acuta superficialis, schematisch dargestellt. a Entzündeter, noch vom Zahnbein bedeckter Pulpenteil, b Arsenpaste, c Watte, d Einlagenverschluß.

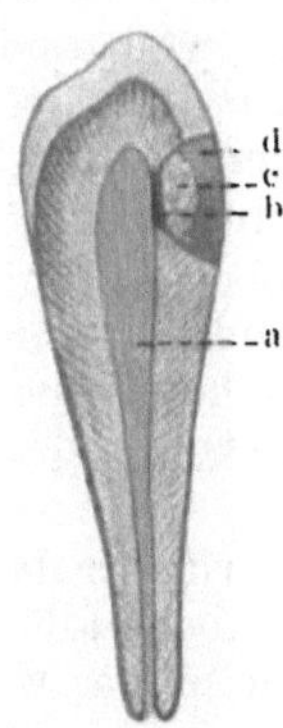

Abb. 38. Arseneinlage bei Pulpitis acuta simplex, schematisch dargestellt. a entzündete Pulpa, b Arsenpaste, c Watte, d Einlagenverschluß.

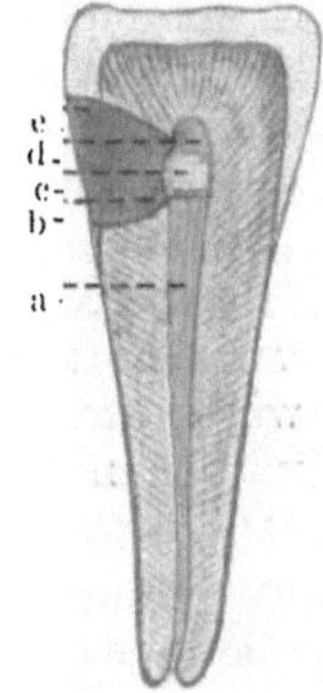

Abb. 39. Arseneinlage bei Pulpitis acuta purulenta, schematisch dargestellt. a Entzündete Pulpa, b Arsenpaste, c Watte, d vereiterter Pulpenteil (Eiter entfernt), e Einlagenverschluß.

Handelt es sich um eine traumatische Verletzung der Pulpa mit einem Instrument (Bohrer), so geschieht die Abtötung in derselben Weise, wie bei der Pulpitis acuta simplex. Ist die Pulpa durch Fraktur der Zahnkrone oder durch Abkauen des Zahnes freigelegt worden, dann empfiehlt sich die Anästhesierung der Pulpa durch das Injektionsverfahren oder die Druckanästhesie, da Arseneinlagen in solchen Fällen nicht gut befestigt werden können.

c) Pulpitis acuta purulenta.

a) Exkavierung der kariösen Zahnbeinmasse bis zur Freilegung der Pulpa,
b) Austupfen des hervorrieselnden Eiters und Orientierung über die Lage des lebenden Pulpenteiles, dann weiter wie bei der Pulpitis acuta simplex (Abb. 39).

d) Pulpitis chronica gangraenosa.

a) Exkavierung des kariösen Zahnbeins und aller vorhandenen Fäulnismassen bis zum Boden des Cavum pulpae,
b) Entfernung aller gangränösen Pulpenmassen aus den Wurzelkanälen mit einem Nervextraktor, bis man auf lebendes Gewebe stößt. Dann weiter wie bei der Pulpitis acuta simplex.

Bei Behandlung der Pulpitis chronica gangraenosa in Zähnen mit zwei Wurzelpulpen hat man drei verschiedene Stadien zu unterscheiden:

1. kann eine Wurzelpulpa vollständig gangränös zerfallen sein, die andere Wurzelpulpa aber eine noch lebende, jedoch vollständig entzündete Pulpa aufweisen (Abb. 40),
2. kann eine Wurzelpulpa vollständig gangränös zerfallen sein, die andere Wurzelpulpa aber noch einen lebenden Pulpenteil vor dem Apex aufweisen (Abb. 41),
3. können beide Wurzelpulpen vollständig gangränös zerfallen sein.

Die Behandlung der Wurzelkanäle mit vollständig gangränös zerfallenen Pulpen wird bei Behandlung der Wurzelkanäle nach Extraktion der Pulpa noch besonders besprochen werden. In diesem Kapitel haben wir es nur mit der Entfernung der noch lebenden Reste der Wurzelpulpen zu tun.

Handelt es sich um Fall 1, so tritt für den Pulpenkanal mit vollständig gangränöser Pulpa die Gangränbehandlung in ihre Rechte; zur Entfernung der entzündeten Wurzelpulpa wird jedoch dieselbe Therapie angewandt wie bei der Pulpitis acuta simplex.

Handelt es sich um Fall 2, wo also in einem Kanal nur noch ein kleiner Teil der Wurzelpulpa lebt, dann werden zunächst alle gangränösen Pulpenmassen mit einem Nervextraktor aus dem Wurzelkanal entfernt; darauf wird die Zerstörung des lebenden Pulpenrestes vorgenommen. Meist kann der winzige Pulpenrest ohne jede Anästhesierung extrahiert werden. Ist jedoch schon die bloße Berührung dieses Pulpenstumpfes sehr schmerzhaft, so muß man diese Reste durch mehrtägige Einlagen von Karbolsäure, Chlorzink oder Kokain unempfindlich machen. Ein mehrmaliges Betupfen des Pulpenrestes mit Aqua regia genügt meist auch schon, um die Spitze der Wurzelpulpen schmerzlos zu entfernen Nur wenn noch ein größerer Pulpenrest vorhanden ist, kann eine Arseneinlage in kleinster Quantität und nur für mehrere Stunden indiziert sein. Auch die Injektionsmethode kann in solchen Fällen in Anwendung gezogen werden.

e) Pulpitis chronica ulcerosa.

Die Behandlung geschieht in derselben Weise wie bei der Pulpitis acuta simplex.

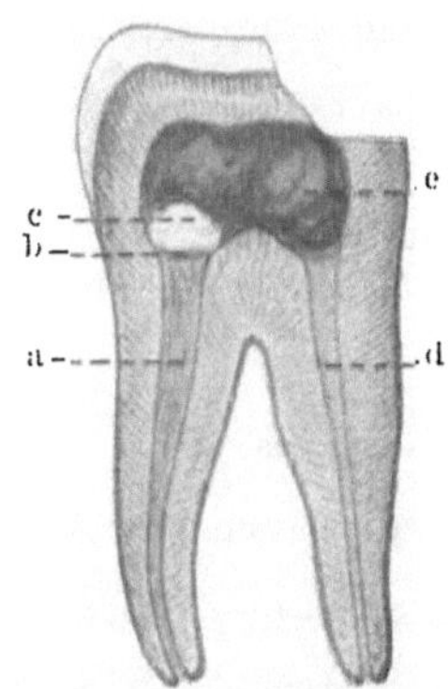

Abb. 40. Arseneinlage bei Pulpitis chronica gangraenosa, schematisch dargestellt. a Entzündete Wurzelpulpa, b Arsenpaste, c Watte, d gangränös zerfallene Wurzelpulpa, e Cavum pulpae, von gangränösen Massen befreit.

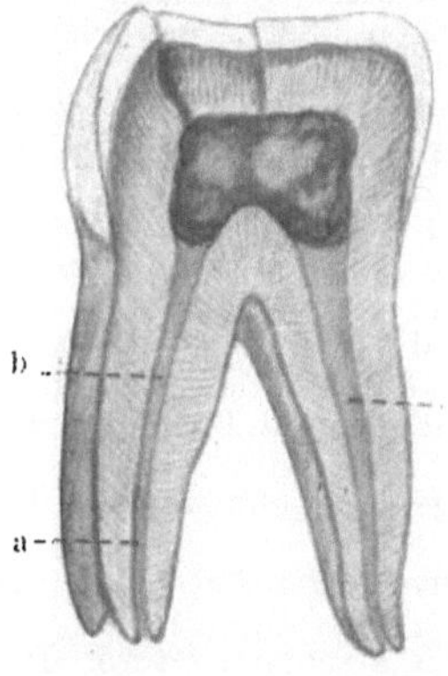

Abb. 41. Pulpitis chronica gangraenosa mit nur winzigem lebendem Pulpenteil, schematisch dargestellt. a Entzündeter Teil der Wurzelpulpa, b gangränös zerfallener Teil der Wurzelpulpa, c gangränös zerfallene Wurzelpulpa.

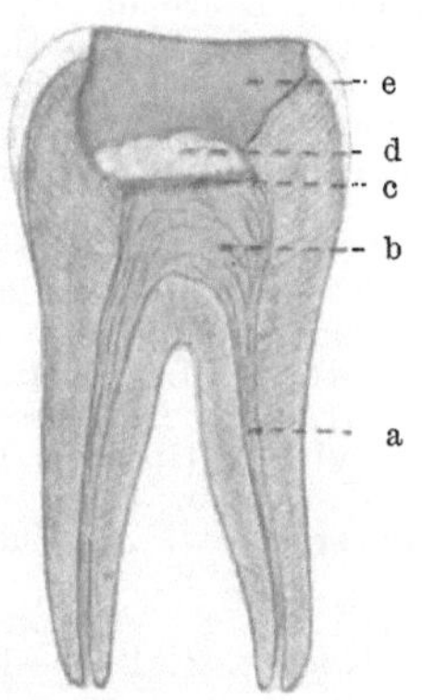

Abb. 42. Arseneinlage bei Pulpitis chronica granulomatosa, schematisch dargestellt. Pulpenpolyp abgetrennt. a Wurzelpulpa, b Kronenpulpa, c Arsenpaste, d Watte, e Einlagenverschluß.

f) Pulpitis chronica granulomatosa (Pulpenpolyp).

a) Abschneiden des Polypenkopfes (vgl. S. 26) mit einem Messer.

b) Stillen der Blutung.

Dann weiter wie bei der Pulpitis acuta simplex (Abb. 42).

Das Abtrennen des Polypenkopfes von der Pulpa ist fast schmerzlos auszuführen. Fehlen doch, wie Römer nachgewiesen hat, in diesem Gebiete die Nervenfasern fast vollständig. Diese sind in der Regel erst am Übergangsteil der Krone in die Wurzel anzutreffen.

g) Atrophia pulpae.

Die Devitalisation der Pulpa kommt nur dann in Frage, wenn noch lebende Gewebsreste vorhanden sind. Sie geschieht in derselben Weise wie bei der Pulpitis acuta simplex.

Literatur.

Albrecht, Ed., Die Krankheiten der Zahnpulpa. Berlin 1858.

Allen, Disk. bei der Verh. der American. Dent. Association in Cleveland 1862. Ref. D. V. f. Z. 1863. H. 1.

Arkövy, Bericht über einige Experimente bezüglich der Devitalisation der Zahnpulpa. D. V. f. Z. 1882. H. 2.

Auerbach, Arsenik-Ätzpasta und ihre nachteilige Wirkung. D. V. f. Z. 1867. H. 3.

Bates, Sp., Über die Behandlung der entzündeten Pulpa. Brit. Journ. of Dent. Science. 1863. H. 4. Übers. D. V. f. Z. 1863. H. 3.

Baume, Lehrbuch der Zahnheilkunde. Leipzig 1885.

Billeter, C., Meine Erfahrungen über Arsenbehandlung und Pulpaamputation. Schw. V. f. Z. 1899. H. 1.

Bödecker, Die Anatomie und Pathologie der Zähne. Wien 1899.

Boennecken, H., Über neuere Methoden in der Behandlung erkrankter Pulpen. Öst.-ung. V. f. Z. 1898. H. 1.

Bolten, Direkte Pulpenanästhesie etc. D. z. W. 1910. Nr. 24.

Du Bouchet, Über ein neues Mittel, Nichtleiter, zur Deckung von Zahnnerven und empfindlichen Zähnen. D. Z. 1856.

Brandt, L., Lehrbuch der Zahnheilkunde. Berlin 1890.

Carreras, P., Die Resorptionsfähigkeit der Zahnpulpa. Ref. Korr. f. Z. 1894. H. 2.

Cartwight, Über die Erkrankung und Behandlung der Zahnpulpa. D. Z. 1861. H. 5 u. 6.

Chrustschow, A., Zur Frage der schmerzlosen Pulpakauterisation. D. M. f. Z. 1892. H. 1.

Coulliaux, A., Anatomie, Physiologie, Pathologie der Zahnpulpa (des Menschen). Korr. f. Z. 1896—1899.

Detzner, Die Verwendung der arsenigen Säure. D. M. f. Z. 1892. H. 2. V. B.

— Über den Gebrauch der arsenigen Säure zur Abätzung der Zahnpulpa. D. M. f. Z. 1895. H. 4.

Ellis, Über die Anwendung des Arseniks in der Zahnheilkunde. D. Z. 1862. H. 7.

Euler, Allgemeine und kasuistische Bemerkungen zur Frage unerwünschter Arsenwirkungen. Korr. f. Z. 1909. H. 1.

Fischer, G., Beiträge zur Frage der lokalen Anästhesie (Kokain, Nirvanin, Tropakokain, Stovain, Novokain). D. M. f. Z. 1906. H. 6.

Flesch, Ad., Beiträge zur Behandlung devitalisierter Zähne mit Borax. Öst.-ung. V. f. Z. 1894. H. 1.

Foster-Flagg, Arsenige Säure als Zerstörungsmittel für Pulpen. Dent. Cosmos. 1868. H. 11. Ref. D. M. f. Z. 1870. H. 2 u. 3.

Frey, Tabulettae compressae mit Arsen und Kobalt. D. z. W. 1906. Nr. 3. V. B.

French, Fr., Die Behandlung und Zerstörung der Pulpa. Korr. f. Z. 1892. H. 2.

Frohmann, D., Die Grenzen der Injektionsanästhesie in der zahnärztlichen Chirurgie. Verh. d. V. Int. zahnärztl. Kongr. Bd. 2.

Geist, J. P., Zur Behandlung „toter Zähne". D. M. f. Z. 1892. H. 1.

Gilles, Über die Anwendung des Kokains als lokales Anästhetikum bei Zahnoperationen. Korr. f. Z. 1885. H. 1.

— Die Anwendung des Cocainum muriatum in Verbindung mit der Arsenpaste. D. M. f. Z. 1885. H. 5.

Greve, Zur Kenntnis der Einwirkung der arsenigen Säure auf die Zahnpulpa. Korr. f. Z. 1903. H. 2.

Hardmann, J., Die arsenige Säure in der Zahnheilkunde. Korr. f. Z. 1879. H. 2.

Herz-Fränkel und Schenk, Erläuterung über die Wirkung der Arsenpaste auf die Zahnpulpa. Öst.-ung. V. f. Z. 1895. H. 2.

Hirschfeld, Wm., Schmerzloses Nervtöten. D. M. f. Z. 1892. H. 4.

Jung, C., Die Erkrankungen der Wurzelhaut des Zahnes in Rücksicht auf ihre Ätiologie und Behandlung. D. M. f. Z. 1894. H. 4.

Kirk, Ed. C., Die Behandlung akuter Pulpitis. Dental Cosmos. Übers. Korr. f. Z. 1888. H. 4.

— Über koagulierende Mittel zur Behandlung der Wurzelkanäle. Dental Cosmos. 1894. Nr. 3. Ref. D. M. f. Z. 1894. H. 8.

Latimer, J. S., Die Devitalisation und Entfernung der Zahnpulpen. Dental Cosmos. 1867. Ref. D. V. f. Z. 1868. H. 1.

Lawely-York, Die Diffundierbarkeit der Koagulation usw. The Dental Record. Vol. 18. Nr. 3. Zit. nach Preiswerk.

Liebreich und Langgaard, Kompendium der Arzneiverordnung. Berlin 1891.

Linderer, J., Handbuch der Zahnheilkunde. Berlin 1848.

Lipschitz, M., Über die Atrophien der Pulpa als Folge der Bildung von Ersatzdentin. D. M. f. Z. 1892. H. 6.

— Eine methodische Anwendung der arsenigen Säure zum schmerzlosen Abtöten der Pulpa. D. M. f. Z. 1909. H. 11.

Madszar, Bemerkungen zu Prof. Scheffs Aufsatz „Über Nervozidin". Öst.-ung. V. f. Z. 1902. H. 3.

Madszar und Balassa, Vorläufige Mitteilung über die klinische Verwendbarkeit des Nervozidins. Öst.-ung. V. f. Z. 1900. H. 4.

Medwie, A. G., Über den Gebrauch der Karbolsäure in Verbindung mit Arsenik, bei Behandlung einer exponierten Zahnpulpa. Br. Journal of Dent. Science. 1866. Ref. D. Z. 1866.

Mendel, J., Une méthode rationelle de la dévitalisation indolore de la pulpe dentaire. L'Odontologie 1899. Nr. 20. Ref. D. M. f. Z. 1900. Nr. 10.

Miller, W. D., Versuche in bezug auf die Form, in welcher Arsenpaste zur Abtötung der Zahnpulpa am zweckmäßigsten anzuwenden ist. Z. W. 1894. Nr. 375 u. 376.

— W. D., Lehrbuch der konservierenden Zahnheilkunde. Leipzig 1896 u. 1908.

Morgenstern, M., Zur Kenntnis der Einwirkungsdauer der arsenigen Säure auf die Zahnpulpa. Korr. f. Z. 1903. H. 1.

Neelands, J., Schmerzlose Zerstörung der Pulpen. Dental Cosmos 1870. Nr. 6. Ref. D. V. Z. 1872. H. 2.

Parreidt, J., Antiseptika und Kaustika, ihre Anwendung zur Behandlung kariöser Zähne. D. V. f. Z. 1877. H. 2.

Paschkis, H., Materia medica. Scheffs Handb. d. Zahnheilkunde. Wien 1903. 2. Bd. 1. Teil.

Preiswerk, G., Die Pulpaamputation, eine klinische, pathologische und bakterielle Studie. Öst.-ung. V. f. Z. 1901. H. 2.

Prinz, Eine biologische Arsenreagenz-Methode. Korr. f. Z. 1915.

Putnam, C. S., Über ein Präparat zur Zerstörung des Zahnnerven und über die Behandlung der Zähne infolge der Anwendung desselben. D. Z. 1861. H. 1.

Robicsek, S., Über die wichtigsten Konsequenzen der infolge von Karies entblößten Zahnpulpen und deren Behandlung. D. V. f. Z. 1877. H. 1.

Rogers, Th., Das Füllen der Wurzeln. Vortr. i. d. Odont. Society of Great Britain. Ref. D. V. f. Z. 1866. H. 2.

Römer, O., Periodontitis und Periostitis alveolaris. Scheffs Handb. d. Zahnheilk. Wien 1903. 2. Bd. 1. Abt.

— Atlas der pathologisch-anatomischen Veränderungen der Zahnpulpa nebst Beiträgen zur normalen Anatomie von Zahnbein und Pulpa beim Menschen. Freiburg i. Br. 1909.

Rothmann, A., Pathologie und Therapie der Pulpakrankheiten. Scheffs Handb. d. Zahnheilk. 1892. Bd. 2. Abt. 1.

Sachs, W., Das Füllen der Zähne. Scheffs Handb. d. Zahnheilk. Wien. 1903. Bd. 2. Abt. 1.

Scheff, J., Über die Wirkung des Nervozidins auf die Zahnpulpa. Öst.-ung. V. f. Z. 1902. H. 2.

— Pulpentod nach subgingivaler Injektion von Nebennierenextrakt. Öst.-ung. V. f. Z. 1909. H. 1.

— Über den Einfluß der arsenigen Säure auf das Pulpagewebe. Öst.-ung. V. f. Z. 1913. H. 1.

Schenk, Fr., Über Pulpa-Devitalisation. Öst.-ung. V. f. Z. 1904. H. 4.

Schirmer, A., Über die Pathohistologie der Zahnpulpa und den gegenwärtigen Stand der Therapie der Pulpakrankheiten. Schw. D. f. Z. 1894. H. 3.

Schneider, Fr., Die Anwendung des Arseniks in der zahnärztlichen Praxis. D. V. f. Z. 1880. H. 4.

Schneider, Fr., Das Jodoform in der Zahnheilkunde. D. V. f. Z. 1882. H. 2.
Schröder, H., Beitrag zur Wirkung der arsenigen Säure auf Pulpa und Wurzelhaut. Korr. f. Z. 1912. H. 4.
Schwartzkopff, E., Einige Worte über das Nervtöten. D. M. f. Z. 1886. H. 5.
Skogsborg, R., Die Vorteile der konservativen Pulpabehandlung vor der Kauterisation mit Arsenik. D. M. f. Z. 1887. H. 7.
Smreker, E., Die Behandlung der totalen Pulpagangrän. Öst.-ung. V. f. Z. 1893. H. 1 u. 2.
Smith, H., Karbolsäure und Arsenik. Brit. Journ. of Dent. Science 1866. Nr. 3. Ref. D. V. f. Z. 1866. H. 3.
Szabó, J., Die Größenverhältnisse des Cavum pulpae nach Altersstufen. Öst.-ung. V. f. Z. 1900. H. 1.
— Über Pulpa-Lavagen zur Unterstützung der Devitalisation. Öst.-ung. V. f. Z. 1903. H. 2.
Taft, J. A., A Practical Treatise of Operative Dentistry. London 1859.
Trueb, C., Größenverhältnisse des Cavum pulpae nach Altersstufen. D. M. f. Z. 1909. H. 6.
Truman, J., Jodoform und arsenige Säure. Dental Cosmos 1887. Nr. 11. Ref. D. M. f. Z. 1888. H. 10.
— The relative penetrating power of coagulants. The Intern. Dent. Journal. 1895. Nr. 1. Ref. D. M. f. Z. 1895. H. 4.
Underwood, Über die Behandlung der bloßliegenden und erkrankten Zahnpulpa. D. Z. 1859. H. 1.
Vanderpant, M. L., Anwendung von Arsen mit Karbolsäure. Bericht d. Odont. Society of Great Britain vom 5. Nov. 1866. Ref. D. V. f. Z. 1868. H. 1.
Vanel, M. P., Arsen in der Zahnheilkunde. L'Odontologie 1907. H. 11. Übers. Od. Bl. 1907/08 Nr. 19/20.
Walkhoff, Chlorphenol. Od. Bl. 1903/04. Nr. 3 u. 4.
Wellauer, Fr., Altes und Neues über das Abtöten der Zahnpulpen. Schw. V. f. Z. 1893. H. 4.
Williger, F., Über die Einwirkung pathologischer Reize auf die Odontoblasten menschlicher Zähne nebst einigen Bemerkungen über die sog. Weilsche Schicht. D. M. f. Z. 1907. H. 1.
Wilson, J. P., Die Abtötung der Zahnpulpa und die vorbereitende Behandlung zum Füllen. Missouri 1869. III. Ref. D. V. f. Z. 1870. H. 3.
Witzel, Ad., Die antiseptische Behandlung der Pulpakrankheiten des Zahnes mit Beiträgen zur Lehre von den Neubildungen in der Pulpa. Berlin 1879.
— Sublimat zur antiseptischen Behandlung der Pulpakrankheiten. Korr. f. Z. 1885. H. 1.
— Kompendium der Pathologie und Therapie der Pulpakrankheiten des Zahnes. Hagen i. Westf. 1886.
— Die moderne Behandlung pulpakranker Zähne. Anhang zu: Das Füllen der Zähne mit Amalgam. Berlin 1899.
Witzel, Jul., Über die Wirkung der arsenigen Säure und des Thymols. Korr. f. Z. 1898. H. 3.
Zsigmondy, A., Über Arsenik und seinen Mißbrauch in der zahnärztlichen Praxis. D. V. f. Z. 1872. H. 2.

7. Schädliche Neben- und Nachwirkungen nach Arseneinlagen, ihre Verhütung und Heilung.

Die Anwendung der arsenigen Säure zum Devitalisieren der Pulpa kann, wenn sie nicht lege artis geschieht, zuweilen sehr unangenehme Neben- und Nachwirkungen örtlicher und allgemeiner Natur im Gefolge haben. Im folgenden sollen sie im Zusammenhange erörtert und auf diejenigen Maßnahmen besonders hingewiesen werden, durch deren aufmerksame Befolgung ernstere Störungen vermieden werden können.

Die unangenehmen Neben- und Nachwirkungen nach Arseneinlagen sind:

1. Periodontitis,
2. Nekrose der Interdentalpapille,
3. Nekrose des Alveolarseptums,
4. Ostitis und Nekrose größerer Knochenstücke,
5. allgemeine Intoxikation.

Die Periodontitis nach Arseneinlagen ist nur dann ätiologisch auf diese zurückzuführen, wenn sie vorher nicht schon bestanden hat. Sie kommt ab und zu mit einigen Erkrankungen der Pulpa vergesellschaftet vor, besonders dort, wo bereits ein teilweiser gangränöser Zerfall der Pulpa vorliegt. In fast allen anderen Fällen, wo vor der Arseneinlage die Wurzelhaut gesund gewesen ist, sind die periodontitischen Erscheinungen unbedingt eine Folge der Arseneinlagen. Die Intoxikation kommt entweder durch Fortleitung der Arsenwirkung über das Foramen apicale hinaus zustande, oder durch unvorsichtiges Handhaben mit der Paste beim Einführen derselben, wobei die Interdentalpapille angeätzt wird, oder durch schlechtes Verschließen der Einlage. Gegen die Auffassung, daß die Intoxikation auch auf dem Wege durch das Zahnbein erfolgen könnte, wendet sich besonders Euler. Er fragt mit Recht, warum denn die Arsenperiostitis nicht zu den alltäglichen Erscheinungen gehört. Dentinkanälchen samt Inhalt sind doch in jedem Zahne vorhanden! „Die Erklärung mit der Porosität einzelner Zähne kann kaum genügen, wenn man sich der Angabe Römers erinnert, daß auf 1 qmm rund 31000 Dentinkanälchen entfallen, mithin schon unter normalen Umständen ihr Gesamtquerschnitt einen ganz stattlichen Spielraum bietet. Ferner, zu welchen Erfahrungen hätten Cunningham und Fletscher kommen müssen, die beide den Wurzelkanal für einige Zeit mit einer arsenige Säure enthaltenden Paste gefüllt haben, und von denen Cunningham unter 512 Fällen nur dreimal, Fletscher unter 148 Fällen zweimal intensivere Beschwerden gesehen haben? Ich meine, da scheint doch der Weg durch das Foramen apicale viel plausibler.“ Euler stellt ferner die Hypothese auf, daß die Periodontitis — wenigstens teilweise — die Folge eines im Wurzelkanal eingeengten Gasdruckes (Arsenwasserstoff!) sein könnte. Ob das zutrifft, lassen wir dahingestellt sein.

Ist auch die Periodontitis nach Arseneinlagen in fast allen Fällen eine Folge der Arseneinlage, so wird man nichtsdestoweniger doch nicht die Möglichkeit von der Hand weisen dürfen, daß sie, wenn auch sehr selten, infektiöser Art ist.

Im allgemeinen treten nach meinen Erfahrungen die periodontischen Erscheinungen nach Arseneinlagen erst nach 36—48 Stunden auf, noch regelmäßiger, um nicht zu sagen fast immer, wenn die Paste länger als $2^1/_2$ Tage im Zahne gelegen hat. Diejenigen Patienten, die eine Periodontitis nach Arseneinlagen bekommen haben, erzählen gewöhnlich beim zweiten Besuch, nachdem die Einlage 2 Tage gelegen hat, in den ersten 36 Stunden sei der Zahn vollständig schmerzfrei gewesen; dann erst hätte sich eine leichte Empfindlichkeit bemerkbar gemacht, besonders beim Zusammenbeißen.

Ob ein weites Foramen apicale die Periodontitis begünstigt, ist wohl nicht als sicher anzunehmen. Denn wenn Euler auf Versuche Millers hinweist, bei denen die Wirkung von Arsen bei Rattenschwänzen, um die ein fester Ring gelegt war, jenseits der Ringe ausblieb, während sie bei losen Ringen eintrat, so muß dem entgegengehalten werden, daß 1. das Foramen apicale die Pulpen nicht so fest umschließt, wie die Ringe bei den Versuchen Millers die Schwänze, denn sonst müßten wir an dem empfindlichen Organ, wie es die Pulpa ist, immer Zahnschmerzen haben; 2. haben wir bei älteren Personen mit dünnen Pulpen und engem Foramen apicale gerade so häufig periodontitische Erscheinungen nach Arseneinlagen auftreten sehen, wie bei jüngeren Individuen, und 3. ist es fraglich, ob die Zirkulationsverhältnisse in dem Gewebe der Pulpa und dem eines Rattenschwanzes identisch sind.

Eine zweite schädliche Nebenwirkung nach Arseneinlagen ist die Nekrose der Interdentalpapille. Sie kommt dadurch zustande, daß entweder durch unvorsichtiges Einführen der Einlage etwas Arsen die Interdentalpapille streift, oder daß die Einlage selbst nicht genügend verschlossen wird. Die Möglichkeit dieser Schädigung ist nur in denjenigen Fällen gegeben, bei denen die kariöse Höhle bis unter das Zahnfleisch reicht. Die Schädigung kann schon nach 24stündiger Einwirkung eintreten. Die Papille schwillt zunächst an, wird braunrot verfärbt. Schließlich wird die ganze Papille nekrotisch und läßt sich leicht vom gesunden Gewebe abtrennen, ohne daß eine Blutung eintritt. Nur die Umgebung des gangränösen Teiles ist stärker empfindlich. Man verhütet diese Schädigung dadurch, daß man 1. die Paste nur mit der größten Vorsicht einlegt und 2. für einen guten Verschluß Sorge trägt. Am besten ist es, den Verschluß der Einlage, zu dem meistens Fletschers Artificial-Dentine benutzt wird, unter dem Zahnfleisch durch Zement zu ersetzen, da nur dies allein die Einlage so dicht abschließt, daß die nach allen Richtungen sich erstreckende Arsenwirkung nach dem Zahnfleische zu aufgehoben wird. Wachs oder Mastix geben einen nur ungenügenden Verschluß ab und sollten für diesen Zweck niemals gebraucht werden. Einige haben Amalgam, andere Kofferdam zur Verhütung der unerwünschten Arsenwirkung empfohlen. Wird die Einlage sorgfältig gemacht und mit einem guten Fletscher-Präparat verschlossen, dann ist die Einwirkung auf das Zahnfleisch, falls sie einmal eintreten sollte, so unbedeutend, daß sie niemals eine schädliche Wirkung im Gefolge hat. Diese Sorgfalt und ein guter Verschluß sind aber unbedingt nötig, um größere Störungen zu verhüten. Es muß auch darauf geachtet werden, daß nicht noch eine zweite kariöse Höhle im Zahne vorhanden ist, die bis zur Pulpa reicht. Sonst kann bei längerem Verweilen der Paste im Zahn auch durch diese

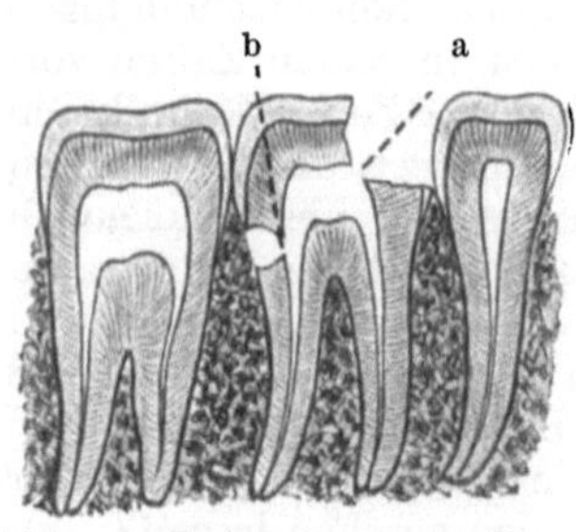

Abb. 43. Pulpa in einem Molaren an zwei Stellen bei a und b freigelegt, schematisch dargestellt.

Kommunikation eine Ätzung des Zahnfleisches erfolgen. Solche Fälle kommen zwar sehr selten vor, verdienen aber immerhin besondere Beachtung, obwohl ich selber in den wenigen Fällen, die ich zu beobachten Gelegenheit hatte, eine schädliche Wirkung niemals habe eintreten sehen. Die zweite Höhle liegt oft unter dem Zahnfleische versteckt (Abb. 43).

Unterbleibt die Entfernung der nekrotischen Interdentalpapille, so pflanzt sich die Zerstörung auf das Alveolarseptum fort. Es kann sogar zu einer Nekrose des Septums kommen, das sich schließlich als Sequester vom Kieferknochen ablöst. Nach seiner Entfernung tritt sofort Heilung ein. Die Erhaltung der Zähne ist von der Größe des Knochendefektes und der damit verbundenen Freilegung der Zahnwurzeln abhängig.

Nur in ganz seltenen Fällen geht der Krankheitsprozeß auch auf den Kiefer über und nimmt hier eine größere Ausdehnung an. Dann tritt ein Zustand ein, wie er bei jeder anderen Ostitis zu finden ist: Schwellung der Gingiva, die mit großen ausstrahlenden Schmerzen verbunden ist, unter Umständen Eiter- und Fistelbildung. Manchmal kann es infolge der wochenlang bestehenden Eiterung des Kieferknochens zu einem Verlust des Zahnes, mitunter auch eines oder zweier Nachbarzähne kommen. Die Erfahrung hat jedoch gezeigt, daß solche Fälle außerordentlich selten sind, in der Literatur finden sich nur wenige Angaben darüber verzeichnet.

Brever berichtet, daß in einem Falle durch unvorsichtige Berührung des Zahnfleisches mit Arsenik ein großer Teil der Fossa canina und die Alveolarwände von drei Zähnen zerstört worden seien. In einem anderen Falle sollen die Alveolarwände des 1. und 2. Bikuspis und des 1. Molaren durch Arsenik, das auf die Pulpa des 1. Bikuspis gelegt worden war, nekrotisch geworden sein. Daß man bei Kavitäten auf der labialen Seite der Zähne besonders vorsichtig sein muß, beweist folgender von Ad. Witzel beobachteter Fall:

„Vor vier Jahren besuchte mich ein Mädchen, dem ich, ohne gerade vorsichtig dabei zu verfahren, eine gute Portion Arsenpasta in den unteren rechtsseitigen Weisheitszahn, der an seiner Bukkalfläche kariös war, einlegte. Die Patientin sollte zwei Tage darauf zur Herausnahme der Paste bei mir wieder erscheinen, sie blieb jedoch aus, weil ihr die „Plombe“ nach ihrer Ansicht gut erschien. Erst als sich nach ca. 8 Tagen wieder Schmerzen in der betreffenden Kieferhälfte einstellten, kam sie zurück und nun fand ich nicht allein den kauterisierten Zahn wurzelkrank, sondern auch die der kariösen Höhle anliegende Backenschleimhaut geschwürig, und das Zahnfleisch, welches die Höhle umgrenzte, bis auf den Kiefer brandig zerfallen. Trotz aller Mittel konnte ich die Nekrotisierung des vom Periost entblößten Kieferteils nicht verhindern und nach Wochen löste sich, entsprechend der Linea obliqua, ein kleiner nekrotischer Knochensplitter los.“

Euler erwähnt folgenden Fall:

„Fräulein S., 22 Jahre alt. Anfang Juni 1907 kam sie wegen approximalen Kavitäten am M_1 sup. sin. und B_1 sup. sin. in Behandlung. Arseneinlage. Bereits am Tage darauf starke Schmerzempfindung beim Zubeißen; am zweiten Tage Papille stark gereizt, Arseneinlage entfernt; Alypin. Hochgradige Empfindlichkeit der ganzen Gegend. Nach 8 Tagen bestehen die Schmerzen noch unverändert fort. Die periphere Hälfte des Interdentalseptums wird deshalb abgetragen. Nun trat einige Tage Ruhe ein. Dann begannen die Schmerzen von neuem. Jetzt wurde der Rest des Septums entfernt, worauf das Befinden wiederum 4 Tage lang besser war. Dann wieder empfindlichste Schmerzen, so daß die Patientin gerne ihre Zustimmung zu dem Vorschlag gab, sich die beiden Zähne ziehen zu lassen. Die Extraktion wurde vorgenommen und eine gründliche Auskratzung angeschlossen. Wiederum ging es eine Zeitlang besser, bis von neuem Schmerzen, diesmal mehr anfallsweise auftraten; zwischendurch wurde auch ein kleines Stückchen Knochen abgestoßen. Allmählich häuften sich die Schmerzanfälle so, daß Patientin Ende 1907 sich wieder einstellte mit der dringenden Bitte, ihr von den rasenden Schmerzen zu helfen. Sie wird der chirurgischen Klinik überwiesen, wo eine neue ausgiebige Meißelung vorgenommen wird. Seit der Zeit hat die Patientin leidlich Ruhe gehabt".

Hentze und Löhr haben über Fälle schwerer Arsenverätzung berichtet, die sämtlich dadurch entstanden waren, daß nichtapprobierte Personen das Arsen in fahrlässiger Weise angewandt hatten, teils um Schmerzen am Zahnhalse zu beseitigen, teils um Pulpen abzutöten.

In neuester Zeit hat auch Williger einige kasuistische Beiträge hierzu geliefert:

„Arsennekrosen sind wiederholt zur Behandlung gekommen. Darunter befanden sich mehrere Fälle, bei denen Teile der ohne Sicherheitsmaßregeln eingebrachten Arseneinlagen auf die Zahnpapille geraten waren. Jedesmal ging der betreffende Zahn und ein kleiner Teil des Alveolarfortsatzes verloren. Die Substanzverluste waren aber nur unbedeutend. In einem weiteren Fall war durch eine auf die Wurzel pulpa eines linken oberen Schneidezahns gelegte arsenhaltige Paste die Wurzelzur Ausstoßung gekommen. Ihr folgte nach einiger Zeit die sequestrierte Alveole in Form einer knöchernen Düte. Eine ziemlich beträchtliche Unterkiefernekrose bei einem jungen Mädchen entstand auf folgende eigenartige Weise: An einem rechten unteren zweiten Molaren wurde wegen einer Pulpitis in eine große medial gelegene Höhle eine Arseneinlage gemacht. Dem behandelnden Zahnarzt war dabei entgangen, daß auch distal eine Halskaries bestand, und daß die Zahnkrone auf diese Weise perforiert war. Es kam zum Verlust des Zahnes und zur Abstoßung eines 2 cm langen und 1 cm breiten bukkal gelagerten Sequesters.

Sehr unangenehm verliefen zwei Fälle, in denen jedesmal in den unteren rechten Eckzahn unter allen Vorsichtsmaßregeln kunstgerechte Arseneinlagen gemacht worden waren. Im ersten Fall, bei einer 30jährigen Patientin, setzte sofort eine schwere Entzündung ein. Obwohl der behandelnde Zahnarzt schleunigst den Zahn opferte, kam es zu einer ausgedehnten Unterkiefernekrose, die mehrere Eingriffe erforderte. Im zweiten Fall verlief nach der Angabe des Patienten anfänglich alles gut, die durch Arsen nekrotisierte Pulpa ließ sich anstandslos entfernen. Drei Wochen später aber setzte eine Kieferentzündung ein, der außer dem Eckzahn noch zwei Schneidezähne zum Opfer fielen, und die außerdem noch einen erheblichen Teil des Alveolarfortsatzes zum Absterben brachte. Ich betone ausdrücklich, daß in dem zweiten Fall jeder technische Fehler absolut ausgeschlossen war, so daß man ihn wohl zu den seltensten Fällen zählen muß, in denen eine Idiosynkrasie gegen Arsen vorhanden ist."

Über 4 Fälle von „Arsennekrose" berichtet W. Sprenger.

Sie sind unter so eigentümlichen Verhältnissen verlaufen und ihre Ätiologie ist so wenig aufgeklärt, daß es fraglich erscheint, daß es sich um Nekrosen infolge von Arseneinlagen handelt. In allen Fällen waren die mit Arsen lege artis behandelten Zähne, die nach Entfernung der Einlagen (die 1—2 Tage im Zahne gelegen hatten) keine Spur einer Periodontitis oder Ätzung der Interdentalpapille aufwiesen, locker geworden und kurz darauf ausgefallen bzw. mit den Fingern entfernt worden. In einigen Fällen war auch die Alveole durch Nekrose zugrunde gegangen. Die Vermutungen, daß es sich um irgendwelche schädliche Arsenverbindungen handelte, die sich nachträglich in den im Zahnbein vielleicht zurückgebliebenen Resten von Arsen gebildet haben, muß als falsch bezeichnet werden, da andere mit derselben Paste behandelte Zähne tadellos geblieben waren.

Leider ist nicht bei allen Fällen die Ätiologie klar angegeben. Daß die direkte Anätzung der Zahnpapille eine Nekrose im Gefolge haben kann, ist bereits erwähnt worden. Ebenso ist es selbstverständlich, wie bereits S. 106 erwähnt wurde, daß auch die indirekte Ätzung der Papille durch eine nicht beachtete zweite kariöse Höhle, die bis zur Pulpa reicht, entstehen kann. Auch können Granulationen, die von einem am Boden des Cavum pulpae perforierten Zahne ausgehen, einen Pulpenpolypen vortäuschen und infolge einer Arseneinlage eine Arsenperiostitis hervorrufen. Eine Periodontitis nach Arseneinlage infolge einer alten Perforation im interradikulären Raum der Alveole hat Greve beobachtet.

In allen denjenigen Fällen aber, in denen die Einlage lege artis gemacht wurde, ist nur ein zu langes Verweilen der Paste im Zahne oder ein zu großes Quantum für die Nekrosen verantwortlich zu machen. In solchen Fällen eine Idiosynkrasie anzunehmen, dürfte wohl wenig Wahrscheinlichkeit für sich haben.

Einen eigenartigen Fall von Arsennekrose erwähnt Power. Die Erkrankung fing mit Übelkeit, Brechreiz und Schmerzen im Unterkiefer an und kam erst im Verlaufe von 6 Wochen zum Stillstand, nachdem sämtliche vorhandenen Zähne des Unterkiefers, sowie der nekrotisierten Teile von einem Weisheitszahn bis zum anderen entfernt worden waren. Die Ursache dieser Erkrankung waren arsenikhaltige Garnfäden, mit denen Patientin die Zahnzwischenräume häufig säuberte.

Was die allgemeine Intoxikation betrifft, so handelt es sich um dieselben krankhaften Erscheinungen, wie sie bei Arsenikaufnahme per os zustande kommen. Auch bei äußerlicher Anwendung der arsenigen Säure kann nach Liebreich und Langgaard Resorption und allgemeine, selbst tödlich verlaufende Vergiftung eintreten. „Die akute Arsenvergiftung, wie sie nach einmaligen größeren Dosen zustande kommt, tritt in zwei Formen auf: Gefühl von Trockenheit und Zusammenschnüren im Halse, Durst, heftige Schmerzen im Unterleib, Erbrechen, profuse, choleraartige Durchfälle, dazu gesellen sich Wadenkrämpfe, der Puls wird klein, frequent, unregelmäßig, die Haut blaß, kühl, die Atmung wird dyspnoeisch, und unter Verlust des Bewußtseins, häufig unter Krämpfen, tritt der Tod ein. Bei der zweiten Form fehlen die an Cholera erinnernden Symptome. Die Vergiftung verläuft wie nach narkotischen Giften: Kopfschmerz, Schwindel, plötzlicher Kollaps, Tod unter Konvulsionen. Die Sektion zeigt zahlreiche Ekchymosen der Magen- und Darmschleimhaut, fettige Degeneration der Leber, Nieren, des Herzmuskels."

Daß auch schon nach den geringen Mengen, welche bei der Devitalisation der Pulpa zur Anwendung kommen, allgemeine Intoxikation eintreten kann, ist selbstverständlich. Immerhin sind solche Fälle, wie man schon aus der geringen Zahl der diesbezüglichen Mitteilungen in der Literatur schließen darf, außerordentlich selten. Ich selbst habe niemals derartige Erscheinungen zu beobachten Gelegenheit gehabt, auch nicht in den wenigen Fällen, bei denen die Patienten erst eine oder mehrere Wochen nach dem Einlegen der Paste wiederkamen, nachdem diese auf irgend eine Weise verloren gegangen war. Dagegen hat Scheff wiederholt nach dem Verschlucken von Arseneinlagen Erbrechen konstatieren können.

Auch der gleichzeitigen Anwendung von zwei Arseneinlagen in zwei pulpitischen Zähnen steht bei der geringen Dosis durchaus nichts im Wege.

Interessant ist folgender merkwürdiger Fall von Vergiftung durch Arsenikpaste, den W. E. Harding erzählt:

„Es kam eine Dame zu ihm, die an heftigen Schmerzen an einem unteren Molarzahn litt. Da die Pulpa exponiert gefunden wurde, so applizierte Mr. Harding eine kleine Quantität von dem Präparat, das unter dem Namen „Baldox Nervtötungspaste" bekannt ist und schloß die Höhle mit Baumwolle und Sandaracgummi. Nach wenigen Stunden litt Patientin an Symptomen von Arsenvergiftung: brennende Schmerzen am Epigastrium, Erbrechen usw. Auch erschien eine Röte, die den Masern glich und leichte Blasen trieb, die sich später abschuppten. Die Füllung wurde sofort entfernt. Die Patientin blieb aber mehrere Tage sehr krank und wurde erst nach 14 Tagen wieder gesund. Merkwürdig dabei war, daß diese Dame schon dreimal früher an ähnlichen Erscheinungen gelitten hatte, einmal nach der Anwendung von Arsen durch einen anderen Arzt und zweimal durch zwei Ärzte, die ihr Arsen verschrieben hatten."

Über einen ähnlichen Fall berichtet v. Isoo:

Er legte an einem Nachmittag 4 Uhr in einen unteren zweiten Molaren (zentrale Kavität), der an Pulpitis acuta totalis erkrankt war, Arsen ein. Als die Patientin am nächsten Tage wiederkam, erzählte sie, daß sie nachts um $11^1/_2$ Uhr, nachdem sie bereits seit 10 Uhr geschlafen hatte, erwacht sei und sehr bald erbrechen mußte. Dem ersten Erbrechen sei ein zweites gefolgt. Sie habe sich recht unwohl gefühlt und über Trockenheit im Munde und im Halse geklagt. Bald nach dem Erbrechen erfolgte auch eine diarrhoische Stuhlentleerung. Nachher wäre sie wieder eingeschlafen und morgens wie gewöhnlich ziemlich wohl erwacht und hätte das Frühstück mit Appetit eingenommen. v. Isoo stellte bei der Untersuchung fest, daß der Verschluß mit Mastixwolle, die in die Kavität über der Arseneinlage gebracht war, noch vollkommen dicht war und glaubt daher zu dem Schluß berechtigt zu sein, daß die Wirkung des Arseniks auf dem Wege der Resorption durch die Pulpengefäße zustande gekommen sei, und daß eine Idiosynkrasie durch die arsenige Säure den krankhaften Zustand hervorgerufen habe, da bei der zur Anwendung gekommenen geringen Dosis nicht von einer Arsenintoxikation im engeren Sinne des Wortes die Rede sein kann.

Auffallend ist jedenfalls, daß bei beiden Fällen der Verschluß mit Baumwolle, die in Mastix bzw. Sandaracgummi getaucht war, hergestellt wurde, und es ist nicht von der Hand zu weisen, daß infolge des ungenügenden Verschlusses eine Intoxikation per os erfolgt ist.

Humen berichtet über einen Fall von Idiosynkrasie bei einem 32 Jahre alten Mann, der bis zur Pubertät an Skrofulose gelitten hat, später aber vollständig gesund war.

Herr H. ließ im Jahre 1861 in Zürich zuerst einen schmerzhaften Zahn mit der Arsenikpaste behandeln. Tags darauf war er, seinen eigenen Worten nach, so rot wie ein gekochter Krebs. Jucken war nicht zugegen, trat aber nach 6—7 Tagen und dann besonders stark am Skrotum ein. Nun begann eine mehlhaltige Abschilferung der ganzen Hautoberfläche, die Röte verschwand. Nach ca. 3 Wochen blätterte die Haut der inneren Handfläche lappenartig ab, was mit einem unbehaglichen Kribbeln in den Fingerspitzen verbunden war. Der übrige Gesundheitszustand war nicht wesentlich verändert, doch waren die Wärzchen der Zunge sichtlich erhöht, die Zungenspitze mehr gerötet und empfindlich. Ich habe Herrn H. im Verlaufe von 6 Jahren dreimal die Arsenikpasta eingelegt und jedes Mal sind dieselben Erscheinungen in derselben Reihenfolge eingetreten.

Selbstverständlich muß die Behandlung stets lege artis erfolgen. Ist doch in jüngster Zeit durch unsachgemäße Behandlung einer Zahntechnikerin in Pilkallen (Ostpreußen) (starke Dosis, schlechter Verschluß) der zwei Tage nach der Einlage erfolgte Tod eines 17jährigen Mädchens verschuldet worden.

Einen besonders schweren Fall von Arsenvergiftung beschreibt Huhs:

„Fr., Schwester der Heilstätte hatte sich am Dienstag den 23. Oktober v. J. zu dem Zahnarzt R. in C. begeben, um sich den oberen linken ersten Molarzahn plombieren zu lassen. Es wurde eine Füllung zum Abtöten des Nerven in die Höhlung des Zahnes getan und die Schwester darauf mit der Anweisung entlassen, in 3 Tagen wiederzukommen. Am folgenden Tage war das Befinden ungestört, aber in der Nacht von Mittwoch zu Donnerstag stellte sich plötzlich Übelkeit mit heftigen Schmerzen in der Magengegend ein. Diese Erscheinungen steigerten sich im Laufe des folgenden Nachmittags. Fortwährend wurden grünliche, schleimige Massen erbrochen; die Schmerzen wurden immer unerträglicher; außerdem waren die Symptome einer hochgradigen Blutdruckerniedrigung bemerkbar: das Aussehen war ziemlich verfallen, die Haut kalt und blaß, das Atmen sehr erschwert, und in den oberen und unteren Extremitäten bestanden Krampfzustände. Die Hände waren krampfhaft geschlossen, so daß die Finger passiv, selbst mit Anwendung von Gewalt nicht gestreckt werden konnten. Das Sensorium war frei, die Pupillen reagierten, der Puls war schwach, beschleunigt und unregelmäßig.

Nach Anamnese und Krankheitsbild stand das Vorliegen einer akuten Arsenvergiftung, bedingt durch die Verwendung arseniger Säure zur Zerstörung der Zahnpulpa für mich außer Frage. Ich entfernte daher zunächst die Causa peccans, die Füllung, die mit Zahnkitt in der kariösen Höhlung befestigt war, aber nicht mehr völlig die ziemlich geräumige Höhlung ausfüllte. Aus letzterem Befunde glaubte ich schließen zu dürfen, daß die arsenige Säure nicht allein auf dem Wege der Resorption von der Pulpa aus in den Kreislauf gekommen war, sondern wahrscheinlich in erhöhtem Maß dadurch, daß sich ein Teil der Zahnfüllung gelockert hatte, in den Magen gelangt war und hier mit seinem Inhalt an arseniger Säure auf die Magenschleimhaut eingewirkt hatte. Die beabsichtigte Magenausspülung gelang trotz mehrmaliger Versuche infolge des heftigen Brechreizes und der Atembeschwerden nicht. Es wurde dabei, um die im Verdauungskanal etwa noch befindliche arsenige Säure in eine unschädliche Arsenverbindung überzuführen, sofort Antidotum arsenici verordnet, das bekanntlich aus einer Mischung von Schwefelsäureeisenoxydlösung mit Magnesia besteht. Es entsteht dann im Magen das kaum giftige arseniksaure Eisenoxyd, während das sich bildende Magnesiumsulfat abführend wirkt. Gegen die Krampfzustände in Armen und Beinen wurden heiße Einpackungen der Extremitäten mit Erfolg angewandt. Inzwischen stellten sich auch heftige, ruhrartige, äußerst übelriechende Durchfälle ein, die während der nächsten beiden Tage noch, wenn auch in abgeschwächter Form anhielten. Das Erbrechen und die Schmerzen in der Magengegend verloren sich noch am Abend desselben Tages. Am Freitag den 26. Oktober bestanden außer der Diarrhöe nur noch hochgradige körperliche Mattigkeit und Spannen in den Muskeln der Extremitäten; am 28. Oktober war völliges Wohlbefinden vorhanden; am 29. Oktober erfolgte Wiederaufnahme des Dienstes. Irgendwelche Störungen sind nicht zurückgeblieben.

In der aus dem kariösen Zahn entfernten Füllung ließ sich Arsen mittels Arsenspiegels nachweisen. Der Zahnarzt teilte mit, daß er zum Kauterisieren der Pulpa eine Kobaltpaste mit ungefähr 2%iger arseniger Säure gebrauche. Nach dem Gutachten eines Apothekers in C. würde die Menge der Arseneinlage ungefähr 1 Zentigramm betragen haben. Während der behandelnde Zahnarzt sich kaum vorstellen konnte, daß eine so geringe Quantität eine Vergiftung hervorrufen könnte, betont Huhs demgegenüber, daß es sich in diesem Falle um eine zweifellos typische Medizinalvergiftung mit Arsen gehandelt habe, „zu deren Erklärung vielleicht in Betracht zu ziehen ist, daß, wie bei allen Vergiftungen auch in diesem Falle eine persönliche Disposition dem Arsen gegenüber die Krankheitserscheinungen bei der hochgradig anämischen Schwester ausgelöst hat".

Dieser Fall mahnt insofern zur Vorsicht, als er den Beweis erbracht hat, daß auch Teile der Füllung schon derart mit Arsen durchtränkt sind, daß sie, in den Magen gelangt, bei dazu disponierten Kranken eine Intoxikation hervorrufen können, vgl. auch einen von Herber beschriebenen Fall. Da Intoxikation auch auf dem Wege der Resorption nicht ganz ausgeschlossen erscheint, verlangt der Verfasser, daß die Zahnärzte in jedem Falle die Patienten darauf aufmerksam machen, daß sie beim ersten Auftreten von gastroenteritischen Erscheinungen sofort den Zahnarzt bzw. bei größeren Entfernungen den nächst wohnenden Arzt aufsuchen und die Füllung entfernen lassen.

Bezüglich der Therapie ist folgendes zu sagen: Im allgemeinen gilt für die Periodontitis nach Arseneinlagen dasselbe, wie für eine andere Periodontitis. Sind die krankhaften Erscheinungen nur gering, d. h. ist der Zahn auf Perkussion nur wenig empfindlich, so schwinden diese Symptome nach Entfernung der Pulpa in 2—3 Tagen von selbst. Der Zahn kann dann sofort gefüllt werden. Ist die Periodontitis jedoch stärker, so tut man gut, den Zahn nach Entfernung der Pulpa erst mit einem Wattebausch, der mit einem Antiseptikum getränkt ist, provisorisch zu schließen und nach einigen Tagen, wenn die periodontitischen Erscheinungen zurückgegangen sind, die definitive Füllung zu legen. Ist die Interdentalpapille nur ganz oberflächlich geätzt, so besteht die Möglichkeit der Restitutio ad integrum. Liegt eine Nekrose der Interdentalpapille vor, so müssen sämtliche nekrotischen Teile mit einem Messer oder scharfen Löffel sorgfältig entfernt werden. Die Heilung tritt dann meist in wenigen Tagen ein. Wenn nötig, Jodoformgazetamponade. Jul. Witzel empfahl ein Betupfen der von der arsenigen Säure berührten Interdentalpapille mit Eisenchlorid, da dadurch die arsenige Säure unschädlich gemacht wird.

Ist das Septum mit affiziert, so wird der erkrankte Teil mit einem Bohrer beseitigt. Falls es bereits zur Eiter- und Sequesterbildung gekommen ist, wird der Sequester entfernt und die Wunde, wie jede andere, weiterbehandelt. Sollte wirklich einmal ein Fall von allgemeiner Intoxikation eintreten, so ist unbedingt die Hinzuziehung eines praktischen Arztes geboten. Bis das Antidotum arsenici oder ein Brechmittel zur Hand ist oder die Anwendung der Magenpumpe ermöglicht wird, ist Eiweiß oder Milch zu geben. Das Antidotum arsenici ist eine Mischung aus 100,0 Liqu. ferri sulf. oxyd. mit 250,0 Aq. dest., dem unter Umschütteln und möglichster Vermeidung der Erwärmung eine Mischung von Magnesia usta 15,0 und Aqua destillata 250,0 hinzugefügt wird. Die Mischung ist frisch herzustellen und vor dem Gebrauch umzuschütteln. Man gibt 1—2 Eßlöffel, zuerst nach Verlauf von etlichen Minuten, später stündlich.

Die Maximaldosis der arsenigen Säure für Erwachsene ist 0,005 pro dosi, 0,015 pro die, für Kinder 0,0002. Die Innehaltung der Maximaldosis für Arseneinlagen ist schon deswegen notwendig, da die Möglichkeit besteht, daß selbst ein sorgfältiger Verschluß der Einlage verletzt und dadurch eine Kommunikation mit der Mundhöhle geschaffen wird. Die Gefahr der Intoxikation auf diesem Wege ist größer als die durch die Resorption, da diese nur so langsam erfolgt, daß sie im Laufe von 24 Stunden noch nicht bis zum Foramen apicale gelangt ist. Man wird daher zugeben müssen, daß die unter gewöhnlichen Umständen kunstgerecht ausgeführte Arseneinlage eine Intoxikation nicht braucht befürchten zu lassen. Und tatsächlich beweist ja auch die Praxis, daß allgemeine Intoxikationserscheinungen bei lege artis geübtem Verfahren außerordentlich selten vorkommen, und daß diese Fälle höchstwahrscheinlich einer Idiosynkrasie der Patienten gegenüber dem Arsen zuzuschreiben sind.

Literatur.

Brever, Schädliche Neben- und Nachwirkungen nach Arseneinlagen etc. D. Z. 1869. S. 244.
Euler, Allgemeine und kasuistische Bemerkungen zur Frage unerwünschter Arsenwirkungen. Korr. f. Z. 1909. H. 1.
Greve, H. Chr., Schwierige Diagnosen. D. z. W. 1915. Nr. 43.
Harding, W. E., Vergiftung durch Arsenikpaste. Reports of Odont. Society of Gr. Britain. Ref. D. V. f. Z. 1882. H. 4.
Hentze, Über Fälle schwerer Arsenverätzungen und ihre Behandlung. B. z. H. 1908. Nr. 11.
Herber, C., Zwei Fälle von Vergiftungserscheinungen. D. z. W. 1904. Nr. 5.
Huhs, E., Über eine Vergiftung mit Arsenpaste. Zeitschr. f. Mediz. Beamte. 1907. Nr. 2.
Humm, Idiosynkrasien (?), hervorgerufen durch die Arsenikpaste. D. Z. 1870. H. 1.
v. Isoo, Erscheinungen von Gastroenteritis nach Anwendung der Arsenpasta. Öst.-ung. V. f. Z. 1889. H. 4.
Liebreich und Langgaard, Kompendium der Arzneiverordnung. Berlin 1891.
Lipschitz, M., Schädliche Neben- und Nachwirkungen nach Arseneinlagen und ihre Verhütung. D. z. W. 1912. Nr. 43.
Löhr, Ein Fall von ausgedehnter Alveolarnekrose infolge unsachgemäßer Arsenapplikation. D. z. W. 1906. Nr. 37. V. B.
Power, J. E., Ein Fall von Arseniknekrose. Ref. Öst.-ung. V. f. Z. 1903. H. 1.
Scheff, J., Über die Wirkung des Nervozidins auf die Zahnpulpa. Öst.-ung. V. f. Z. 1902. H. 2.
Sprenger, W., Arseniknekrose. D. z. W. 1913. Nr. 19.
Williger, F., Kasuistische Beiträge zum Krankheitsbild der akuten Kieferostitis. Korr. f. Z. 1911. H. 3.
Witzel, Ad., Die antiseptische Behandlung der Pulpakrankheiten des Zahnes mit Beiträgen zur Lehre von den Neubildungen in der Pulpa. Berlin 1879.
Witzel, Jul., Über die Wirkung der arsenigen Säure und des Thymols. Korr. f. Z. 1898. H. 3.

III. Abtöten der Pulpa mit Arsenicum metallicum crudum (Kobalt).

Zu denjenigen Mitteln, welche einen Ersatz für Arsen bieten sollen, gehört auch u. a. Kobalt, der auch metallischer Arsenik, Fliegenstein oder Scherbenkobalt genannt wird. Die meisten Zahnärzte, die das Mittel angewandt haben, berichten, daß es ein weniger stark ätzendes Mittel sei und deshalb in allen denjenigen Fällen den Vorzug verdiene, in denen man mit einem milder wirkenden Mittel auskommen könne.

Dickinson (1866) zog es dem Arsenik vor, obwohl er davon überzeugt war, daß seine schlimme Wirkung nur von dem unvorsichtigen Gebrauch herrühre. G. v. Langsdorff (1875) hielt den Kobalt deshalb für geeigneter als Arsen, weil dieser in ihm durch erdig metallische

Beimengungen gemildert ist. Kobalt fand 1887 in W. Herbst einen Fürsprecher, da Herbst besonders für die Amputation der Pulpa mit hermetischem Verschluß der Wurzelpulpen eintrat und die schmerzfreie Amputation der Kronenpulpa sich auch durch Anwendung von Kobalt erreichen ließ.

Wirkung. Kobalt wirkt langsamer als arsenige Säure und ist weniger zuverlässig. Man muß es deshalb länger im Zahne liegen lassen, als das Arsen. Im allgemeinen genügt eine 2—3tägige Einwirkung. Öfter sind jedoch Einlagen für 2mal 48 Stunden nötig, um die Pulpa schmerzlos entfernen zu können. Auch kommt es vor, daß die erste Einlage ungenügend gewirkt hat und daß sie wiederholt werden muß. Manche Zahnärzte lassen deshalb Kobalt bis zu einer Woche und noch länger im Zahne liegen, da das Entfernen der Pulpa dann schmerzloser vor sich geht (Dill, Senn, Eug. Müller). Köhnke beobachtete einmal, daß die Wurzelpulpen empfindlich waren, obwohl die Paste 4 Wochen im Zahne verblieben war. Die Wirkung ist stets eine sichere und gleichmäßige, wenn man die erkrankte Pulpa vorher etwas bloßgelegt hat (v. Langsdorff). Daß der Kobalt auch nicht immer schmerzlos zur Wirkung kommt, besonders bei vorhandener Pulpitis, wurde von mehreren Seiten angegeben. Senn und Eug. Müller beseitigten deshalb zuerst die pulpitischen Schmerzen durch Einlagen von Karbolsäure und legten erst am folgenden Tage Kobalt ein. Mußte die Einlage sofort gemacht werden, dann fügte Senn ihr etwas Orthoform hinzu, um die Schmerzen zu beseitigen. Bödecker beobachtete unter 5 Fällen einmal 12 Stunden lang heftige Schmerzen, ein ander Mal mußte die Kobalteinlage wegen zu großer Schmerzen nach einer Stunde entfernt werden. Nach v. Langsdorff sind die Schmerzen besonders lange anhaltend, wenn die Pulpa noch vollständig von Zahnbein bedeckt ist. Eug. Müller bestätigt dies, meint aber, daß die Schmerzen auch auf unvorsichtige Druckanwendung beim Einlegen und Verschließen der Paste zurückzuführen sind.

Während Stoppani eine Einwirkung auf das Periodont niemals hat feststellen können, obwohl die Einlage versuchsweise Wochen und Monate im Zahne verblieb, behauptete Underwood, daß die Einwirkung auf das Periodontium nicht so heftig ist, als nach Arseneinlagen. v. Langsdorff führte an, daß infolge Berührung des Zahnfleisches mit Kobalt auch chronische Periodontitis mit Lockerwerden des Zahnes eintreten kann.

Anwendung. Die Anwendung geschieht am besten in der Weise, daß man mit einem in Karbolsäure getränkten Wattekügelchen etwas Kobalt in Pulverform aufnimmt, auf die möglichst freiliegende Pulpa bringt und dann die Zahnhöhle unter Vermeiden jedes Druckes mit Fletscher verschließt. Eug. Müller benutzt eine Paste, welche aus pulverisiertem Kobalt, Kokain und Eugenol zusammengesetzt ist; Dorn wendet eine Mischung aus Kobalt und Monochlorphenol an. Soll eine zweite Einlage erfolgen, dann muß zuerst der Ätzschorf der ersten Einlage entfernt werden.

Indikation. Kobalt ist indiziert 1. wo man eine langsame Einwirkung wünscht, also bei Patienten, die nach 1—2 Tagen nicht wieder zur Behandlung erscheinen können, 2. bei Milchzähnen, wo man mit einer milderen Ätzwirkung auch schon zum Ziele kommt.

Die **Vorteile** des Kobalt gegenüber dem Arsenik bestehen darin, daß ersteres auch bei längerem Verweilen der Paste im Zahne weniger Ätzungen am Zahnfleisch hervorruft, auch dort, wo die kariöse Höhle bis unter das Zahnfleisch reicht (Wellauer). Außerdem soll die Einwirkung auf das Periodontium geringer sein.

Die **Nachteile** gegenüber dem Arsenik bestehen darin, daß die Wirkung des Kobalt eine langsamere, öfter auch ungenügende ist, so daß die Einlage wiederholt werden muß. Auch lassen sich die Pulpen nach zu langem Verweilen des Kobalts im Zahne nur stückchenweise entfernen. Infolge der vollständigen Schmerzlosigkeit ist man in solchen Fällen nicht ganz sicher, daß nicht doch kleine Reste der abgestorbenen Pulpa zurückgeblieben sind.

Literatur.

Bödecker, C. F. W., Die Herbstsche Methode der Pulpabehandlung. Korr. f. Z. 1893. H. 1.

Dickinson, W., Kobalt als Kauterium bei exponierten Pulpen. Dental Cosmos. 1866. Ref. D. Z. 1866. Nr. 10.

Dill, R. Th., Die Kauterisation der Pulpa mit Kobalt. Füllen der Pulpahöhle mit Zinn (nach Herbst). Schw. V. f. Z. 1891. H. 2.

Dorn, R., Ätzpaste aus Kobalt und Monochlorphenol und Wurzelfüllung mit Chlorphenol und Jodoform. W. z. M. 1903. Nr. 2.

Herbst, W., Ein neues Verfahren, Zähne mit erkrankter Pulpa zu behandeln. Korr. f. Z. 1887. H. 4.

— Methoden und Neuerungen. Berlin 1897.

Köhnke, Die Behandlung von Zähnen mit entzündeter Pulpa nach Herbst und die Erfolge derselben. D. M. f. Z. 1891. H. 11.

v. Langsdorff, G., Kobaltum crystallisatum. D. V. f. Z. 1875. H. 3.

Müller, Eug., Atlas und Handbuch der modernen zahnärztlichen Technik. Leipzig 1906.

Senn, A., Einiges über die Behandlung der Pulpakrankheiten. Schw. V. f. Z. 1902. H. 1.

Stoppani, G. A., Beiträge zur Behandlung pulpakranker Zähne mit metallischem Arsen (Scherbenkobalt). Schw. V. f. Z. 1893. H. 2.

Wellauer, Fr., Altes und Neues über das Abtöten der Zahnpulpen. Schw. f. Z. 1893. H. 4.

IV. Abtöten der Pulpa mit Nervozidin.

Nervozidin wurde von Dalma in Fiume (1899) entdeckt. Da das Mittel in Deutschland fast unbekannt ist, seien hier einige Angaben darüber mitgeteilt. Es wird aus der Rinde einer angeblich aus Hinterindien stammenden Pflanze Gasu-Basu hergestellt, ist ein Gift und hat einen teils kokainähnlichen, teils süßen, teils gewürzhaltigen Geschmack, lähmt, auf die Zunge gebracht, die Geschmacksempfindungen stundenlang und ruft auf der Schleimhaut des Mundes rasch vergehende herpetiforme Bläschen hervor. Es ist nach den Angaben Arkövys ein salzsaurer Extrakt in Pulverform, nicht kristallinisch, von hellgelber Farbe, löst sich sehr leicht in Wasser, schwerer in Alkohol und Äther.

Das Nervozidin ist nach Arkövy ein ausgesprochenes lokales Anästhetikum, dessen analgetische Wirkung an Dauer alle bisher in Verwendung stehenden Anästhetika, Kokain usw., weit übertrifft. Es wurde in Österreich-Ungarn viel angewandt, besonders von Arkövy, Scheff, Madszar, Balassa und Kaas, in Deutschland und anderen Ländern sehr wenig.

Aus den Veröffentlichungen dieser Autoren geht hervor, daß Nervozidin

1. nach einer Einwirkungsdauer von 1—2 Tagen die Pulpa devitalisiert, auch durch eine dünne Zahnbeindecke hindurch;
2. die Anwendung häufig mit Schmerzen verbunden ist, besonders bei akut pulpitischen Zähnen;
3. nach 48stündiger und längerer Einwirkung toxische Periodontitis entsteht;
4. die Wirkung manchmal ganz ausbleibt;
5. fast regelmäßig nach Exstirpation der Pulpa eine stärkere Blutung eintritt.

Besonders die Frage der Schmerzhaftigkeit nach Nervozidineinlagen hat mehrere Autoren beschäftigt. So äußerte Scheff: Nach der Einlage des Nervozidins treten selten schmerzhafte Empfindungen, noch seltener wirkliche Schmerzen auf, wie dies nach dem Eindringen von Acidum arsenicosum häufig der Fall ist. Zu den Angaben Scheffs ist zu bemerken, daß er das Nervozidin nicht rein, sondern in Verbindung mit Eugenol angewandt, somit die Wirkung des Nervozidins nicht in seiner Reinheit erprobt hat.

Kaas beantwortet die Frage, ob das Einlegen des Nervozidins Schmerzen hervorruft, dahin, daß die genaue Durchsicht der von Madszar und Balassa und von Scheff angeführten Fälle ergeben hat, daß die ersteren in fast 40%, der letztere in über 50% der Fälle Schmerzen beobachtet haben. Er selbst hat unter 65 Fällen nur 18 mal keine Schmerzen feststellen können, 18 mal waren sie mäßig und 31 mal sehr heftig, wenn auch öfter nur $^1/_2$ Stunde dauernd. Er kann daher nicht zugeben, daß die Wirkung des Nervozidins schmerzlos vor sich geht oder daß es gar auf die entzündete Pulpa meist auffallend beruhigend wirkt, denn gerade bei Zähnen mit akut entzündeter Pulpa treten vielfach Schmerzen auf. Kaas behauptet daher, daß das Nervozidin in Rücksicht auf die von ihm hervorgerufenen Schmerzen dem Arsenik zum mindesten nicht vorzuziehen sei, dagegen sei eine zweite, auf die breit freiliegende Pulpa gemachte Einlage, wenn die Wirkung der ersten nur oberflächlich war, immer schmerzlos geblieben.

Michel äußert sich in gleicher Weise. Bei akut pulpitischen und sogar schon hyperämischen Pulpen werden durch Nervozidin-Einlagen die Erscheinungen und Symptome ganz bedeutend in den Vordergrund gerückt. Schon bei Gelegenheit der Anästhesierung von Zahnbein sah er hier und da nach Einlagen einer normalen Portion sehr heftige Schmerzen auftreten, die stunden-, ja sogar tagelang anhielten. Das

Zahnbein war zwar in solchen Fällen nach 24 oder 48 Stunden vollständig unempfindlich, aber der zu behandelnde Zahn zeigte leicht periodontitische Reizungen, die nur durch eine Devitalisierung und Wurzelbehandlung zum Schwinden gebracht werden konnten, ja bei minder geduldigen Patienten mußte sogar öfter ein solcher Zahn extrahiert werden. Michel hält deswegen Nervozidin bei allen Reiz- und Entzündungserscheinungen der Pulpa für kontraindiziert. Sehr heftige Schmerzen nach Einlagen haben auch Freund und Kronfeld beobachtet. Ersterer mußte einige Male zum Arsen greifen, um zum Ziele zu kommen, letzterer hat bei nicht freiliegender Pulpa in 83% der Fälle heftige Schmerzen auftreten sehen. Nervozidin sei weder dem Arsen gleichwertig, noch ihm vorzuziehen.

Eckström suchte die heftigen Zahnschmerzen, welche in den meisten Fällen auftraten, dadurch zu beseitigen, daß er halb Nervozidin und halb Kokain, in Guajakol aufgelöst, anwandte. Die Applikation wirkt bei teilweise oder gänzlich entzündeter Pulpa (nicht aber bei eiterig zerfallener) unmittelbar schmerzstillend.

Auch über die Frage, ob die Pulpa nach Nervozidineinlagen schmerzlos entfernt werden kann, ist man sich nicht einig. So behauptete Scheff, daß die Pulpa schon nach 24stündiger Einwirkung zumeist schmerzlos entfernt werden kann. Da Scheff aber unter 24 Fällen 2mal große und 4mal kleine Schmerzen beobachtet hat, muß man zu dem Schluß kommen, daß auch Nervozidin keine vollständig schmerzlose Entfernung der Pulpa in jedem Falle gewährleistet. Kaas sagt, daß das Nervozidin „in kurzer Zeit eine meist vollkommene schmerzlose Entfernung der Pulpa ermöglicht, ja in richtiger Weise bei Schneide-, Eck- und kleinen Backzähnen angewendet, eine solche Pulpabehandlung schon innerhalb weniger Stunden gestattet, was bei auswärtigem Patienten von unschätzbarem Wert ist. Doch versagte es unter 100 Fällen einige Male: In 5 Fällen zeigte das Nervozidin gar keine oder nur ganz unbedeutende Wirkung, trotzdem es auf die ganz freigelegte Pulpa gebracht wurde (in 2 Fällen sogar nach zweimaliger Einlage). Es mußte in diesen Fällen zum Arsen gegriffen werden. Die Schnelligkeit der Wirkung (bei oberen Eckzähnen schon nach 1—1½ Std.) wurde jedoch nur dort erzielt, wo die Pulpenwunde nicht zu klein war. War die Pulpa gar nicht oder nur zu wenig freigelegt, dann mußte häufig noch eine zweite Einlage gemacht werden. Bestand die Absicht, die Pulpa noch an demselben Tage zu entfernen, dann konnte die zweite Einlage schon etwa 1½ Std. nach der ersten erfolgen. Es wurde aber auch die Wahrnehmung gemacht, daß bei kurzer Einwirkung des Nervozidins die Pulpa öfter etwas schwieriger zu entfernen war, als wenn die Wirkung 24 Stunden und länger gedauert hatte. Im allgemeinen scheint die Entfernung der Wurzelpulpen schmerzloser vor sich zugehen, als nach Arseneinlagen. In den seltenen Fällen. in denen die Extraktion der Pulpa schmerzhaft war, wurde das Abreißen des Wurzelstranges etwas unangenehm empfunden. Eine mäßige Schmerzhaftigkeit wurde oft beim Einführen, nicht beim Herausziehen der Nadel beobachtet, wenn schon eine deutliche Periodontitis bestand.

Michel berichtet über die Wirkung der Einlagen in 176 Fällen. Nur bei 31 konnte die Pulpakammer eröffnet und die Pulpa nach der ersten Einlage entfernt werden, bei 71 Fällen war eine zweimalige Applizierung notwendig, bei den übrigen 74 Fällen waren 3—6 Einlagen erforderlich, um das gewünschte Ziel zu erreichen. Die Zeitdauer der einzelnen Einlagen schwankt zwischen 24 und 72 Stunden. Bei den 31 gelungenen Fällen lag die Nervozidinpaste durchschnittlich 48 Stunden im Zahne. Michel möchte das Nervozidin als Kauterisierungsmittel nicht gerade empfehlen, da zum vollständigen Erfolg mehrere Einlagen nötig sind. Lag das Nervozidin länger als 48 Stunden im Zahne, so erfolgte stets eine starke Blutung. Die schmerzlos extrahierte Pulpa zeigt das Aussehen eines noch lebenden Gewebes. Ein Zerreißen der Pulpa bei der Extraktion hat Michel nicht beobachtet.

Als unangenehme Nebenwirkungen des Nervozidins sind von Arkövy angeführt worden: Nausea, Erbrechen und Ptyalismus. Die beiden ersteren konnten an Menschen sowohl als an Versuchstieren festgestellt werden, während letztere Erscheinung bisher nur in 2 Fällen an klinischen Patienten aufgetreten war. Als eine der auffallendsten Wirkungen des Nervozidins betrachtet Arkövy, daß es die heftigste Keratitis ulcerosa hervorrufen kann, die das Auge mit Vernichtung zu bedrohen scheint. Die Brechneigung nach Nervozidineinlagen konnte auch Michel bestätigen. In 7 Fällen hatten die Patienten eine Stunde direkt nach der Einlage mit Brechneigung zu kämpfen, in 3 Fällen trat einmaliges Erbrechen ein, welches jedoch, ohne daß die Einlage entfernt wurde, mit einem einmaligen Brechakt abschloß. Einmal mußte wegen mehrstündiger Übelkeit mit öfterem Erbrechen die unter Fletscher gemachte Einlage entfernt werden.

Anwendungsweise: Ein kleines Quantum Pulver, etwa so viel als auf einem löffelförmigen Exkavator Platz hat, wird auf einem Uhrgläschen mit einem Tröpfchen Wasser, Karbolsäure oder Eugenol vermischt. In diese Lösung wird ein stecknadelkopfgroßes Wattekügelchen getaucht und dieses mit einer Pinzette auf die bloßliegende Pulpa gebracht und mit einem trockenen Wattekügelchen angedrückt, um die überschüssige Flüssigkeit zu entfernen, wodurch der Fletscherverschluß besser ausgeführt werden kann. Auch kann man das Wattekügelchen zuerst in Eugenol, dann in das Pulver tauchen. Da Nervozidin in Verbindung mit Flüssigkeiten klebrig ist, so erfordert die Einführung einige Übung. Arkövy verwendet es mittels Feuerschwamm ganz trocken, Kaas taucht das Wattebäuschchen nur in Wasser ein und läßt nach Verschluß der Einlage den Mund mit Wasser ausspülen, um bei Behandlung ohne Kofferdam etwa auf die Zähne gefallene Stäubchen aufzulösen und zu entfernen, da sonst Brennen und stundenlanges Stumpfsein der Zunge eintritt. Es empfiehlt sich, das Nervozidin nicht länger als 2—3 Tage im Zahne liegen zu lassen, da bei stark infizierten Pulpen leicht eine Periodontitis eintreten kann. Vor Anwendung des Nervozidins darf die Kavität, wie Michel angibt, nicht mit Kreosot, Karbolsäure, Chlorzink oder anderen den Inhalt der Dentinröhrchen zum Gerinnen bringenden Substanzen ausgewaschen werden; auch das Austrocknen der Höhle mit der warmen Luftspritze ist zu vermeiden.

Indikation. Das Nervozidin wird angewandt:

1. bei allen Entzündungen der Pulpa, ob sie frei liegt oder noch verschlossen ist,
2. wenn eine Unterbrechung der Behandlung eintreten muß,
3. in Fällen, wo die Exstirpation der Pulpa bereits in einigen Stunden erfolgen soll.

Stellen wir die Vor- bzw. Nachteile des Nervozidins nach den Angaben Madszars und Balassas, welche ihre diesbezüglichen Versuche zusammen mit Arkövy gemacht haben, einander gegenüber, unter gleichzeitiger Berücksichtigung des Arsens, so ergeben sich als **Vorteile**:

1. Nervozidin wirkt nicht nur direkt auf eine freigelegte, sondern auch indirekt auf eine nicht freigelegte Pulpa devitalisierend, ja selbst durch eine kariöse Schicht von erheblicher Dicke hindurch, was bei der arsenigen Säure nicht der Fall ist.
2. Die fast immer mit großen Schmerzen verbundene und von den Patienten so sehr gefürchtete Freilegung der Pulpa ist für Nervozidineinlagen überflüssig.
3. Nach Nervozidineinlagen folgt ein unbequemes Wühlen im Zahne, welches sich nur selten bis zu Schmerzen steigert. Auch totale Empfindungslosigkeit kommt vor. Nach Arsenapplikation folgt ein schmerzhaftes Stadium von 10 Minuten bis 4—5 Stunden, je nach der speziellen Krankheitsform der Pulpa.
4. Nervozidin kann 2 mal oder 3 mal 24 Stunden mit der Pulpa in Berührung bleiben, ohne eine Periodontitis toxica hervorzurufen; auch tritt bei unachtsamem Verschluß in approximozervikalen Kavitäten keine toxische Nekrose des interalveolaren Septums ein; beides ist bei der arsenigen Säure der Fall.

Scheff behauptet, daß auch bei Nervozidin die Schädigung benachbarter Teile (Zahnfleisch, interalveolares Septum) vorkommt. In 2 Fällen kam es zu einer zirkumskripten Entzündung, Abstoßung des Epithels, aber zu keiner tiefergehenden Geschwürsbildung, wie solche bei Berührung, mit der arsenigen Säure häufig vorzukommen pflegt. Kaas hat beobachtet, daß nach 24stündiger und längerer Einwirkung auch toxische Periodontitis eintreten kann.

Als **Nachteile** sind folgende zu nennen:

1. Nervozidin wirkt in den meisten Fällen zuerst nur auf die Kronenpulpa analgetisch, erst nach einer zweiten Applikation auch auf die Wurzelpulpa. Die Wirkung des Nervozidins ist also nicht eine zuverlässig fortschreitende.
2. Fast regelmäßig tritt nach Exstirpation der Pulpa eine stärkere Blutung vom Foramen apicale aus ein. Dies ist sowohl von Scheff, Kaas, als auch Eckström bestätigt worden. Nur erwähnt letzterer, daß die Blutung im allgemeinen um so geringer bzw. seltener ist, je länger d. h. vollständiger die Wirkung des Nervozidins war, nach 48 Stunden meist gar nicht.
3. Das Nervozidin muß im Zahne unbedingt wasserdicht verschlossen werden, sonst entstehen an der Zunge kleine Pusteln, die Wangen-

schleimhaut wird purpurrot entzündet, auch erfolgt Erbrechen, wenn ein minimales Quantum durch die Mundflüssigkeit in den Magen gelangt.

Die Vorzüge, die man dem Nervozidin nachrühmt und die besonders darin bestehen sollen, daß es 1. das Freilegen der Pulpa unnötig macht, da es auch durch die Zahnbeinschicht hindurch zur Wirkung kommt, 2. geringere Nachschmerzen nach dem Einlegen zeitigt, liegen dem Arsenik gegenüber in Wirklichkeit nicht vor, denn 1. ist auch für Arseneinlagen das Freilegen der Pulpa nicht unbedingt nötig, wie ich im Jahre 1909 nachgewiesen habe, und 2. ist es nach meiner methodischen Anwendung der arsenigen Säure möglich, Nachschmerzen in jedem Falle zu verhindern. Etwa eintretende toxische Periodontitis nach Arseneinlagen sind stets auf zu langes Verweilen der Paste im Zahne zurückzuführen, toxische Nekrose der benachbarten Teile in approximo-zervikalen Kavitäten sind stets einem schlechten Verschluß der Paste zuzuschreiben. Beide Nachteile sind also nicht dem Mittel selbst zur Last zu legen. Da das Nervozidin noch den Nachteil hat, daß Pulpaexstirpationen nach seiner Anwendung stärkere Blutung vom Foramen apicale aus im Gefolge haben, so darf es uns nicht wundern, daß das Mittel sich keinen größeren Eingangskreis hat verschaffen können.

Literatur.

Arkövy, Untersuchungen über die pharmakodynamische Wirkung des „Nervozidins“ (Dalma). Öst.-ung. V. f. Z. 1901. H. 2.

Dalma, Geschichte der Pulpaüberkappung, Pulpamumifikation und Wurzelbehandlung und deren heutiger Stand. Öst.-ung. V. f. Z. 1900. H. 4.

Eckström, J., Nervozidin in Verbindung mit Kokain. Reflektor 1903. Ref. Öst.-ung. V. f. Z. 1904. H. 1.

Freund, P., Welche Erfahrungen sind mit Nervozidin gemacht worden? Bericht über die wissenschaftliche Sitzung des Vereins schlesischer Zahnärzte. D. M. f. Z. 1903. H. 4.

Kaas, Beobachtungen an mit Nervozidin behandelten Zähnen und Bemerkungen zu den über dasselbe bisher erschienenen Veröffentlichungen. Öst.-ung. V. f. Z. 1902. H. 4.

Madzsar, Bemerkungen zu Prof. Scheffs Aufsatz „Über Nervozidin“. Öst.-ung. V. f. Z. 1902. H. 3.

Lipschitz, M., Eine methodische Anwendung der arsenigen Säure zum schmerzlosen Abtöten der Pulpa. D. M. f. Z. 1909. H. 11.

Madzsar und Balassa, Vorläufige Mitteilungen über die klinische Verwendbarkeit des Nervozidins. Öst.-ung. V. f. Z. 1900. H. 4.

Michel, A., Über Nervozidin. Od. Bl. 1902/03. Nr. 8.

— Weitere Beiträge zur Nervozidinbehandlung. Z. R. 1903.

Scheff, Über die Wirkung des Nervozidins auf die Zahnpulpa. Öst.-ung. V. f. Z. 1902. H. 2.

V. Anästhesierung der Pulpa durch Injektion.

1. Allgemeines über Lokalanästhesie.

Die Lokalanästhesie hat die Aufgabe, örtliche Schmerzlosigkeit zu erzielen. Man unterscheidet zweierlei Arten von Lokalanästhesie: 1. die periphere oder terminale Anästhesie, 2. die Leitungsanästhesie.

Unter der ersteren verstehen wir eine Aufhebung der Funktion in den peripheren Endigungen der sensiblen Nerven; es wird nur derjenige Teil des Gewebes unempfindlich, dessen Endorgane unempfindlich gemacht worden sind. Unter der zweiten verstehen wir die Aufhebung der Leitungsfähigkeit eines sensiblen Nervenstammes an einer beliebigen Stelle zwischen Gehirn und Peripherie.

Die Mittel zur Erzeugung der Lokalanästhesie sind teils physikalischer, teils chemischer Natur. Zu den physikalischen gehören z. B. mechanischer Druck oder starke Abkühlung, zu den chemischen gehören die Arzneimittel. Auch die Kombination beider kommt für zahnärztliche Zwecke in Betracht, vgl. die Druckanästhesie.

Zu Gewebsinjektionen dürfen, um Schädigungen des Gewebes zu vermeiden, nach Braun nur Flüssigkeiten verwendet werden, welche annähernd den gleichen osmotischen Druck haben, wie die Gewebssäfte des menschlichen Körpers. Man nennt solche Lösungen isotonisch oder isosmotisch. Haben sie einen geringeren osmotischen Druck als die Körpersäfte, so nennt man sie hypotonisch oder hyposmotisch, haben sie einen größeren osmotischen Druck als die Körpersäfte, d. h. sind die Flüssigkeiten konzentrierter, so nennt man sie hypertonisch oder hyperosmotisch.

Isotonische wässerige Lösungen haben den gleichen Gefrierpunkt. Osmotisch indifferent in bezug auf Wasseraufnahme und -abgabe bei ihrer Einwirkung auf menschliches Gewebe sind daher Lösungen, welche den gleichen Gefrierpunkt haben, wie die normalen Körpersäfte, z. B. das Blut. Da Blut den Gefrierpunkt —0,56° hat, so sind sämtliche wässerige Lösungen, welche den gleichen Gefrierpunkt haben, isotonisch. Lösungen, deren Gefrierpunkt näher an 0° liegt, sind hypotonisch, solche mit einem Gefrierpunkt tiefer als —0,56° sind hypertonisch gegenüber der Ernährungsflüssigkeit des menschlichen Körpers. Hypotonische Lösungen bringen Zellen und andere Gewebsbestandteile zur Quellung, hypertonische durch Wasserentziehung zur Schrumpfung. Je größer die Spannungsdifferenz zwischen den Lösungen und den Gewebsflüssigkeiten ist, desto mehr können die Gewebe geschädigt werden. Reines Wasser bewirkt nicht selten oberflächliche Gewebsnekrose. Selbst 0,6%ige Kochsalzlösung, die früher als physiologische Kochsalzlösung betrachtet wurde, wirkt noch quellend. Erst Kochsalzlösungen von 0,92% besitzen die gleiche osmotische Spannung, wie das Blut, sind also isotonisch. Da die Mittel zur örtlichen Anästhesie in weit geringerer als ihrer physiologischen Konzentration angewandt werden, muß durch Zusatz einer entsprechenden Menge eines indifferenten Salzes, wie Kochsalz, die gewebsschädigende Wirkung ihrer Lösungen vermieden werden.

Die Wirkung der lokalanästhetischen Mittel kommt dadurch zustande, daß die wirksame Substanz oder doch ein Teil derselben an der Stelle, wo wir sie hinbringen, oder wo sie durch ihr Diffusionsvermögen hingelangt, fest gehalten wird, also nicht vollständig in den Kreislauf übergeht. Je langsamer das Mittel resorbiert wird, desto größer wird die örtliche Wirkung sein. Nebennierenpräparate verzögern durch ihre gefäßverengernde Eigenschaft künstlich die Resorption. Deshalb hat ihre Einführung die Lokalanästhesie außerordentlich gefördert.

Unter den Lokalanästheticis haben sich diejenigen Mittel am besten bewährt, welche ohne Gewebsschädigung die sensiblen Nerven lähmen, und unter diesen werden wiederum diejenigen bevorzugt, welche am wenigsten allgemeine toxische Erscheinungen hervorrufen, leicht löslich sind, ein gutes Diffusionsvermögen haben und deren Lösungen haltbar und leicht zu sterilisieren sind.

2. Die Anwendung von Kokain, Novokain und anderen örtlich anästhesierenden Mitteln in Verbindung mit Nebennierenpräparaten.

Die Anästhesierung der Pulpa durch Injektion ist eine Errungenschaft der allerneuesten Zeit. Die Anwendung der Injektion zur örtlichen Anästhesierung ist in der Zahnheilkunde zwar schon mit der Einführung des Kokains (1884) zur Ausführung gekommen, sie blieb jedoch hauptsächlich auf das Ausziehen der Zähne beschränkt. Eine Erklärung dafür finden wir einmal in den Intoxikationserscheinungen, die nach Anwendung des Kokains ab und zu auftraten und in einzelnen Fällen sogar zum Tode führten, dann in dem unzureichenden Instrumentarium und in der nicht genügend ausgebildeten Injektionstechnik. Vielleicht trug aber auch dazu bei, daß sich bei kleineren Operationen in der Mundhöhle die allgemeine Narkose mit Stickstoffoxydul und Bromäther als relativ gefahrlos außerordentlich bewährt hatte.

Auch die Schleichsche Infiltrationsanästhesie (1894), deren Vorzug darin bestand, mit Lösungen von geringerer Konzentration Anästhesie zu erreichen, hatte in der Zahnheilkunde keinen größeren Boden gewinnen können. Ihr Anwendungsgebiet beschränkte sich meist auf Zahnextraktionen und kleinere Operationen am Kieferknochen. Erst als die Nebennierenpräparate durch Fr. Möller (1901) und weniger toxisch wirkende Arzneimittel wie Tropakokain, Eukain, Orthoform, Stovain, Alypin, Novokain u. a. in die Zahnheilkunde eingeführt wurden und als die Anwendung dieser Mittel in Verbindung mit Suprarenin, einem aus Nebennierenextrakt gewonnenen Produkt, bei Zahnextraktionen so überaus glänzende Erfolge aufzuweisen hatte, wurde die Injektion auch zur Entfernung der Pulpa empfohlen, da mit dieser Methode die Möglichkeit gegeben wurde, die Pulpa sofort zu extrahieren. Mancher Zahnarzt hatte sich durch die anfangs übertriebene Anpreisung der Injektionsmethode dazu verleiten lassen, die arsenige Säure mit der Injektion zu vertauschen, bis die Erfahrung zeigte, daß die arsenige Säure doch nicht zu entbehren ist und die Indikation für die Injektion nur für Ausnahmefälle gegeben ist.

Besonders Braun hat sich durch zahlreiche Untersuchungen über die Wirkung der verschiedenen Ersatzmittel, sowie der Nebennierenpräparate, die unter den Namen Suprarenin, Adrenalin, Renoform, Paranephrin im Handel sind, um den Ausbau der Lokalanästhesie verdient gemacht. Für diese ist, wie Braun in seinem Lehrbuch über die Lokalanästhesie ausführt, die Kenntnis von Mitteln, welche eine künstliche Herabsetzung oder Aufhebung der Vitalität ermöglichen und die Geschwindigkeit der parenchymatösen Resorption herabsetzen, von der größten Bedeutung; denn je langsamer die Resorption des Giftes erfolgt ist, desto größer muß die örtliche Wirkung des Mittels sein und desto mehr muß die allgemeine Toxizität vermindert werden. Wenn dieser Zweck auch mit der Anwendung verdünnter oder öliger Lösungen oder durch mechanische Unterbrechung des Blutstroms und intensive Abkühlung der Gewebe erreicht werden könne, so hat doch erst der Zusatz von Suprarenin, welches die Blutgefäße zur Kontraktion bringt, die Gewebe blutleer macht, ihre Vitalität herabsetzt und dadurch geeigneter ist, die örtliche Einwirkung von Arzneimitteln zu steigern und ihre allgemeine Wirkung zu beschränken, die Lokalanästhesie zu weiteren Erfolgen führen können.

Die Bedeutung des Suprarenins als lokales Anästhetikum beruht nicht nur auf seiner anämisierenden Wirkung, sondern, wie Braun durch eingehende experimentelle und praktische Versuche festgestellt hat, darauf, daß es die örtliche Wirkung anderer Arzneimittel verstärkt. Unter den Arzneimitteln sind es besonders die Kokainlösungen, welche durch den Zusatz sehr kleiner Mengen von Suprarenin in ihrer Wirkung derart gesteigert werden, daß verdünnte Kokainlösungen stärker wirken, als konzentrierte Lösungen ohne den Zusatz und daß die Wirkung auf Stunden verlängert wird. Bei Eukain wird, wie auch schon Laewen festgestellt hat, die anästhesierende Wirkung durch Suprareninzusatz weniger gesteigert, beim Tropakokain ist sie noch geringer, da beide Mittel die gefäßverengernde Wirkung des Suprarenins beeinträchtigen. Stovain verhält sich ebenso, während Alypin und Novokain, mit Suprarenin kombiniert, die Anästhesie außerordentlich steigern, Novokain mit Suprarenin nach Heinecke und Laewen die Anästhesie sogar wesentlich verlängern. Weitere Feststellungen ergaben auch, daß die Giftwirkung des Kokains durch den Suprareninzusatz gemildert wird. Da das Novokain, wie Heinecke und Laewen nachgewiesen haben, etwa siebenmal weniger giftig ist als Kokain, so hat sich gerade die Verbindung von Novokain mit Suprarenin für die Anwendung in der Zahnheilkunde als besonders vorteilhaft erwiesen.

Wichtig für die Anwendung von Suprarenin, das von den Höchster Farbwerken als Suprareninum hydrochloricum und Suprareninum boricum hergestellt wird, ist, daß es stets frisch und in reinem Zustande gebraucht wird. Es dürfen nur wasserklare, ungefärbte Lösungen Verwendung finden. Über die Suprareninlösungen hat Liebl folgendes festgestellt:

Frische Solutio Suprarenini hydrochl. 1 : 1000 ist völlig farblos. Angebrochene Fläschchen (5 ccm) zeigen, auch gut verschlossen und dunkel aufbewahrt, nach 2—8 Tagen schwache Rosafärbung, die nach 4 bis 6 Wochen einem schwach gelbroten Farbenton Platz macht. Weitere Verfärbung hat Liebl auch bei Fläschchen, die angebrochen 1 Jahr gestanden hatten, nicht beobachten können.

Frische Solutio Suprarenini borici 1 : 1000 hat Liebl nie völlig farblos gesehen. Lösungen, die nach Angabe der Fabrik nur wenige

Tage alt waren, zeigten schon beim Öffnen einen bräunlichroten Schimmer. Angebrochene Fläschchen waren nach 2—3 Tagen schon dunkel, blutrot, häufig trüb.

Nach Liebl sind feste kristallisierte Suprarenintabletten außerordentlich haltbar und gleichmäßig wirksam. „Derartig fraktioniert sterilisierte Tabletten bleiben in der Originalverpackung ein Jahr schneeweiß und geben beim Lösen wasserklare farblose Lösungen. Beim Aufbewahren in gewöhnlichen Petrischalen können sie aber schon nach 2 Wochen Veränderungen erleiden, die sich in dem Auftreten gelblicher, schmutziger Flecke manifestieren. Daraus hergestellte Lösungen sind von vornherein rot mit gelbem Schimmer und werden rasch gelb. Werden die Tabletten z. B. bei unachtsamem Herausnehmen mit nasser Pinzette aus den Schalen befeuchtet, so kann eine weitgehende Zersetzung schon in 24 Stunden eintreten. Die Tabletten werden dann dunkelbraun, kaffeefarben und dürfen natürlich nicht mehr verwendet werden.“ Ich kann aus eigener Erfahrung hinzufügen, daß die Tabletten E der Höchster Farbwerke in der Originalpackung sogar mehrere Jahre lang schneeweiß geblieben waren.

Liebl hat durch zahlreiche Versuche auch nachgewiesen, daß gefärbte Suprareninlösungen eine Änderung ihrer physiologischen Wirkung zeigen, indem sie mehr oder minder starke lokale Reizerscheinungen hervorrufen. In ca. 15 Selbstversuchen durch Benutzung alter, gelbgewordener, aus der Fabrik steril in geschmolzenen Ampullen bezogenen Novokain-Suprareninlösungen mit en- und hypodermatischer Injektion zeigten sich ausnahmslos Infiltrate, zum Teil mit ausgesprochenen Entzündungserscheinungen. Farblose Lösungen enthalten immer voll wirksames Suprarenin, die Injektionsversuche haben aber auch ergeben, daß das Auftreten dunkler Färbungen durchaus nicht mit dem Verluste der anämisierenden Wirkung einherzugehen braucht.

Die Höchster Farbwerke liefern auch ein synthetisches Suprarenin. Dieses ist nach Biberfeld in seinen pharmakologischen Wirkungen qualitativ und quantitativ identisch mit dem natürlichen Suprarenin. In der zahnärztlichen Praxis haben sich beide Mittel als gleichwertig erwiesen. Da das Suprarenin auch starke toxische Wirkungen entfalten kann, ist, wie hier schon bemerkt sei, die Maximaldosis streng zu beachten; besonders bei Kindern, bei älteren Personen, sowie bei den an Arteriosklerose Leidenden ist die Dosis geringer zu bemessen.

Schenk, Kronfeld, Luniatschek, Römer, Thiesing, L. Rosenberg und G. Fischer waren die ersten, welche die Injektionsanästhesie auch zur schmerzlosen Entfernung der Pulpa anwandten. Sie gebrauchten eine Kokain-Adrenalinlösung bzw. ein Gemisch von Kokain und Paranephrin. Schenk benutzte die Injektionsmethode bei Kindern und Erwachsenen mit gleich gutem Erfolge; bei Kindern verringerte er die Injektionsmenge in entsprechender Weise. Nach seiner Auffassung beruht die Schmerzlosigkeit hauptsächlich auf der in den tieferen Geweben an der Wurzelspitze erzeugten Anämie. Die Extraktion der Pulpa erfolgt meist vollkommen schmerzlos, selten mit einer geringen Empfindlichkeit. Am sichersten ist die Wirkung bei den Frontzähnen und Prämolaren im Ober- und Unterkiefer, vom 2. Prämolaren ab im Unterkiefer nach hinten zu ist die Wirkung manchmal eine unzureichende, namentlich in denjenigen Fällen, wo die Linea obliqua des Unterkiefers besonders stark ausgebildet ist. Kronfeld empfiehlt die Methode besonders dort, wo die Behandlung in einer Sitzung vollendet werden muß, jedoch nur bei einwurzeligen Zähnen.

Über die Wirkung führt Urbantschits an, daß er unter 96 Fällen, von denen 80 den Oberkiefer und 16 den Unterkiefer betrafen, 12 Mißerfolge hatte, davon 6 im Oberkiefer und 6 im Unterkiefer. Bei den einwurzeligen Zähnen war der Erfolg immer günstig. Die Einwirkungsdauer bis zur eintretenden Schmerzlosigkeit betrug bei den oberen seitlichen Schneidezähnen etwa 10 Minuten, bei den oberen mittleren Schneidezähnen, Eckzähnen und Prämolaren ungefähr eine Viertelstunde, bei den oberen Molaren 30—35 Minuten. Bei den Zähnen des Unterkiefers war die Wartezeit dieselbe, ausgenommen beim Sechsjahr-Molaren, wo die Entfernung der Pulpa erst nach einer Stunde vorgenommen werden konnte. In einem Falle (Fräulein von 17 Jahren), wo die Suprarenin-Kokaininjektion zwecks Entfernung der Pulpa aus dem oberen rechten mittleren Schneidezahn und oberen rechten ersten Prämolaren versagte und beide Male Arsenik eingelegt werden mußte, wo ferner die Extraktion des 2. unteren Prämolaren nach gleicher Injektion sehr schmerzhaft war, während die Extraktion des tief frakturierten unteren 1. Molaren unter Benesolanästhesie ($^1/_2$ Pravazsche Spritze) vollkommen schmerzlos erfolgte, vermutete Urbanschits Idiosynkrasie gegen Suprarenin.

Frey hat Beobachtungen über 115 Fälle mitgeteilt. Er benutzte ein Gemisch von Cocain. mur. 0,02 Aq. destill. 1,0, Sol. Adrenal. hydrochl. (Takamine) gtt. I (pro Spritze). Die Anästhesierung gelang ihm bei oberen Schneide- und Eckzähnen sicher in 5 Minuten, bei denselben Zähnen des Unterkiefers manchmal in derselben Zeit, zumeist in 10 Minuten, in manchen Fällen überhaupt nicht. Bei Bikuspidaten des Oberkiefers trat die Anästhesie erst nach 10—15 Minuten, einmal sogar erst nach 45 Minuten ein. Unter den 115 Fällen war die Anästhesie 102 mal einwandfrei, in den übrigen 13 Fällen, wo bei 2 Eckzähnen des Unterkiefers und Prämolaren und Molaren des Ober- und Unterkiefers trotz $^1/_2$stündiger Wartezeit die Anästhesie ungenügend war, mußte zur Druckanästhesie bzw. zum Arsenik Zuflucht genommen werden.

Gilles benutzte eine 2%ige Alypin-Suprareninlösung. Die schmerzlose bzw. fast schmerzlose Exstirpation der bloßliegenden akut entzündeten Pulpa gelang ihm unter 7 Fällen viermal. Diese 4 Fälle betrafen einen mittleren oberen Schneidezahn, einen oberen Bikuspis, einen oberen und unteren ersten Molaren. Die 3 Fälle mit ungenügendem Erfolge betrafen zwei untere 2. Molaren und einen 3. oberen Molaren. Ley hat Alypin fast immer mit gutem Erfolge angewandt; bei den 2. und 3. Molaren im Unterkiefer Erwachsener ließ die Methode jedoch meist im Stich. In 50% der Fälle versagte sie beim 1. Molaren. Besonders bei Molaren trat die Anästhesie erst nach $^1/_2$ Stunde ein. Römer zieht das Paranephrin dem Adrenalin und Suprarenin vor, da es weit weniger giftig ist.

Um die Wirkung der Injektion festzustellen, hat Hamburger die

Prüfung mit dem elektrischen Strom empfohlen. Reagiert der Zahn noch, dann muß die Injektion verstärkt werden.

Waren die Erfolge mit der Injektionsmethode auch nicht gleichmäßig und besonders bei den Molaren des Unterkiefers unzureichend, so wurden sie von einzelnen Autoren doch als so vielversprechend angesehen, daß G. Fischer, der eine 1 %ige Lösung von Novokain benutzte, sich dahin äußerte: „Es muß sogar als ein hervorragender Vorteil angesehen werden, wenn diese Anwendungsweise der Lokalanästhesie den Gebrauch der toxischen arsenigen Säure zu verdrängen geeignet wäre." L. Rosenberg behauptete sogar: „So wurde uns die Arsenikeinlage vollständig entbehrlich. Wir konnten in einer Sitzung die Pulpen extrahieren, die Wurzeln mit Guttaperchapoints verschließen und den Zahn füllen."

Dieser Enthusiasmus währte jedoch nicht lange. Die Tatsache, daß — wenigstens mit der regionären Anästhesie allein — nicht in allen Fällen eine vollständige Pulpenanästhesie zu erzielen ist, und daß das Eintreten der Anästhesie, besonders bei Molaren, sehr lange dauerte, ließ es geraten erscheinen, die Injektionsmethode nur in gewissen Fällen zur Anwendung zu bringen. Sind doch selbst der Leitungsanästhesie, die zudem für die Pulpenextraktion nur ganz ausnahmsweise in Frage kommen sollte, was ihre Leistungen anbetrifft, Grenzen gezogen. So sagt Euler: „Es brauchen übrigens durchaus nicht immer pathologische Verhältnisse im Munde zu sein, die den Erfolg der Injektion beeinträchtigen können, ich erinnere nur daran, wie oft die Einspritzung am Foramen mandibulare so gar nicht nach Wunsch ausfallen will, weil die innere Kante des Trigonum retromolare stark nach rückwärts gelagert ist und sich deshalb kaum durchtasten läßt."

Es gibt aber noch zwei andere wichtige Gründe, die gegen die Anwendung der Injektionsmethode zwecks Entfernung der Pulpa sprechen; der eine ist der, daß wir uns durch die Injektion die Möglichkeit nehmen, eine genaue Diagnose der Pulpenerkrankung zu stellen, falls sie nicht schon vorher festgestellt wurde. Ich befinde mich in diesem Punkte in vollständiger Übereinstimmung mit Fischer, der sich darüber folgendermaßen äußert: „Indessen ich möchte ihre Benutzung für die Behandlung pulpakranker Zähne eingeschränkt wissen, da mit ihr mancherlei Nachteile verknüpft sind, auf welche ich kurz hinweisen muß. Hat man die Diagnose des Zahnes nicht vorher unter peinlichster Gewissenhaftigkeit gestellt, so sollte die Lokalanästhesie nicht in Anwendung treten, denn mit dem Augenblick ihrer Wirkung werden wichtige diagnostische Anzeichen des Zahnes, vor allem der Schmerz, unterdrückt, und wir sind nicht mehr in der Lage, die Grenzen unserer Arbeit zu ziehen."

Der andere Grund, der gegen die Anwendung der Injektion zur Pulpenanästhesie spricht, ist die Schwierigkeit der vollständigen Entfernung der Pulpa aus den Wurzelkanälen. Ein wichtiges Zeichen für die vollständige Entfernung der Pulpa sehen wir gewöhnlich darin, daß man mit dem Nervextraktor den Pulpenkanal oder die Pulpenkanäle bis zum Foramen apicale abtasten kann, ohne einen Schmerz hervorzurufen. Sind noch irgend welche Pulpenreste in den äußersten

Winkeln der Kanäle vorhanden, so verursacht das Sondieren mit dem Nervextraktor auch noch etwas Schmerzen. Dies ist aber bei der Pulpenextraktion nach Injektion ausgeschlossen, da die totale Anästhesie an der Wurzelspitze verhindert, daß zurückgebliebene Pulpenreste bei ihrem Berühren Schmerzen auslösen. Infolgedessen besteht die Gefahr, daß Pulpenreste zurückbleiben, die später Komplikationen für den Zahn und seine Umgebung im Gefolge haben müssen. Selbst Rosenberg, der früher die Arseneinlagen für entbehrlich hielt, hat diesen Standpunkt verlassen. Er selbst pflegt nur dann in einer Sitzung die gesamte Behandlung zu Ende zu führen, wo er weiß, daß die Pulpa vollkommen entfernt ist. Denn die sonst auftretenden periodontitischen Schmerzen sind sehr unangenehm. Solche Reizerscheinungen rühren entweder von einem Blutexsudat an der Wurzelspitze her infolge des Abreißens der Pulpa oder von nicht ganz entfernten Resten der Pulpa.

Infolge sofortiger Füllung hat Lartschneider einige Male mehrere Monate nach der Behandlung wegen plötzlich auftretender Schmerzen trepanieren müssen und dabei im Nervkanal Gangrängeruch feststellen können.

Noch unangenehmer ist es, wenn es sich um Pulpen in engen Wurzelkanälen handelt. Für diese Fälle hat Rosenberg nach manchem Verdruß wieder zum Arsenik gegriffen, denn „der im Wurzelkanal verbleibende, nach Aufhören der Anästhesie wieder empfindlich werdende Nerv ist doch etwas anderes als der durch Arsenik abgetötete und dann zurückbleibende Pulpenrest. Alle Experimente mit Überkappung haben mir nicht genügt, der Zahn kam nicht zur Ruhe, er zeigte Temperaturempfindlichkeit und Wurzelreizung.“ Auch Fischer konnte die Wurzelhautreizung bestätigen: „Dazu kommt ferner noch, daß die in einer Sitzung durchgeführte Wurzelbehandlung (Anästhesie, Eröffnung der entzündeten Pulpa, Amputation, Exstirpationsversuch) in vielen Fällen mehr oder minder ausgeprägte Wurzelhautreizungen veranlaßt, die nach der üblichen Arsenmethode nicht in dem Maße zu fürchten sind. Es gelingt überhaupt sehr selten, die frisch amputierten Pulpastümpfe völlig restlos zu exstirpieren, wie auch Schröder mit Recht betont hat. Oft stören lästige Blutungen aus dem losgerissenen Pulpastumpf, so daß alles in allem die bewährte Methode der Kauterisation noch immer einer raschen Pulpabehandlung vorzuziehen ist.“

Ist man infolgedessen gezwungen, die Füllung des Wurzelkanals bis zu einer zweiten Sitzung zu verschieben, dann fällt natürlich der besondere Vorzug der Injektionsmethode, die Wurzelfüllung sofort vornehmen zu können, fort. Auch der Grund, daß die Injektionsanästhesie vorzuziehen ist, da die Devitalisierung der Pulpa mit Arsen ab und zu mit großen Schmerzen verbunden ist, ist hinfällig geworden, seitdem ich meine Methode der vollständig schmerzlosen Einwirkung der arsenigen Säure bekannt gegeben habe, die in $^{9}/_{10}$ aller Fälle auch eine schmerzfreie Exstirpation der Pulpa ermöglicht.

3. Anwendung von Tabletten und Ampullen.

Zur Injektion benutzt man 1. Lösungen, die durch Auflösen einer Tablette in einer physiologischen Kochsalzlösung gewonnen werden, 2. Ampullenpräparate und 3. Lösungen, die mit Selbstdosierung hergestellt werden. Anfangs wurden mehr Ampullenpräparate angewandt, da sie eine stets gebrauchsfertige einwandfreie Lösung darstellen sollten. Später zeigte sich jedoch, daß sich die Lösungen auch in Ampullen zersetzen, wenn diese längere Zeit lagern, sowohl unter dem Einfluß des Alkaligehaltes des Glases als ganz besonders, wie Dorn hervorhebt, durch Lichtzutritt bzw. durch Einwirkung von Lichtstrahlen. Infolgedessen sind in den letzten Jahren sehr viele Zahnärzte zur Benutzung von Tabletten übergegangen. Ich selbst habe in meiner Praxis, seitdem es Tabletten gibt, nur diese zur Herstellung von Lösungen benutzt und bin mit ihnen außerordentlich zufrieden. Ich möchte sie daher für die Praxis, in der man nicht viel zu injizieren hat, auf das wärmste empfehlen.

Seidel hält die Novokain-Suprarenin-Tablette nicht für die idealste Form der zahnärztlichen Injektionspräparate, obwohl sie unzweifelhaft mehr Gewähr für geringe Giftigkeit bei hoher Wirksamkeit bieten, als die gefärbten und meist unkontrollierbaren alten Flüssigkeiten der Ampullenpräparate. Seidel behauptet ferner, daß auch für die trockenen Substanzen in beschränktem Maße der Satz gilt, daß das Novokain erst kurz vor dem Gebrauch mit dem Suprarenin in Berührung kommen darf. „Auch eine Novokain-Suprarenin-Tablette verfärbt sich während der trockenen Aufbewahrung schneller als eine Novokain-Tablette, die kein Suprarenin enthält. Verfärbte Tabletten müssen aber wegen größerer Giftigkeit und geringerer Wirksamkeit vom Gebrauch ausgeschlossen werden.“ Die Seidelsche Auffassung muß meiner Meinung nach als übertrieben angesehen werden. Ich selber benutze die Novokain-Suprarenin-Tabletten schon seit dem Jahre 1906, habe sie in vielen Hunderten von Fällen angewandt, oft $^1/_2$ Jahr und länger bei mir lagernde Tabletten benutzt, aber nur einige Male die Tabletten und die mit ihnen hergestellten Lösungen etwas verfärbt gefunden (letztere wurden natürlich nicht benutzt), so daß der von Seidel angeführte Nachteil nur in ganz beschränktem Maße auftritt, der bei der Billigkeit der Tabletten kaum in Betracht gezogen zu werden braucht.

Auch ein weiterer Nachteil der Tabletten, daß sie das Individualisieren mit der Suprarenindosis nicht ermöglichen, würde sich dadurch beseitigen lassen, daß Tabletten mit gleichem Novokain-, aber verschiedenem Suprareningehalt hergestellt werden. Es genügte die Herstellung von Tabletten mit 0,02 g Novokain und einem Suprareningehalt von 0,00001, 0,00002 und 0,00005 g. Mit diesen Tabletten könnte das Individualisieren in einer Weise vorgenommen werden, die allen notwendigen Ansprüchen gerecht wird.

Auch Liebl zieht den Gebrauch der Tabletten den Novokainstammlösungen, die unmittelbar vor dem Gebrauch tropfenweise mit Suprarenin versetzt werden, vor. Die Wirkung ist gleichmäßiger. Er empfiehlt sie besonders für kleinere Betriebe. Römer bevorzugt die Tabletten vor der fertigen Lösung in kleinen Ampullen, weil sich

1. das wirksame Agens in Tabletten viel weniger leicht zersetzt, als in der fertigen wässerigen Lösung,
2. weil man die Tabletten nach Belieben in einer physiologischen Kochsalzlösung von einem oder mehreren ccm auflösen kann, wie es für den einzelnen Fall geeignet erscheint,
3. weil die warm injizierte, frisch bereitete Lösung das Gewebe viel weniger reizt.

Ähnlich äußert sich Kieffer, dem es trotz Erprobung so ziemlich aller zur Zeit gebräuchlichen Anästhetika nicht gelungen ist, gleichmäßige Erfolge mit Ampullen zu erzielen, besonders deswegen nicht, weil es kein Anästhetikum gibt, das sich nach dem jetzt bekannten Verfahren mit einem Nebennierenpräparat in der Ampulle auf längere Zeit und in allen Fällen von absolut unveränderter Wirkung erhält.

Fischer hat dies später zugegeben und durch einen minimalen Salzsäurezusatz (3 Tropfen auf 1000 g Lösung) eine Ampullenlösung hergestellt, welche sich viele Wochen lang klar und chemisch voll wirksam hält. Durch den Salzsäurezusatz soll die schädliche Einwirkung des Glasalkali kompensiert und die katalytische Übertragung des Sauerstoffs mit Sicherheit verhindert werden. Diese Lösung soll noch nach Wochen einer eben zubereiteten frischen Tablettenlösung gleichwertig sein. Diese Auffassung Fischers über die Tabletten ist weiter geeignet, diesen den Vorrang vor den Ampullen zu sichern.

Für die Anwendung der Tabletten sind auch Krause und Wegner eingetreten. Nach letzterem ist das Tablettenverfahren im allgemeinen das einfachste und zuverlässigste. Die Selbstherstellung der Lösung ist lediglich bei größerem Verbrauch angebracht.

Den Zusatz von Thymol empfahl Fischer, dem sich später Bünte und Moral anschlossen, um die Lösung in Ampullen haltbarer zu machen, da dieses eine energische antiseptische und antizymotische Wirksamkeit und außerdem noch anästhesierende Kraft besitzt. Er ist jedoch davon abgekommen, als einige Praktiker gegen das Thymol als Ingredienz der Injektionsanästhetika Stellung nahmen — unter ihnen besonders H. Seidel —, weil das Thymol zu den Anaestheticis dolorosis gehört, selbst wenn es bei Blutwärme injiziert wird. Ihm haben sich E. Paul, Trück und Chr. Greve angeschlossen. Paul ist schon deshalb gegen den Zusatz irgend eines nicht unbedingt nötigen Stoffes zu fertigen Präparaten, die bereits irgend einen Nebennierenzusatz enthalten, da dieser im höchsten Grade chemisch leicht zersetzlich ist, eventuell sogar schon bei geringer Alkaleszenz des Glases. Greve hält den Thymolzusatz nicht nur für entbehrlich, sondern sogar für schädlich. Er hat Schwellung und Schmerzen beobachtet. Adloff möchte eine thymolhaltige Lösung zwar nicht als Anaestheticum dolorosum bezeichnet wissen, hält aber trotzdem den Thymolzusatz für überflüssig. Seine Versuche haben ergeben, daß in allen Fällen, in denen eine größere Schmerzhaftigkeit bei thymolhaltiger Lösung konstatiert wurde, der Unterschied gegenüber der Injektion mit nicht thymolhaltiger Lösung sehr gering war. Nur die Einstichstellen schmerzten bei thymolhaltiger Lösung längere Zeit nach, sogar noch am nächsten Tage. E. Jacob hat mit Thymolzusatz keine üblen Erfahrungen gemacht. Er fand bei thymolhaltiger Lösung nur die Anämie stärker ausgeprägt, die Anästhesie länger anhaltend und nach der Extraktion die Blutung weniger heftig und nachhaltig auftretend. Müller-Stade hat nach Anwendung eines thymolhaltigen Präparates geringere Nachschmerzen und Anschwellungen beobachtet, als nach Injektionen mit nichtthymolhaltigen Lösungen.

In neuerer Zeit haben Adloff und Philipp auf Anregung von Hoffmann und Kochmann Novokainlösungen mit einem Zusatz von Kalium sulfuricum angewandt und feststellen können, daß dieser Zusatz ein Heruntergehen der Konzentration sowohl des Novokains als des Suprarenins erlaubt, die Wirkung des Novokains verstärkt und die Anästhesie sicherer gestaltet. Weitere Erfahrungen darüber müssen abgewartet werden.

Für die Anwendung der Novokain-Suprareninlösung sind gewisse Punkte zu berücksichtigen, auf die teilweise schon Braun, Liebl, Euler, Fischer u. a. aufmerksam gemacht haben, will man mit der Injektion dieser Lösung gute Erfolge haben:

1. Die Lösung muß frisch, wasserklar und farblos sein. Das gilt für die Novokainlösung, für die Suprareninlösung und für eine Mischung von beiden;
2. die gemischten Novokain-Suprareninlösungen sind nur direkt nach der Mischung der beiden Präparate in gelöstem Zustande als frisch zu betrachten, da unter Umständen (z. B. infolge hoher Temperatur, Lichteinwirkung und Luftzutritt) schon nach 10 Minuten ein Verfärben der Novokain-Suprareninlösung und höhere Giftigkeit eintreten kann;
3. die 2%ige Novokainlösung hat sich für zahnärztliche Zwecke am besten bewährt. Ohne triftigen Grund soll von dieser Lösung nicht abgegangen werden;
4. der günstigste Suprareninzusatz zu einer 2%igen Novokainlösung beträgt für jedes ccm Lösung 0,00002 Suprarenin, bei älteren oder herzkranken Personen soll die Dosis bis auf 0,00001 herabgesetzt werden; zur Erreichung einer vollständigen Blutleere des Operationsfeldes darf sie bis zu 0,00005 gesteigert werden.

4. Anwendung von selbstdosierten Lösungen.

Um die Selbstdosierung zu ermöglichen, hat Seidel ein Dosierungsgefäß (Abb. 44) herstellen lassen, das aus 4 Teilen besteht: 1. einem schweren Glasgefäß, 2. einem Flaschenleib, der zur Aufnahme des Arzneimittels dient, 3. einer Pipette aus weißem Jenenser Glas, welche im Flaschenleibe ruht und an der Spitze so zugeschliffen ist, daß sie bei senkrechter Haltung und dem Gebrauch der Sol. supraren. synth. 1 : 1000 Tropfen von der Größe von $^1/_{33}$ ccm gibt. Jeder mit dieser Pipette der erwähnten Lösung entnommene Tropfen enthält also

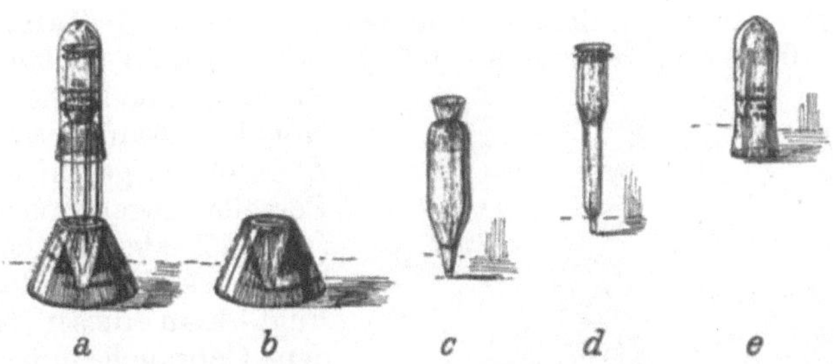

Abb. 44. Suprarenindosierungsgefäß. (Nach Seidel.) a Gesamtansicht, b Fuß, c Flaschenleib (dunkles alkalifreies Glas), d Pipette (weißes alkalifreies Glas), e Glasglocke.

0,00003 Suprarenin. Der 4. Teil besteht aus einer Glasglocke, welche den Flaschenleib mit der Pipette genau abschließt, um die Lösungen gut zu konservieren.

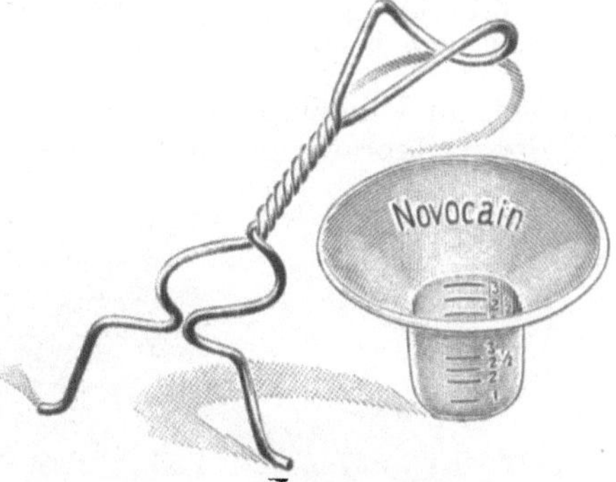

Abb. 45. Kleiner Porzellantiegel für Tablettenlösungen nach Seidel. (Zu beziehen von der Firma Warmbrunn, Quilitz u. Co., Berlin SO. 36.)

Zum Füllen des Dosierungsgefäßes bezieht man am besten die Sol. suprarenin. hydrochl. synth. 1:1000 in der Originalpackung der Höchster Farbwerke (5 ccm). Die Lösung ist gut sterilisiert und enthält zur Erhöhung der Haltbarkeit einen äußerst geringen und nicht schädlichen Zusatz von Azetonchloroform. Verfärbte Lösungen tausche man ein.

Zum Gebrauch für mehrere Tage fülle man nur etwa $^1/_2$ ccm mit der sterilen Pipette aus der Originalflasche in das Dosierungsgefäß. Dadurch wird der übrige Teil in der Originalflasche vor dem häufigen Zutritt von atmosphärischer Luft geschützt und länger in unverdorbenem Zustande erhalten. Eine $2^0/_0$ige Novokainlösung erhält man durch Auflösen der „S“-Tabletten der Höchster

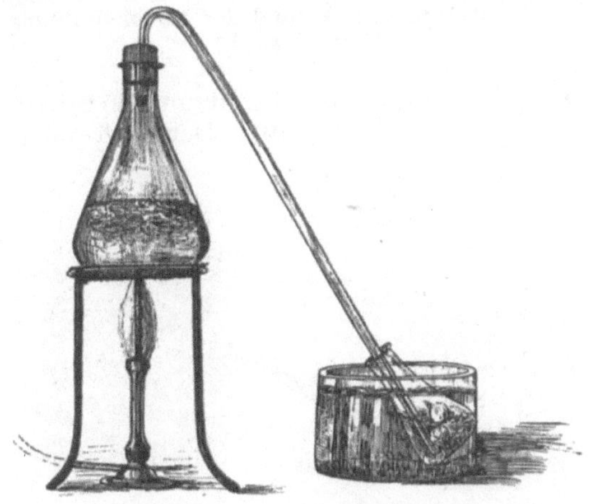
Abb. 46. Apparat zur Selbstherstellung sterilen destillierten Wassers. (Nach Seidel.)

Farbwerke in frischem destilliertem Wasser. Jede „S"-Tablette enthält Novokain 0,06 und Natr. chlor. 0,022, sodaß jede Tablette mit 3 ccm Aq. dest. eine 2%ige isotonische Novokainlösung ergibt. Das Aufkochen geschieht in dem Porzellantiegel nach Seidel (Abb. 45) oder in einem gewöhnlichen kleinen Reagenzglase. Fügt man dieser Lösung vor dem Gebrauch mit der Pipette des Dosierungsgefäßes einen Tropfen (= 0,00003) Suprarenin hinzu, so hat man in der 3 ccm-Lösung Novokain 0,00001 Suprarenin pro ccm. Diese Lösung eignet sich für alte, schwache und herzkranke Personen. Gewöhnlich nimmt man jedoch 2 Tropfen Suprarenin auf 3 ccm-Lösung.

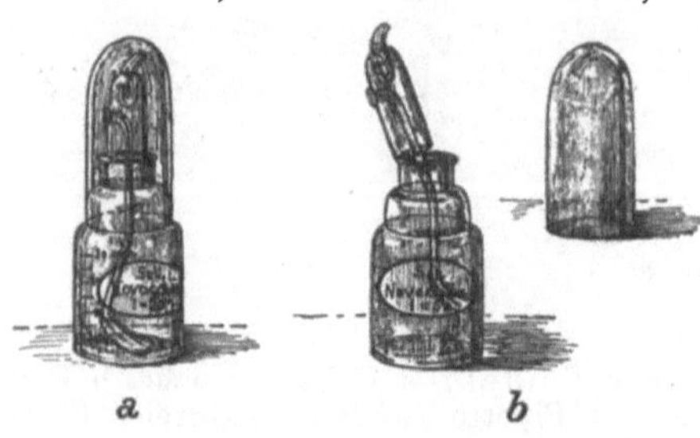

Abb. 47. Neue Flasche zur Aufbewahrung steriler Flüssigkeiten. (Nach Kaufmann-Seidel.) a Gesamtansicht (geschlossen), b offen zum Füllen.

Die Selbstherstellung destillierten Wassers geschieht mit einem leicht herzustellenden Apparat (Abb. 46), der in jeder Minute etwa 10 bis 15 ccm sterilen, destillierten Wassers liefert. Die sterile Aufbewahrung geschieht in der von Seidel nach Kaufmann konstruierten Flasche (Abb. 47). Die Aufbewahrungsflasche muß mit Inhalt vor der Benutzung 25 Minuten im Wasserbade gekocht werden (Abb. 48 und 49). Der über dem Wasserspiegel befindliche Einsatz dient zugleich zur Sterilisation aller übrigen Teile, wie Spritzen, Dosierungsgefäß usw. Das Innere ist vernickelt und darf niemals mit Soda oder dgl. in Berührung kommen. Zum Entnehmen des Wassers wird die äußere Glasglocke abgehoben. Die Tropfvorrichtung wird nur beim

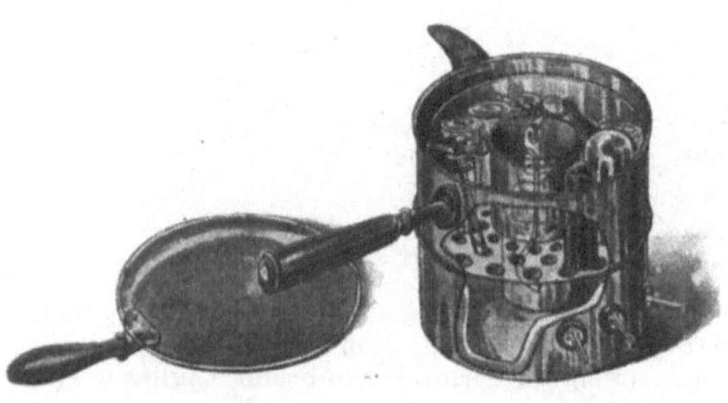

Abb. 48. Wasserbad zur gleichzeitigen Sterilisation aller Injektionsutensilien und der Novokainlösung. (Nach Seidel.)

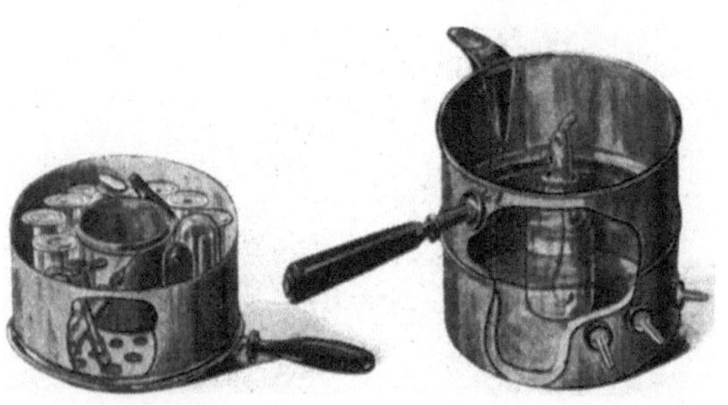

Abb. 49. Wasserbad mit herausgenommenem Einsatz. (Nach Seidel.)

Füllen der Flasche halb aus dem Flaschenhals gehoben (Abb. 47). Beim Ausgießen verschließt man das Luftlöchelchen mit dem Finger, der erst in der Horizontalstellung fortgenommen wird.

5. Die Technik der Injektion.

Wer eine Injektion mit Erfolg ausführen will, muß die notwendige Technik in ausreichendem Maße beherrschen. Die Lehrbücher von Braun und Fischer über Lokalanästhesie berichten darüber ausführlich. Hier sollen nur einige Grundzüge angegeben werden.

Zur erfolgreichen Anästhesierung gehören:

1. eine tadellos funktionierende Spritze;
2. Kanülen;
3. sterilisierte, physiologische Kochsalzlösung;
4. Novokain-Suprarenintabletten E (Höchster Farbwerke);
5. eine Spirituslampe;
6. zwei Reagenzgläser, je eines zum Auflösen der Tabletten und zum Auskochen der Kanülen;
7. ein Dappenglas, aus dem die Lösung mit der Spritze aufgezogen wird.

Zur Herstellung selbstdosierter Lösungen gehören:

1. die von Seidel angegebenen Instrumente und Gefäße;
2. Novokain-Tabletten „S";
3. Sol. supraren. hydrochl. synth. 1:1000 in Originalpackung der Höchster Farbwerke (5 ccm).

Außerdem ist folgendes zu beachten:

1. Spritze, Kanüle und Gefäße müssen sich in sterilem Zustande befinden;
2. es ist am besten, für jeden Patienten eine neue (Freiensteinsche Kanüle Nr. 17, 20 mm lang zu verwenden; auch neue sog. aseptische Kanülen sind vor dem Gebrauch (am einfachsten in einem Reagenzglas) auszukochen;
3. die Spritze darf nicht in Sodalösung ausgekocht werden und muß vor der Benutzung von Alkohol-Glyzerinresten befreit sein, falls sie darin aufbewahrt wird;
4. die Injektionsflüssigkeit muß isotonisch sein;
5. die Lösung muß frisch, wasserklar und darf nicht verfärbt sein;
6. die Injektionsflüssigkeit soll möglichst Körpertemperatur besitzen;
7. die gefüllte Spritze muß frei von Luftblasen sein;
8. die Einstichstelle muß gründlich desinfiziert werden, am besten durch den Jodstrich oder durch Abreiben mit Alkohol;
9. die Ausflußöffnung der Kanüle muß kurz sein und beim Injizieren dem Knochen zugewandt werden;
10. die Richtung der Kanüle muß derart sein, daß die Injektionsflüssigkeit bis in die Gegend des Foramen apicale, und zwar unter das Periost gelangt;
11. die Injektion muß tropfenweise und nicht ruckweise erfolgen;

12. die Injektion geschieht labial bzw. bukkal und palatinal vom Zahne, dessen Pulpa entfernt werden soll. Die Einstichstelle soll etwa 1 cm vom Zahnfleischrande entfernt liegen;
13. nach der Injektion wird die Injektionsöffnung etwa $^1/_4$ Minute mit der Fingerkuppe verschlossen gehalten und dann das Zahnfleisch, um die Tiefenwirkung zu erhöhen, leicht mit dem Finger massiert;
14. man suche die Injektion von einer einzigen Stelle aus vorzunehmen, da die Flüssigkeit sonst durch die erste Einstichstelle herausfließt;
15. soll die Spritze ein zweites Mal gefüllt werden, dann muß man die Kanüle zuvor abnehmen, um die sterile Injektionsflüssigkeit nicht zu infizieren;
16. zur Leitungsanästhesie am N. mandibularis benutzt man besser die Freiensteinsche Kanüle Nr. 17, 42 mm lang. Ein Anstechen der A. mandibularis wird vermieden, wenn man die Injektionsflüssigkeit beim Vorschieben der Kanüle ununterbrochen entleert.

6. Nachteile der Injektionsanästhesie.

Die Nachteile der Injektionsanästhesie bestehen in lokalen und allgemeinen Störungen.

a) Lokale Störungen.

1. Schädigungen des Gewebes in Form von Nekrosen. Wir wissen, daß infolge der Injektion der Nebennierenpräparate eine mehr oder weniger zirkumskripte Stelle des injizierten Gewebes anämisch wird. Diese Anämie hält $^1/_4$—$^1/_2$ Stunde an; während dieser Zeit ist die Blutzufuhr unterbrochen, das Gewebe wird nicht genügend ernährt. Tritt auch nach dieser Zeit fast regelmäßig der normale Zustand ein, so kann es doch, wenn auch sehr selten, vorkommen, daß sich infolge der Unterernährung des Gewebes während der Anämie eine Nekrose der Schleimhaut bildet. Ist sie auch meist ohne Belang, so muß sie doch als eine unangenehme Beigabe bezeichnet werden.

Frey erwähnt einen Fall, wo bei einem 22jährigen anämischen Mädchen nach einer Kokain-Adrenalininjektion behufs Zurechtschleifung eines Zahnes zum Kronenersatz trotz aseptischen Vorgehens schon tags darauf eine zirkumskripte Gingivitis am Orte der bukkalen Injektionsstelle eingetreten war, aus der sich in weiteren 5 Tagen eine Schleimhautnekrose in Guldenausdehnung entwickelte. Die Heilung trat erst nach 10 Tagen ein. Welches die Ursache der Nekrose gewesen ist, ob die Anämie der Patientin oder eine Infektion von der Mundhöhle aus, die im Organismus Anämischer leicht zustande kommen kann, wird man kaum feststellen können.

Das Vorkommen solcher Prozesse mahnt jedenfalls zur sorgfältigen Beobachtung des Patienten in den ersten Tagen nach der Injektion. Der Patient muß darauf aufmerksam gemacht werden, daß er bei den leisesten abnormen Erscheinungen wiederzukommen hat. Seltener sind Knochennekrosen beobachtet worden. So berichtet Herrenknecht über zwei Fälle schwerer Gewebsschädigungen. In dem einen Falle hatte sich an der Injektionsstelle (Wange) ein Lupus erythematosus entwickelt; im zweiten Falle hatte sich eine Patientin wegen Schmerzen im Unterkiefer die 6 Frontzähne entfernen lassen. Im Anschluß an die Injektion kam es zu ausgedehnten Nekrosen der Wange und des Kiefers.

2. Schädigung des Gewebes durch Bildung von Hämatomen. Williger berichtet darüber folgendermaßen:

„Zuweilen wird mit der Spritzennadel ein Gefäß angestochen, und es entsteht dann ein Hämatom. Dies tritt besonders dann ein, wenn die Nadel nicht bei der Einführung im Kontakt mit der Knochenwand gehalten wird, sondern tiefer in die Weichteile gerät. Besonders gefährdete Stellen sind die Wangen und der Mundboden. Die Hämatome am Mundboden machen ziemlich starke Beschwerden, insbesondere beim Sprechen und beim Schlucken. Alle Hämatome pflegen sich unter trockenen warmen Umschlägen in einigen Tagen zurückzubilden, zuweilen aber ereignet es sich, daß sie eiterig zerfallen. Dann kann es zu sehr unangenehmen und gefährlichen Erscheinungen kommen.

Herr Pf. ließ sich von einem Zahntechniker im Mai 1912 den linken oberen Weisheitszahn unter Kokainbetäubung entfernen. Schon während der Operation trat eine starke Schwellung der Wange auf. Die Schwellung steigerte sich in den nächsten Tagen, es stellten sich äußerst heftige Schmerzen und Fieber ein. Ich fand einen Abszeß in der Wange, der sich vom vorderen Rande des Masseter bis unter den Jochbogen erstreckte. Bei der vom Munde aus vorgenommenen Eröffnung entleerten sich stinkende Jauche und einige zersetzte Blutgerinnsel. Im Anschluß an die Operation kam es zu einer Weichteilsschwellung in der Schläfengrube und zu mehrfachen Schüttelfrösten. Erst nach 3 Tagen trat Rückbildung ein.

Epikritisch muß man annehmen, daß bei der Einspritzung die Nadel abgeirrt war, so daß sie in die Wange geriet. Es entstand ein Bluterguß, der danach verjauchte. Es darf nicht verhehlt werden, daß der Patient sich mehrere Tage in außerordentlicher Gefahr befand.

Am Mundboden habe ich infolge von Injektion mehrfach unangenehme Folgen gesehen. Ein mir als sehr vorsichtig bekannter Zahnarzt nahm bei einem 60jährigen Herrn die letzten lockeren Zähne aus dem Unterkiefer mit Injektion heraus. Es hatte keine sonderliche Gewalteinwirkung stattgefunden. Trotzdem entstand sofort ein Hämatom im Mundboden, welches längere Zeit zur Rückbildung brauchte. Zur Vereiterung kam es in diesem Falle nicht.

Bei einem jungen Mädchen sollte eine Füllung an einem unteren linken Molaren gemacht werden. Die Patientin hatte sensibles Dentin und es wurden deshalb von der behandelnden Zahntechnikerin Einspritzungen bukkal und lingual gemacht. Unmittelbar darauf entwickelte sich eine Mundbodenphlegmone, welche rasch zu sehr bedrohlichen Erscheinungen führte und mehrere chirurgische Eingriffe von außen her notwendig machte.

Erfahrungen dieser Art haben mich zu der Überzeugung gebracht, daß man Injektionen in den Mundboden möglichst vermeiden soll.“

Wenn auch Fälle von Hämatombildung sehr selten sind, Kühns hat unter ca. 800 Infraorbitalanästhesien 7 Fälle, unter 1000 Mandibularanästhesien nur einen Fall einer sicheren Gefäßverletzung feststellen können, so mahnen auch diese Fälle zur Vorsicht beim Injizieren. Je mehr man im Vordringen der Nadel injiziert und so das Gefäß zum Ausweichen veranlaßt, desto mehr werden sich diese Fälle vermeiden lassen. Wie seltsam die anämischen Zonen sind, beweist ein von Kühns beobachteter Fall von Gefäßverletzung durch Injektion am Foramen incisivum (Abb. 50). Auch Philipp beschrieb einen ähnlichen Fall, bei dem der Einstich zur Injektion über der Mitte des zweiten Molaren links oben dicht unter der Umschlagsfalte erfolgte.

3. Schädigung der Pulpa in den Nachbarzähnen. Diese Frage hat die Zahnärzte in ganz erheblichem Maße beschäftigt. Einige gaben die Möglichkeit einer Schädigung der Pulpa in einem Nachbarzahn zu, andere bejahten sie und wiederum andere verneinten sie. Sicher ist nur — und darauf hat schon Ad. Witzel hingewiesen — daß die Wirkung der Injektion sich keineswegs nur auf den Zahn erstreckt, in dessen Zahnfleischbedeckung die Einspritzung erfolgt ist. Durch die Injektion eines Nebennierenpräparates wird die Blutzirkulation nicht nur in dem zu behandelnden Zahn, sondern auch in den benachbarten Zähnen, falls solche vorhanden sind, unterbrochen bzw. mehr oder weniger stark beeinflußt. Das beweist die Anämie des Zahnfleisches, die sich auch auf die Nachbarschaft des injizierten Gewebes erstreckt, und die teilweise oder vollständige Schmerzlosigkeit des Ausbohrens eines kariösen Nachbarzahnes. Auch haben das Tierversuche, die von J. Scheff an Zähnen von Hunden vorgenommen wurden, bestätigt. Stets war in den Nachbarzähnen eine Verringerung der Blutung, sogar ein vollständiges Aufhören eingetreten, und das Einführen der Nervnadel zur Pulpenextraktion vollkommen schmerzlos.

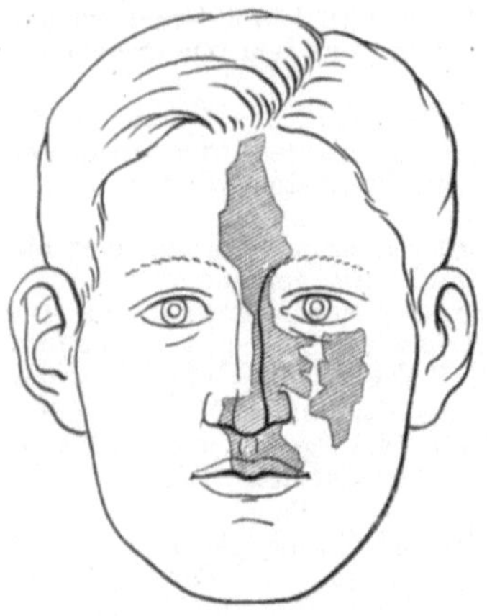
Abb. 50. Hämatom infolge Gefäßverletzung durch Injektion am Foramen incisivum. (Nach Kühns.)

Schröder konnte feststellen, daß die Empfindlichkeit der Pulpa nach einer Kokain-Adrenalininjektion in den meisten Fällen nach 10 Minuten nicht wesentlich abgenommen hatte. Nach 20 Minuten, manchmal sogar erst nach 30 Minuten war Anästhesie eingetreten, die 3—4 Stunden anhielt. Bald darauf zeigte die Pulpa eine erhöhte Empfindlichkeit, die aber am nächsten Tage nicht mehr zu konstatieren war In 2 Fällen war am 4. resp. 6. Tage nach der Injektion Pulpentod zu konstatieren. Es handelte sich um wenig kariöse seitliche Schneidezähne bei Patienten im Alter von 38 bzw. 42 Jahren. Schröder erachtete die Gefahr eines Pulpentodes für so groß, daß er das Adrenalin nur mit größter Vorsicht und in möglichst starker Verdünnung und dann auch nur zur Herabsetzung des Extraktionsschmerzes verwendet wissen möchte. Auch Bolten und Weidenslaufer haben Pulpentod in Nachbarzähnen beobachtet, während Schulte, L. Rosenberg, Hesse, Urbantschits u. a. solche Beobachtungen niemals gemacht haben. Daß keine Beeinträchtigung der Vitalität der Pulpa nach subgingivalen Injektionen stattfindet, glaubte Rosenberg durch exakte Beobachtungen festgestellt zu haben. Er fand in der ersten Zeit seiner Versuche, bei denen er die definitive Füllung nicht sofort legte, daß die Pulpa einige Tage später normal reagierte. Ein oder zwei in mehrwurzeligen Zähnen zurückgelassene Wurzelpulpen zeigten sich in der nächsten Sitzung wieder vollständig empfindlich. Auch Nachprüfungen nach einem Jahre, die sich in einigen Fällen ermöglichen ließen, ergaben immer eine normal reagierende Pulpa.

Um Klarheit zu schaffen, hat Euler in einer ausführlichen Arbeit zu dieser Frage Stellung genommen. Seine kritische Würdigung der bisher beobachteten Fälle von Pulpentod im Anschluß an Injektionen von Nebennierenextrakt hat zu dem Ergebnis geführt, daß in fast allen veröffentlichten Fällen von Pulpentod auch eine andere Ursache vorgelegen haben kann, daß daher diese Fälle zum mindesten nicht mehr als vollwertig angesehen werden dürfen. Dem von Schröder beobachteten Fall glaubte er entgegenhalten zu sollen, daß eine Prüfung mit dem Induktionsstrom nach einer Woche und die Feststellung der Empfindungslosigkeit des Zahnes nach dieser Zeit noch kein ausschlaggebendes Kriterium für den Pulpentod abgibt, da andererseits festgestellt ist, daß die Rückkehr der Empfindung oftmals erst später eintritt. Zudem gibt es keine absolut zuverlässigen Hilfsmittel zur Diagnose des Lebenszustandes der Zahnpulpa; der Induktionsstrom ist allerdings das relativ zuverlässigste Diagnostikum. Versuche Eulers an Hunden, bei denen je 3 ccm einer Lösung von Novokain 0,2, NaCl 0,8, Supraren. hydrochl. 1 : 1000, gtt. XX, Aq. dest. 10,0 injiziert wurden, in einigen Fällen außerdem noch 9—18 Tropfen Supraren. hydrochl. haben folgendes ergeben: „Im Tierexperiment hat sich weder makroskopisch noch mikroskopisch eine Veränderung der Pulpa trotz Verwendung sehr hoher Dosen erzielen lassen.“ „Was bisher über das Absterben der Pulpa nach Injektion von Nebennierenextrakt von anderer Seite vorgebracht ist, steht auf recht schwachen Füßen. Keine der über den Pulpentod aufgestellten Theorien hat durch das Tierexperiment eine Stütze erfahren. Somit muß die Angst, wirklich gesunde Zähne in ihrer Pulpenvitalität durch Injektion von Nebennierenpräparaten zu schädigen, als übertrieben, ja sogar als unbegründet bezeichnet werden.“

Die Möglichkeit des Pulpentodes nach Injektion von Nebennierenextrakt ist nach Euler nur gegeben: 1. wenn eine gewisse Idiosynkrasie gegen das Mittel vorliegt und 2. wenn die Pulpa, bzw. ihre Gefäßwände zur Zeit der Injektion nicht mehr normal waren. In diesen Fällen wird die Gefahr verringert, wenn man die Dauer der Anämie nach Möglichkeit verkürzt.

J. Scheff kommt auf Grund von Tierexperimenten sogar zu dem Schluß, daß eine Schädigung der Zahnpulpa nach Novokain-Suprarenin-Injektion niemals zu befürchten sei; auch die Pulpa der Nachbarzähne würde weder geschädigt, noch in ihrer Ernährung beeinflußt. „Ein vielleicht ausnahmsweise vorkommendes Absterben der Pulpa nach vorher verabreichter Suprarenininjektion würde nur dann als Folge der Injektion anzunehmen sein, wenn die vollständige Lebensfähigkeit der Pulpa vor der Applikation des Mittels mit einwandfreier Sicherheit konstatiert worden ist.“

Nach dem Angeführten steht also mit größter Wahrscheinlichkeit fest, daß normale Pulpen nach Novokaininjektion mit schwachem Adrenalinzusatz nicht zugrunde gehen. Schon Cieszyński machte darauf aufmerksam, daß nicht so sehr die Höhe der Konzentration der Novokainlösung als ev. schädigendes Moment auf die Pulpa anzusehen ist, als der Suprareninzusatz, indem das Suprarenin eine lang andauernde Kontraktion der Blutgefäße hervorruft, die das Sistieren der normalen Ernährung der Pulpa auf eine relativ lange Zeit nach sich zieht. Die schädigende Einwirkung auf die Pulpa müsse besonders dort eintreten, wo sie sich sowieso in ungünstigen Ernährungsverhältnissen befindet, wie bei Patienten, die an einer Gefäßerkrankung leiden oder, wenn die Pulpakammer durch Anlagerung von Kalkkonkrementen und Weiterbildung des Zahnbeins in den Zähnen älterer Individuen am Foramen apicale verengt ist. Deshalb schlug er schon damals vor, den Suprareninzusatz noch mehr herabzusetzen.

Misch schließt sich den Anschauungen Cieszyńskis an. Bei dieser Gefahr ist weniger die Intensität der Anämie als die Dauer derselben ausschlaggebend und die Dauer der Anämie ist weniger von dem angewandten Anästhetikum als vielmehr von der Menge des Suprareninzusatzes abhängig. „Je geringer also der Zusatz des Suprarenins ist, um so weniger ist das Absterben der Pulpa zu befürchten. Die Ausbreitung der Gewebsanämie und -anästhesie ist voneinander unabhängig. Die erstere wird nach Braun lediglich bestimmt durch den Suprareningehalt, die letztere durch den Kokaingehalt der Lösung. Je länger die Anämie bzw. die Anästhesie anhält und je ausgebreiteter sie ist, desto gefährlicher ist sie für das betreffende Gewebe. Sie ist besonders gefährlich, wo, wie im Gebiete der Zähne, schwierige Zirkulationsverhältnisse vorliegen. Liebl hält eine auf Herstellung vollständiger Ischämie gerichtete Suprarenindosierung für die Lokalanästhesie wenigstens als bedenklich und gefährlich. Der Wert der Suprareninkombination liegt vielmehr in der noch in minimalen Dosen auftretenden Verlangsamung der Resorption durch lokale Gefäßkontraktion geringen Grades.

Voraussetzung für die Verminderung des Suprareningehaltes in der Injektionslösung ist, daß auch der geringere Suprareninzusatz noch eine vollständige Anästhesie ermöglicht. Daß die neuen Tabletten E tatsächlich immer, wie Misch angibt, eine Anästhesie erzeugen, wird von Euler bestritten. Von ihm angestellte Versuche (265 Injektionen) sind durchaus unbefriedigend ausgefallen, von 10 Einspritzungen mit den neuen Tabletten E hatten im Durchschnitt kaum 3 die erforderliche Wirkung. Eine befriedigende Wirkung ließ sich erst erzielen, wenn zu 10 der neuen Novokain-Tabletten E auf 10 ccm Wasser allermindestens 7 Tropfen einer 1‰igen Suprareninlösung hinzugefügt wurden. Ungefähr gleich, eher noch etwas besser war die Wirkung, wenn man kein Suprarenin hinzufügte, dafür aber die Novokainmenge um 1% erhöhte, also 3% Novokain injizierte.

Auch Lartschneider tritt für 2%ige Novokainlösung mit 0,00005 Suprareninzusatz ein, da bei schwachem Suprareninzusatz die Wirkung trotz langen Wartens gerade bei Pulpenextraktion ausblieb. Meine eigenen Versuche sind im Oberkiefer mit den neuen Novokaintabletten E bei Pulpenexstirpationen fast immer befriedigend ausgefallen.

Masur hält die Anästhesierung der Pulpa für so unsicher, daß er noch die sofortige Anwendung des Separators nach der Injektion empfiehlt, um eine Spannung und Lockerung des Gewebes und Kompression auf die innerhalb der Alveolen verlaufenden Gefäße hervorzurufen. Erst dadurch hat er eine zufriedenstellende Anästhesie der Pulpa erreicht. Diese Methode hat noch den Vorzug, daß die Resorption der injizierten Lösung vermindert wird und die Anästhesie schneller eintritt.

4. Abbrechen und Verschwinden der Injektionsnadel bei Leitungsanästhesie. Bei Anwendung der Leitungsanästhesie, seltener bei der regionären Anästhesie, ist es des öfteren vorgekommen, daß die Injektionsnadel so unglücklich abbrach, daß sie nicht mehr gefaßt werden konnte und verschwand. Sind auch bei aseptischem Arbeiten und bei Benutzung aseptischer Nadeln im allgemeinen weitere Komplikationen nicht zu befürchten, so wird man das Verschwinden einer Injektionsnadel doch auch nicht als etwas ganz Harmloses bezeichnen können. Über einen besonders unglücklichen Fall, bei dem infolge des Versuches, eine bei einer Mandibularanästhesie abgebrochene Injektionsnadel operativ zu entfernen, Hemiplegie und Aphasie eintrat, berichtet Bade.

Die 24jährige Köchin K. L. aus Bayern war im Juli 1910 in zahnärztlicher Behandlung, in deren Verlauf eine Mandibularanästhesie links ausgeführt werden sollte. Die Kanüle brach plötzlich ab und blieb an der typischen Stelle stecken. Da erfahrungsgemäß derartige Fremdkörper einzuheilen pflegen, und da wohl der Kollege die Patientin nicht beunruhigen wollte, so entließ er sie. In den nächsten Tagen traten jedoch geringe Temperatursteigerungen auf, so daß eine Indikation nahe lag, die Nadel operativ zu entfernen. Die Patientin wurde in die chirurgische Klinik eingeliefert. Sie hatte bei der Aufnahme 38° Temperatur. Es bestand eine mäßige Kieferklemme. Die sofort ausgeführte Röntgenaufnahme ergab, daß sich unterhalb der linken Incisura mandibulae eine quer liegende Nadel befand.

In Chloroform-Äther-Sauerstoff-Narkose wird der linke aufsteigende Unterkieferast von der Mundhöhle aus freigelegt. Dies gelingt nur in geringer Ausdehnung unter großen Schwierigkeiten und wird namentlich durch die Blutung behindert. Nach Freilegung des Unterkieferastes, den man in der Tiefe deutlich sieht, ist der Fremdkörper nirgends zu palpieren. Die beschränkten räumlichen Verhältnisse hindern ein weiteres Vorgehen. Die Operation wird darum abgebrochen und ein Tampon eingelegt.

Nach einigen Temperatursteigerungen in den ersten Tagen bis auf 38° kehrt die Temperatur zur Norm zurück. Die nach der Operation stärker gewordene Gesichtsschwellung hat nachgelassen. Die Wunde in der Mundhöhle ist noch nach einer Woche schmierig belegt, und es besteht eine ziemlich starke Kieferklemme. Die Wunde ist während der ersten Tage häufiger tamponiert und gelegentlich des Verbandwechsels mit Wasserstoffsuperoxyd ausgespült worden. Häufige Mundspülungen. Nach weiteren 8 Tagen ist die Wunde verheilt. Es besteht noch eine mäßige Kieferklemme. Die Zahnreihen sind für den Daumen eben durchgängig. Die Nadel liegt noch auf derselben Stelle, wie röntgenologisch festgestellt wird. Auf ihre Entfernung wird verzichtet.

Nachdem die Patientin nach 14tägigem Aufenthalt in der chirurgischen Klinik entlassen war, begab sie sich in die Behandlung eines anderen Arztes, der die Ansicht vertrat, daß die Nadel u. a. eine Erstickungsgefahr bedeute und darum unter allen Umständen entfernt werden müsse. Er unternahm — wie ich erfuhr — ohne genügende Assistenz und in einem ungeeigneten Lokal eine neue Operation. Diese hatte einen schweren Kollaps der Patientin zur Folge. Es heißt, daß plötzlich ein starker Blutstrom aus dem Munde geflossen und eine erneute Krankenhausbehandlung notwendig geworden sei. Hier soll sie dann tagelang bewußtlos gewesen sein. Nachdem die Patientin das Bewußtsein wiedererlangt hatte, wurde konstatiert, daß eine halbseitige Lähmung der rechten Körperhälfte bestand, ferner schwere Sprachstörungen eingetreten waren. Im Laufe von weiteren 2 Monaten besserten sich die Lähmungen etwas, so daß die Kranke wieder gehen und auch den rechten Arm etwas gebrauchen konnte. Die Sprachstörung blieb bestehen.

Bade glaubt zu der Annahme berechtigt zu sein, daß die zirkumskripte Gehirnerweichung in diesem Falle auf eine Verletzung der Carotis interna mit nachfolgender Thrombose und Embolie zurückzuführen ist. Für die Zahnärzte ergibt sich aus diesem Falle die Lehre, sich zur Suche nach einer abgebrochenen Injektionsnadel nur durch eine Indicatio vitalis verleiten zu lassen, besonders wenn der Unfall schon wochenlang zurückliegt, da die Operation trotz Röntgenaufnahme in den so unübersichtlichen Regionen des Foramen mandibulare außerordentlich schwierig ist.

Williger tritt, falls eine Nadel beim Injizieren abgebrochen ist, dafür ein, sofort unter lokaler Anästhesie vorsichtig auf die Suche zu gehen, solange man den Einstichpunkt vor sich hat. „Die Narkose macht infolge der starken Blutung jedes Suchen vom Munde aus illusorisch." Williger hat schon in einer ganzen Anzahl von Fällen Nadelstücke wieder ans Tageslicht gezogen. Röntgenbilder sind dabei von großem Werte. Doch muß man, „namentlich vom Oberkiefer, immer die schräge Projektion in Rechnung ziehen und deshalb einen genügend großen Lappen bilden, um eine Strecke weit den Kiefer absuchen zu können. Besonders am harten Gaumen ist das Suchen für beide Teile sehr unbequem." Das Zurückbleiben nichtsteriler Nadeln führt sicher zu Infektionen. Williger teilt zwei Fälle mit, bei denen die Nadel ringsherum von einer dünnen eiterigen Flüssigkeit umgeben war.

Das Abbrechen der Nadel dürfte kaum als ein Kunstfehler angesehen werden, wie auch das Gericht in dem von Bade erwähnten Falle entschieden hat. Selbstverständlich darf keine Fahrlässigkeit nachgewiesen werden, z. B. in der Verwendung schlechter Kanülen.

5. Nachschmerzen. Sie werden nur äußerst selten beobachtet und kommen nach sachgemäßer Anwendung einer einwandfreien Novokain-Suprarenin-Lösung wohl kaum vor. Cieszyński führt allerdings an, daß der Nachschmerz namentlich dort auftritt, wo, wie bei einer Pulpenbehandlung an eine Injektion eine Extraktion nicht angeschlossen wird.

6. Schluckbeschwerden. Sie treten besonders nach Injektionen in der Gegend der Weisheitszähne auf, infolge der Anschwellung der Gaumenbögen, bei Leitungsanästhesie sehr häufig. Daß sie eine besonders angenehme Zugabe sind, wird niemand behaupten wollen. Lartschneider hat nach derartigen Injektionen die Patienten beständig über länger andauernde Schmerzen im Kiefergelenk und über Schlingbeschwerden klagen hören.

7. Zu lange anhaltende Anästhesie. Auch diese Schädigung des Patienten kommt nur nach Anwendung der Leitungsanästhesie vor. Euler hat einen Fall beobachtet, wo infolge der Leitungsanästhesie im Unterkiefer die Anästhesie über 4 Wochen anhielt. Während dieser Zeit hatte sich die Patientin infolge der Gefühllosigkeit ein Stückchen von der Mundschleimhaut der Unterlippe weggebissen. Schaff hat,

wie Fischer anführt, einen Fall von Daueranästhesie beobachtet, bei dem die Empfindung noch nach 6 Wochen nicht ganz zurückgekehrt war. Wird die Zunge mitanästhesiert, so besteht auch die Möglichkeit einer Verletzung der Zunge. So hat Hentze in 2 Fällen nach Injektion starke Bißwunden in der mitanästhesierten Zunge gesehen, die sich die Patienten $^1/_4$ Stunde nach der Extraktion zugefügt hatten. Es sei auch erwähnt, daß Hamecher 4mal eine Fazialislähmung beobachtet hat, welche nach wenigen Stunden wieder verschwand. Daß in allen Fällen von Daueranästhesie die Ursache in einer traumatischen Schädigung der Nerven zu suchen sei, wie Dirska vermutet, ist kaum anzunehmen, da Daueranästhesien nach Extraktionen ohne Injektion nicht beobachtet worden sind.

8. Andere seltene Schädigungen. Partsch beobachtete einen Fall von Kieferklemme:

„Mich konsultierte eine Dame mit der Angabe, daß ihr vor 3 Wochen seitens eines Zahnarztes hinten im Unterkiefer vom Munde her eine die Empfindlichkeit beseitigende Injektion zwecks Ausbohrung zweier kariöser Höhlen gemacht worden sei. Seit dieser Zeit habe sich bei ihr eine allmählich zunehmende Kieferklemme eingestellt, welche so hochgradig geworden sei, daß sie jetzt die Zähne nicht mehr auseinander zu bringen vermöge. Die Untersuchung ergab den Mangel jeder entzündlichen Erscheinung an dem Kiefer und den Zähnen, dagegen eine Behinderung der Öffnung des Mundes auf höchstens einen Millimeter. Bei der langsam vorgenommenen Dehnung gelang es, die Kiefer so weit auseinander zu bringen, daß sich eine leichte Schwellung auf der Innenseite des aufsteigenden Astes des Unterkiefers und Druckempfindlichkeit nachweisen ließ. Bei der Geringfügigkeit der lokalen Erscheinungen wagte ich die weitere Dehnung fortzusetzen und kam nach 14 Tagen so weit, daß die Kieferklemme als beseitigt angesehen werden konnte. Ich konnte mir die Erscheinung nur so erklären, daß bei der Injektion wahrscheinlich nicht ganz sterile Lösungen verwendet worden und damit entzündungserregende Bakterien in die Tiefe gelangt sind und den entzündlichen Prozeß im M. pterygoideus oder an der Oberfläche des Knochens im Bereich seines Ansatzes angeregt haben."

Garfunkel erwähnt einen Fall von Novokaininjektion am Alveolarfortsatz des Oberkiefers, bei dem eigenartige Erscheinungen am Auge eintraten. Garfunkel benutzte, um in die Höhle gewuchertes Zahnfleisch zu entfernen, Fischers Normallösung (Novokain 1,5) und führte die Nadel nach Jodtuschierung etwa 4 mm über dem Zahnfleischrande an der palatinen Seite des Alveolarfortsatzes ein, als die Patientin im Augenblick der Injektion aufschrie: „Oh! mein Auge, mein Auge!" „Ich unterbrach sofort", fährt Garfunkel fort, „die Injektion — ich hatte erst $^1/_2$ ccm injiziert — und bemerkte zu meinem Erstaunen am rechten Auge einen eigenartigen starren und matten Ausdruck des Bulbus, die Pupille erschien vergrößert. Am unteren Augenlid bestand ein hellblauer Randschatten und auf der betreffenden Wange unterhalb des Schattens zeigten sich weiße Flecken und Streifen. Die Anästhesie am harten Gaumen war vollkommen. Die Patientin selbst erklärte, im Momente der Injektion einen heftig brennenden Schmerz am Auge empfunden zu haben und daß jetzt ein dumpfes Druckgefühl eingetreten sei, das sich vom Auge an der Nase entlang hinziehe. Es wäre ihr so, als ob sie mit dem Auge durch trübes Glas sähe. Das andere Auge war durchaus unverändert und normal, ebenso das Allgemeinbefinden. Ich beruhigte die Patientin, die natürlich um ihr Auge in einige Sorge geraten war, und ließ sofort kalte Umschläge machen, worauf die Erscheinungen allmählich schwanden.

Zum kritischen Bericht wäre zu sagen, daß eine Kontraindikation zu einer Injektion in keiner Weise vorlag. Ich hatte erst vor einigen Wochen bei der Patientin mit vollem Erfolge 2 ccm am Oberkiefer injiziert. Man darf die Erscheinung so erklären, daß ich die Injektionsflüssigkeit in ein Blutgefäß hineingespritzt habe. Es kommt wohl nach den Erscheinungen nur ein Ramus der A. infraorbitalis (oder des dazugehörigen Venenplexus in Betracht), die ja durch ihre Rami orbitales einerseits mit dem Boden der Orbita, andererseits durch ihre nach unten gehenden Abzweigungen, der A. alveolares sup. anter. (Rami dentales, gingivales) mit dem Kieferknochen und Zahnfleisch in Verbindung steht. Die subjektiven Angaben der Patientin stehen mit dieser Annahme (Druckgefühl) in keinem Widerspruch. Merkwürdig bleibt immerhin, daß eine so geringe Menge von 0,5 ccm überhaupt Erscheinungen hervorrufen konnte. Die Patientin erklärte 3 Tage darauf, am betreffenden Tage noch später einige Schmerzen am Auge gehabt zu haben, ein unangenehmes Gefühl hätte jedoch noch 2 Tage bestanden. Das Auge selbst erschien am 3. Tage wieder klar und normal.

b) Allgemeine Störungen.

1. Intoxikation. In der ersten Zeit der Anwendung der Novokain-Suprarenin-Präparate sind einzelne schwere Intoxikationserscheinungen beobachtet worden. So erwähnt Klein 5 Fälle von Intoxikationserscheinungen, darunter 2 mit sehr schwerem Kollaps, bei denen der Puls völlig aussetzte. Allerdings wurde bei den schweren Kollapsfällen eine Lösung von Novokain 0,02, Suprarenin 0,000075 auf 2 ccm injiziert, eine Dosis, die nach den heutigen Anschauungen das Doppelte der zulässigen Suprareninmenge enthalten hatte.

Levy bemerkte einmal nach Injektion einer halben Spritze einer Lösung von Kokain 0,01 und Adrenalin 0,0001 in Phiole stärkeres Herzklopfen, etwas Schwindel, Vibrieren des ganzen Leibes. Bald nach Ankunft in ihrer Wohnung bekam die Patientin, die schon jahrelang hindurch an der Gebärmutter erkrankt war, eine leichte uterine Blutung.

Fischer erwähnt einen Fall von narkotischem Schlummer nach Novokaininjektion. Nach Einspritzung von 3 ccm einer 2%igen Novokain-Thymollösung, welcher unmittelbar vor der Einspritzung 3 Tropfen der neuen synthetischen Suprareninlösung (Höchst) 1 : 1000 zugesetzt war, trat bei einer 36jährigen kräftigen und gesunden Dame 5 Minuten nach beendeter Injektion Schlummerzustand, ähnlich dem des hypnotischen Schlafzustandes ein, der $^1/_4$ Stunde anhielt. Fischer hatte inzwischen zwei Amalgamfüllungen gelegt und erst nach der Extraktion der Wurzeln erwachte Patientin. Die Ursache für diesen Zustand konnte nicht festgestellt werden. Patientin meinte, daß ihr Körper auf jede medikamentöse Beeinflussung außerordentlich rasch und intensiv zu reagieren pflege.

Fischer faßt den Zustand als eine „gutartig verlaufene Intoxikation oder besser Irritation des Zentralnervensystems“ auf, die schon durch die geringe Menge von 0,06 Novokain entstanden war. Bertram beobachtete den gleichen Zustand nach einer Injektion einer Novokainlösung bei einer $22^1/_2$jährigen Studentin; er hielt etwa 10 Minuten an. Einen Fall von Dämmerzustand nach einer Novokain-Injektion konnte Euler auf den psychopathischen Zustand des Patienten zurückführen (Epilepsie). Euler warnt daher davor, in jedem solchen Falle das angewandte Mittel zu beschuldigen.

Coffart beobachtete nach Injektion von $1^1/_2$ ccm einer 2% Novokainlösung mit 1 Tropfen Adrenalin bei einer 34jährigen Patientin sehr bedrohliche Erscheinungen. Der Atem hörte auf und der Puls war nicht mehr fühlbar. Diese Erscheinungen hielten trotz Kampfer- und Ätherinjektion mit Unterbrechungen $4^1/_2$ Stunden an. Das Präparat war tadellos. Die Anamnese ergab: Eiweiß seit 8 Monaten, seit 4 Monaten Nierenschwellung und Blutungen. Leichte Dyspnoe; Puls 88, regelmäßig. Häufig Herzpalpitationen, leichtes präsystolisches Geräusch. Coffart nimmt an, daß gewisse Organe in schwerer Form auf Novokain reagieren können.

Wir erinnern ferner an einen hysterischen Krampfanfall von Kehr, einen ähnlichen von Knoche und Jelonek und schließlich noch an den Fall Balzer-Christensen (erwähnt von Möller), der 6 Stunden nach einer Novokaininjektion zum Tode führte. Leichtere Kollapse hat Ley hin und wieder beobachtet, einmal sogar einen ziemlich heftigen, etwa 5 Minuten anhaltenden Krampfanfall bei einer Patientin erlebt, die auch sonst häufiger von Krampfanfällen heimgesucht wurde.

2. Infektion. Diese wird nach der Injektion sehr häufig beobachtet. Ihre hauptsächlichste Ursache liegt darin, daß das injizierte Gewebe längere Zeit anämisch bleibt. Auch Euler gibt zu, daß durch die Anämie die Gefahr der Infektion der Wunde etwas gesteigert wird. Über einen besonders schweren Fall von Infektion berichtet Alfred Cohn. Er entfernte einen periostitischen oberen Weisheitszahn (mit Injektion). Nach 4 Stunden trat Nachblutung ein und Schwere im linken Bein. Am nächsten Tage bestand eine linksseitige Lähmung der Arme und Beine, am 3. Tage war die Lähmung doppelseitig. Es wurde festgestellt, daß bei der vorliegenden Entzündung trotz sorgfältigster Injektion Streptokokken eine Embolie im Lumbalgebiete verursacht hatten, die eine Lähmung der Beine hinterließ, die noch nach 2 Jahren nicht geschwunden war.

7. Indikation für die Injektionsanästhesie.

Berücksichtigen wir die vielerlei Schädigungen, die nach Anwendung der Injektionsanästhesie beobachtet worden sind, besonders aber nach Anwendung der Leitungsanästhesie, dann werden wir uns darüber klar sein müssen, daß eine Methode, die so viele lokale und allgemeine Störungen im Gefolge haben kann, dort nicht in Frage kommen darf, wo wir eine andere Methode besitzen, bei der so schädliche Begleiterscheinungen nur bei fahrlässiger oder falscher Ausübung eintreten. Von der Leitungsanästhesie werden wir zur Entfernung der Pulpa am besten ganz absehen und die regionäre Anästhesie nur dort anwenden, wo sie wirklich indiziert ist:

1. in denjenigen Fällen, wo die Patienten 1—2 Tage nach der Arseneinlage zwecks Weiterbehandlung nicht wiederkommen können;
2. besonders bei Frontzähnen des Oberkiefers, bei denen wir die Pulpen mit großer Wahrscheinlichkeit auch nach einer Injektion restlos entfernen können;
3. bei Pulpitis in abgekauten und durch Trauma verletzten Zähnen, wo die Pulpa durch die Abnutzung des Zahnes bzw. durch das

Trauma freigelegt ist und eine Arseneinlage nicht genügend befestigt werden kann.

Literatur.

Adloff, P., Zur Frage der lokalen Anästhesie. D. z. W. 1911. Nr. 35.

— Novokainlösungen mit Zusatz von Kalium sulfuricum. D. z. W. 1914. Nr. 18.

Bade, H., Über einen Fall von Hemiplegie und Aphasie nach Verletzung der linken Carotis interna bei dem Versuch, eine bei einer Mandibularanästhesie abgebrochene Injektionsnadel operativ zu entfernen. D. M. f. Z. 1911. H. 8.

Bertram, E., Dämmerschlafähnlicher Zustand nach 1 ccm 2% Novokaininjektion. D. z. W. 1914. Nr. 51.

Biberfeld, Pharmakologische Eigenschaften eines synthetisch dargestellten Supranenins und einiger seiner Derivate. Med. Klinik. 1906. Nr. 45.

Bolten, Pulpentod nach Injektion von Kokain-Suprareninlösung. D. z. W. Nr. 17.

Braun, H., Die Lokalanästhesie, ihre wissenschaftlichen Grundlagen und praktische Anwendung. Leipzig 1907.

Bünte und Moral, Untersuchungen über den osmotischen Druck einiger Lokalanästhetika. D. M. f. Z. 1910. H. 2.

Cieszyński, A., Beitrag zur lokalen Anästhesie mit besonderer Berücksichtigung von Alypin und Novokain. D. M. f. Z. 1906. H. 4.

Coffart, Accidents graves consécutives à une injection de novocaine-adrénaline. Revue de Stomatologie. 1911. Nr. 3. Ref. D. z. W. 1911. Nr. 28.

Cohn, A., Verhandlungen des V. Intern. Zahnärztl. Kongresses. Bd. 2. S. 31. Disk.

Dirska, Verhandlungen des Vereins deutscher Zahnärzte in Westfalen. D. z. W. 1918. Nr. 9.

Dorn, Neue Hilfsmittel zur Selbstherstellung steriler Lösungen zur Lokalanästhesie und andere Neuheiten auf diesem Gebiete. D. z. W. 1915. Nr. 18.

Euler, H., Über Novokain und seine Anwendung in der Zahnheilkunde. D. z. W. 1906. Nr. 20.

— Einiges Weitere über Novokain. D. z. W. 1906. Nr. 47.

— Pulpentod, natürliche und synthetische Nebennierenpräparate. Eine kritische, experiementelle und klinische Studie. Öst. Zeitschr. f. Stomatologie. 1907. H. 8—10.

— Mißerfolge bei der Lokalanästhesie. Verhandl. des V. Intern. zahnärztl. Kongresses. Bd. 2.

Fischer, G., Beiträge zur Frage der lokalen Anästhesie (Kokain, Nirvanin, Tropakokain, Stovain, Novokain). D. M. f. Z. 1906. H. 6.

— Über Novokain-Supraneninlösung mit Thymolzusatz. D. z. W. 1906. Nr. 20.

— Weitere Erfahrungen mit Novokain und seinen Lösungen. D. z. W. 1906. Nr. 50.

— Ein Fall narkotischen Schlummers nach lokaler Anästhesie (Novokain). D. z. W. 1908. Nr. 26.

— Die lokale Anästhesie in der Zahnheilkunde. Berlin 1911.

— Die lokale Anästhesie in der Zahnheilkunde. Öst.-ung. V. f. Z. 1911. H. 1.

— Eine haltbare Novokain-Suprareninlösung in Ampullen und Tabletten. D. z. W. 1912. Nr. 18.

Frey, V., Über Kokain-Adrenalin. Öst.-ung. V. f. Z. 1906. H. 4.

Garfunkel, Eigenartige Erscheinungen am Auge bei einer Kokaininjektion am Alveolarfortsatz des Oberkiefers. D. z. W. 1913. Nr. 7.

Gilles, Über Lokalanästhesie mit Alypin. Z. R. 1906. Nr. 22/23.

Greve, Chr., Die Lokalanästheise in der konservierenden Zahnheilkunde. D. z. W. 1911. Nr. 31.

Hamburger, R., Der Induktionsstrom in der täglichen Praxis. D. M. f. Z. 1907. H. 6.

Hamecher, H., Novokain-Suprarenin-Anästhesie in der Zahnheilkunde. Od. Bl. 1906/07. Nr. 7/8.

Heinecke, H. und Läwen, A., Experimentelle Untersuchungen und klinische Erfahrungen über die Verwertbarkeit von Novokain für die örtliche Anästhesie. Deutsche Zeitschr. f. Chirurgie. 1905. Bd. 80.

Hentze, Die Anwendung der Suprarenin-Kokain-Anästhesierung in der Zahnheilkunde. Od. Bl. 1904/05. Nr. 23/24.
Herrenknecht, W., Schädigungen durch Infiltrationsanästhesie bei operativen Eingriffen in der Mundhöhle und Vorbeugungsmaßnahmen. Schweiz. V. f. Z. 1913. Nr. 4. Zit. nach Z. R. 1914. Nr. 35.
Hesse, G., Über den Nachweis des Lebenszustandes der Pulpa unversehrt aussehender Zähne durch den elektrischen Strom. D. M. f. Z. 1907. H. 3.
Jacob, E., Über Lokal- und Leitungs-Anästhesie unter Berücksichtigung der Novokain-Suprarenin-Anästhesie und der Frage des Nachschmerzes, wie des Ausbleibens der Wirkung überhaupt. D. z. W. 1911. Nr. 31.
Kehr, Ein Fall von Novokainvergiftung? D. M. f. Z. 1910. H. 1.
Kieffer, J., Beitrag zur Frage der Lokalanästhesie. D. z. W. 1911. Nr. 18.
Klein, Novokain, kein ungefährliches Anästhetikum. D. z. W. 1908. Nr. 7.
Knoche, Zwei Fälle aus der Praxis. Zeitschr. f. Z. 1910. Nr. 5.
Kronfeld, Anästhesie in der konservierenden Zahnheilkunde. Öst.-ung. V. f. Z. 1904. H. 4.
Kühns, H., Über Gefäßverletzungen bei Lokalanästhesie im Gebiete der Mundhöhle. D. M. f. Z. 1918. H. 3.
Laewen, A., Experimentelle Untersuchungen über die Gefäßwirkung von Suprarenin in Verbindung mit örtlich anästhesierenden Mitteln. Deutsche Zeitschr. f. Chir. 1904. Bd. 74. H. 1/2.
Levy, Zur Adrenalinanästhesie. D. z. W. 1905. Nr. 12.
Ley, A., Über die schmerzlose Entfernung der Zahnpulpa mittels Injektion mit Alypin oder Novokain. D. z. W. 1912. Nr. 17.
Lartschneider, J., Studien über die pathologische Anatomie und Therapie der Wurzelerkrankungen und Berücksichtigung der Trikresol-Formalinbehandlung. Öst.-ung. V. f. Z. 1907. H. 2.
Liebl, Zur Frage gebrauchsfertiger suprareninhaltiger Lösungen in der Lokal- und Lumbalanästhesie. Beiträge z. klin. Chir. 1907. Bd. 52. H. 1.
— F., Über Lokalanästhesie mit Novokain-Suprarenin. Münch. med. Woch. 1906. Nr. 5.
Lipschitz, M., Über die verschiedenen Methoden zur schmerzlosen Entfernung der Pulpa. D. z. W. 1912. Nr. 15.
Luniatschek, Adrenalin in der Zahnheilkunde. Öst.-ung. V. f. Z. 1904. H. 4.
— Renoform-Kokain-Anästhesie. D. z. W. 1907. Nr. 41.
Masur, A., Ein neues Hilfsmittel bei der lokalen Pulpa- und Dentinanästhesie. D. M. f. Z. 1910. H. 11.
Misch, Über lokale Anästhesie mit besonderer Berücksichtigung des Novokains. Öst.-ung. V. f. Z. 1906. H. 3.
Möller, F., Nebennierenextrakt in der Zahnheilkunde. D. M. f. Z. 1902. H. 9.
Möller, R., Ein Fall von Novokain-Suprarenin-Betäubung mit tödlichem Ausgang und seine wissenschaftliche Bedeutung. D. z. W. 1910. Nr. 35.
Müller-Stade, Novorenan, ein neues Injektionsanästhetikum. D. z. W. 1917. Nr. 21.
Partsch, C., Diskussion. D. M. f. Z. 1908. S. 602.
Paul, E., Thymolhaltige Injektionsmittel als „Anaesthetica dolorosa". D. z. W. 1911. Nr. 22.
Philipp, S., Über die Verwendung von Novokainlösungen mit Zusatz von Kalium sulfuricum in der zahnärztlichen Praxis nebst einigen allgemeinen Bemerkungen zur Lokalanästhesie. D. z. W. 1914. Nr. 16.
— Beitrag zu den Gefäßverletzungen bei Injektionen. D. Z. W. 1919. Nr. 52.
Römer, O., Meine Erfahrungen mit Paranephrin-Kokaingemisch zur Erzielung von Lokalanästhesie bei zahnärztlichen Operationen. D. z. W. 1904. Nr. 30.
— Jahresberichte der Poliklinik für Zahnkrankheiten an der Universität Straßburg i. E. K. f. Z. 1910. H. 4.
Rosenberg, L., Über die Anwendung von Adrenalin und Kokain zur Dentinanästhesie und zur schmerzlosen Extraktion der Zähne. D. z. W. 1904. Nr. 5.
— Die Zirkulation in der Pulpa nach subgingivalen Injektionen. D. z. W. 1904. Nr. 34.
— Beiträge zur Injektionsanästhesie. D. M. f. Z. 1905. H. 10.

Rosenberg, L., Über örtliche und allgemeine Begleiterscheinungen nach der Injektion. Z. R. 1909. Nr. 52.
Scheff, J., Pulpentod nach subgingivaler Injektion von Nebennierenextrakt. Öst.-ung. V. f. Z. 1909. H. 1.
Schenk, F., Über Pulpa-Devitalisation. Öst.-ung. V. f. Z. 1904. H. 4.
Schleich, C. B., Schmerzlose Operationen. Berlin 1894.
Schröder, H., Pulpa und Anästhetika. D. M. f. Z. 1905. H. 10.
Schulte, F., Suprarenin-Kokain-Tabletten nach Dr. H. Braun. D. z. W. 1904. Nr. 26.
— Zur Suprarenin-Kokain-Anästhesie mit Tabletten nach Dr. H. Braun. D. z. W. 1904. Nr. 34.
Seidel, H., Thymolhaltige Injektionslösungen als „Anaesthetica dolorosa". D. z. W. 1911. Nr. 19.
— Beiträge zur Vermeidung von Mißerfolgen in der modernen Injektionsanästhesie. D. M. f. Z. 1911. H. 12.
— Neue Hilfsmittel zur Lokalanästhesie. D. M. f. Z. 1913. H. 8.
Thiesing, Nebennierenextrakte in Verbindung mit Kokain zur lokalen Anästhesie. D. z. W. 1904. Nr. 19.
Trük, Thymolhaltige Injektionslösungen. D. z. W. 1911. Nr. 22.
Urbantschits, Versuche über die Wirkung von Suprarenin-Kokain-Tabletten (Braun) auf die Pulpa. Öst.-ung. V. f. Z. 1905. H. 2.
Weidenslaufer, Th., Schädigt die subgingivale Injektion von Nebennierenextrakt die Zahnpulpa? D. z. W. 1905. Nr. 5.
Wegner, Ad., Zur Frage der Injektionsanästhesie. D. z. W. 1912. Nr. 26.
Williger, F., Fehler in der Injektionstechnik und deren Folgen. D. M. f. Z. 1912. H. 10.
— Zwei weitere Fälle von Abbruch einer Nadel bei der sog. Mandibularinjektion. K. f. Z. 1916. H. 3/4.
Witzel, Ad., Schädigt die subgingivale Injektion von Nebennierenextrakt die Zahnpulpa? D. z. W. 1904. Nr. 33.
Über strittige Fragen in der Lokalanästhesie und deren Klärung. Verhandl. der Zahnärzteversammlung zu Münster i. W. am 15. u. 16. November 1912. D. Z. i. V. H. 31. Leipzig 1913.

VI. Druckanästhesie.

Unter Druckanästhesie, als deren Erfinder man H. H. Johnson ansehen muß, versteht man ein Verfahren, bei dem es möglich ist, durch Einführung von Medikamenten unter Druck bestimmte Gewebe unempfindlich zu machen. Diese Methode wird erst seit dem Jahre 1899 geübt und sowohl benutzt, um das Dentin zur schmerzlosen Bearbeitung zu anästhesieren, als auch um die Pulpa zur Exstirpation unempfindlich zu machen.

Zum Zwecke der Dentinanästhesie wurden Hochdruckspritzen angewandt. Die bekannteste ist die Jewett-Wilcox-Spritze, mit der man imstande sein soll, einen Druck von 3000 Pfund auf einen Quadratzoll auszuüben. Man bohrt mit dem feinsten Rosenbohrer ein kleines Loch am Zahnhals in den Zahn, dreht die Spitze der Spritze mit ziemlich starkem Druck in dieses Loch hinein und drückt dann die Lösung mit starkem Druck in das Zahnbein .Man erreicht bei Anwendung einer 5%igen Lösung von Kokain eine vollkommene Anästhesie des Zahnbeins und der Pulpa. W. D. Miller hat durch Versuche an frisch ausgezogenen Zähnen festgestellt, daß man mit diesem Instrument Farbstofflösungen durch die ganze Dicke des Zahnbeins hindurch pressen und die Pulpa dadurch färben kann. Millers weitere Versuche haben aber dann ergeben, daß schon ein Druck von + 1,0 Atm. ausreicht, um eine beliebige Lösung in $1^1/_2$ Minuten durch das Zahnbein bis zur Pulpa hindurchzudrücken, ja man erreicht dasselbe, wenn man nur mit den Fingern einen Druck auf eine über eine Zahnkrone gezogene und am Zahnhals unterbundene Gummiröhre ausübt, in welche man vorher einige Tropfen mit einer Farbstofflösung gegossen hat. Wesentlich erschwert ist das Einpressen von Lösungen in allen Fällen, wo sich sekundäres Zahnbein gebildet hat; sogar transparentes und spontan ausgeheiltes Zahnbein zeigt sich weniger durchlässig als das normale.

Man kam daher auf den Gedanken, das Druckverfahren auch zur Anästhesierung der Pulpa in Anwendung zu ziehen. Das Verfahren ist an vielen Stellen sehr schwierig anzuwenden, an manchen überhaupt nicht. Große Odonthele verhindern z. B. die Wirkung; ebenso können gewundene und enge Kanäle die Wirkung beeinträchtigen. Um die Wirkung des Druckverfahrens festzustellen, hat Ottolengui Pulpen, die durch Druckanästhesie unempfindlich gemacht wurden, exstirpiert und mikroskopisch untersucht. Er fand, daß Kokainkristalle in den Blutgefäßen bis hinauf zur Wurzelspitze reichten.

Anwendungsweise. Die Kavität wird nach Buckley zuerst mit absolutem Alkohol und warmer Luft ausgetrocknet, wo nicht anders möglich, unter Kofferdam. Dann wird ein kleines Wattekügelchen in eine schwache Karbolsäurelösung getaucht, durch die Flamme gezogen, in pulverisiertes Kokain eingedrückt und auf die freiliegende Pulpa gebracht. Das Wattebäuschchen wird mit unvulkanisiertem rotem Kautschuk bedeckt und mit einem großen, die Kavität möglichst ausfüllenden Stopfer anfangs ein schwacher, später aber ein stärkerer Druck ausgeübt, bis der Patient jede Spur von Empfindlichkeit verloren hat. In der Regel dauert es 3 Minuten, bis Schmerzlosigkeit eingetreten ist. Meine diesbezüglichen Versuche, wozu besonders Tropakokain und Novokain benutzt wurden, haben ergeben, daß oft 4—6 Minuten nötig sind, um Pulpen schmerzlos exstirpieren zu können, daß diese Methode aber auch ab und zu versagt.

Johnson legte Kokainkristalle in die Kavität, befeuchtete sie mit einem Tropfen Wasser und ließ sie 5 Minuten liegen. Darauf legte er die Pulpa mit einem scharfen Exkavator schmerzlos frei. Dann brachte er wieder Kokainkristalle auf die blutende Pulpa und preßte sie mit Hilfe eines Donaldsonschen Kanalräumers allmählich in den Pulpakanal hinein. 10 Minuten nach der ersten Kokainapplikation konnte er die Pulpa schmerzlos entfernen. Luniatschek bringt auf die frisch blutende Pulpa mit der Pinzette einen Tropfen der Sol. Adrenalini hydrochlor. und läßt in ihm einen Kristall reinen Kokains zerfließen. Nach einer Minute eröffnet er das Pulpakavum und wiederholt die Prozedur. Nach 2—4 Minuten ist man dann imstande, die Pulpa fast ohne Blutung und Schmerz zu extrahieren.

In letzter Zeit haben die Firmen Parke-Davis, Dr. Acker u. a. kleine zylindrische Stäbchen aus Kokain und Adrenalin hergestellt, die vielfach statt des Kokainpulvers benutzt werden. Die zu demselben

Zwecke hergestellten Novokain-Suprarenin-Stäbchen der Höchster Farbwerke enthalten Novokain 0,01 und Suprarenin 0,0002 g. Blessing will mit Alypin-Suprarenin-Tabletten der Firma Wölm-Spangenberg gute Erfolge erzielt haben, R. Dorn mit den Novokain-Suprarenin-Tabletten der Höchster Farbwerke, nur findet er, daß die Extraktion der Pulpa manchmal schwieriger ist als nach der Devitalisation mit Arsen.

Indikation. Die Druckanästhesie ist indiziert bei Pulpen, die noch nicht entzündet sind, besonders auch bei Milchzähnen. Gute Erfolge erhält man meist nur bei einwurzeligen Zähnen. Sie kommt besonders in Betracht, wenn für die Devitalisation mit arseniger Säure keine Zeit vorhanden ist. Viele Zahnärzte, u. a. Lartschneider und Kronfeld, empfehlen diese Methode bei Voroperationen für Kronen- und Brückenarbeiten. Kronfeld verfährt in solchen Fällen folgendermaßen: Er bohrt den Zahn zunächst an einer bequem zugänglichen Stelle an und dringt mit dem Bohrer so tief, als es ohne Schmerzen möglich ist. Nun folgt Druckanästhesierung mit Kokain-Adrenalin, dann bohrt er weiter, wendet wieder Druckanästhesie an usw., bis die Pulpakammer eröffnet ist. Unter Druckanästhesie wird dann die Kronenpulpa und nach weiterer Anästhesie werden dann auch die Wurzelpulpen fast schmerzlos entfernt.

Das Druckverfahren ist kontraindiziert:

1. bei heftigen, akuten und besonders chronisch entzündeten Pulpen, auch Pulpenpolypen, da die Resorption des Kokains bei diesen Erkrankungsstadien erschwert ist, die Wirkung mithin ausbleibt;
2. bei Pulpitis chronica gangraenosa, da bei dieser sehr leicht infektiöse Massen durch das Foramen apicale durchgedrückt und somit Periodontitis und deren Folgen hervorgerufen werden können;
3. bei ungünstig liegenden Zahnhöhlen;
4. bei vorher teilweise mit Arsen devitalisierten Pulpen.

In einem Falle, in dem trotz zweimaliger Anwendung von Arsen die Berührung der Wurzelpulpa noch stark empfindlich war, gelang es mir trotzdem, durch Druckanästhesie vollständige Schmerzlosigkeit zu erzielen. Es geht daraus hervor, daß man es auch bei vorher teilweise mit Arsen devitalisierten Pulpen mit der Druckanästhesie versuchen kann.

Als Nachteil ist die nach der Pulpenextraktion auftretende starke Blutung zu nennen, die es verhindert, den Zahn noch in derselben Sitzung zu füllen. Dorn sucht die Nachblutungen dadurch auf das geringste Maß zu beschränken, oder ganz auszuschalten, daß er zur Anfeuchtung des Stäbchens nicht einfaches Wasser nimmt, sondern eine Suprarenin- oder noch besser Paranephrin-Lösung 1:1000. Von anderen Komplikationen dieser Methode ist bisher nichts bekannt geworden, es seien denn die von Bolam erwähnten periodontitischen Reizungen (sogar Alveolarabszeß infolge durchgepreßter septischer Massen) Trigeminusneuralgien und Kokainvergiftungen infolge zu schneller Resorption bei weitem Foramen apicale.

Wo die oben angeführten Kontraindikationen nicht vorliegen und die von uns angegebenen Bedenken nicht bestehen, ist die Anwendung der Druckanästhesie zur Entfernung der Pulpen immerhin gerechtfertigt.

Literatur.

Blessing, G., Beitrag zur Frage der Dentin- und Pulpenanästhesie. D. M. f. Z. 1912. H. 11.

Bolam, J., Pressure anaesthesia-its complications and sequels. British Dent. Journal 1908. Nr. 4. Ref. D. z. W. 1908. Nr. 22.

Buckley, J. P., Bemerkungen zur Pulpabehandlung. The Dent. Review XVIII. 5. Ref. Öst.-ung. V. f. Z. 1906. H. 3.

Dorn, R., Druckanästhesie. D. z. W. 1913. Nr. 18.

Johnson, H. H., Painless extraction of living pulps. American Dental Weekly 1898. Vol. 1. Nr. 18. Ref. D. M. f. Z. 1899. Nr. 11.

Kronfeld, R., Anästhesie in der konservierenden Zahnheilkunde. Öst.-ung. V. f. Z. 1904. H. 4.

Lartschneider, J., Studie über die pathologische Anatomie und Therapie der Wurzelerkrankungen mit Berücksichtigung der Trikresol-Formalinbehandlung. Öst.-ung. V. f. Z. 1907. H. 2.

Lipschitz, M., Über die verschiedenen Methoden zur schmerzlosen Entfernung der Pulpa. D. z. W. 1912. Nr. 15.

Luniatschek, F., Einiges über Nebennierenextrakt, speziell über das Adrenalin und seine Verwendung in der Zahnheilkunde. Od. Bl. 1904/05. Nr. 13 u. 14.

Miller, W. D., Die Behandlung des empfindlichen Zahnbeins mit besonderer Berücksichtigung des Druckverfahrens. D. M. f. Z. 1906. H. 12.

Ottolengui, R., Exstirpation der Pulpa unter Druckanästhesie. Dental Cosmos. 1904. H. 8. Ref. D. M. f. Z. 1906. H. 3.

VII. Andere Methoden der Anästhesie.

1. Galvanokaustik.

Unter Galvanokaustik versteht man dasjenige Operationsverfahren, welches sich zur Trennung und Zerstörung von Geweben der Glühhitze bedient, die durch den galvanischen Strom erzeugt und durch Platindrähte geleitet wird.

Durch Steinheil (München) 1843 angeregt, machte M. Heider (Wien) im Jahre 1845 in Gemeinschaft mit Dummreicher die ersten Versuche, die Glühhitze zum Töten der Zahnnerven zu verwenden, nachdem 1844 auch Louyet (Brüssel) dies Verfahren für den gleichen Zweck empfohlen hatte. In England hatten Th. Harding und Georg White 1851 zum ersten Male die elektrische Glühhitze zum Töten der Zahnpulpa angewandt.

In Deutschland hatte sich um ihre Einführung besonders A. Th. Middeldorpf (Breslau) verdient gemacht, der in einer Monographie, „Die Galvanokaustik, ein Beitrag zur operativen Medizin" (1854), diesen Gegenstand ausführlich behandelte. Der Hauptwert der Galvanokaustik beruht nach Middeldorpf in der Möglichkeit, an Stellen zu schneiden und zu brennen, wohin ein anderes schneidendes oder brennendes Werkzeug nicht oder nicht gefahrlos hingelangt. Andere Vorüge dieses Verfahrens sind: 1. daß man sehr hohe Temperaturen anwenden kann,

2. daß der Schmerz verhältnismäßig gering ist und 3. daß man in die feinsten Öffnungen eindringen kann. Auch ist die Anwendung sehr bequem. „Man bringt das Platin an Ort und Stelle, ein geringer Druck genügt, um es zu erhitzen, ein Loslassen des Fingers reicht hin, um den Strom zu unterbrechen, und unschädlich ziehen wir es wieder aus den tiefsten Tiefen hervor.“ Middeldorpf benutzte zur Erzeugung des galvanischen Stromes einen Apparat, welcher aus einer konstanten Zinkkohlenbatterie aus 2 Elementen mit 2 Flüssigkeiten bestand.

Gegenüber dem alten Brennverfahren, dem Glüheisen, hatte der galvanokaustische Draht eine Reihe von Vorzügen aufzuweisen, die zum Teil schon von Kranner (1860) angegeben wurden: 1. trägt der galvanokaustische Draht die Hitzequelle in sich selbst, 2. kann er kalt an die Operationsstelle geführt und dort erst, und zwar auf beliebig lange Zeit zum Glühen gebracht und nach vollendeter Kauterisation wieder kalt herausgeführt werden, 3. behält er die Hitze, selbst wenn er sehr dünn ist, länger als ein Glüheisen, 4. sind die Weichteile des Mundes geschützt. Die Isolierung der Platindrähte erreichte Kranner dadurch, daß er zwischen dieselben Wasserglas strich.

Zu denjenigen Autoren, welche mit besonderer Wärme für die Anwendung der Galvanokaustik eintraten, gehörte J. Bruck, welcher 1864 in einer ausführlichen Schrift die Vorzüge der Galvanokaustik vor dem gewöhnlichen Brenneisen, vor dem Arsen und den anderen Ätzmitteln erörterte, die zur Galvanokaustik notwendigen Instrumente beschrieb und die Indikation für die Anwendung der Galvanokaustik angab. Wenn Bruck die Galvanokaustik dem Arsen vorzog, so lag das nur daran, daß er über die Wirkung des Arsens nicht genügend unterrichtet war. Hielt er doch deshalb die Galvanokaustik für das geeignetste Mittel zur Zerstörung der Pulpa, weil das Arsen bei jüngeren und reizbaren Personen nicht ohne Gefahr ist, das Mittel leicht Periostitis herbeiführt, bei wiederholter Anwendung sich seine giftigen Eigenschaften auch im Organismus zeigen können, und zwar auch dort, wo keine Idiosynkrasie des Patienten vorliegt, alles Gründe, die nicht zutreffen. Außerdem glaubte Bruck, daß die Galvanokaustik bei der Kauterisation der Zahnnerven den Zahn nicht aller Vitalität beraubte.

Bruck benutzte ebenfalls den von Middeldorpf konstruierten Apparat, der einfach und bequem zu handhaben ist. Durch die von Middeldorpf angegebene Schneideschlinge wurde die Galvanokaustik erst eine reguläre Methode der operativen Praxis. Nur zur Kauterisierung größerer Flächen sind die Kugelbrenner das geeignetste Instrument. Bruck hat seine Erfahrungen auf Grund von etwa 200 galvanokaustisch behandelten Fällen bekannt gegeben, von denen die meisten bloßliegende Nerven betrafen. Gewöhnlich genügte eine einmalige Kauterisation und nur selten, namentlich bei den oberen dreiwurzeligen großen Mahlzähnen, wo vielleicht eine oder die andere aus dem Kanal hervorgetretene Nervenfaser nicht gleich von dem glühenden Draht berührt wurde, mußte die Kauterisation wiederholt werden. Am besten bewährte sich die Anwendung der Weißglühhitze. Selbst einen Monat lang anhaltender Schmerz hörte sofort auf. Nach der Kauterisation muß der Mund mit kaltem Wasser ausgespült werden. Ein besonderer Schutz der Lippen und Wangen durch ein Tuch ist bei vorsichtiger Anwendung nicht nötig. Die Füllung darf erst dann gelegt werden, wenn man sich durch Sondierung überzeugt hat, daß kein Schmerz mehr vorhanden ist. Im allgemeinen wartet man lieber 24 Stunden ab. „Eine Hauptsache bei dem Brennen ist das rasche und energische Verfahren; jedes vage Hin- und Herfahren reizt unnötigerweise den kranken Zahn und seine Nachbarteile".

Die Galvanokaustik wandte Bruck an im Ober- und Unterkiefer, bei ein- und mehrwurzeligen Zähnen, „bei entkrönten schmerzhaften, nicht mehr plombierbaren Zähnen und bei verunglückten Extraktionen ein-, namentlich mehrwurzeliger Zähne, wo die Galvanokaustik durch keine andere Methode zu ersetzen ist." Kontraindiziert ist die Galvanokaustik bei periostitischen Zähnen und dort, wo die Pulpa von einer kariösen Schicht noch zu fest bedeckt ist.

Godon (1886) hielt die Galvanokaustik zur Zerstörung der Nerven und Gefäßreste in den Wurzelkanälen ebenfalls für geeigneter, als die Kaustika, da sie einen rascheren Verschluß gestattet, wodurch die Chancen einer konsekutiven Periostitis verringert werden. Weiser (1888) hat die Elektrolyse in 23 Fällen mit Erfolg angewandt bei erkrankten Pulpen von Schneide-, Backen- und Malzähnen mit außergewöhnlich engen Pulpenkanälen. Der Erfolg war sehr gut. Auch Brandt (1890) empfahl die Anwendung der Glühhitze zum Kauterisieren der Pulpa, besonders weil sie die Zähne nicht so stark zerstört wie das Arsen. Bei geschickter Ausführung sind die Schmerzen nicht so groß, wie man annehmen sollte; sie sind um so geringer, je höher der Hitzegrad des Instrumentes ist. Er benutzte noch den Paquelinschen Thermokauter, den er modifizierte und mit geeigneten Brennern versah.

Die nur vereinzelt zur Anwendung gekommene Methode der Zerstörung der Zahnpulpa durch die Galvanokaustik ist in den letzten Jahrzehnten wohl kaum noch geübt worden. Das ist ein Beweis dafür, daß das Verfahren viel zu umständlich gewesen ist, um sich allgemeinen Eingang zu verschaffen oder auch nur etwas behaupten zu können.

Literatur.

Brandt, L., Lehrbuch der Zahnheilkunde. Berlin 1890.

Bruck, J., Die Galvanokaustik in der zahnärztlichen Praxis. Leipzig 1864.

Godon, Ch., De l'antiseptic des cavités dentaires par l'emploi des sondes galvanocaustiques. (Communication faite à la Societé d'Odontologie de Paris. Séance du 15 juin 1886.) Ref. Öst.-ung. V. f. Z. 1887. H. 1.

Harding, Über die Anwendung der durch Elektrizität erzeugten Hitze zur Kauterisation der Pulpa. The Lancet 1851. 28. Juni. Ref. D. Z. 1851. Nr. 12.

Harding, Th. H., Die elektrische Hitze als Kauterium und ihre Anwendung in der Zahnheilkunde. D. Z. 1857. Nr. 9 u. 10.

Kranner, E., Die Anwendung der Galvanokaustik in der zahnärztlichen Praxis. Mitt. d. C. V. d. Z. Wien 1860. 1. H.

Loyet, Über Loyets Mittel zum Kauterisieren hohler Zähne. D. Z. 1846. Nr. 3.

Middeldorpf, A. Th., Die Galvanokaustik, ein Beitrag zur operativen Medizin. Breslau 1854.

2. Kataphorese.

Unter Kataphorese versteht man die Einführung von Medikamenten in das Gewebe mittels des elektrischen Stromes. Die Kataphorese ist ein mechanischer Vorgang und unterscheidet sich von der Elektrolyse dadurch, daß bei dieser eine chemische Zerlegung vor sich geht. Die Kataphorese ist seit Beginn des 18. Jahrhunderts bekannt. Die ersten Versuche für die Anwendung der Kataphorese in der Zahnheilkunde wurden von W. J. Morton in New York gemacht. Er stellte fest: 1. selbst die nicht völlig exponierte Zahnpulpa kann mit Kataphorese anästhesiert werden, so daß Instrumente in den Pulpenkanal eindringen können, ohne dem Patienten Schmerzen zu verursachen; 2. Guajakol beschränkt die Wirkung des Kokains bei der Kataphorese auf das Applikationsgebiet, vermehrt die Fähigkeit einer kataphorischen Durchtränkung der Epidermis und anderer Gewebe, vermindert die Resorption, verhindert toxische Folgeerscheinungen und erhöht, selbst ein Anästhetikum, die anästhetischen Eigenschaften des Kokains. Schaeffer-Stuckert bestritt die Richtigkeit dieser Angaben besonders mit dem Hinweise, daß die gleichen Erfolge auch ohne Guajakolzusatz erzielt worden sind, was auch von Berten hervorgehoben wurde.

Das Verdienst, die kataphorische Anästhesie des Zahnbeins zuerst in der Praxis ausgeführt zu haben, gebührt dem Amerikaner H. W. Gillet (1895). Großheintz benutzte eine Mischung von Guajakol 10,0 und Cocain mur. 2,0 sowohl zur Anästhesierung des Zahnbeins als zur Anästhesierung der Pulpa. Sowohl Pulpaamputation als Pulpaextraktion konnten schmerzlos ausgeführt werden. Die Anästhesie tritt nach 8—10 Minuten ein (nach dieser Zeit werden Ströme von 0,4 oder 0,5 Milliampère nicht mehr gefühlt) und hält 10—20 Minuten an. Berten und Marcus haben die Kataphorese ebenfalls zur Entfernung der Pulpa angewandt. Beide ließen zu diesem Zweck den Strom etwa 15—20 Minuten einwirken. Berten benutzte eine 10—20%ige Lösung von Kokain in Glyzerin oder Guajakol. Marcus wandte ein Vasogenpräparat an, in dem Kokain, Menthol und Brenzkain vereinigt sind. Meist benutzte Marcus die Kataphorese jedoch nur, um die schmerzhafte Einwirkung der Arseneinlage abzuschwächen. Einige Autoren haben selbst 50%ige Kokainlösungen zur Kataphorese benutzt; andere wollen mit der 2%igen Lösung denselben Erfolg gehabt haben. Schaeffer-Stuckert bezog die Stromquelle aus Elementen, da die Akkumulatoren gewöhnlich alle 2 Monate neu geladen werden müssen. Die Leclanché-Elemente haben sich am brauchbarsten erwiesen. Im übrigen hält er nicht viel von der kataphorischen Wirkung im Zahne, da einige Versuche ihm den Beweis erbracht haben, daß von einem tieferen Eindringen einer Lösung von Anilinblau, Jodkalium und Phenolphtalein in das darunterliegende feste Zahnbein des mit Strom behandelten Zahnes nichts zu sehen war. Nichtsdestoweniger gibt er zu, daß gute Resultate auch durch die Wirkung des Stromes allein zu erzielen seien. Schenk verhält sich ganz ablehnend gegenüber der Kataphorese, da sie zu wenig positive Erfolge gebracht hat. Die Kataphorese ist kontraindiziert bei noch lebenden

Pulpen, die bereits mit Arsen unzureichend behandelt worden sind, da nach einer Beobachtung Fletschers das Arsenik in die an den Zahn angrenzenden Gewebe geleitet wird. Er benutzt eine Lösung von Kokain in Guajakol, und zwar Guajakol 4,3, Cocain hydrochlor. 0,35.

In neuerer Zeit empfahl Morgenstern die Kataphorese mit dem Wöbberschen Apparat, um die Pulpa frei zu legen, zu zerstören, zu entfernen und die Amputation einer entzündeten Kronenpulpa vorzunehmen. Zur Entfernung der Wurzelpulpa zieht Morgenstern die Druckanästhesie vor. Er glaubt, daß mit dem Wöbberschen Apparate und unter Benutzung des von ihm eingeführten Elektrodenhalters die kataphoretische Wirkung des elektrischen konstanten Stromes tatsächlich und

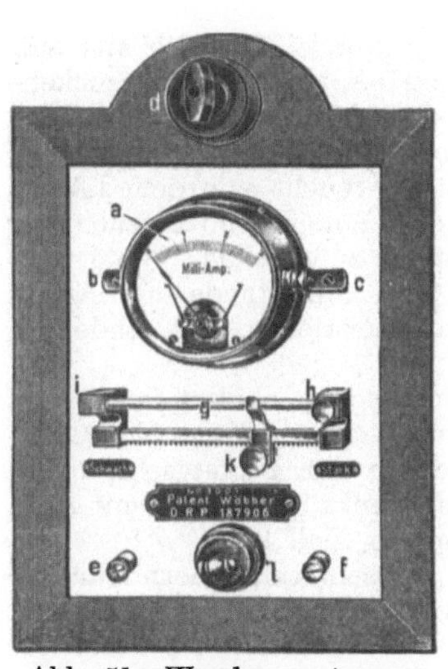

Abb. 51. Wandapparat zur Kataphorese.

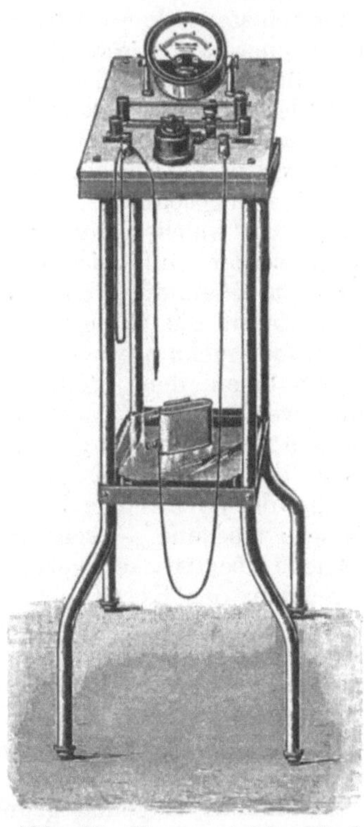
Abb. 52. Transportabler Tisch apparat zur Kataphorese.

sicher auf schmerzlose Weise zu erreichen ist, was aber Russenberger auf Grund eigener Versuche in Abrede stellt. Die Nähe von Metallfüllungen, das Anlegen von Metallklammern, das stete Arbeiten unter Kofferdam, die Schwierigkeit des Anwendens der Kavitätenelektrode verknüpft die Anwendung der Kataphorese mit so viel Umständen, „daß die erreichten Erfolge in der Mehrzahl der Fälle in keinem Verhältnis zu dem durch die Art des elektrischen Stromes selbst bedingten Aufwand an Geschicklichkeit, Geduld und Zeit von seiten des Operateurs stehen.“ Auch die großen Anforderungen an die Patienten sind nicht außer acht zu lassen. Aus alledem ist zu entnehmen, daß die Anwendung der Kataphorese zur Pulpenextraktion trotz der von Wöbber mit Hilfe seines Apparates erzielten schmerzlosen, langsamen (nicht ruckweise) Einschleichung des Stromes nicht zu empfehlen ist.

Der Wöbbersche Apparat wird als fester Wandapparat (Abb. 51) und als transportabler Tischapparat (Abb. 52) geliefert. Er besteht aus einem Schaltbrett, das in seiner oberen Hälfte ein für drei Milliampère eingerichtetes Ampèremeter (a) trägt. Jedes Milliampère ist wiederum in 15 Teile geteilt, so daß man den Strom genau auf $^1/_{15}$ Milliampère und darunter einstellen kann. Unter dem Galvanometer befindet sich die für den Apparat charakteristische Vorrichtung des porösen Widerstandes (g) und des Gleitkontaktes (k). Den Widerstand bildet ein Stab aus hartem Holz, das die leitende Flüssigkeit langsam und in geringer Menge aufnimmt. Der elektrische Strom findet in ihm immer noch einen bedeutenden Widerstand und kann selbst bei Stromspannungen von 110—220 Volt schmerzlos eingeschlichen und gesteigert werden. Dies ist für die Kataphorese, bei welcher nur Stromintensitäten von ca. 0,2 Milliampère benutzt werden, äußerst wichtig.

Die Stäbchen dürfen die Flüssigkeit nur von einer Seite aus aufsaugen, damit die Widerstandskräfte gegen die andere, die trockene Seite immer mehr anwachsen. Neue Stäbchen können ca. 12 Stunden mit dem einen, dem breiten Ende in eine salzhaltige Glyzerinlösung gestellt werden. Ist ein Stäbchen noch etwas feucht von dem letzten Gebrauch und doch zu wenig leitend, so genügt eine frische Befeuchtung an dem breiten Teil, um es genügend leitend zu machen. Stets muß aber die der Oberfläche des Stäbchens noch anhaftende Flüssigkeit gegen die trockene — schmälere — Seite verstrichen, das Ende des Stäbchens aber trocken gelassen werden.

Nachdem der Holzstab in den Stromkreis eingeschaltet ist, indem sein trockenes Ende in die Öffnung i gesteckt, an die Feder des Gleitkontakts k fixiert und sein feuchtes Ende in der Klemmschraube h befestigt ist, wird der Gleitkontakt ganz nach links gedreht, damit beim Schließen des Stromes dessen Intensität gleich Null ist.

Unter Widerstand befinden sich die Einschaltklammern für die Leitungsdrähte (e und f) und die Schaltvorrichtung l. In e wird der die Platinanode tragende grüne positive Leitungsdraht, an f der für die Kathode bestimmte violette Leitungsdraht befestigt. Der Kathodendraht wird in einer becherförmigen Elektrode (Abb. 52) befestigt. Sie wird bis zur Hälfte mit kochsalzhaltigem Wasser gefüllt und der Patient angewiesen, seine linke Hand — nach Ablegen etwaiger Ringe — bis zum Zeigefinger in die Flüssigkeit zu stecken, während der Daumen außerhalb des Bechers auf einer Unterlage ruht.

Die Anwendung geschieht in der Weise, daß man ein mit einer Guajakol-Kokain-Lösung getränktes Wattebäuschchen direkt auf die freiliegende Pulpa des unter Kofferdam gelegten Zahnes bringt und den elektrischen Strom durch Einführung des hakenförmigen Endes der Platinelektrode in die Höhle etwa 15 Minuten einwirken läßt, indem man mit der kleinsten Strommenge beginnt und sie ganz allmählich bis zu der für die einzelnen Fälle notwendigen Höhe steigert. Die Spitze muß gut fixiert sein, da jede Bewegung während der Kataphorese Schmerzen verursacht. Metallfüllungen an den Nachbarzähnen müssen, wenn sie nicht durch den Kofferdam bedeckt sind, vorher mit Wachs überzogen werden, um eine Stromablenkung zu verhüten. Sind alle Vorbereitungen getroffen, schließt man den Strom bei l durch eine rechtwinklige Kurbeldrehung und bewegt den Gleitkontakt k äußerst langsam nach rechts. Bei der geringsten Schmerzäußerung dreht man ein wenig zurück. Nach einigen Minuten ist die Anästhesie des Zahnes schon so weit fortgeschritten, daß der Patient eine etwas größere Stromintensität vertragen kann. Kann man schmerzlos bis 0,25 Milliampère vorgehen, so wartet man wiederum einige Minuten, bevor man den Kontakt mehr nach rechts schiebt. Stromintensitäten über 0,3 Milliampère sind aber nur in Fällen von größeren Neubildungen in der Pulpahöhle und bei der Anästhesierung durch den Schmelz hindurch erforderlich. Bei sehr sensiblen Zähnen genügen Intensitäten von 0,15 Milliampère. Ist nach dieser Zeit eine vollständige Anästhesie noch nicht eingetreten, dann kann die Kataphorese weiter fortgesetzt werden. Zum Ausbohren der Kronenpulpa genügt meist eine einmalige Anwendung, zur Entfernung der Wurzelpulpa eine wiederholte. Eine wiederholte Befeuchtung der Watte darf nur mit isolierten Metallpinzetten erfolgen, eine Auswechselung derselben nur, wenn der Strom unterbrochen wird. Man bewege zu diesem Zwecke zuerst den Gleitkontakt ganz nach links und öffne dann erst den Strom durch Kurbeldrehung von l.

Trotzdem die Erfolge in der Literatur meist als günstig bezeichnet werden, hat sich diese Methode wegen der Umständlichkeit des Verfahrens nicht weiter einbürgern können. Organische Veränderungen in der Pulpa beeinträchtigen nach den Erfahrungen Bertens die Wirkung. Für das Gelingen der Kataphorese ist, wie Respinger angibt, wichtig, daß durch Polarisation und Anhäufung schlecht leitender Produkte in den Metallelektroden keine Stromschwächen eintreten. Er glaubt, Mißerfolge durch Anwendung von Anoden aus Silber, das einer der allerbesten Leiter der Elektrizität ist, verhindern zu können. Außerdem müssen die Pole sorgfältig mechanisch gereinigt und sehr häufig ausgeschaltet werden, damit sie Zeit zur Erholung haben. Für die Behandlung darf nur der konstante Strom in Betracht kommen, da der Strom keine Unterbrechung erleiden darf. Ob dieser einer Primär- oder Akkumulatorenbatterie oder einer Starkstromleitung entnommen wird, ist nach Berten mit Rücksicht auf den therapeutischen Erfolg einerlei. Stark- oder Straßenstrom-Gleichstrom ist jedenfalls die bequemste Elektrizitätsquelle. Falls Starkstrom nicht vorhanden ist, benutzt man am besten die Primärbatterie (Leclanché-Elemente), und zwar 30—40 Elemente.

Literatur.

Berten, Kataphorese. Korr. f. Z. 1897. H. 3. V. B. u. Schw. V. f. Z. 1897. H. 2.

Fletscher, F., Schattenseite der Kataphorese. Dental Digest. Ref. Korr. f. Z. 1898. H. 1.

Großheintz, E., Kataphorese, ihre Verwendung zur Anästhesie des Zahnbeins und der Zahnpulpa. Schweiz. V. f. Z. 1896. Nr. 3.

Marcus, Kataphorese. D. M. f. Z. 1897. H. 9.
Morgenstern, M., Einiges über Kataphorese. D. z. W. 1908. Nr. 23 u. 24.
— Über den gegenwärtigen Standpunkt der Kataphorese der Zähne. Schw. V. f. Z. 1908. Nr. 4.
Morton, W. J., Guajakol-Kokain-Kataphorese und Lokalanästhesie. Dental Cosmos 1896. H. 1 u. 4. Ref. Öst.-ung. V. f. Z. 1896. H. 2.
Respinger, Kataphorese und Elektrolyse in der Heilkunde. Schw. V. f. Z. 1897. H. 3.
Russenberger, Betrachtungen über den Wöbberschen Kataphorese-Apparat. Schw. V. f. Z. 1908. Nr. 3.
Schaeffer-Stuckert, Kataphorese. D. M. f. Z. 1897. H. 9.
Schenk, Fr., Über Pulpa-Devitalisation. Öst.-ung. V. f. Z. 1904. H. 4.

3. Äthylchlorid.

Das Äthylchlorid kommt in Glaszylindern oder Metallflaschen in den Handel. Am besten sind die Standflaschen mit automatischem Verschlußdeckel (Abb. 53), welche den anderen Behältern gegenüber den Vorzug haben, daß sie

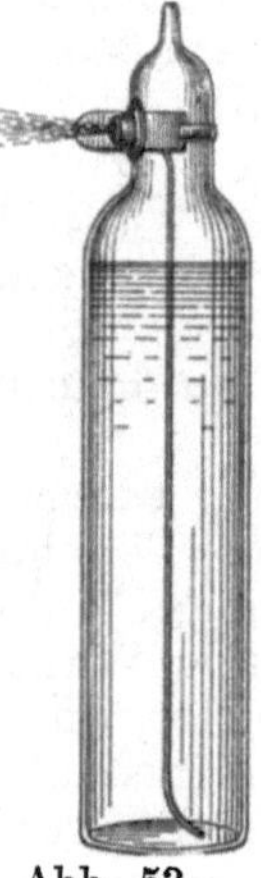
Abb. 53.

1. einen automatisch arbeitenden Verschluß besitzen. Ein leichter Druck auf den an der Seite der Ausflußöffnung angebrachten Hebel genügt, um den feinen Strahl austreten zu lassen. Entfernt man den Finger vom Hebel, ist die Flasche sofort geschlossen.
2. Die Flasche braucht bei Benutzung nicht besonders geneigt zu werden, da sie mit einem Steigrohr versehen ist.
3. Die Flasche kann aus der Hand gestellt werden ohne ins Rollen zu kommen.
4. Die Flasche kann wieder gefüllt werden.

Die Anwendung geschieht in folgender Weise: Man nimmt die Standflasche in die warme Hand, richtet das Ausflußrohr in einer Entfernung von etwa 30 cm auf die Stelle, die anästhesiert werden soll, und übt mit dem Zeigefinger auf den Hebel einen Druck. Das Äthylchlorid spritzt sofort in feinem Strahl heraus und bringt die getroffene Stelle schnell zum Gefrieren. Bei Operationen in der Mundhöhle ist die Schleimhaut vorher mit Watte zu trocknen und die nicht in Frage kommenden benachbarten Stellen mit einer Mundserviette zu schützen. Zur leichteren Anwendung kann auch ein Gabelvereiser auf den Behälter aufgeschraubt werden, mit dessen Hilfe man das Zahnfleisch auf beiden Seiten des Zahnes zum Gefrieren bringt. Ist auch die Handhabung sehr einfach, so ist die Wirkung selbst bei leichteren Zahnextraktionen, Auskratzen von Abszessen nicht tiefgehend genug, um ein vollständig schmerzloses Operieren zu ermöglichen. Die Anästhesie geht zudem so schnell vorüber, daß sie bei Operationen, welche nur etwa 15 Sekunden und mehr Zeit beanspruchen, schon versagt. Als eine, wenn auch sehr selten beobachtete Begleiterscheinung sind Nekrosen der Haut zu erwähnen.

Zur Extraktion von Pulpen ist dieses Verfahren zuerst von Henrich (1891) empfohlen worden. Heitmüller (1896) verwandte es in Verbindung mit Kokaininjektionen und zwar in der Weise, daß er den Äthylchloridstrahl zunächst gegen die Wurzelspitze, dann auf die nunmehr weniger empfindlich gewordene Pulpa selbst richtete. Darauf bohrte er die Pulpenkammer schnell auf, ließ den Äthylchloridstrahl noch einmal kurze Zeit auf die genannten beiden Stellen einwirken und injizierte zum Schluß eine Kokainlösung direkt in das Pulpengewebe. Dieses Verfahren blieb infolge seiner Umständlichkeit bedeutungslos. Zur direkten Anwendung bei entzündeten Pulpen ist das Äthylchlorid nicht zu empfehlen, weil die Berührung der freiliegenden entzündeten Pulpa mit dem Äthylchloridstrahl im ersten Augenblick einen sehr heftigen Schmerz auslöst.

Mc Lean hatte deswegen vor Anwendung des Äthylchloridstrahles die Pulpa mit einigen angefeuchteten Eukainkristallen bedeckt, und auf diese noch Watte und Wundschwamm gelegt. Dann richtete er den Äthylchloridstrahl 1—2 Minuten lang auf den Schwamm und darauf nach dessen Entfernung auf die die Pulpa bedeckende Watte. Infolge der oberflächlichen Anästhesierung der Pulpa durch die sich allmählich auflösenden Eukainkristalle erträgt die Pulpa auch die direkte Berührung mit dem Äthylchloridstrahle.

Die Wirkung ist in allen denjenigen Fällen ungenügend, in denen es aus irgend einem Grunde nicht möglich ist, die Pulpa mit einem Male zu entfernen. Vor 25 Jahren habe ich das Mittel in einigen Fällen zur Extraktion gesunder Pulpen aus abgekauten Schneidezähnen benutzt, da bei gesunden Pulpen die Anwendung nicht so schmerzhaft, ein einzelner Pulpenstrang bei geradem Zugang leichter zu entfernen ist und zudem die Exstirpation gesunder Pulpen stets mit einem Male gelingt. Heute würde ich für diese Fälle die Injektionsmethode oder Druckanästhesie vorziehen.

Literatur.

Henrich, Äthylchlorid zur Erzeugung lokaler Anästhesie. Z. W. 1891. Nr. 187.

Heitmüller, Die sofortige schmerzlose Entfernung der Zahnpulpa. Korr. f. Z. 1896. H. 4.

— Die Verwendung örtlicher Betäubungsmittel bei der Entfernung der Pulpa. Korr. f. Z. 1900. H. 4.

Mc Lean, W. T., Method of pulp exstirpation at one sitting. Ohio Dental Journal. 1899. Nr. 2. Ref. D. M. f. Z. 1900. H. 10.

VIII. Behandlung der Zähne nach Devitalisation der Pulpa.

1. Extraktion der Pulpa.

Die Therapie der erkrankten Pulpa durch ihre vollständige Entfernung, sowohl der frisch devitalisierten, als auch der schon abgestorbenen, ist bisher als die beste Methode der Behandlung erkrankter Zahnpulpen von fast allen zahnärztlichen Forschern angesehen worden. Es seien hier nur die Anschauungen weniger Autoren angeführt, deren Aussprüche diese Behauptung erhärten.

So sagte Miller (1894): „Es läßt sich nicht bestreiten, daß eine tote Zahnpulpa am unschädlichsten gemacht wird, wenn man sie gänzlich aus dem Wurzelkanal herausholt, und dahin sollten unsere Bestrebungen in erster Linie gerichtet sein." Wir finden diesen Ausspruch auch noch in der neuesten Ausgabe seines Lehrbuches der konservierenden Zahnheilkunde (1908).

Mühlreiter (1895) forderte die möglichst gründliche Wegschaffung aller in den Kanälen enthaltenen nekrotischen und zersetzten Pulpareste, sei es auf mechanischem Wege allein, sei es durch die Zuhilfenahme chemisch wirkender Mittel, um der nachfolgenden definitiven Füllung einen dauernd günstigen Erfolg zu sichern.

Boennecken hielt 1898 die altbewährte Pulpenexstirpation mit nachfolgender Wurzelfüllung als die zur Zeit einzig einwandfreie Behandlung der Pulpitis.

Ad. Witzel schrieb 1899, daß bei entzündeten Pulpen jeder Füllung die Ausräumung der Kronenpulpahöhle und, wenn irgend möglich, auch der Wurzelkanäle voranzugehen hat.

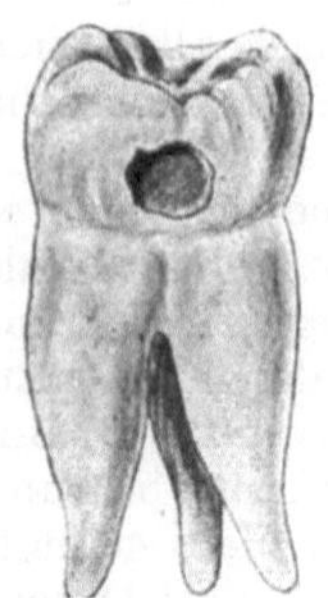

Abb. 54. Kavität auf der mesialen Seite eines oberen Molaren vor der Behandlung.

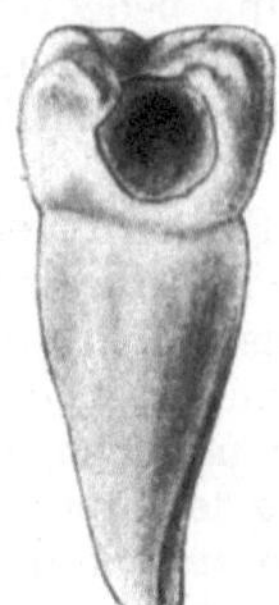

Abb. 55. Kavität auf der distalen Seite eines unteren Molaren vor der Behandlung.

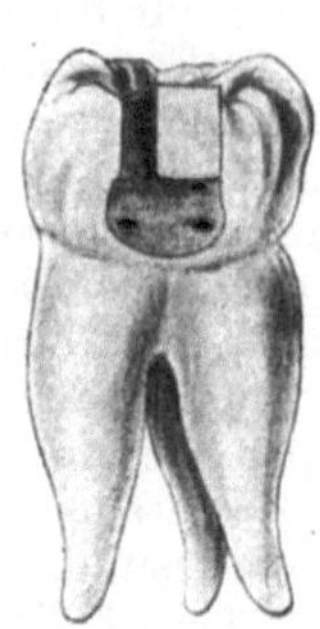

Abb. 56. Kavität nach Herstellung des senkrechten Zuganges zu den Wurzelkanälen.

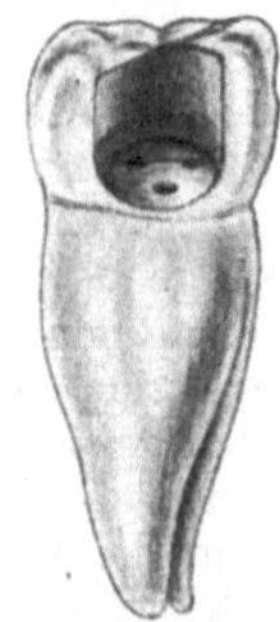

Abb. 57. Kavität nach Herstellung des senkrechten Zuganges zu den Wurzelkanälen.

Adloff meinte 1907: „Die möglichst sorgfältige Ausräumung des Wurzelkanals vor der definitiven Füllung ist eine so selbstverständliche Bedingung jeder Wurzelbehandlung, daß hierüber kein Wort weiter zu verlieren ist."

Fischer äußerte sich 1908 folgendermaßen: „Es muß immer wieder betont werden, daß die völlige Entfernung des nekrotischen Gewebes am besten vor späteren Mißerfolgen schützt, besonders bei Vorhandensein metastatischer Entzündungsherde in der Wurzelpulpa."

Preiswerk (1912): „Aus einwurzeligen Zähnen läßt sich für gewöhnlich mit Leichtigkeit aller Inhalt herausziehen, was doch immerhin das sicherere Verfahren ist."

Peckert behauptete 1913, „daß das Zurücklassen von Pulpenresten in den Wurzelkanälen riskierter ist, als die vollständige Exstirpation, und wenn wir noch so sehr bestrebt sind, diese Reste in perpetuum antiseptisch zu imprägnieren, darüber sind wir uns vollkommen klar."

Da sich unter den angeführten Autoren auch mehrere befinden, welche später besonders warm für die Amputation eingetreten sind, wird man den Wert der Aussprüche nicht allzu hoch einschätzen dürfen.

Nach Entfernung des Fletscherverschlusses und der Arseneinlage wird mit einem der Größe des Cavum pulpae entsprechenden Rosenbohrer das Dach der Pulpakammer fortgebohrt und die Kronenpulpa mit einem löffelförmigen Exkavator entfernt. Hierauf wird die kariöse Höhle durch Auswischen mit einem in ein Antiseptikum getauchten Wattebäuschchen oder durch Ausspritzen mit lauwarmem Wasser gereinigt und zur Aufnahme der Füllung vorbereitet. Man hat bei der Vorbereitung der Höhle darauf zu achten, daß die Wände möglichst in die

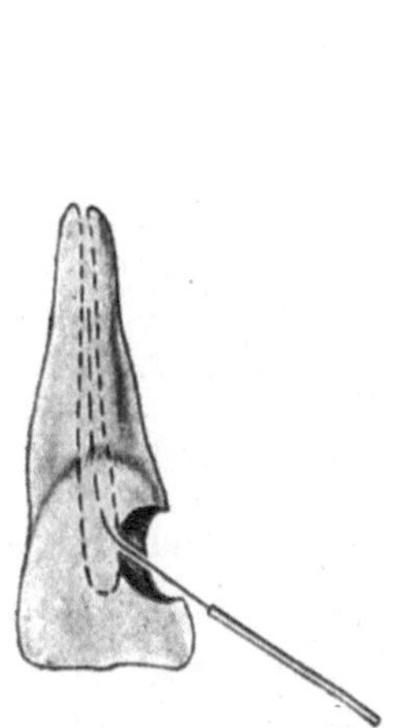

Abb. 58. Falsche Herstellung der Kavität zur Entfernung der Pulpa.

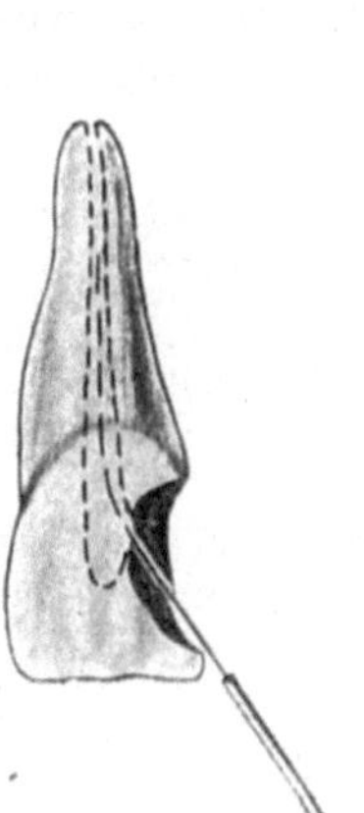

Abb. 59. Herstellung des senkrechten Zuganges zum Wurzelkanal durch Vergrößerung der Höhle nach der Kaukante zu.

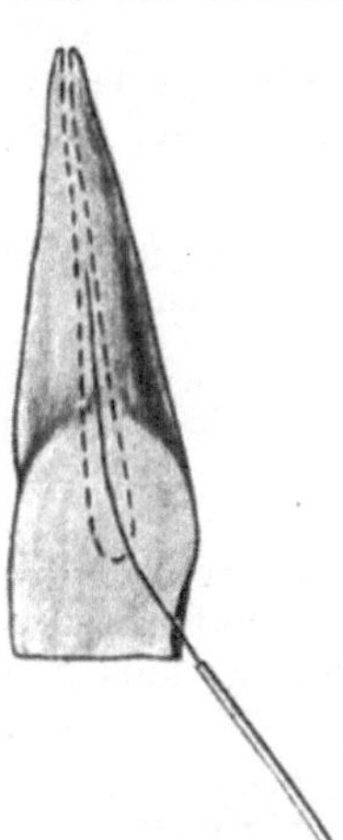

Abb. 60. Herstellung des senkrechten Zuganges zum Wurzelkanal durch Fortnahme eines Teiles der Kaukante.

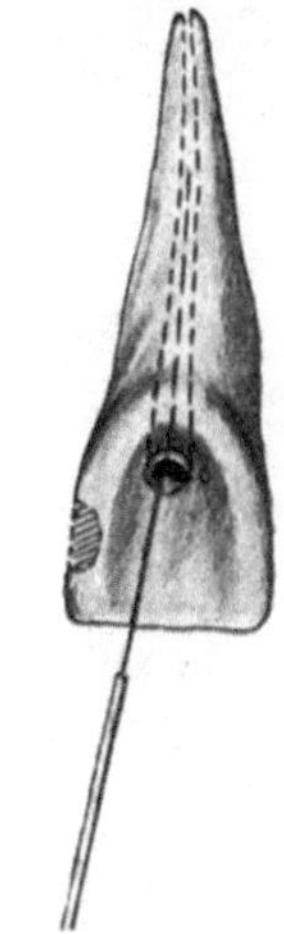

Abb. 61. Herstellung des senkrechten Zuganges zum Wurzelkanal in einem gefüllten Zahn vom Foramen coecum aus.

der Pulpahöhle übergehen. Durch diese Maßnahme wird der senkrechte, oder fast senkrechte Zugang zu den Pulpakanälen, der für die Extraktion der Pulpawurzeln unbedingt erforderlich ist, am besten gewährleistet. Falls die Eingänge zu den Kanälen durch Ablagerung von sekundärem Zahnbein verengt sind, müssen sie mit dem Bohrer erweitert werden. Liegt der kariöse Defekt auf der mesialen (Abb. 54), distalen (Abb. 55) oder labialen Seite, so kann von hier aus unter Zuhilfenahme eines Teiles der Kaufläche der senkrechte Zugang zu den Kanälen hergestellt werden (Abb. 56 u. 57). Bei Schneide- und Eckzähnen geschieht die Schaffung eines senkrechten Zuganges entweder durch Fortnahme der Zahnmasse nach der Kaukante zu (Abb. 58, 59 u. 60), oder vom Foramen coecum aus (Abb. 61). Das Anbohren von der lingualen Seite empfiehlt sich auch zum Devitalisieren der Pulpa, wenn es sich um Pulpitis in einem mit einer Gold- oder Porzellanfüllung versehenen Zahn handelt. Besteht jedoch die Möglichkeit, von der kariösen Höhle aus einen, wenn auch nur fast senkrechten Zugang zu erlangen, so soll man lieber durch Fortnahme der Zahnmasse nach der Kaukante zu die Höhle vergrößern. Zeigt sich dagegen, z. B. an einem Molaren, die kariöse Höhle auf der distalen Seite am Zahnfleischrande, so ist es besser, sie ohne Rücksicht auf die Pulpabehandlung zu präparieren und zu füllen und den Zugang zu den Pulpakanälen von der gesunden Kaufläche aus herzustellen (Abb. 62). Ist jedoch noch an einer anderen Stelle Karies vorhanden, so wird von dieser aus der Zugang hergestellt.

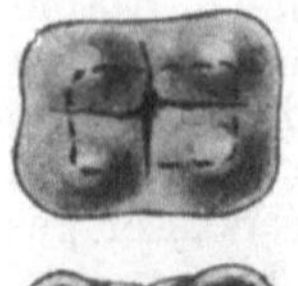

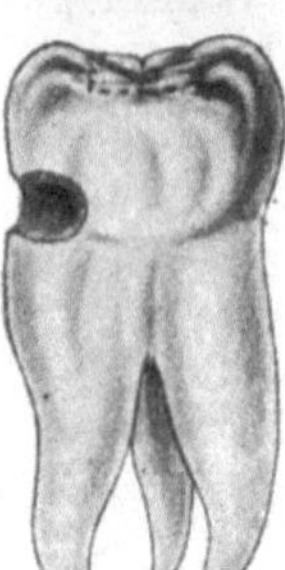

Abb. 62.

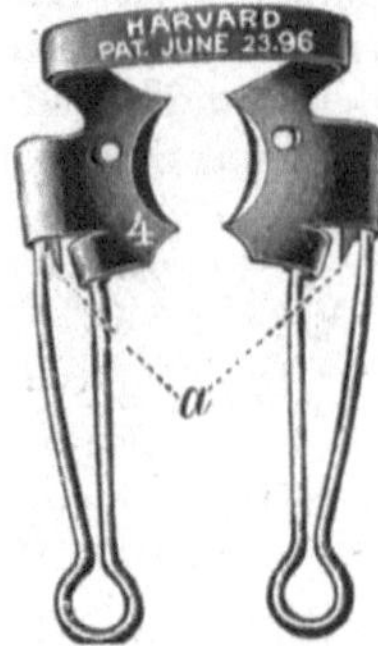

Abb. 63.

Abb. 62. Senkrechter Zugang zu den Wurzelkanälen von der gesunden Kaufläche aus besonders hergestellt.
Abb. 63. Harvardklammer zum Befestigen von Watterollen.

Für den Anfänger empfiehlt es sich, die Extraktion der Pulpawurzeln stets unter Kofferdam vorzunehmen. Der erfahrene Praktiker kann diese Behandlung, falls nicht starker Speichelfluß vorhanden ist,

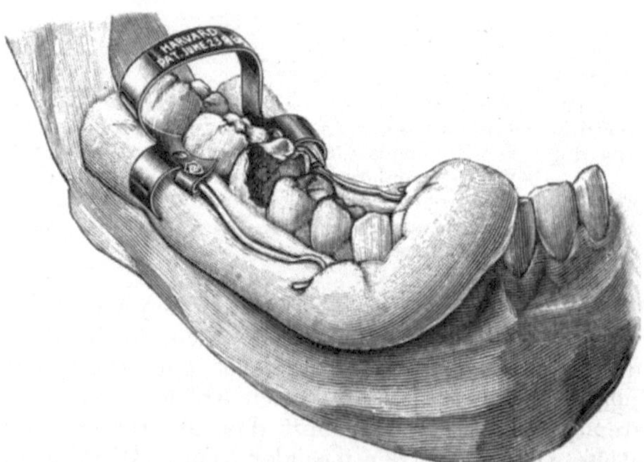

Abb. 64. Harvardklammer zum Befestigen von Watterollen in der Mundhöhle angelegt.

ohne Kofferdam ausführen, mit Unterstützung von Watterollen, die im Ober- und Unterkiefer auf die Ausführungsgänge der Speicheldrüsen gelegt werden, event. unter Zuhilfenahme der Harvard-Klammer (Abb. 63 u. 64) oder der Denhamschen Kofferdamschale (Abb. 65 u. 66). Sollte der Patient bei Nichtanwendung des Kofferdams den Mund nicht lange genug aufhalten können, so läßt man ihn nach vorheriger Einlage eines entsprechend großen Wattebäuschchens in die kariöse Höhle ruhig den Mund schließen und sogar ausspülen. Die Pulpakanäle werden dadurch auf die einfachste Weise vor Zutritt von Speichel geschützt. Ist aber der Speichelfluß sehr stark, dann muß, besonders bei den unteren Mahlzähnen, unter allen Umständen Kofferdam angewandt werden.

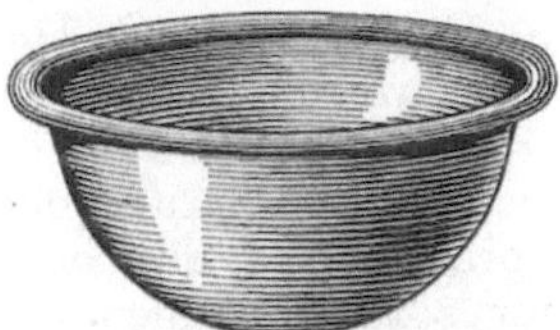

Abb. 65. Denhamsche Kofferdamschale.

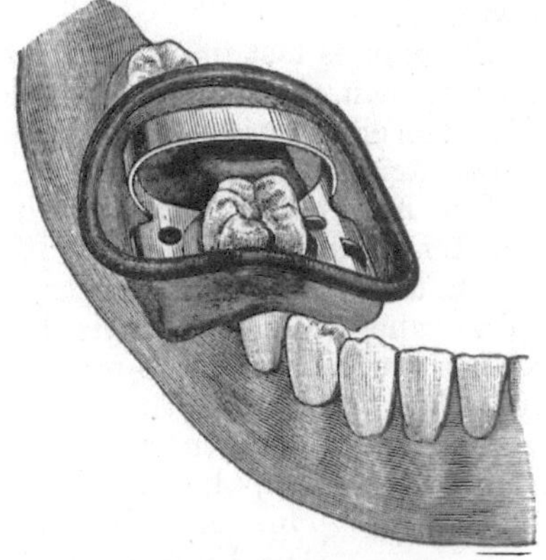

Abb. 66. Denhamsche Kofferdamschale in der Mundhöhle angelegt.

Die Entfernung der Pulpa geschieht nach Erweiterung des Kanaleinganges mit Nervextraktoren; das sind einseitig mit Widerhaken versehene Nervnadeln (Abb. 67), die in verschiedenen Größen und Stärken

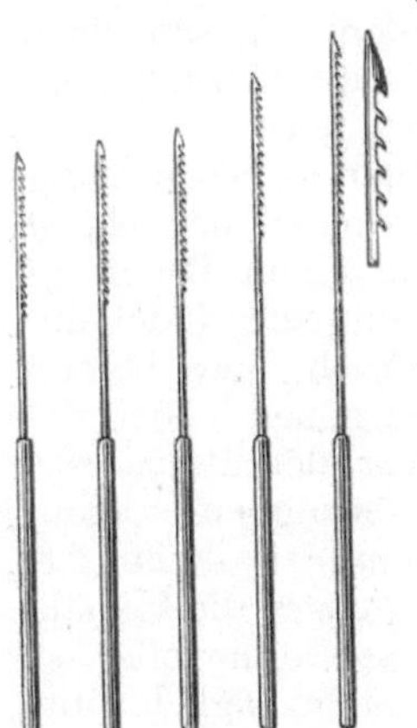

Abb. 67. Nervextraktoren.

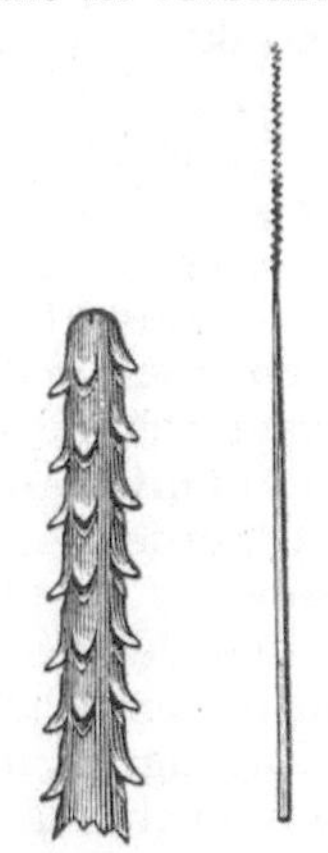

Abb. 68. Pulpaextraktoren nach Donaldson.

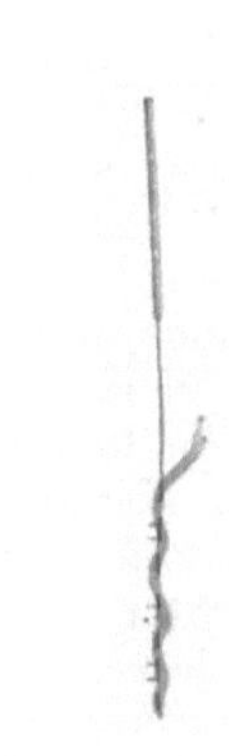

Abb. 69. Nervextraktor mit extrahierter Pulpa.

vorrätig zu halten sind. Es gibt auch Nadeln, welche ringsherum gezahnt und unter dem Namen Pulp-Canal Cleansers im Handel zu haben sind (Abb. 68). Die Stärke der Nadeln hat sich nach der Weite der Wurzelkanäle zu richten. Je dicker das Volumen der Pulpa ist, desto stärker müssen die Nadeln sein. Sind die Pulpakanäle sehr eng, das Pulpavolumen also sehr klein, so müssen die feinsten Nervextraktoren zur Anwendung kommen, da nur diese ein Hinaufschieben der

Nadel bis zur Wurzelspitze ermöglichen. Das Fabrikat ist nur dann gut, wenn die Nadeln beim leichten Biegen nicht brechen; die Pulp-Canal Cleansers sind zwar teurer, haben sich aber als die widerstandsfähigeren erwiesen.

Da man es fast immer mit infizierten Pulpen zu tun hat, ist es angebracht, auch aseptische Nervnadeln vor jedesmaligem Einführen in den Kanal in eine antiseptische Lösung zu tauchen; am besten eignet sich hierzu Acid. carbol. concentr.

Zur Entfernung der Wurzelpulpa führt man die zwischen Daumen und Zeigefinger festgehaltene Nadel an der Wand des Kanals entlang, in den Kanal bis zur Wurzelspitze, dreht sie 1—2 mal schnell um ihre Achse und zieht sie dann langsam aus dem Kanal heraus. Die Nadeln werden besser ohne einen Nadelhalter angewendet, da durch ihre Benutzung das feine Tastgefühl in den Fingern verloren geht. In den meisten Fällen gelingt es, mit einer einmaligen Einführung der Nadel die Wurzelpulpa zu entfernen (Abb. 69), vorausgesetzt, daß man eine neue Nadel benutzt, was immer zu empfehlen ist. Die Entfernung der Pulpa geht nach einer lege artis gemachten Arseneinlage meist ohne jeden Schmerz vor sich, während das Abreißen der Pulpa ab und zu mit geringen Schmerzen verbunden ist. Gelingt die Entfernung der Wurzelpulpa nicht mit einem Male, d. h. kommen nur Teile derselben heraus, so muß die Arbeit mit einem neuen Nervextraktor wiederholt werden, bis sämtliche Reste entfernt sind. Die Gewißheit darüber erhält man dadurch, daß das Umdrehen der Nadel nach ihrer Einführung bis zur Spitze des Wurzelkanals vollständig schmerzfrei ist. Zeigt sich beim Umdrehen der Nadel ein Widerstand, so dreht man sie, um einen Bruch zu verhüten, lieber zurück und führt eine dünnere Nadel ein. Besteht auch nur die geringste Gefahr für einen Bruch eines bereits benutzten Nervextraktors, so nimmt man sofort einen neuen. Auch die Kerrschen Bohrer (Abb. 70) werden zur Beseitigung der Pulpareste aus engen Kanälen und besonders zu deren Erweiterung empfohlen. Je weiter die Kanäle sind und je besser der Zugang zu ihnen ist, um so leichter ist die Extraktion der Wurzelpulpa; je enger die Kanäle sind und je schwieriger der Zugang zu ihnen ist, desto mühevoller ist sie. Wer die Pulpaextraktion auch aus engen Kanälen täglich übt, wird selbst in schwierigen Fällen mit Erfolg zum Ziele gelangen. Bleiben trotzdem Reste zurück, so können sie durch Einpumpen von Aqua regia, welches zugleich die Kanäle erweitert, unschädlich gemacht werden. Nachherige Neutralisierung der Säure nicht vergessen!

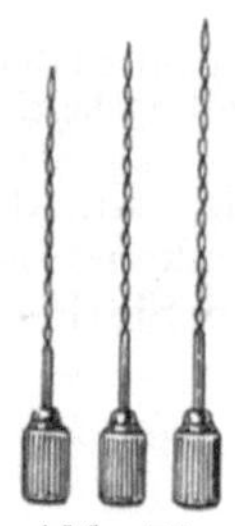

Abb. 70. Kerrsche Bohrer.

Zur leichteren Entfernung der Pulpawurzeln sind von verschiedenen Seiten Einlagen für mehrere Tage empfohlen worden, so von J. N. Ferrar (1865) Kreosoteinlagen, welche 8—14 Tage im Zahne liegen bleiben, von B. S. Scott (1891) auf Grund einer Umfrage an hervorragende Zahnärzte Acid. tannic., das in Alkohol oder Glyzerin gelöst wird. J. J. Hart (1905) läßt nach Entfernung eines großen Teiles der Pulpa eine $5^0/_0$ige Formalinlösung 3 Tage auf den Kanalinhalt einwirken. Dadurch erhalten die Wurzelpulpen die Konsistenz von Katgut und können mit der Pinzette gefaßt und glatt ausgezogen werden. Frantz (1907) legt reines Formalin und Kokain auf die Wurzelstümpfe. Die Einlagen verursachen zwar ab und zu ziehende Schmerzen, die aber nach Pyramidon oder Trigemin sofort verschwinden und eine schmerzfreie Entfernung der Wurzelpulpa in toto ermöglichen. Luniatschek (1907) benutzt eine Paste, welche aus Kal. nitr., Natr. bibor. āā 1,0, Eugenoli q. s. ut fiat pasta mollis besteht und nach einigen Tagen die Pulpa ziemlich sicher in toto entfernen läßt, ohne Schmerzen und ohne Nachblutung. Boennecken (1913) empfiehlt besonders, um in bakteriologischer Hinsicht möglichst sicher zu gehen, die Einlage eines mit $40^0/_0$igem Formalin getränkten Wattebäuschchens in die leere Pulpakammer mit Paraffinverschluß und Fletscherfüllung für 24 Stunden. Fischer (1908) verwendet zu demselben Zwecke Trikresol-Formalin 4:1 stets mit dem gleich günstigen Resultat, so daß die Gewebsreste, deutlich verledert, meist zusammenhängend entfernt werden können. Mamlok (1914) legt die schwarze Chlorzinklösung für 24—48 Stunden in den Zahn. Nach meinen Erfahrungen sind diese Einlagen, welche die Behandlung unnütz verlängern, überflüssig, da man in den meisten Fällen, auch ohne diese die Wurzelpulpen sofort vollständig entfernen kann. Gottlieb spricht sich ebenfalls dagegen aus, da die auf die Pulpa applizierten Chemikalien, zentralwärts fortgeleitet, zur Reizung des periapicalen Gewebes führen können.

2. Mechanische Reinigung der Wurzelkanäle.

Nach der vollständigen Entfernung der Pulpa folgt die mechanische Reinigung der Wurzelkanäle. Durch das Abreißen der Pulpa tritt öfter eine kleine Blutung ein. Das Blut ergießt sich in den Kanal, manchmal auch in die Pulpahöhle. Gottlieb hat zur Beseitigung von Blutkoagula bei hartnäckigen Blutungen nach Pulpenexstirpationen Antiformin empfohlen, Max Meyer Antiformin in Verbindung mit Wasserstoffsuperoxyd. Bei Hämophilen kann es auch, wie Beobachtungen von Müller-Stade und Schottländer zeigen, zu stärkeren Blutungen kommen. Dieses Blut muß bis auf den letzten Rest mit der größten Sorgfalt entfernt werden. Man führt zu diesem Zwecke glatte, nur ein wenig mit Watte umsponnene und in reine Karbolsäure getauchte Nervnadeln (Abb. 71), die sich wiederum nach der Stärke der Kanalweite zu richten haben, in den Kanal ein, dreht 1—2 mal die Nadel herum und zieht sie dann wieder heraus. Die Watte wird derart um die Nadel gewickelt, daß sie nach der Spitze zu ganz dünn verläuft (Abb. 72). Die Umwickelung geschieht in der

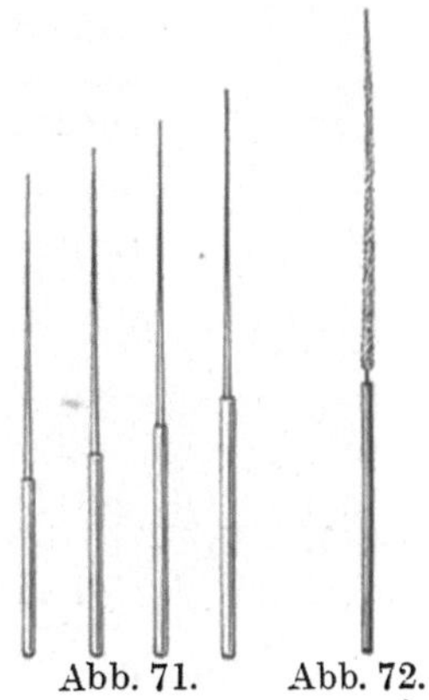

Abb. 71. Glatte Nervnadeln.
Abb. 72. Glatte Nervnadel mit Watte umwickelt.

Weise, daß man etwas Watte zwischen Daumen und Zeigefinger der linken Hand nimmt und mit denselben Fingern der rechten Hand den Nadelschaft dreht. Man darf nur die beste *langfaserige* Watte benutzen, da kurzfaserige sogenannte Zellstoffwatte, sich schwerer aufwickeln läßt und beim Entfernen aus dem Wurzelkanal reißt. Auch ist die Gefahr größer, daß kleine Teilchen im Kanal zurückbleiben. *Siegel* hat einen kleinen Motor mit sich verjüngender Achse konstruiert, um die Nadel mit Watte zu umwickeln. Der Nervnadelhalter nebst der darin eingespannten Nadel wird an den vorhandenen Konus der Motorachse montiert. Ein kleines Bäuschchen Watte wird gegen die Nadel gehalten und der Kontaktkopf oben auf dem Motor gedrückt. Die Nadel erhält eine so schnelle Umdrehung, daß die Watte gleichmäßig und fest um die Nadel gewickelt wird. Auch runde glatte Nadeln lassen sich leicht auf diese Weise umwickeln. Zuerst erscheint die eingeführte Watte nach ihrer Herausnahme ganz rot, nach mehreren Wiederholungen nur noch blaßrot. Das Einführen der Nadel wird so oft wiederholt, bis die Watte genau so rein aus dem Kanal herauskommt, als sie eingeführt wurde. Wird die Watte bei *jedesmaligem* Einführen der Nadel in ein Antiseptikum getaucht (für diesen Zweck hat sich Acid. carb. conc. sehr gut bewährt), so reicht diese Behandlung zur Desinfektion der Wurzelkanäle vollständig aus.

Obwohl *Baumgartner* gefunden hat, daß die Wattebäuschchen, mittels deren Arsen zur Nekrotifikation auf die bloßgelegte Pulpa gebracht wird, schon nach 24 Stunden Kokken und Stäbchen beherbergen, was wohl dafür spricht, daß die in der Pulpa vorhandenen Mikroorganismen in ihrer Vitalität nicht beeinflußt sind, und obwohl aus Pulpen, die mit Arsen nekrotisiert wurden, im Präparate sowohl, wie in der Kultur, Bakterienwachstum nachweisbar ist, so hat eine viel tausendfache Erfahrung gezeigt, daß die hier beschriebene, unter antiseptischen Kautelen vorgenommene mechanische Reinigung vollständig ausreicht und daß eine *besondere* antiseptische Behandlung der Wurzelkanäle nach Entfernung der *devitalisierten* Pulpa nicht notwendig ist.

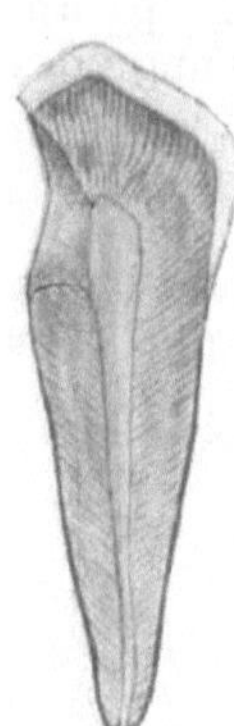

Abb. 73.

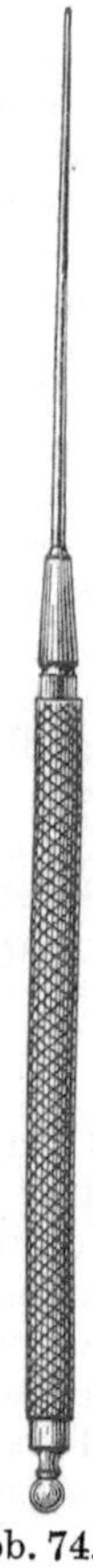

Abb. 74.

Abb. 73. Gereinigter Wurzelkanal in einem Eckzahn nach Entfernung der Pulpa und Säuberung vom Blutgerinnsel.

Abb. 74. *Donaldsons* biegsamer Wurzelkanal-Stopfer.

3. Abschluß des Wurzelkanalendes mit einem Dauerantiseptikum.

Ist der Kanal vollständig gereinigt (Abb. 73) und mit dem Luftbläser getrocknet, dann führt man mit einer glatten Nervnadel, die mit etwas Watte umsponnen ist, oder *Donaldsons* biegsamem Wurzelkanal-Stopfer (Abb. 74) ein kleines Quantum einer antiseptischen Paste in den Kanal und verschließt damit das Wurzelloch. Hierauf wird der Kanal selbst nach der Methode gefüllt, die wir im IX. Abschnitt bei der Behandlung der Zähne mit nekrotischer Pulpa ausführlich beschreiben werden.

Literatur.

Adloff, P., Zur Trikresol-Formalin-Behandlung. D. z. W. 1907. Nr. 45.

Baumgartner, E., Wurzelbehandlung und Wurzelfüllung. Öst.-ung. V. f. Z. 1909. H. 1.

Boennecken, Über neuere Methoden in der Behandlung erkrankter Pulpen. Öst.-ung. V. f. Z. 1898. H. 1.

— Untersuchungen über einige neuere bei der Wurzelbehandlung verwendete Antiseptika. Öst.- Z. f. Stom. 1913. H. 3. Ref. D. M. f. Z. 1913. H. 9.

Ferrar, J. N., Die Behandlung und das Füllen der Pulpahöhle. Dental Cosmos 1865. Nr. 7. Ref. D. V. f. Z. 1866. H. 2.

Fischer, G., Beiträge zur Behandlung erkrankter Zähne mit besonderer Berücksichtigung der Anatomie und Pathologie der Wurzelkanäle. Deutsch. Zahnh. i. Vortr. Leipzig 1908. H. 4/5.

Frantz, Zur Formalinbehandlung. D. z. W. 1907. Nr. 48.

Gottlieb, B., Die Wurzelbehandlung mit besonderer Berücksichtigung des Antiformins. Öst. Zeitschr. f. Stomatologie. 1919. H. 1. Ref. Z. R. 1919. Nr. 26.

Hart, J. J., The use of Formalin for hardening the dental pulp. Dental Cosmos 1905. Nr. 5. Ref. D. M. f. Z. 1906. H. 9.

Luniatschek, F., Ein Beitrag zur Wurzelbehandlung und füllung. Korr. f. Z. 1907. H. 4. V. B.

Mamlok, H. J., Über topographische Beziehungen der Kauflächen und Schneidekanten der Zähne zu den Wurzelkanälen und die Technik der Pulpaextraktion. Korr. f. Z. 1914. H. 1.

Meyer, Max, Antiformin. D. z. W. 1919. Nr. 28.

Miller, W. D., Über verschiedene Methoden der Behandlung von kranken Zähnen ohne Entfernung der Pulpa. Verh. d. deutsch. od. Ges. 1894. Bd. 5.

— Lehrbuch der konservierenden Zahnheilkunde. Leipzig 1908.

Mühlreiter, Ed., Kanadabalsam als Wurzelfüllungsmaterial. D. M. f. Z. 1895. H. 6.

Müller-Stade, Einiges über Hämophilie. Od. Bl. 1907. Nr. 11/12.

Peckert, H., Einführung in die konservierende Zahnheilkunde. Leipzig 1913.

Preiswerk, G., Lehrbuch und Atlas der konservierenden Zahnheilkunde. München 1912.

Schottländer, E., Ein Fall von Hämophilie. Z. R. 1919. Nr. 10.

Siegel, Behandlung durch Instrumente bei der Präparierung von Wurzelkanälen. Korr. f. Z. 1916. H. 3/4.

Witzel, Ad., Die moderne Behandlung pulpakranker Zähne. Anhang zu: Das Füllen der Zähne mit Amalgam. Berlin 1899.

IX. Behandlung der Zähne mit nekrotischer Pulpa.

1. Geschichte der Pulpagangrän.

Die Therapie der Pulpitis chronica gangraenosa, kurz Pulpagangrän genannt, ist etwa 50 Jahre alt. Sie hat eine umfangreiche Literatur gezeitigt, so daß es wohl angebracht ist, auch ihre geschichtliche Entwickelung gesondert darzustellen. Wir wollen sie nach folgenden Gesichtspunkten betrachten:

a) Antiseptische Einlagen zur Vorbehandlung der Wurzelkanäle;
b) Wurzelfüllungsmaterialien;
c) besondere Methoden zur Vorbehandlung und zur Wurzelfüllung;
d) allgemeine Grundsätze.

a) Antiseptische Einlagen zur Vorbehandlung der Wurzelkanäle.

Als das in der ersten Zeit der Behandlung der Pulpagangrän am meisten gebrauchte Antiseptikum darf zweifellos das Kreosot angesehen werden. So berichtete Zanginsky schon 1866, daß er, wenn ausnahmsweise bei gekrümmten Wurzeln Nervenreste zurückbleiben, für mehrere Tage Kreosoteinlagen machte. Howard benutzte Kreosot und Jod oder Karbolsäure. Wohl 10 Jahre hatte das Kreosot den Vorrang vor allen anderen Mitteln, bis es durch Karbolsäure ersetzt wurde. Als das Jodoform aufkam, machte sich die Zahnheilkunde auch dieses zunutze. Es wurde von Underwood (1881) in Verbindung mit Eukalyptus-Öl zu Einlagen benutzt; Torger (1893), der jede Anwendung von Säuren bei der Wurzelbehandlung vermied, wandte Jodoformäther an. Hammond (1882) empfahl das von Kingszett angegebene oxydierte Terpentinöl, das infolge seiner Reizlosigkeit besser sei als Eukalyptusöl. Im Jahre 1885 nahm Adolf Witzel die Entfernung gangränöser Pulpen aus den Kanälen unter Überschwemmung mit 2%igem Sublimatspiritus vor. Nessel (1887) behandelte mit 90%igem Karbolglyzerin, das er mit einem stärkeren Pferdehaar oder noch besser mit einer Schweinsborste so lange in den Pulpenkanal einführte, als Gasbläschen aufstiegen. War der Pulpakanal sauber, dann wurde er mit Karbolglyzerin gefüllt, ein mit dem gleichen Medikament getränktes Wattebäuschchen auf den Eingang zum Pulpakanal gelegt und mit Wachs verschlossen. Nach 3—4 Sitzungen wurde definitiv gefüllt. Smreker (1893) begnügte sich mit einer 1‰igen Sublimatlösung. Das Halten der Kanäle während der Reinigung unter einer antiseptischen Flüssigkeit betrachtete er als das wirksamste Hilfsmittel zur Behandlung der Pulpagangrän. Im Unterkiefer ist das sehr leicht zu erreichen, im Oberkiefer muß es durch Tieflagerung des Kopfes (Umlegen des Stuhles in eine horizontale Lage) ermöglicht werden.

Im Jahre 1894 habe ich selbst Lysol zur Behandlung gangränöser Pulpen empfohlen, da seine antiseptische Wirkung viel stärker ist als die der Karbolsäure, und es außerdem noch stark desodorierend wirkt, weniger ätzt und weniger giftig ist als Karbolsäure. Von Blank (1894) wurde Natrium tetraboricum als ein besonders geeignetes Mittel in Anwendung gezogen, von Blumm Thioform, von Ames (1895) eine Lösung von 2 Gran Jod auf eine Drachme reines Kassia-Öl. Cohn (1896) wandte Chloroform an. Er erblickte den Vorzug des Chloroforms vor anderen Antisepticis darin, daß es in seiner bakterientötenden Wirkung die anderen Antiseptika übertrifft, Eiweiß nicht koaguliert, Fette löst und durch seine Dämpfe auch den äußersten Wurzelspitzenteil desinfiziert. Abraham (1896) behandelte die Wurzelkanäle in der Weise, daß er in die aufgebohrten Kanäle mit der Millernadel etwas 40%iges Formalin einpumpt und mit dem Thermokauter nach Klemich zum Verdampfen bringt. Dalma empfahl Brom als ein verläßliches Mittel, das allerdings einen sehr unangenehmen Geruch hat. Anton Witzel (1896) benutzte Jod in Form von Kristallen. Es ist leicht einführbar und löst sich ganz allmählich während eines oder mehrerer Tage. Die sich entwickelnden Joddämpfe durchdringen sowohl den Inhalt der Zahnkanäle als auch die Zähne und die anliegenden Knochen und Zahnfleischteile. In dem gesunden Teile erzeugt es eine lebhafte Auswanderung der weißen Blutkörperchen. Die faulige Gärung kommt durch Vernichtung ihrer Erreger zum Stillstand. Auch sich bei der Fäulnis bildende giftige Ptomaine und Toxine werden durch das Jod in ungiftige und geruchlose Körper umgesetzt. Das Jod hat nur einen Nachteil, daß es bei unvorsichtiger Anwendung die Zähne verfärbt. Später setzte Witzel dem Jod noch ein Thymolkristall hinzu.

Bethel (1896) empfahl für Backzähne mit engen und gewundenen Kanälen die Sterilisierung mit einer 40—75%igen Lösung von Argentum nitricum mittels Kataphorese. Je konzentrierter die Lösung, je weiter die Kanalmündung und je stärker der Strom ist, desto schneller gelangt man zum Ziel, gewöhnlich in 1—5 Minuten. Nach Entfernung der Elektrode neutralisiert man die frei gewordene Salpetersäure mit einer Ammoniaklösung. Eine vorherige Sterilisierung der Kanäle ist nicht unbedingt nötig. Hille (1897) machte auf das Itrol (zitronensaures Silber) aufmerksam.

Eschelmann (1898) berichtete über die Anwendung von Wasserstoffsuperoxyd zur Reinigung der Wurzelkanäle bei Pulpagangrän, das Jessen (1904) für alle passierbaren Kanäle der Schwefelsäure und dem Natriumsuperoxyd vorzieht, da man für diese Fälle kein Mittel nötig hat, das zugleich eine entkalkende Wirkung auf die Zahnsubstanz ausübt. Jack (1898) machte eine 48stündige Einlage mit Aristol-Gaulteria, Noel (1900) desinfizierte die Kanäle von Bikuspidaten, Molaren, Milchmolaren und derjenigen Zähne, welche an sich schon mißfarbig geworden sind, mit fein pulverisiertem, in einer dunklen Flasche aufbewahrtem Höllenstein, den er mittels einer mit Watte umwickelten und in Wasser getauchten Platinoidsonde einführte. Herber (1901) reinigte mit einer 10%igen Lösung von Kal. hypermangan. und wusch, um ein Verfärben der Zahnmasse zu verhüten, zum Schlusse mit H_2O_2 oder ganz verdünnter HCl aus. Hartwig (1902) benutzte Eugenol. Walkhoff (1903/04) schätzt wegen seiner desinfizierenden Kraft zur Desinfizierung gangränöser Massen in den Wurzelkanälen ganz besonders das Chlorphenol. In letzter Zeit hat Dorn (1912) auf Novojodin zur Behandlung der Pulpagangrän hingewiesen. Novojodin ist im wesentlichen eine Vereinigung von Jod und Formaldehyd. Vor Trikresol-Formalin soll es sich dadurch auszeichnen, daß es vollständig geruchlos und frei von jeder Ätzwirkung ist und einen kaum wahrnehmbaren Geschmack besitzt. Unter Zutritt von Speichelfluß erfährt die Novojodinwirkung keine Einbuße. Das Freiwerden des Formaldehyds geht beim Novojodin so langsam vor sich, daß eine Ätzwirkung auf die Wurzelhaut ausgeschlossen erscheint. Auch dürfte eine Reizerscheinung durch das sich entwickelnde Jod nicht zu fürchten sein. Je stärker die Gangrän ist, um so rascher wird das Präparat zerlegt. Die Wirkung tritt nur ein bei Anwesenheit von Feuchtigkeit, sie ist noch größer, wenn das Cavum pulpae oder die Kanäle vor der Einlage mit Chlorphenol ausgewischt werden. Noch besser als das Novojodin wirkt das Dental-Novojodin, das aus Hexamethylentetramindijodid 60,0 und Trikarbin 40,0 besteht in einer Glyzerinemulsion nach folgendem Rezept:

Rp. Dental Novojodin 1,5—2,0
Glycerin. purissim. sterilisat. 10,0
M. D. ad. vitr. cum coll. ampl. et epist. vitreo
S. 15—20%iges Dental Novojodin Glyzerin.
Vor dem Gebrauch aufzuschütteln, ev. mit Glasstäbchen aufzurühren.

Die Desinfektion und Sterilisation der Wurzelkanäle und Dentinkanälchen soll nicht nur gründlich, sondern auch so schnell erreicht werden, wie annähernd bisher mit keinem anderen Medikament. Soweit aus der Dornschen Arbeit hervorgeht, hält er eine Reinigung der Wurzelkanäle für überflüssig. Bei der 2. Einlage bringt er die Emulsion durch Sondieren mit einer feinen Nervnadel etwa bis zur Mitte der Kanäle.

Von den vielen zur Behandlung der Pulpagangrän empfohlenen Antisepticis sind bis auf wenige Ausnahmen, wie Karbolsäure, Jodoform, Lysol, Wasserstoffsuperoxyd und Chlorphenol, die meisten Eintagsfliegen geblieben, dagegen haben einige Mittel wie das Kalium-Natrium, die Schwefelsäure Aqua regia und Trikresol-Formalin so sehr das Interesse der zahnärztlichen Welt in Anspruch genommen, daß es gerechtfertigt erscheint, diese Mittel hier ausführlicher zu behandeln.

Im Jahre 1892 gab E. Schreier ein auf chemischer Zersetzung beruhendes Verfahren bekannt, den jauchigen Inhalt von Wurzelkanälen unschädlich zu machen. Er trat besonders deshalb für diese Methode ein, weil die anderen Behandlungen zu zeitraubend, umständlich und unsicher waren. Zu der chemischen Umwandlung des Wurzelkanalinhalts benutzte er Kalium und Natrium in metallischem Zustande. Beide wurden in eine solche Form gebracht, daß sie an einer gezahnten Nervnadel in kleinen Partikelchen genügend fest haften blieben. Nach Präparieren der Kavität wird die Pulpakammer eröffnet, ein kaum stecknadelkopfgroßes Stückchen des Präparates hinein gebracht und mit einem feuchten Wattebäuschchen angedrückt. Nach Entfernung des Wattebäuschchens ist die Pulpakammer gewöhnlich ganz rein, da ihr Inhalt durch die Reaktion in lösliche Form gebracht und von dem Bäuschchen aufgesaugt wird. Dann wird ein an der Spitze mit dem Präparat bestrichener Nervextraktor langsam in den Wurzelkanal eingeführt. Sofort quillt neben ihm unter Zischen und Blasenwerfen eine schmierige Masse hervor. Die Masse riecht deutlich nach Schmierseife, ein Beweis für den stattgehabten chemischen Vorgang. Unter bedeutender Wärmeentwickelung wird das Wasser zersetzt. Es bildet sich Kalium- bzw. Natrium-Hydroxyd und Wasserstoff. Dieser verbrennt vermutlich, während die Hydroxyde die Fette zu Seife binden. Das Verfahren wird wiederholt, indem man tiefer in den Kanal hineingeht, bis entweder kaum noch etwas hervorquillt oder der Kanalinhalt sich in eine feste Masse umgewandelt hat, die an der Nadel haftet und sich zum großen Teil entfernen läßt. Die Höhle wird dann mit Wachs verschlossen. In einer 2. Sitzung wird der Kanal, so gut es geht, ausgeräumt, ein mit Alkohol getränkter Wattefaden in den Kanal eingeführt und definitiv gefüllt. Schreier verzichtet auf die Einlage eines Antiseptikums, da nach seiner Ansicht die Kanäle genügend sterilisiert sind.

Den Vorzügen des Verfahrens, nach dessen Anwendung die Infektionsgefahr bei der Ausräumung der Kanäle geringer sein soll, stehen als Nachteile gegenüber: 1. die Anwendung unter Anlegung des Kofferdams, 2. die leichte Zersetzlichkeit des Präparates, 3. die bei dem chemischen Vorgang eintretende bedeutende Wärmeentwickelung und 4. die Feuergefährlichkeit bei unvorsichtigem Umgehen mit dem Präparat.

Hattyasy (1892) hat mit Kalium-Natrium bakteriologische Versuche angestellt und gefunden, daß eine vollkommene Sterilisierung mit diesem Präparate nicht zu erzielen war. Ferner fand er, daß das Mittel an Stellen, an denen es nicht direkt appliziert wurde, durch Kapillarität nur in geringem Maße oder gar nicht hindringt. Das Prinzip der Methode, eine chemische Umwandlung der gangränösen Pulpa zu erzielen und dadurch die Mikroorganismen zu vernichten, sei gutzuheißen, die Erfolge in praktischer Beziehung seien als günstig zu bezeichnen. — Vergleichende bakteriologische Untersuchungen, welche an Zähnen, die an Pulpagangrän erkrankt waren, außerhalb des Mundes vorgenommen wurden, nachdem sie vorher mit Kalium hydroxydatum und Acid. hydrochloricum concentr. behandelt worden waren, haben ergeben, daß man mit keinem von beiden Mitteln in jedem Fall Sterilität erreichen kann. Bei Kalium hydroxydatum waren unter 8 Fällen nur 2 steril geblieben, bei Acid. hydrochloricum conc. unter 10 Fällen 5. Daraus geht hervor, daß Acid. hydrochloricum energischer wirkt als Kalium hydroxyd. Wenn trotzdem die Erfolge in der Praxis mit beiden Mitteln günstig waren, so führt das Hattyasy darauf zurück, daß in der Praxis noch nachträglich die Wurzeln mit Arzneimitteln gefüllt werden und daß diese für die Entwickelung der Mikroorganismen dauernd ungünstige Ernährungsverhältnisse schaffen.

Herz-Fränkel (1893) hat unter 38 Fällen 10mal stärkere oder geringere Periostitis nach der Kalium-Natrium-Behandlung beobachtet, Sachse (1896) hat dies nur selten gesehen, Schiffmann (1893) hat mit dem Mittel nur günstige Erfolge zu verzeichnen gehabt, obwohl er sämtliche Zähne schon in der ersten Sitzung geschlossen hatte. Heller (1896) hält das Schreiersche Verfahren allen anderen Methoden nicht nur für ebenbürtig, sondern auch wegen seiner Einfachheit, Kürze und Sicherheit weitaus überlegen. Er will das Mittel selbst nach Devitalisation der Pulpa angewandt wissen, um sie vor dem Entfernen aseptisch zu machen.

R. Schreiter (1894) empfahl Kalium hydricum zur Verseifung des fauligen Kanalinhalts, weil dieser sich dadurch leichter entfernen läßt. Ein kleines Stückchen wird mit einer stärkeren Sonde in den erweiterten Kanaleingang gebracht und das schnell zerfließende Medikament mit einer passenden feineren Sonde allmählich gegen die Wurzelspitze hingepumpt. Die Weichteile müssen geschützt, der Speichel abgehalten werden. Am besten läßt man das Mittel 2—3 Tage unter Verschluß im Zahne liegen. Bei schwerer zugänglichen, lange Zeit verjauchten

Kanälen wird die Einlage noch einmal wiederholt. Nach der Entfernung der verseiften Massen ist der Kanal aseptisch (Fehlen des faulen Geruches) und kann sofort gefüllt werden, wenn man genügend Zeit hat, auch schon in der ersten Sitzung. Die Füllung geschieht mit Zinnspindeln. Sollten noch lebende Pulpareste im Kanal sein, dann führt man zuerst Kalium hydricum ein und dann sofort etwas Scherbenkobalt, das man 8—10 Tage im Zahne liegen läßt, falls keine Beschwerden eintreten. Schreiter tritt besonders deswegen für dieses Mittel ein, weil es die Entfernung aller organischen Reste aus dem Kanal am vollkommensten gewährleistet.

Dasselbe wurde behauptet von dem durch Ed. C. Kirk zur Verseifung und Auflösung des faulen Kanalinhalts empfohlenen Natriumsuperoxyd, das in 50%iger Lösung zur Anwendung kam. Die Herstellung dieser Lösung ist aber mit so vielen Schwierigkeiten verbunden, daß S. Bauer (1896) in dieser Lösung trotz seiner bleichenden Kraft keinen Vorzug vor dem Kalium-Natrium erblickte. Dagegen scheint ihm das Natrium peroxydatum in Pulverform ein für die Behandlung der Pulpagangrän sehr beachtenswertes Arzneimittel zu sein. Die Anwendung geschieht fast in derselben Weise, wie die des Kalium-Natrium: Nach Austrocknung der Kronenkavität, am besten unter Kofferdam, entnimmt man aus der das Natrium peroxydatum enthaltenden Phiole mit einem Löffelchen ein wenig Pulver und schüttet dies auf ein Glasnäpfchen; die Phiole wird wieder luftdicht verschlossen. Hierauf taucht man eine feingezahnte Nervnadel in konzentrierte, mit absolutem Alkohol (nicht mit Wasser!) verflüssigte Karbolsäure, dreht sie im Pulver um und führt sie vorsichtig, ohne anzustoßen und ohne die Weichteile des Mundes zu berühren, in den Wurzelkanal ein. Beim Entfernen der Nadel haftet an ihr eine schmierige, nach Seife riechende Masse. Das Natrium peroxydatum bildet mit den Fettstoffen der zerfallenen Pulpa Natronseife und gibt Sauerstoff ab, das den übrigen organischen Körpern der zerfallenen Pulpa ihr Hydrogen entzieht, da Sauerstoff in statu nascendi eine mächtig oxydierende (und bleichende) Wirkung entfaltet. Bei der mehrmals erfolgenden Einführung der Nadel versucht man langsam bis zur Wurzelspitze vorzudringen. Hierauf erfolgt die Reinigung des Wurzelkanals mit einer glatten Nervnadel, welche mit etwas Watte umwickelt und in destilliertes oder karbolisiertes Wasser getaucht ist, bis die Watte rein herauskommt. Die Behandlung wird gewöhnlich nur einmal am nächsten Tage wiederholt. Bleibt der Zahn von Reizerscheinungen frei, so erfolgt in einigen Tagen die Füllung. Das Pulver muß sorgfältig verschlossen an einem trockenen, kühlen und dunklen Orte aufbewahrt werden; es darf nur mit anorganischen Stoffen (Glas, Metall, Asbest) in Berührung kommen, auch vermeide man, es auf die Kleidung zu streuen. Die Vorzüge des Natrium peroxydatum gegenüber dem Kalium-Natrium bestehen darin, daß Na_2O_2 Wärme nur in unbedeutendem Grade entwickelt und daß die explosiven Erscheinungen fehlen. Auch entfaltet Na_2O_2 eine stark bleichende Wirkung.

Nach zehnjähriger Erfahrung mit diesem Mittel konnte Zsigmondy seine Vorzüge gegenüber dem Kalium-Natrium bestätigen, nicht nur seiner bakteriziden, reinigenden und hervorragend bleichenden Kraft wegen, sondern auch wegen seiner Fähigkeit, die Wurzelkanäle zu erweitern. Allerdings muß das Mittel mit der größten Vorsicht angewandt werden, nicht größere Partikel, sondern nur der Staub von Na_2O_2 darf in den Zahn eingeführt werden.

Trotz der neu eingeführten anderen Mittel hielt Schreier (1895) das Kalium-Natrium für das beste, besonders deswegen, weil das Kalium-Natrium an der Nervnadel haftet und sich dadurch leichter in die Kanäle einführen läßt.

Im Jahre 1914 kommt Schreier bei einer kritischen Besprechung der gebräuchlichsten anderen Methoden nochmals auf die Behandlung der Zahnwurzeln mit Kalium Natrium zurück. Er verficht jetzt sogar den Standpunkt, daß die Kalium-Natriummethode nicht nur besser als die Behandlung mit Kalium hydricum und Natrium-Superoxyd, sondern überhaupt die beste Methode der Wurzelbehandlung sei, ohne auch nur einen Beweis für diese Behauptung zu erbringen. Muß doch Schreier selbst zugeben, daß auch seine Methode nicht unfehlbar ist, indem er sagt: „Wenn ich einen Zahn in Behandlung nehme, so verliere ich ihn ebenso selten an Sepsis, wie der Chirurg einen Fall, den er operiert, und ich bin ebenso selten gezwungen, eine Wurzelspitze zu resezieren, wie der Chirurg gezwungen ist, Sepsis als Folge seiner Maßnahmen zu bekämpfen".

Dieselbe günstige Beurteilung nehme ich auch für die von mir mit Perhydrol oder Trikresol-Formalin behandelten Zähne in Anspruch. Dasselbe ist von der Verfärbung der Zähne zu sagen, die auch bei anderen Methoden nicht eintritt, wenn die Behandlung lege artis erfolgt ist. Wer der Anwendung der genannten Mittel objektiv kritisch gegenüber steht, muß zu dem Resultat kommen, daß die Kalium-Natrium-Methode den zumeist geübten anderen Methoden gleichwertig wäre, wenn sie nicht infolge der S. 169 angeführten Nachteile mit mehr Umsicht angewandt werden müßte. Dieser Umstand allein ist die Ursache, daß die Schreiersche Methode so wenig Eingang in die zahnärztliche Praxis gefunden hat.

Als die Diskussion über das Verseifungsverfahren noch nicht abgeschlossen war, wurde die zahnärztliche Welt durch I. Callahan (1894) um eine neue Methode der zahnärztlichen Behandlung gangränöser Pulpen bereichert. Das Callahansche Verfahren besteht darin, enge Wurzelkanäle, besonders bei Molaren, mit einer 20—30%igen wässerigen Lösung von Schwefelsäure, also durch Zerstörung der Wurzelpulpen mit einer anorganischen Säure, zugänglich zu machen. Er läßt ein hiermit getränktes Wattebäuschchen 1—2 Tage in der Pulpakammer liegen. In einer zweiten Sitzung wäscht er die Höhle wieder aus und reinigt die Kanäle mit Donaldsonschen Nadeln, die vorher in die Schwefelsäurelösung getaucht werden. Die Neutralisierung der Säure geschieht mit konzentrierter Natrium bicarbonicum-Lösung. Durch diese Methode war es möglich geworden, noch in denjenigen Fällen die Behandlung der Pulpagangrän günstig durchzuführen, wo die anderen Methoden wegen der Enge der Kanäle versagten. Wo die Wurzelkanäle infolge Dentinanbau und Ablagerung von Kalkschollen fast unpassierbar waren, wurde durch die Schwefelsäurebehandlung eine Erweiterung der Kanäle herbeigeführt und damit nicht nur eine leichtere Einführung des Füllungsmaterials ermöglicht, sondern auch die Infektionsquelle von seiten des Dentins beseitigt. Die Methode wurde bald Gemeingut fast aller Zahnärzte.

Van Woert empfahl die von Callahan angegebene Methode der Erweiterung von Wurzelkanälen mit Schwefelsäure, da sie nach Callahans Ansicht folgende Vorzüge hat: 1. ist dieses Verfahren vollkommen ungefährlich, weil die Wirkung der Säure sich auf das Dentin beschränkt; 2. wirkt die Schwefelsäure entschieden als Keimzerstörer; 3. übt die Säure eine stärkere Wirkung auf krankes als auf gesundes Gewebe aus; 4. bleibt nach der Zerstörung des kranken Gewebes durch die Säure eine aseptische Fläche zurück; 5. heilt eine aseptische Wunde an allen Teilen des Körpers, wenn sie richtig geschlossen wird; 6. wird das Dentin durch die Säure nur in geringem Grade erweicht. Kann man mit Schwefelsäure auch nicht alle Kanäle reinigen, so erzielt man mit ihr doch in recht vielen Fällen gute Erfolge. Falls die Reinigung der Kanäle mit Schwierigkeiten verbunden ist, legt van Woert eine gesättigte Lösung von Natriumsuperoxyd in die Pulpakavität und verschließt sie dort 24—48 Stunden. Die Lösung muß sorgfältig, d h langsam hergestellt werden.

Statt Schwefelsäure hatte Murr (1898) Milchsäure empfohlen, die ebenso rasch und sicher wirken soll.

Trotzdem wurde die Schwefelsäure einige Jahre später durch die Anwendung des Königswassers (Aqua regia) verdrängt. Dieses wurde zuerst von dem Amerikaner Hays (1900) empfohlen und fand eine besonders günstige Beurteilung durch Boennecken (1902). Nach Boennecken hat es folgende Vorzüge vor der Schwefelsäure: Es ist sehr stark antiseptisch und bleicht durch das bei Berührung mit organischen Stoffen freiwerdende Chlor die Kanalwände, so daß die Kanaleingänge als schneeweiße, scharf hervortretende Punkte sichtbar werden. Dann greift Königswasser Stahlinstrumente nicht an. Es bildet sich an der Donaldsonschen Nadel eine oberflächliche Oxydschicht, welche das Metall vor der weiteren Wirkung der Säure schützt (die Nadel darf nicht mit Wasser benetzt werden), während verdünnte Schwefelsäure bald jede Stahlnadel brüchig macht. Das Überschwemmen der Pulpakammer mit der Säure ist kaum notwendig; es genügt das durch einige Minuten fortgesetzte Einführen der mit Säure benetzten Nadel. Zumeist reicht man mit einer minimalen Menge von Säure aus, immer aber soll die feinste Nadel in Anwendung kommen. Nachdem der Kanal genügend erweitert ist, nimmt man nochmals die jetzt mit einer Spur Watte umwickelte Nervnadel und führt wieder Aqua regia ein. Hierauf wird mit Natriumsuperoxyd neutralisiert, indem man mit der glatten, mit Wasser benetzten Nadel das gelblichweiße Pulver in den Kanal einführt. Das unter Aufschäumen entstehende Wasserstoffsuperoxyd führt eine überraschend prompte Sterilisierung der Kanäle herbei und wirft so, wie bei

Verwendung der Schwefelsäure, den ganzen Detritus der Wurzelkanäle in die Pulpakammer hinauf. Bei Molaren und Prämolaren empfiehlt Boennecken die 2—3 malige Wiederholung dieser Behandlung, welche unter Kofferdam zu erfolgen hat, was aber nicht unbedingt nötig ist.

Formaldehyd wurde zuerst von Marion-Paris (1895) in die Zahnheilkunde eingeführt. Marion benutzte eine 33%ige Lösung, und zwar sowohl zum Einlegen in Kanäle bei Zähnen, deren Pulpen mit arseniger Säure devitalisiert und entfernt worden waren, als auch bei Pulpagangrän. In letzterem Falle wurden 7—8 Einlagen gemacht.

Fast zu gleicher Zeit und unabhängig von ihm hat Lepkowski (1896) Formalin in 40%iger Lösung bei verschiedenen Erkrankungen der Pulpa und des Periosts benutzt. Bei Zähnen mit abgestorbener Pulpa räumt er nur die Pulpahöhle aus, desinfiziert sie mit einem in 40%iger Formalinlösung getränkten Wattebäuschchen, legt ein kleines Wattebäuschchen in die Pulpahöhle, ohne auf die im Zahnkanal zurückbleibenden Gewebsreste Rücksicht zu nehmen, bedeckt die Watte mit einem Stanniolblättchen und füllt schließlich in derselben Sitzung die Zahnhöhle mit Zement, Amalgam oder Gold. ,,Falls neben der mazerierten Pulpa noch gesunde Teile derselben vorhanden sind, so verursacht die Applikation in diesem Teile einen heftigen Schmerz, der jedoch keineswegs heftiger ist als bei Anwendung von Arsenikpasta, und in einigen Stunden, ohne sich zu erneuern, aufhört.“ In einer zweiten Veröffentlichung weicht Lepkowski insofern von der ersten Anwendungsart ab, als er auch den Zahnkanal reinigt und auch in ihn einen mit Formalin getränkten Wattefaden einführt und mit einem aus Watte und Mastix bestehenden Propf gegen die Zahnhöhle abschließt. Über diese legt er meist eine dünne Schicht Fletscher oder Guttapercha und dann erst die Füllung. Die nach einigen Stunden auftretenden Reizungen des Periosts haben nichts zu sagen, da sie nur einige Stunden, selten mehrere Tage anhalten. Sicher ist in solchen Fällen die Wirkung über das Ziel hinausgegangen. Die Formalinlösung muß in gut verschlossenen dunklen Flaschen aufbewahrt und öfter erneuert werden, da das Mittel sonst an Wirksamkeit verliert und Mißerfolge eintreten können.

Buckley hat im Jahre 1904 seine Studien über die Chemie des Zerfalls des Pulpagewebes und der dabei erzeugten Endprodukte und gleichzeitig eine rationelle Behandlungsmethode bekannt gegeben. Nach Buckley findet die Zersetzung des Pulpagewebes, das aus Proteinsubstanzen, Kohlehydraten und Fetten besteht, ganz allmählich statt, und zwar durch Gärung und Fäulnis. (Unter Gärung versteht man den Zerfall von Kohlehydraten, unter Fäulnis den Zerfall stickstoffhaltiger Körper.) Durch die Mikroorganismen werden die hoch zusammengesetzten Körper in einfachere Bestandteile gespalten, bis sie durch weitere Zersetzung vollständig zerstört werden, und zwar bilden sich aus den Kohlehydraten und anderen Verbindungen Kohlensäure (H_2CO_3) und Essigsäure (HC_3COOH). Dadurch entstehen saure Nährböden, welche die Einwirkung auf die Mikroorganismen begünstigen und sie in den Stand setzen, das Eiweißmolekül zu zersetzen. Auf diese Weise ist der Prozeß eingeleitet. Unter den ersten Produkten der Fäulnis findet sich Schwefelwasserstoff (H_2S), Putreszin ($C_4H_{12}N_2$) und 2 isomere Körper: Kadaverin und Neuridin ($C_5H_{14}N_2$). Später entwickeln sich Ammoniak und Ammonderivate. Die Fettbestandteile bleiben unzersetzt, obgleich es nicht ausgeschlossen ist, daß Bakterien die Neutralfette in Glyzerin und Fettsäure spalten. Sie sind in den Fäulnisprodukten der Zahnhöhle, Wurzelkanäle und Dentinkanälchen vorhanden.

Die Therapie sollte vor allem darauf hinzielen, die Fäulnisprodukte in geruchlose und ungiftige Stoffe zu verwandeln, die selbst wieder antiseptische Eigenschaften besitzen. Ein solches Mittel fand Buckley in der Verbindung von gleichen Teilen Trikresol und Formalin. Formalin verbindet sich mit Ammoniak zu einem festen Körper, welcher farb- und geruchlos und von süßlichem Geschmacke ist und den Namen Urotropin (Hexamethylentitremin) führt; auch mit Schwefelwasserstoff und mit basischen Ptomainen vereinigt sich das Formalin unter Bildung geruchloser Verbindungen. Da Formalin allein für diesen Zweck eine zu starke Lösung ist und die Fette beim Fäulnisprozeß nicht zersetzt werden, verwendet Buckley das Formalin in Verbindung mit Kresol, welches chemisch auf die Fette einwirkt. Kresole sind Homologe des Phenols. Es gibt deren drei: Metakresol, Orthokresol und Parakresol. Am geeignetsten ist das Trikresol, welches eine gereinigte Mischung aller drei darstellt. Es ist 1. mit Formalin in jedem Verhältnis gut mischbar, 2. ein gutes keimtötendes Mittel, und zwar dreimal so wirksam wie Karbolsäure, und wirkt 3. auf die fettartigen Bestandteile. Die Lösung der Fettkügelchen soll besonders dadurch erfolgen, daß sie mit dem Alkohol, der meist zum Austrocknen der Kanäle verwendet wird, das stark antiseptische Lysol bildet. Die Anwendung geschieht in der Weise, daß man ein kleines, in die Lösung getauchtes Wattebäuschchen einführt und für 24—48 Stunden hermetisch verschließt. Die einmalige Einlage genügt; nachher kann sofort gefüllt werden. Bei komplizierter Pulpagangrän muß erst die Komplikation beseitigt, d. h. der Eiter entfernt und die Einlage wiederholt werden.

Lartschneider (1909) fand die Trikresol-Formalinmischung bei Pulpagangrän so wirksam, daß er sich vor dem Einlegen der mit dieser Mischung getränkten Wattefäden damit begnügte, nur etwa zwei Drittel der Kanäle von den Detritusmassen zu säubern; ja er hielt sogar „alle Eingriffe, welche bezwecken sollen, in Fällen von „unkomplizierter“ Pulpagangrän die Wurzelkanäle ganz bis an das Foramen apicale herauf zu erweitern und zugänglich zu machen, für die Träger der betreffenden Zähne in vielen Fällen nicht nur für zwecklos, sondern direkt gefährlich“. „Denn“, sagt Lartschneider, „wenn Formalindämpfe, die auf die Oberfläche einer infizierten Gelatineschicht einwirken, dieselbe bis zu einer Tiefe von 1 cm durchdringen und sterilisieren, oder wenn sie in geschlossene Bücher eindringen und durch eine sechsfache Leinwandhülle durchdringen, um dort befindliche Bakterien zu töten, dürften sie wohl auch in putride Wurzelkanäle mit ihrem erwärmten, feuchten, gashaltigen und hygroskopischen Inhalte, der gewiß auch osmotischen Vorgängen günstig ist, 0,5 cm tief eindringen, um auf die in demselben enthaltenen Gifte und Fäulnisgase chemisch (reduzierend) und antibakteriell einzuwirken." Schon Dependorf hat diese Anschauung als unhaltbar zurückgewiesen und das mit Recht, denn es ist gar kein stichhaltiger Grund dafür vorhanden, auf die Reinigung des letzten Drittels des Wurzelkanals zu verzichten. Es kann uns nicht genügen, wenn „dem Wurzelkanalinhalte selbst die Eigenschaften eines guten Nährbodens genommen wird, es kann uns auch nicht genügen, die in gangränösen Wurzelkanälen angesammelten Mikroorganismen und deren Stoffwechselprodukte nur zu schwächen." Gerade weil die Wurzelkanäle schwierig zu desinfizieren sind, müssen wir nach wie vor daran festhalten, den Kanal bis zum Foramen apicale mechanisch zu reinigen, da dadurch die Einwirkung der Antiseptika erleichtert und ihr dauernder Wert erhöht wird.

Die Jahre 1906 und 1907 brachten in Deutschland eine Hochflut von Aufsätzen über die Behandlung der Pulpagangrän mit Trikresol-Formalin. Als erster berichtet Escher darüber. Er verwendet eine Lösung von Trikresol mit 10%iger Formalinlösung. Nach ihm ist „das Formol-Trikresol ein Spezifikum, welches darin jedes andere bisher bei Pulpagangrän therapeutisch verwandte Antiseptikum übertrifft, daß es die Gase mit den Ptomainen bindet und unschädlich macht." A. Guttmanns Veröffentlichung gipfelte darin, daß das Trikresol-Formalin ein durch nichts zu übertreffendes Mittel bei totaler Gangrän sei. „Es wirkt in glänzender, wunderbar schneller Weise, und zwar selbst dann, wenn schon periostitische Anschwellung vorhanden, vorausgesetzt, daß nicht Eiterbildung da ist." Müller-Stade tritt mit Rücksicht auf die Infektionsgefahr dafür ein, erst durch Einlegen eines mit Trikresol-Formalin getränkten Wattebäuschchens unter Verschluß den putriden Inhalt des Wurzelkanals zu sterilisieren und dann erst, wenn nötig und angängig, den nunmehr ungiftigen Kanalinhalt zu entfernen. Auch bei weiten Kanälen reinigt er meist nicht weiter als bis zur Hälfte des Kanals.

Im Gegensatz zu ihnen behandeln R. Parreidt, Hoever, Adloff und Ph. Schreier. Ersterer entfernt schon in der ersten Sitzung von den verjauchten Massen alles, was er, ohne einen Druck nach dem Foramen auszuüben, erreichen kann, dann erst legt er einen in Kresol-Formalinlösung getränkten Wattebausch ein, den er hermetisch verschließt. Nach einer Woche entfernt er die Einlage, reinigt die Wurzel mechanisch von etwa noch vorhandenen Nervresten, wischt mit Alkohol aus und füllt die Wurzel mit einer Paste. Hoever reinigt erst in der zweiten Sitzung die Wurzelkanäle, soweit angängig mit Aqua regia, und auch nur bei den Inzisivi, Kanini, meist auch bei Prämolaren, doch hält er diese Reinigung nicht für unbedingt nötig, obwohl er sagt: „Es bedarf gar keiner Diskussion, daß diejenige Wurzel die größte Sicherheit für die Zukunft bietet, deren Inhalt bis auf den geringsten Rest entfernt und die dann mit irgendwelchem Material bis zum Foramen apicale gefüllt wurde. Schreier reinigt in der ersten Sitzung die Pulpakammer und verschließt in ihr ein mit Trikresol-Formalin getränktes Wattebäuschchen mit Fletscher für 24—48 Stunden. In der zweiten Sitzung reinigt er die Kanäle und legt in sie für weitere 48 Stunden

Fäden unter Verschluß ein, die mit Trikresol-Formalin getränkt sind. Adloff tritt ebenfalls für eine möglichst sorgfältige Ausräumung des Wurzelkanals vor der definitiven Füllung ein. Das Trikresol-Formalin würde durch die Tätigkeit des gasförmigen Formaldehyds gerade dort von hervorragendem Werte sein, wo Verzweigungen und Verästelungen die Sterilisation mit anderen Mitteln gehemmt haben. Alle sind mit den Erfolgen außerordentlich zufrieden, auch Frantz, welcher ausschließlich reines Formalin benutzt.

Will man eine schwächere als $40^{0}/_{0}$ige Formalinlösung benutzen, so muß sie, wie H. Levy angegeben hat, mit Alkohol hergestellt werden, da sich z. B eine wässerige Lösung von Trikresol und $10^{0}/_{0}$igem Formalin zu gleichen Teilen nicht herstellen läßt, weil sie nur eine Mischung ergibt.

Im Jahre 1907 hat Williger nun nachgewiesen, daß die Buckleysche Theorie zum größten Teil unrichtig ist, da sie ,,den Lehren von den Fäulnisprozessen nur teilweise entspricht und vor allem ohne Berücksichtigung der durchaus nicht einheitlichen pathologischen Vorgänge beim Pulpenzerfall aufgestellt ist", trotzdem zugegeben werden muß, daß diese Behandlungsweise in den geeigneten Fällen rationell und empfehlenswert ist. So sind Kohlehydrate als Bestandteile der Pulpa noch nicht nachgewiesen; weder bei der trockenen, noch bei der feuchten Gangrän der Pulpa gibt es deshalb eine Gärung, d. h. eine Zerlegung von Kohlehydraten. Die intakte Pulpa besteht zum allergrößten Teil aus Eiweißkörpern, nur im Mark der markhaltigen Nervenfasern sind auch Fettsubstanzen enthalten. Bei der Fäulnis von Eiweißkörpern bilden sich nicht nur eine Anzahl sog. Ptomaine (z. B. Kadaverin, Neuridin usw.), sondern auch eine Menge sog. flüchtiger Fettsäuren (Essig-, Butter-, Valerian-, Bernsteinsäure), während Buckley nur die Essigsäure erwähnt. Außerdem bilden sich aber auch andere Produkte wie Lanzin, Tyrosin, Indol, Skatol, endlich ganz besonders Phenol und Kresol. ,,Nicht die Ptomaine sind es, die jenseits der Wurzelspitze Entzündungen der Periodonts hervorrufen, sondern überwandernde Bakterien." ,,Der üble Geruch der fauligen Pulpa stammt nicht vom Schwefelwasserstoff, sondern von den vorhandenen flüchtigen und festen Fettsäuren und von den stinkenden Körpern Indol und Skatol." Die Frage der Wirkung von Trikresol-Formalin beantwortet Williger dahin, daß Trikresol allein sowohl wie in Verbindung mit Formalin sich mit unzersetztem Fett in keiner Weise verbindet und auf Fett nicht die mindeste chemische Wirkung ausübt. Dagegen werden die Fettkügelchen, die in der faulenden Pulpa mikroskopisch in großen Mengen nachweisbar sind, durch die Fäulniserreger in Glyzerin und freie Fettsäure (Palmitin-, Stearin- und Olein-Säure) zerlegt. Außerdem entstehen sog. flüchtige Fettsäuren (Essig-, Butter-, Valerian-, Bernstein-Säure), die sich in Trikresol klar lösen, ,,wobei der unangenehme Geruch, der den meisten von ihnen anhaftet, verschwindet. Dasselbe geschieht wahrscheinlich auch mit den geradezu scheußlich stinkenden Körpern Indol und Skatol."

,,Es handelt sich also", wie Williger behauptet, ,,bei der Trikresol-Formalin-Methode nicht sowohl um eine chemische Bindung von Gasen und anderen Fäulnisprodukten durch Formaldehyd, sondern vielmehr im wesentlichen um eine Lösung der frei gewordenen Fettsäuren und wahrscheinlich auch anderer Fäulnisprodukte durch Trikresol mit gleichzeitiger Vernichtung der erreichbaren Bakterien durch Koagulierung. Durch Formalin wird das Trikresol wahrscheinlich in seiner desinfizierenden Wirkung außerordentlich unterstützt. Das noch nicht durch Fäulnis in seine Bestandteile gespaltene Fett bleibt aber unverändert und die in den entstandenen Eiweißgerinnseln eingeschlossenen Mikroorganismen können am Leben bleiben." Es bleibt daher zersetzungsfähiges Material im Zahne zurück, das nach ein- oder mehrmaliger Trikresol-Formalin-Einlage nicht als dauernd sterilisiert und als dauernd unschädlich angesehen werden kann. Diese Massen müssen daher, soweit wir technisch dazu imstande sind, aus dem Wurzelkanal entfernt werden.

Literatur.

Abraham, Ad., Formalin. Z. W. 1896. Nr. 462.
Adloff, P., Zur Trikresol-Formalinbehandlung. D. z. W. 1907. Nr. 45.
Ames, W. V. B., Über Jodlösungen. Dental Review. Ref. Korr. f. Z. 1895. H. 3.
Bauer, S., Natriumsuperoxyd. Öst.-ung. V. f. Z. 1896. H. 2.
Bethel, L., Argentum nitricum zur Sterilisierung der Wurzelkanäle mittels Kathaphorese. Ohio Dent. Journal. 1896. H. 9. Ref. Öst.-ung. V. f. Z. 1897. H. 1.
Blank, Natrium tetraboricum zur Behandlung pulpakranker Zähne. D. M. f. Z. 1894. H. 11.
Blumm, Ein neues Antiseptikum. D. M. f. Z. 1894. H. 8.
Boennecken, Zur Behandlung der Pulpagangrän. Öst.-ung. V. f. Z. 1902. H. 4.
Buckley, J. P., The Chemistry of Pulp-Decomposition, with a Rational Treatement for this Condition and its Sequelae: Transactions of the fourth Intern. Dent. Congress. St. Louis Ms. Vol. 2. Ref. Öst.-ung. V. f. Z. 1905. H. 2.
Callahan, J. R., Zum Eröffnen von engen Wurzelkanälen mit 20—50% Schwefelsäure. Items of Interest. 1894. Ref. D. M. f. Z. 1894. H. 8.
— Die Behandlung der Wurzelkanäle. Ohio Dent. Journal. 1900. Nr. 4. Ref. Öst.-ung. V. f. Z. 1900. H. 2.
Cohn, Die Anwendung von Chloroform bei der antiseptischen Wurzelbehandlung. Z. W. 1896. Nr. 480.
Dalma, D., Über ein neues sehr verläßliches Mittel zur Wurzelbehandlung. Vorl. Mitteilung. Öst.-ung. V. f. Z. 1896. H. 3.
— Brom als Mittel für Wurzelbehandlung. Öst.-ung. V. f. Z. 1897. H. 1.
Dependorf, Th., Die Wurzelbehandlung bei erkrankter Pulpa und erkranktem periapikalem Gewebe, einschließlich der Pulpaüberkappung. Erg. d. ges. Zahnheilk. Wiesbaden 1910. H. 3.
Dorn, R., Novojodin, ein wertvolles Ersatzpräparat des Jodoforms für die Zahnheilkunde. D. z. W. 1912. Nr. 3 u. 4.
— Weitere Mitteilungen über Novojodin. D. z. W. 1912. Nr. 33.
Eschelmann, S., Die Behandlung der Pulpakanäle. Dental Cosmos. Ref. Korr. f. Z. 1898. H. 1.
Escher, O., Behandlung der Pulpagangrän. D. z. W. 1906. Nr. 26.
Frantz, A., Zur Formalinbehandlung. D. z. W. 1907. Nr. 48.
Guttmann, A., Über den Wert der Buckleyschen Wurzelbehandlungs-Methode D. z. W. 1907. Nr. 24 u. 25.
Hammond, G., Oxydiertes Terpentinöl als antiseptisches Mittel bei der Behandlung von Wurzelkanälen. Brit. Journ. of Dent. Science. Ref. Korr. f. Z. 1882. H. 2.
Hartwig, Fr., Eugenol als Antiseptikum und Anästhetikum in der Zahnheilkunde. Wien. z. M. 1902. H. 2.

Hattyasy, L., Versuche mit Dr. E. Schreiers Kalium-Natrium bei Pulpagangrän. Öst.-ung. V. f. Z. 1892. H. 3.
— Untersuchungen über Kali causticum und Acid. hydrochloricum zur Behandlung gangränöser Wurzelkanäle. Mitteilung aus der zahnärztl. Klinik (Prof. Arkövy) der kgl. Universität in Budapest. Öst.-ung. V. f. Z. 1896. H. 1.
Heller, A., Ein Beitrag zur Theorie und Praxis der Wurzelfüllungen. Öst.-ung. V. f. Z. 1896. H. 1.
Herber, C., Neue Methode der Wurzel-Reinigung und -Sterilisation. Korr. f. Z. 1901. H. 2.
Herz-Fränkel, W., Über die Verwendung von Dr. Schreiers Kalium-Natrium. Mitteilungen aus dem k. k. zahnärztl. Univ. Ambul. des Doc. Dr. Julius Scheff jun. in Wien. Öst.-ung. V. f. Z. 1893. H. 2.
Hille, M., Über Dr. Credés neue Antiseptika: Silber und Silbersalze und deren Anwendung in der Zahnheilkunde. D. M. f. Z. 1897. H. 5.
Hoever, F. J. Rob., Über die Anwendung von Formol-Trikresol bei Gangraena pulpae. D. M. f. Z. 1907. H. 4.
— Zur Trikresol-Formalinbehandlung. D. z. W. 1907. Nr. 50 u. 51.
Howard, G. O., Entfernung der Pulpa, Herrichten und Ausfüllen der Zahnwurzel. Ref. D. V. f. Z. 1874. H. 4. V. B.
Jack, L., Treatment of devitalized teeth. The International Dental Journal 1897. Nr. 6. Ref. D. M. f. Z. 1898. H. 4.
Jessen, W., Anwendung des 30%igen Wasserstoffsuperoxyds in der Zahnheilkunde. D. M. f. Z. 1904. H. 9.
Kirk, E. C., Die Anwendung des Aristol. Journ. of the Brit. Dent. Ass. Ref. Korr. f. Z. 1892. H. 1.
Lartschneider, J., Was dürfen wir von der Trikresol-Formalinmischung erwarten? Öst.-ung. V. f. Z. 1909. H. 1.
Lepkowski, W., Formaldehyd als therapeutisches Mittel in der Zahnheilkunde. Verh. d. deutsch.-odont. Ges. 1895. Bd. 7. H. 1 u. 2.
— Über die Anwendung des Formaldehyds in der Zahnheilkunde. Verh. d. deutsch.-odont. Ges. 1896. Bd. 7. H. 3. u. 4.
Levy, H., Zur Buckleyschen Wurzelbehandlungs-Methode. D. z. W. 1907. Nr. 27.
Lipschitz, M., Die Anwendung des Lysols in der zahnärztlichen Praxis. D. M. f Z. 1894. H. 6.
de Marion, M., Du Formol et de son emploi en therapeutique Dentaire. L'Odont. 1895. Nr. 1. Ref. Öst.-ung. V. f. Z. 1895. H. 3.
Möller, R., Experimentelle Beiträge zu den modernen Wurzelfüllungsmethoden. Deutsch. Zahnh. i. Vortr. Leipzig 1914. H. 33.
Müller-Stade, Über Trikresolformalin-Behandlung. Od. Bl. 1907/08. Nr. 9/10.
Murr, V. M., Zum Öffnen feiner Wurzelkanäle. Ohio Dent. Journ. Ref. Korr. f. Z. 1898. H. 1.
Nessel, Ed., Über die Behandlung der Zähne, deren Pulpa eiterig oder gangränös zerfallen ist, behufs Einlage einer Füllung. Öst.-ung. V. f. Z. 1887. H. 2.
Noel, L. G., Silver nitrate in the treatment of pulpless teeth. Dental Headeight; The American Dental Weekly. Vol. 1. Nr. 48. Ref. D. M. f. Z. 1900. H. 10.
Parreidt, R., Die chemische Zusammensetzung der gangränösen Pulpa als Grundlage des Heilplanes. D. M. f. Z. 1907. H. 4.
Sachse, B., Zur Kalibehandlung pulpaloser Zähne. D. M. f. Z. 1896. H. 8.
Schiffmann, E., Zur Behandlung toter, infizierter Zähne mit Kalium und Natrium. Schweiz. V. f. Z. 1893. H. 1.
Schreier, E., Ein neues, auf chemischer Zersetzung beruhendes Verfahren, den jauchigen Inhalt von Wurzelkanälen unschädlich zu machen. Vorläufige Mitteilung. Öst.-ung. V. f. Z. 1892. H. 2.
— Die Behandlung gangränöser Pulpen mit Kalium-Natrium. Öst.-ung. V. f. Z. 1892. H. 4.
— Einige Bemerkungen zur Wurzelbehandlung mit Kalium-Natrium. Kalium-Natrium, Natrium-Superoxyd, Kalium hydricum. Öst.-ung. V. f. Z. 1895. H. 4.
— Meine Methode der Wurzelbehandlung mit Kalium-Natrium nebst einer kritischen Besprechung der gebräuchlichsten anderen Methoden. Öst. Z. f. Stom. 1914. H. 2.

Schreier, Ph., Zur Behandlung der Pulpagangrän mit Trikresol-Formalin. Öst.-ung. V. f. Z. 1907. H. 1.
Schreiter, R., Kalium hydricum, ein empfehlenswertes Mittel zur Behandlung pulpaloser Wurzelkanäle der Zähne. D. M. f. Z. 1894. H. 9.
Smreker, E., Die Behandlung der totalen Pulpagangrän. Öst.-ung. V. f. Z. 1893. H. 1 u. 2.
Torger, O., Meine Erfolge in der antiseptischen Behandlung der Wurzelkanäle und Wurzelfüllungen. Korr. f. Z. 1893. H. 1.
Underwood, Die antiseptische Behandlung der Wurzeln. Monthly Review of D. Surg. 1880. Nr. 6. Ref. D. V. f. Z. 1881. H. 2.
Walkhoff, O., Chlorphenol. Od. Bl. 1903/04. Nr. 3/4.
Williger, F., Das Trikresol-Formalin und die Buckleysche Theorie von der chemischen Zusammensetzung der gangränösen Pulpa. D. z. W. 1907. Nr. 27.
Witzel, Ad., Sublimat zur antiseptischen Behandlung der Pulpakrankheiten. Korr. f. Z. 1885. H. 1.
Witzel, Ant., Jod bei Wurzelbehandlungen. Korr. f. Z. 1896. H. 2.
— Joddämpfe bei der Behandlung wurzelkranker Zähne. D. z. W. 1913. Nr. 9.
van Woert, E. T., Die Behandlung pulpaloser Zähne mit Schwefelsäure und Natriumsuperoxyd. Intern. Dent. Journ. 1895. Übers. Korr. f. Z. 1896. H. 1.
Zanginsky, Über Wurzelfüllungen. D. Z. 1866. Nr. 3.
Zsigmondy, O., Über die Erweiterung der Wurzelkanäle mit Natriumsuperoxyd. Öst. Z. f. Stom. 1910. H. 6.

b) Wurzelfüllungsmaterialien.

Zur Füllung der Wurzelkanäle wurden die verschiedensten Materialien benutzt; soweit sie selbst keine antiseptischen Eigenschaften besaßen, tauchte man sie in eine antiseptische Flüssigkeit.

Suersen (1864) benutzte Hickoryholz in Kreosot getaucht, Zanginsky (1866) selbst hergestellte Stanniolstifte, die ebenfalls mit Kreosot befeuchtet wurden, Waite (1868) Gold oder noch besser Baumwolle, die in Kreosot und Tannin getränkt und fest in die Kanäle hineingestopft wird, Cutler (1869) Richardsons Styptic Colloid (wohl in Äther getränkte Watte), Schlenker (1872) in Thymol getränktes Papier oder Baumwolle.

Im Jahre 1873 zählte Gliddon bereits die damals geübten verschiedenen Methoden der Wurzelfüllung auf: 1. mit Baumwolle (die älteste Methode), 2. mit einem Goldstift, 3. mit Hill's stopping, 4. mit Zinkchlorid, 5. mit Goldfolie, 6. mit Guttapercha-Baumwolle. Die beste Methode ist die mit Baumwolle, welche mit Whites Guttapercha saturiert wird, die in Chloroform aufgelöst ist. Howard (1874), Bowsmann (1878) füllten mit Guttapercha, die in Chloroform aufgelöst ist; Taylor (1886) mit Guttaperchaspitzen allein. Kirk (1892) taucht die Guttaperchaspitze in eine 10%ige Lösung von Aristol und Chloroform, Echelmann (1898) nur in Chloroform. Bowsmann (1878) behauptete, daß Guttapercha das beste Wurzelfüllungsmittel sei, da es sich für alle Fälle eigne. Chase (1876) benutzte eine ziemlich dicke Lösung von Schellack. Die Kanäle lassen sich mit dieser Lösung sehr leicht füllen, besonders wenn man ein wenig Baumwolle oder Wundschwamm damit tränkt und in die Pulpahöhle einbringt.

Um die Behandlung eines pulpakranken Zahnes in kürzerer Zeit durchzuführen und die vielen Karbolwatte-Einlagen zu vermeiden, füllte Sauer (1877) die vorher sorgfältig gereinigten Wurzelkanäle mit Listerschem Katgut Nr. 22, das damals in der Chirurgie benutzt wurde. Vor der Einführung wird es in Karbolöl getaucht, das stark desinfizierend wirkt. Das Katgut besitzt noch den Vorzug, daß das durch die Wurzelspitze etwa durchgedrungene Stückchen resorbiert wird, also keinen Schaden anrichtet. Witte (1878) empfahl besonders den fein geriebenen Portland- oder Buxtehuder Zement, den er mit Kreosot oder Karbol und etwas Wasser anrührte.

Adolf Witzel füllte 1879 die Wurzelkanäle nach Einpumpen eines Tropfens einer Phenol-Chlorzinklösung mit Phenolzement. 1886 brachte er, um die etwa zurückgebliebenen Pulpareste unschädlich zu machen, einige Tropfen einer 20%igen Sublimatlösung in die Kanäle und füllte mit Sublimatzementpaste. Diejenigen Wurzelkanäle, welche nicht zu reinigen sind, werden bloß mit der Sublimatlösung kräftig desinfiziert. Die Ränder der Pulpahöhle bedeckte er außerdem mit einer passenden Metallkapsel, die er mit Phosphatzement befestigte. Witzel erwähnte selbst als Nachteil der Sublimatzementpaste, daß sie die Zahnkrone dunkel färbt. Wellauer (1880) hielt Stäbchen aus Hickoryholz, die er mit Karbolsäure befeuchtete, als geeignetes Material zum Füllen von Kanälen. E. O. Guttmann (1881) benutzte zum Füllen von Wurzelkanälen feine Golddrähte, die er sich aus goldenen Gebißfedern herstellte und mit karbolisierter Watte umwickelte. Er spitzte den Draht an, um ihn leichter bis zum Apex führen zu können, und machte an dem Ende, das in das Kavum hineinreicht, einen kleinen Ring. Walkhoff (1882) stellte sich ein Wurzelfüllungsmaterial aus mit Salzsäure entkalkten Elfenbeinstücken her, die er fein verrieb und mit 5%iger Karbol- oder ½%iger Thymol-Lösung mischte. Dieses Material sollte den Vorzug haben, weich zu bleiben und resorbierbar zu sein. Storer-How (1883) hielt Zinnfolie, mit der Schere in Streifen geschnitten, für das beste Füllungsmaterial.

„Ein kleines Bäuschchen dieser Streifen wird mit der Pinzette zum Eingang des Kanals und dann mit dem Füllungsinstrument bis zur Verengerung an der Wurzelspitze geführt. Durch das auf dem Instrument befestigte Schiebermaß wird stets die Tiefe angegeben, bis zu welcher das Instrument geführt werden darf, um genau das Foramen apicale an der Wurzelspitze zu verschließen. Dieses genau zu tun und bestimmt zu wissen, daß es getan, ist der wichtigste Teil der Operation; denn wenn das Foramen der Wurzelspitze fest verschlossen wird, ohne daß etwas von der Füllung durchgedrungen ist, so kann als sicher angenommen werden, daß die Wurzelspitze später hier keine Unbequemlichkeiten verursachen wird, weil der Kanal nicht wieder das Reservoir werden kann, in welchem sich übelriechende Zersetzungsgase bilden können, welche Alveolarabszeß verursachen und dessen Entwickelung begünstigen." „Alle Methoden, bei welchen der Zahnarzt nicht weiß, daß das Foramen von ihm geschlossen ist, sind als mangelhaft zu bezeichnen."

I. Parreidt (1885) füllte die Kanäle mit einigen Fasern Salizylwatte, die umgerührt sind in einer Lösung von Sandarac in Eaux de Cologne, worin geschlemmtes Jodoform und etwas Arsenik suspendiert ist.

Hern (1886) stellte zum ersten Male bestimmte Forderungen für die Beschaffenheit eines Wurzelfüllungsmaterials auf, die zum größten Teil später auch von anderen Forschern gutgeheißen wurden. Es muß folgende Eigenschaften besitzen: 1. es muß antiseptisch sein, 2. nicht irritierend sein, 3. mit Leichtigkeit einzuführen, 4. mit Leichtigkeit zu entfernen sein, 5. sich fest an die Kanalwände anschließen, 6. so weich sein, daß es sich in schmale und gebogene Kanäle einführen läßt, 7. bei Körpertemperatur sich verhärten. Alle diese Eigenschaften besitzt eine Mischung von Wachs und Jodoform, das erwärmt und mit einer mit feiner Watte umwickelten Nervnadel eingeführt wird. Die eine Hälfte des Wurzelkanals wird mit dieser Mischung, die andere mit Guttapercha gefüllt.

Davis (1886) wendet animalische Holzkohle an, der er etwas Jodoform zufügt, Tomes (1890) Zelluloid in Streifen geschnitten, indem er einen oder mehrere Streifen in die Kanäle schiebt, die vorher mit einer Mischung aus einer Unze Kollodium und einer Drachme Kampfer vollständig ausgefüllt wird. Besonders zum Ausfüllen derjenigen Kanäle, bei denen gründliche antiseptische Vorbehandlung nicht möglich war, benutzte G. Kirchner (1891) eine Thymolpaste. Ad. Gutmann (1892) machte bei putriden Pulpen bis zu 4 mal Einlagen von Wattefäden, welche mit Chlorzink und Jodoform zu gleichen Teilen getränkt sind. Wo Pulpenreste nicht zu entfernen waren, füllte er die Pulpakammer mit Jodoform- und Chlorzinkpulver aus. Unter 40 Fällen hatte er 95% Erfolge. Torger (1893) schließt die Kanäle nach oben und unten mit Jodoformzement hermetisch ab. Blank (1894) spritzt Natrium tetraboricum mit einer Pravazspritze in den gereinigten Kanal und verschließt ihn für einen Tag. Am nächsten Tage, an dem sich das nach einigen Minuten aus der Lösung gefällte Pulver in dem Kanal vorfindet, wird die Einspritzung so oft wiederholt, bis der ganze Kanal von dem Pulver angefüllt ist.

Nach den Anschauungen Mühlreiters (1895) muß ein permanentes Wurzelfüllungsmittel nebst der Unveränderlichkeit in physikalischer und chemischer Beziehung auch einen ganz besonders hohen Grad von Plastizität besitzen. Infolgedessen kam er nach Versuchen mit Paraffin, dessen Einführung ihm zu schwierig erschien, auf die Terpenharze. Unter diesen fand er den kanadischen Terpentin, der gewöhnlich Kanadabalsam genannt wird, zum Füllen der Wurzelkanäle besonders geeignet. Er muß so vorbereitet sein, daß kleinere Stücke durch die Wärme der Hand wieder etwas biegsam werden. Zuerst werden die Kanäle nach ihrer Reinigung mit Alkohol, dann mit Chloroform oder Äther ausgewaschen und ausgetrocknet, darauf zunächst gewöhnlicher Kanadabalsam eingeführt, dann der gehärtete. Versuche an extrahierten Zähnen haben ergeben, dass trotz vorhandener Knickungen die Kanäle bis an ihr Ende mit dem Harze vollständig gefüllt waren. Leichte Reaktionserscheinungen in Form schwacher und kurz anhaltender Schmerzen waren in der Hälfte der Fälle nachgefolgt, heftigere Entzündungen der Wurzelhaut, die bis zu 24 Stunden anhielten, jedoch nur in ganz vereinzelten Fällen.

Im Jahre 1896 berichtet Escher über das Auskleiden der Wurzelkanäle (vor dem Füllen mit Guttapercha) mit Kreolinharz, das er für ein besonders dauerndes Antiseptikum hielt, Abraham über Formalinzement und Preiswerk über das Einzementieren von Gold- oder Platinstiften in den erweiterten Wurzelkanälen. Er tritt für diese Methode ein, weil er die Erfahrung gemacht hat, daß bei Stiftzähnen ganz merkwürdig selten Periodontitis eintritt. Firthe (1897) füllt mit Wattefäden, die in Salol getaucht werden, dem er entweder 5%iges Jodoform oder noch besser Thymol zufügt, Geo A. Mac Millen (1897) mit Stäbchen aus Bambusrohr, die er in Chloropercha taucht, Ehlers (1898) mit einem Gemisch aus Gips, Jodoform und Formalin. Im Jahre 1899 empfahl Scheuer Formaldehydpaste in Tuben.

Die Erfahrung, daß die viel gebrauchten Guttaperchaspitzen sich beim Einführen leicht verbiegen, veranlaßte v. Beust (1901) zur Herstellung von Guttaperchaspitzen mit einem Silberdrahtkern; da gewöhnlich nur die feinen Guttaperchaspitzen sich verbiegen, diese aber mit einem Metallkern gar nicht so fein gearbeitet werden können, ist ihre Herstellung überflüssig gewesen. Gerster (1901) füllt mit nadelförmig gerollten Zinnfoliekegeln, die er in Lysol oder Jodoform taucht. Walkhoff (1903/4) stellte sich eine Paste durch inniges Verreiben von Jodoformpulver und Chlorphenol her, welches mit einer möglichst geringen Menge Alkohol flüssig gemacht ist.

Als ein Material, das besonders geeignet sein sollte, den Wurzelkanal in seiner ganzen Ausdehnung gleichmäßig auszufüllen, wurden Schmelzbougies empfohlen. Diese werden von dem Apotheker Noffke in zwei Arten hergestellt: 1. die Schmelzbougies, 2. die schwer schmelzbaren Bougies (nach Ließ). Bei den ersteren liegt der Schmelzpunkt unter Körpertemperatur, bei den letzteren über 40° C. Die ersteren bestehen aus Kakaobutter und einem Antiseptikum (Jodoform oder Xeroform oder ein anderes), während die letzteren noch 10% Zinc. oxyd. als Zusatz erhalten. Die Schmelzbougies eignen sich nach Misch zur Behandlung putrider Wurzelkanäle besonders in denjenigen Fällen, in denen lässige Patienten die Einlage länger im Zahne behalten als es bei antiseptischen Wattefäden angebracht ist. Zur Wurzelfüllung selbst werden nur die schwer schmelzbaren Bougies benützt. Ihre Einführung geschieht mit der Böhmschen Bougiespritze (Zahnpistole) oder der Salbenpistole mit Tubenansatz nach Ließ (Abb. 75). Die Einführung von Pasten mittels einer Spritze verdanken wir Muszler (1889).

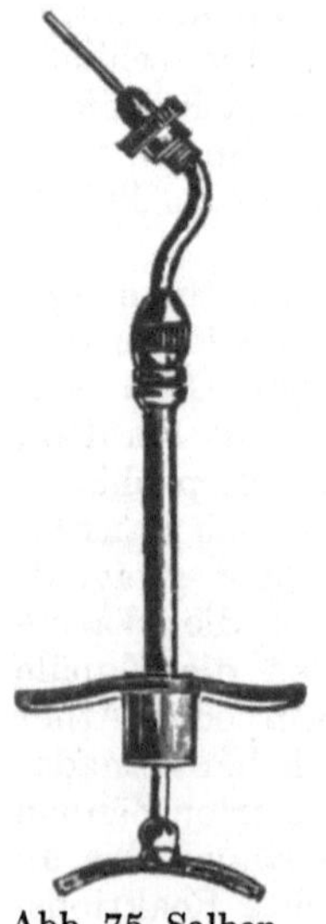

Abb. 75. Salbenpistole nach Ließ.

Bünger (1903) füllt mit einer Lysoformpaste, die sich leicht einführen lässt und ihre antiseptische Kraft nicht verliert. Kleinsorgen benutzt zur Wurzelfüllung die reinste mineralische Vaseline mit einem Antiseptikum. Ihr halbflüssiger Zustand befähigt sie, selbst in die feinsten Wurzeln und Poren ausgetrockneter Kanäle einzudringen. Zur Einführung und Fixierung nimmt man vollständig entfettete pulvertrockene Watte. Da die fettimprägnierten Kanalwände kein Wasser durchlassen, so geben sie einen idealen Schutz gegen Fäulnis ab. Dorn will mit einer

Mischung aus Zinkoxyd mit einer Glyzerin-Novojodin-Emulsion „verblüffende“ Erfolge erzielt haben, Memelsdorf hat bei Anwendung einer Jothion-Zinkoxydpaste nur gute Resultate gehabt.

Wo die mechanische Entfernung der Pulpenreste nicht möglich ist, empfiehlt J. Albrecht, gleichgültig ob es sich um zerfallene oder frisch devitalisierte Nerven handelt, Resorzin in Verbindung mit Formalin, dem er, um ein sofortiges Erhärten zu verhüten, Glyzerin zusetzt, das er durch pumpenartige Bewegung in den Kanal einführt. Das Hartwerden der Füllung bis zum nächsten Tage besorgt ein Zusatz von Natronlauge. Die Behandlung, als auch die Wurzelfüllung erfolgt durch dieselbe Manipulation, die gleichzeitig eine Desinfektion, Austrocknung und Einsargung der organischen Masse herbeiführt, wodurch auch die Bakterien festgelegt werden. Die von Albrecht empfohlene Methode der Wurzelfüllung ist von verschiedenen Seiten meist erst nach vorheriger Reinigung des Kanals mit Erfolg benutzt worden. Es wird besonders die leichte Herstellung der Wurzelfüllung gegenüber anderen Präparaten gerühmt, insbesondere der Abschluß am Foramen apicale. Timm hat neben zahlreichen Fällen, in denen sich die behandelten Zähne ruhig verhielten, auch mehrere apicale Reizungen beobachtet, die teils so schwerer Art waren, daß zur Extraktion geschritten werden mußte. Als Nachteil der Behandlung bezeichnet Bertram eine rötlichgelbe Verfärbung des Zahnes, die trotz vorheriger Auskleidung der Zahnhöhle mit weißer Guttapercha an drei Frontzähnen eingetreten war und selbst durch 30 Minuten lange Bestrahlung zwecks Bleichung nicht ganz beseitigt werden konnte. Er warnt daher vor Anwendung des Albrechtschen Mittels an Frontzähnen. Nach Lohmann vermeidet man die Verfärbung, wenn die Wurzelfüllungsmasse in der Wurzel fest abgeschlossen und dann die Höhlung des Zahnes mit Alkohol oder Äther reichlich ausgewaschen und gründlich mit heißer Luft getrocknet wird. Ganz besonders untersuchten Adloff und Möller die Albrechtsche Wurzelfüllung darauf hin, ob sie ein einwandfreies Wurzelfüllungsmittel darstellt. Adloff benutzte das Verfahren, Zähne durchsichtig zu machen, um verschiedene Wurzelfüllungsmethoden auf ihre Brauchbarkeit zu prüfen. Er stellte fest, daß die Albrechtsche Flüssigkeit sehr gut auch in die feinen Kanäle hineingelangte, soweit es mit feinsten stahlharten Sonden möglich war, während sämtliche übrigen Wurzelfüllungen unzulänglich waren. Möller fand, daß die Albrechtsche Flüssigkeit einen vollkommenen Abschluß der Wurzelspitze in bezug auf die Durchlässigkeit von Wasser ergibt, daß sie keine Bakterien durchläßt, daß sie nicht fäulnisfähig ist. Das Präparat ist zwar nicht ein Dauerantiseptikum, besitzt aber lange Zeit hindurch, eine wirksame, antiseptische Kraft. Es darf jedoch nicht verhehlt werden, daß gute Resultate mit der Albrechtschen Masse nur dann erzielt werden können, wenn die Flüssigkeit sehr sorgfältig Tropfen für Tropfen in die Kanäle gepumpt wird und man entgegen den Albrechtschen Ausführungen mit der Nadel bis zum Foramen apicale vordringt. Da das Material jedoch stark schrumpft und dadurch das innere Volumen des Kanals frei wird, empfiehlt Möller nach dem

Einführen der Albrechtschen Masse noch eine Paraffinthymolspitze unter sanftem Druck in den Kanal hineinzupressen. Am Eingange zum Kanal wird die Paraffinspitze mit einer Kugelknopfsonde anpoliert. Man hat auch darauf zu achten, daß die Flüssigkeit nicht durch das Foramen geschoben wird, was sich durch einen leichten Schmerz kundgibt.

Abraham hat aus Pflanzenfasern Points herstellen lassen, die nach Imprägnierung mit Zinkchlorid und Kreosot, um ihnen jede Fäulnismöglichkeit zu entziehen, durch einen Infiltrationsprozeß mit Thymol-Formaldehydkristallen durchsetzt sind. Da das Material porös ist, glaubt er, daß es sekundär auftretende Gase oder Flüssigkeiten in sich aufnehmen und durch seinen Gehalt an Desinfektionsstoffen unschädlich machen kann. Möller hat jedoch nachgewiesen, daß die Abrahamsche Sondenfüllung in keiner Weise den notwendigen Anforderungen entspricht.

Die Vorzüge, welche die feste Wurzelfüllung gegenüber der Füllung mit Materialien besitzt, welche porös sind und Sekrete aufsaugen, sind für den, der Jahre hindurch nach beiden Methoden gearbeitet hat, so in die Augen springend, daß sich jetzt wohl fast alle Praktiker den festen Wurzelfüllungen zugewandt haben; nur sind die Forscher bemüht, nach Materialien zu suchen, welche das Füllen erleichtern und besonders den genauen Abschluß am Apex gewährleisten. Daß das mit Guttapercha nicht immer erreicht wird, haben die Untersuchungen Hanaford (1902) ergeben, welcher unter 50 extrahierten, von verschiedenen Operateuren mit Wurzelfüllungen versehenen Zähnen nur 15 als brauchbar und 8 als ganz korrekt bezeichnen konnte. Teils war gelöste Guttapercha eingeführt, teils Guttapercha-Points und ein Lösungsmittel, teils Guttapercha und Sandarak. Daß auch Paraffin nicht vollkommen ist, haben Luniatschek, Dependorf, Sachs, Trauner u. a. hervorgehoben (vgl. S. 217 u. 220).

Literatur.

Abraham, Ad., Formalin. Z. W. 1896. Nr. 462.
— Sondenfüllungen für Zahnwurzelkanäle. D. M. f. Z. 1913. H. 7.
Adloff, P., Das Durchsichtigmachen von Zähnen und unsere Wurzelfüllungsmethoden. D. M. f. Z. 1913. H. 6.
Albrecht, J., Eine neue Methode der Wurzelbehandlung und gleichzeitige Füllung. D. M. f. Z. 1912. H. 9.
— Feste oder flüssige Wurzelfüllungen. D. M. f. Z. 1913. H. 7.
Bertram, E., Zahnverfärbung nach Anwendung der Resorzin-Formalin-Alkali-Wurzelfüllung nach Albrecht. D. z. W. 1915. Nr. 29.
v. Beust, Th., Eine neue Wurzelkanalfüllung. Korr. f. Z. 1901. H. 2.
Blank, Natrium tetraboricum zur Behandlung pulpakranker Zähne. D. M. f. Z. 1894. H. 1.
Boehm, G., Eine Modifikation in der Behandlung von Zahnfisteln und blinden Abszessen. Z. R. 1901. Nr. 451.
Bowsmann, G. A., Welches ist das beste Material zu Wurzelfüllungen? Missouri Dent. Journ. Ref. D. V. f. Z. 1878. H. 1.
Bünger, A., Lysoformpaste als Wurzelfüllung. D. M. f. Z. 1903. H. 4.
Chase, H. S., Eine neue Art Wurzeln zu füllen. Missouri Dent. Journ. 1876. Ref. D. V. f. Z. 1877. H. 2.
Cutler, J. P., Wurzelfüllung. Register 1869. Nr. 4. Ref. D. V. f. Z. 1869. H. 3.
Davis, J. A., Füllung für Wurzelkanäle. Dental Cosmos. Ref. Korr. f. Z. 1886. H. 1.

Dependorf, Th., Die Wurzelbehandlung bei erkrankter Pulpa und erkranktem periapikalem Gewebe einschließlich der Pulpaüberkappung. Erg. d. ges. Zahnheilk. Wiesbaden 1910. H. 3.
Dorn, R., Novojodin, ein wertvolles Ersatzpräparat des Jodoforms für die Zahnheilkunde. D. z. W. 1912. Nr. 3 u. 4.
— Weitere Mitteilungen über Novojodin. D. z. W. 1912. Nr. 33.
Ehlers, Über Jodoform und Formalin als Wurzelfüllung. D. M. f. Z. 1898. H. 7. V. B.
Eschelmann, S., Die Behandlung der Pulpakanäle. Dental Cosmos. Ref. Korr. f. Z. 1898. H. 1.
Escher, O., Pulpabehandlung und Wurzelfüllung. D. M. f. Z. 1896. H. 1.
Firthe, C. A., Behandlung und Füllung toter Zähne. Dental Cosmos. Ref. Korr. f. Z. 1897. H. 2.
Gerster, E., Ein Beitrag zur Wurzelkanalbehandlung und -füllung. Schweiz. V. f. Z. 1901. Nr. 4.
Gliddon, O. A., Ausfüllen der Zahnkanäle. Missouri Dent. Journ. 1873. H. 10. Ref. D. V. f. Z. 1875. H. 1.
Gutmann, Ad., Über die Behandlung der Pulpenkomplikationen mit Jodoform und Chlorzink āā. Verh. d. deutsch. odont. Ges. 1892. Bd. 3. H. 1.
Guttmann, E. O., Das Füllen pulpaloser Zähne. Korr. f. Z. 1881. H. 4.
Hanaford, M. L., Wurzelfüllungen. Dent. Review. 1901. Nr. 12. Ref. D. z. W. 1902. Nr. 21.
Hern, Neue Methode zur Behandlung toter Zähne. Br. Journ. of Dent. Science. Ref. Korr. f. Z. 1886. H. 1.
Howard, G. O., Entfernung der Pulpa, Herrichten und Ausfüllen der Zahnwurzel. Ref. D. V. f. Z. 1874. H. 4. V. B.
Kirchner, G., Ein Beitrag zur Therapie der Zähne mit gangränöser oder vereiterter Pulpa. D. M. f. Z. 1891. H. 6.
Kirk, C. C., Die Anwendung von Aristol. Journ. of the Brit. Dent. Ass. Ref. Korr. f. Z. 1892. H. 1.
Kleinsorgen, Fetttherapie und Wurzelfüllung. D. M. f. Z. 1908. H. 9.
Ließ, J., Eine neue Methode der Wurzelfüllung. D. z. W. 1903. Nr. 4.
Lohmann, A., Meine Erfahrungen über die Zuverlässigkeit der Albrechtschen Methode der Wurzelbehandlung mit gleichzeitiger Füllung. Z. R. 1915. Nr. 8.
Luniatschek, F., Ein Beitrag zur Wurzelbehandlung und -füllung. Korr. f. Z. 1907. H. 4. V. B.
Mac Millen, Geo A., Filling root canals with wooden points. Dental Review 1897. Nr. 9. Ref. D. M. f. Z. 1899. H. 4.
Memelsdorf, Die Anwendung des Jothions in der Zahnheilkunde. Zeitschr. f. Z. 1910. Nr. 3.
Misch, J., Die Bougiebehandlung in der Zahnheilkunde. Öst. Zeitschr. f. Stom. 1904. H. 4.
Möller, R., Experimentelle Beiträge zu den modernen Wurzelfüllungsmethoden. Deutsche Zahnh. i. Vortr. Leipzig 1914. H. 33.
Mühlreiter, Ed., Kanadabalsam als Wurzelfüllungsmaterial. D. M. f. Z. 1895. H. 6.
Muszler, J., Spritze zum Füllen der Wurzelkanäle. mit antiseptischer Pasta Korr. f. Z. 1889. H. 2.
Parreidt, J., Über Wurzelfüllungen. D. M. f. Z. 1886. H. 4. V. B.
Preiswerk G., Pulpaamputation und Wurzelbehandlung. Schw. V. f. Z. 1896. Nr. 3.
Sauer, C., Erhaltung der Zähne mittels Katgut nach Beseitigung einer erkrankten Pulpa. D. V. f. Z. 1877. H. 4.
Scheuer, Verwendung von Formaldehydpaste in Tuben. Z. R. 1899. Nr. 343.
Schlenker, M., Einige eigene Erfahrungen über exponierte Zahnpulpen und Anwendung der arsenigen Säure. D. Z. 1872. Nr. 9.
Storer-How, W., Das Füllen der Wurzelkanäle. Dental Cosmos. Übers. Korr. f. Z. 1883. H. 4.
Suersen, Über die Vorbereitung zum Ausfüllen solcher Zähne, deren Pulpa mehr oder weniger bloßliegt oder schon zugrunde gegangen ist. D. f. V. Z. 1864. H. 4.
Taylor, Über die Präparation der Pulpakanäle und der Zahnhöhlen zum Füllen. D. M. f. Z. 1887. H. 5. V. B.

Timm, H., Periapikale Reizungen bei Anwendung der Albrechtschen Wurzelfüllung. D. z. W. 1915. Nr. 5.
Tomes, Ch. S., Zelluloid als Wurzelfüllung. Journ. of the Brit. Dent. Ass. Übers. Korr. f. Z. 1890. H. 4.
Torger, O., Meine Erfolge in der antiseptischen Behandlung der Wurzelkanäle und Wurzelfüllungen. Korr. f. Z. 1893. H. 1.
Trauner, Fr., Wurzelfüllung von Zähnen, deren Wurzelwachstum nicht abgeschlossen ist. Öst.-ung. V. f. Z. 1902. H. 2.
Waite, W., Wurzelfüllungen. Brit. Journ. of Dent. Science 1868. III. Ref. D. V. f. Z. 1869. H. 1.
Walkhoff, O., Ein neues Wurzelfüllungsmaterial. D. V. f. Z. 1882. H. 1.
— Chlorphenol. Od. Bl. 1903/04. Nr. 3/4.
Wellauer, F., Holz als Füllungsmaterial der Wurzelkanäle. D. V. f. Z. 1880. H. 2.
Witte, Das Füllen der Wurzelkanäle mit Portlandzement. D. V. f. Z. 1878. H. 2.
Witzel, Ad., Die antiseptische Behandlung der Pulpakrankheiten des Zahnes mit Beiträgen zur Lehre von den Neubildungen in der Pulpa. Berlin 1879.
— Kompendium der Pathologie und Therapie der Pulpakrankheiten. Hagen i. Westf. 1886.
Zanginky, Über Wurzelfüllungen. D. Z. 1866. Nr. 3.

c) Besondere Methoden zur Vorbehandlung und zur Wurzelfüllung.

Die Schwierigkeiten, sämtliche putride Massen aus den Wurzelkanälen herauszuschaffen, als auch eine korrekte Wurzelfüllung, besonders einen sorgfältigen Abschluß des Foramen apicale herzustellen, sind von allen anerkannt worden, die sich je praktisch mit dem Füllen von Wurzelkanälen beschäftigt haben. Darum hat man nach besonderen Hilfsmitteln gesucht, um auch in schwierigen Fällen Erfolge zu haben.

Es sei zuerst der Methode gedacht, die von Suersen (1864) beschrieben wurde und von der noch Sauer (1877) erwähnt, daß viele Kollegen sie üben. Es handelt sich um die Anlegung eines „Sicherheitsventils", d. i. die Anbohrung des Wurzelkanals vom Zahnhalse aus in denjenigen Fällen, in denen die Behandlung gangränöser Pulpen nicht mehr Erfolge verspricht oder der Wurzelkanal nicht immer eine Füllung verträgt. Durch das Bohrloch soll für alle Absonderungen des Periosts ein dauernder Abfluß geschaffen werden; nur bei einwurzeligen Zähnen war der Erfolg dieses Verfahrens meist ein sicherer. Baume (1885) benutzte diese Methode besonders bei auswärtigen Patienten, bei denen er Zähne mit brandigen Pulpen nicht genügend antiseptisch behandeln konnte, „um möglichst sicher zu gehen". Ich erinnere mich, in der Anfangszeit meiner beruflichen Tätigkeit sehr oft noch angebohrte Zähne angetroffen zu haben, ein Beweis dafür, daß diese Methode früher sehr verbreitet war. Auch L. Brandt (1890) hat sie noch angewandt. Die Erkennung des Wertes der antiseptischen Behandlungsmethoden hat natürlich bald zur Beseitigung solcher „Schmutzfängerei" beigetragen.

Dill (1900) suchte die putriden Wurzelkanäle mit einem kleinen, aber sehr kräftigen Aspirationsapparat von ihrem gangränösen Inhalt zu befreien. Die Aspiration wird so lange fortgesetzt, bis der Wurzelkanal durch das Foramen apicale mit Blut durchschwemmt ist. Irgend eine Erleichterung der Behandlung bei Anwendung eines solchen Apparates ist kaum anzunehmen.

Vajna (1890) glaubte, daß die Wurzelbehandlung deshalb so oft erfolglos bleibt, weil die Antiseptika mit Nadeln und Wattebäuschchen nicht bis zur Wurzelspitze eingeführt werden können. Deshalb konstruierte er sog. Kapillarinjektoren, welche, aus Glas bestehend und mit verschiedenen Biegungen versehen, die notwendige Flüssigkeitsmenge sehr leicht bis in die äußersten Wurzelkanalenden einführen können. Wir halten auch dieses Instrument für vollständig überflüssig, da die Begründung für dasselbe von durchaus falschen Voraussetzungen ausgegangen ist.

Um zu verhüten, daß bei dem Füllen des Wurzelkanals Luft aus den Kanälen in das Periodont gepumpt wird, und um einen innigen Anschluß der Guttaperchafüllung an die Wandung des Kanals zu erhalten, empfiehlt Bardach (1898) die Inundationsmethode, d. h. die Überschwemmung der vorher mit Alkohol und heißer Luft gut getrockneten Kanäle mit Öl. Er selbst benutzt dazu am liebsten Eukalyptusöl. Für Zähne des Unterkiefers führt man das Öl mit einem Tropfgläschen ein und geht darauf mit feinen Sonden in die Kanäle hinein, um etwaige Luft dort auszupumpen. Bei Zähnen des Oberkiefers empfiehlt sich ein kleiner Zerstäubungsapparat. Zum Schluß wird die eingeführte Guttapercha mit einem in Öl getauchten Wattebäuschchen angedrückt.

Da die gründliche Entfernung der Wurzelpulpen aus den mesialen Kanälen der unteren ersten Molaren mit distaler Kavität nur durch Fortnahme eines größeren Teils der Kaufläche zu erreichen ist und man dadurch die stehen gebliebenen Zahnwände nach Jahr und Tag in Gefahr bringt, so unglücklich zu frakturieren, daß die Wiederherstellung der Krone auf Schwierigkeiten stößt oder auch ganz unmöglich ist, so empfiehlt Marschall (1897) für alle Molaren, die Krone lieber gleich fortzunehmen, wodurch die Pulpenextraktion sehr vereinfacht ist, und dann sofort eine genau passende künstliche Krone auf die Wurzeln zu setzen. Der erfahrene Praktiker wird von dieser Methode nur in den allerseltensten Fällen Gebrauch machen. Besitzen wir doch in der von Arkövy angegebenen und von Krausz (1902) beschriebenen Dekuspidationsmethode ein sehr gutes Hilfsmittel, um bei pulpakranken Molaren, die an der distalen Seite kariös sind, die Behandlung der Wurzelkanäle unter Schonung der intakten harten Zahnsubstanz exakter und leichter durchzuführen. Die Dekuspidationsmethode besteht darin, daß bei unteren Molaren der mesiobukkale, bei oberen der mesiolinguale Höcker entfernt wird, wodurch ein Zugang zu den Pulpenkanälen entsteht, der die Behandlung außerordentlich erleichtert und die gesunde Kaufläche des Zahnes erhält. Befindet sich auf der mesialen Seite eine Füllung, dann wird durch ihr Ausbohren der gleiche Erfolg erzielt.

Auch die Frage des Ausbohrens der Wurzelkanäle ist verschiedentlich erörtert worden. Die Methode wurde wahllos geübt bei engen und weiten Kanälen. Eine richtige Ansicht über diese Frage äußerte schon Zanginsky (1866), der sich gegen das Erweitern der Wurzelkanäle mittels Bohrinstrumenten erklärte, da diejenigen Fälle, in denen nicht gebohrt werden konnte, genau so gut verliefen wie die anderen. Taylor (1887) sprach sich ebenfalls dagegen aus. Bei weiten

Kanälen ist es nicht nötig, bei engen ist die Gefahr des Durchbohrens der Zahnwand zu groß. Trotzdem Miller, Sachs, Arkövy u. a. stets mit Entschiedenheit das Ausbohren der Wurzelkanäle als schädlich abgelehnt haben und es für genügend erachteten, wenn man sich auf die mechanische Erweiterung am Ostium beschränkt, hat es doch Zahnärzte gegeben, welche die Erweiterung der Kanäle zu einer gründlichen Behandlung für notwendig hielten, so besonders Talbot (1881), welcher, um die Schwierigkeiten in engen Kanälen zu überwinden, drei- und vierseitige Gleitbohrer in verschiedener Form und Länge konstruierte, und Hern (1886), welcher für das Ausbohren eintrat,

1. weil die mit antiseptischen Mitteln getränkten Watteeinlagen viel leichter bis an das äußerste Ende des Wurzelkanals eingeführt werden können,
2. weil man leichter füllen kann und
3. weil durch das Wegschneiden der mit septischen Stoffen getränkten Wände die Asepsis schneller erreicht wird.

Andresen (1909) war es besonders um die Entfernung des infizierten Gewebes am Apex zu tun. Er konstruierte deshalb nach dem bereits

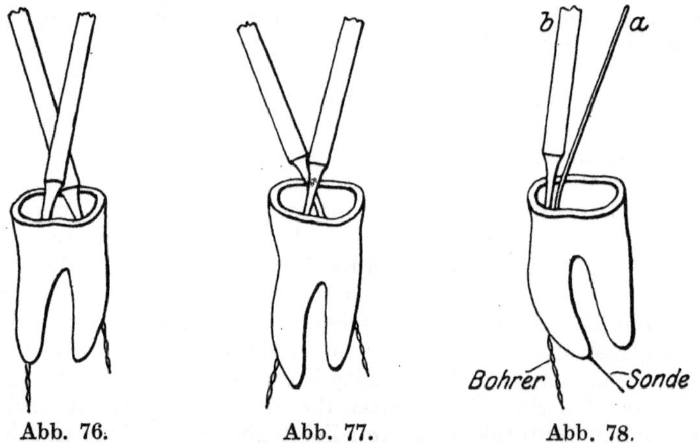

Abb. 76. Abb. 77. Abb. 78.

Abb. 76. Unterer Molar, dessen gerade, distale Wurzel bis zur Spitze durchbohrt ist; die mäßig gekrümmte mesiale Wurzel ist 4 mm von der Spitze entfernt seitlich perforiert. (Nach Lohmann.)

Abb. 77. Beide wenig gekrümmte Wurzeln eines unteren Molaren kurz vor der Wurzelspitze seitlich durchbohrt. (Nach Lohmann.)

Abb. 78. Mesiale Wurzel eines unteren Mahlzahnes 3 mm von der Wurzelspitze entfernt, seitlich durchbohrt; eingeführte Millernadel bequem durch das Wurzelloch durchgeschoben. (Nach Lohmann.)

von Storer-How (1883) angegebenen Füllungsinstrument mit Schiebermaß ein Radikometer, um die Länge des Wurzelkanals festzustellen und die Bohrung genau bis zu ihrem Ende durchzuführen. Auch Dependorf (1910) spricht sich für das Ausbohren der Kanäle aus, ein Durchbohren derselben ist bei aufmerksamer, geschickter und leichter Handhabung des Bohrers fast unmöglich, wenn der Kanal gut ausgetrocknet ist. Demgegenüber hat Lohmann (1905) durch Versuche außerhalb des Mundes an Zähnen, deren Wurzeln er, um sie, den Verhältnissen in der Mundhöhle entsprechend, unsichtbar zu machen, in einen Gummibeutel steckte und deren Wurzelkanäle er mit Beutelrockschen Bohrern ausbohrte, festgestellt, daß sich Kanäle nicht gekrümmter Wurzeln mit den sog. elastischen Bohrern bis zur Wurzelspitze aufbohren lassen und daß dabei an solchen Wurzeln gewöhnlich auch das Foramen apicale getroffen wird, daß jedoch jede Biegung der Kanäle zur seitlichen Perforation der Zahnwurzel führt (Abb. 76 u. 77). Selbst diejenigen Wurzeln, deren Kanäle man mit feinsten Sonden bis durch die Wurzelspitze bequem sondieren kann, werden von den Bohrern seitlich durchbohrt (Abb. 78).

Heute müssen wir uns um so mehr gegen das Ausbohren wenden, da wir selbst die engsten Kanäle durch Säureanwendung fast in jedem Falle der Behandlung zugänglich machen können. Bei älteren Personen verbürgt oft auch schon eine partielle Passierbarkeit der Kanäle den Erfolg. Gegen die Methode des Ausbohrens spricht außerdem noch, daß durch eine etwaige Perforation der Kanalwand der günstige Verlauf der ganzen Behandlung vereitelt werden kann. Auch kann das Abbrechen der Bohrinstrumente und deren Zurückbleiben im Kanal, ferner das Verstopfen des Wurzelkanalendes mit Bohrspänen und die dadurch verhinderte Einwirkung der Antiseptika zu Komplikationen führen, die eine dauernde Erhaltung des Zahnes in Frage stellen. Außerdem ist es einfach unmöglich, die von Preiswerk und Fischer nachgewiesenen feinen Kanalverästelungen mit Bohrern zu säubern. Wir können auf die Methode des Ausbohrens auch schon deswegen verzichten, weil die heute von den meisten Zahnärzten zum Verschluß des Apex benutzten Formaldehyd-Präparate infolge ihrer Gasentwickelung eine vollständige Asepsis auch der feinsten Kanalausläufer ermöglichen.

Literatur.

Andresen, V., Verbesserte Methoden der Wurzelbehandlung. D. M. f. Z. 1912. H. 3.

Arkövy, J., Aphorismen zur Therapie der Pulpagangrän. Öst.-ung. V. f. Z. 1902. H. 1.

Bardach, H., Ein Beitrag zur Lehre von der Wurzelfüllung. Öst.-ung. V. f. Z. 1898. H. 3.

Baume, R., Lehrbuch der Zahnheilkunde. Leipzig 1885.

Brandt, L., Lehrbuch der Zahnheilkunde. Berlin 1890.

Dependorf, Th., Die Wurzelbehandlung bei erkrankter Pulpa und erkranktem periapikalem Gewebe, einschließlich der Pulpaüberkappung. Erg. d. ges. Zahnheilk. Wiesbaden 1910. H. 3.

Dill, Th., Antiseptische Behandlung der putriden Wurzelkanäle. D. M. f. Z. 1900. H. 9. V. B.

Hern, Neue Methode zur Behandlung toter Zähne. Brit. Journ. of Dent. Science. Ref. Korr. f. Z. 1886. H. 1.

Krausz, O., Die Dekuspidationsmethode als ein Behelf in schwierigen Fällen von Wurzelfüllungen. Öst.-ung. V. f. Z. 1902. H. 2.

Lohmann, Über das Ausbohren der Wurzelkanäle. Öst. Z. f. Stomatologie. 1905. H. 12.

Marschall, M. C., The first inferior molar-pulpless. The Dental Review. 1897. Nr. 7. Ref. D. M. f. Z. 1898. H. 8.

Miller, W. D., Lehrbuch der konservierenden Zahnheilkunde. Leipzig 1896 u. 1908.
Sachs, W., Das Füllen der Zähne. Scheffs Handb. d. Zahnheilk. 1903. Bd. 2. 1. Abt.
Sauer, C., Erhaltung der Zähne mittelst Katgut nach Beseitigung einer erkrankten Pulpa. D. V. f. Z. 1877. H. 4.
Suersen, Über die Vorbereitung zum Ausfüllen solcher Zähne, deren Pulpa mehr oder weniger bloßliegt oder schon zugrunde gegangen ist. D. V. f. Z. 1864. H. 4.
Talbot, E. S., Behandlung der Pulpakanäle vor der Füllung. Dental Cosmos. Ref. Korr. f. Z. 1881. H. 1.
Taylor, Über die Präparation der Pulpakanäle und der Zahnhöhlen zum Füllen. D. M. f. Z. 1887. H. 5. V. B.
Vajna, W., Die Behandlung der Wurzelkanäle mittels Kapillar-Injektoren. Öst.-ung. V. f. Z. 1890. H. 2.
Zanginsky, Über Wurzelfüllungen. D. Z. 1866. Nr. 3.

d) Allgemeine Grundsätze.

Solange sich Zahnärzte mit der Therapie der Pulpagangrän beschäftigen, ist von ihren bedeutenderen Vertretern immer und immer wieder betont worden, daß die sorgfältige Entfernung aller Fäulnisstoffe aus den Wurzelkanälen die Grundbedingung für eine erfolgreiche Behandlung dieser Krankheit ist. I. Parreidt (1885) hält die vollständige Säuberung theoretisch für richtiger, als das Zurücklassen eines Teiles des Kanalinhalts und seine Unschädlichmachung durch starke Antiseptika. Sachs (1894) stimmt ihm zu, „da die rein mechanische subtile Reinigung der Kanäle den Erfolg garantiert, nicht das Medikament". Muß man auch den Standpunkt beider Autoren rückhaltlos anerkennen, schon gegenüber allen anderen, welche den Kanalinhalt durch eine chemische Umwandlung der Zersetzungsprodukte für immer glauben unschädlich machen zu können, so dürfen wir uns an der mechanischen Entfernung der putriden Massen aus dem Hauptkanal doch nicht genug sein lassen, sondern müssen danach streben, auch die in den Verzweigungen an der Kanalmündung und in den Zahnbeinkanälchen verborgenen Infektionskeime durch starke Antiseptika zu vernichten und durch ein Dauerantiseptikum dafür zu sorgen, daß sowohl am Kanalende, als an der Kanalwandung das Aufleben der dort etwa noch zurückgebliebenen Keime verhindert wird.

Auf die Bedeutung eines starken Antiseptikums habe ich schon im Jahre 1894 hingewiesen. „Eine endgültige Lösung," schrieb ich damals, „ob die Kanäle in einer bestimmten Zeit, in 2, 3 oder 5 Tagen durch antiseptische Einlagen aseptisch zu machen sind, ist nur durch bakteriologische Untersuchungen festzustellen." „Es müßten eine Reihe der Watteeinlagen nach eintägigem Verweilen in den Wurzelkanälen, dann eine Reihe der wiederholten Einlagen bakteriologisch untersucht werden, es müßten ferner dieselben Untersuchungen außerhalb des Mundes wiederholt und außerdem noch die Zahnbeinschichten, welche die Kanäle einschließen, bakteriologisch untersucht werden. Diese Versuche sind auf alle in Betracht kommenden Antiseptika auszudehnen; sind in dem einen Falle die Wattefäden, in dem anderen die Zahnbeinschichten, bei dem einen oder anderen Antiseptikum nach einer bestimmten Zeit aseptisch, so wird man demjenigen Mittel bei der Behandlung den Vorzug geben müssen, das in kürzester Zeit, ohne dem Zahne zu schaden, die Asepsis herbeiführt.“

Mayerhofer (1909) hat nun diese mühevollen bakteriologischen Untersuchungen ausgeführt und die Frage wenigstens in bezug auf das Kresol, Kresolformalin und Perubalsam gelöst. Er hat in 179 Fällen von Pulpagangrän und deren Folgen die zur Behandlung eingelegten und mit Kresol getränkten Wattefäden, welche 1—100 Tage im Zahne belassen wurden, bakteriologisch untersucht und folgendes gefunden:

1. Aus gänzlich geruchlosen Fäden gingen wiederholt Streptokokken und andere Keime beim Kulturversuche auf. Solcher Fäden zählte er 108.

2. Selbst aus Fäden, die noch nach Medikamenten rochen, dasselbe also noch teilweise enthielten, gingen solche Kulturen auf; 55mal beobachtet.

3. In 20 Fällen, bei denen die Fäden bakteriologisch als steril nachgewiesen waren, fand er Keime in den Proben, welche mit einer Nadel aus dem Wurzelkanal herausgeholt werden konnten.

4. In Kulturversuchen von Fäden und Probenadeln aus Zähnen, die einen Tag, mehrere Wochen und Monate bis über ein Jahr reaktionslos verschlossen waren, fand er 171mal dieselben Mikroorganismen.

5. Dieselbe Kultur fand er bei Zähnen, deren Fistelöffnung vernarbt war, trotzdem sie längere Zeit reaktionslos geblieben waren und geruchlose Fäden aufwiesen.

Daher gestattet weder das Reaktionslosbleiben des verschlossenen Zahnes noch die Geruchlosigkeit des kürzer oder länger liegenden Fadens einen Schluß auf Sterilität des Wurzelkanals. Infolgedessen glaubt Mayerhofer den Schluß ziehen zu müssen, daß man über eine gangränöse Behandlungsmethode erst dann ein Urteil abzugeben imstande ist, wenn sie nicht nur klinisch, sondern auch bakteriologisch nachgeprüft worden ist. Reaktionslosigkeit des Zahnes und Geruchlosigkeit des Fadens reichen nicht aus, um eine Methode zu bewerten. Solange wir nicht über sichere Methoden zur tatsächlichen Dauersterilisierung des Wurzelkanals verfügen, ist eine Deponierung eines Antiseptikums unerläßlich.

Von 152 infizierten Wurzelkanälen wurden in 146, also in etwa 96% der Fälle, Streptokokken nachgewiesen, von 80 Wurzelkanälen wurden bei Gangraena simplex in 78 Fällen Streptokokken gefunden. Der Streptokokkenbefund ist also in infizierten Wurzelkanälen ein fast konstanter Befund. In 104 Fällen, wo Material aus dem Wurzelkanal vor Beginn der Behandlung entnommen wurde, hat Mayerhofer in 89,42% Streptokokken gefunden. Ob der Kanal verschlossen oder offen war, zeigte keine Unterschiede. Die einzelnen Kanäle mehrwurzeliger Zähne enthalten nicht immer dieselben Keime. In einzelnen Fällen wurden nur bei der ersten Entnahme nach der Behandlung Bakterien gefunden, in der Mehrzahl der Fälle wurden jedoch immer Keime festgestellt. Ob das Material geruchlos war oder übelriechend, ergab in den Streptokokkenbefunden keinen Unterschied.

Auf welchem Wege die Streptokokken in den Kanal gelangen, läßt sich bei Zähnen mit intakter Pulpa nicht mit Sicherheit angeben; entweder wandern sie durch Sprünge im Zahne zur Pulpa oder neben den Füllungen, oder sie sind schon im Dentin enthalten, obwohl es noch gesund aussieht; bei Pulpengangrän liegen sie trotz antiseptischer Behandlung im Wurzelkanal eingeschlossen.

Mayerhofer konnte ferner feststellen, daß durch antiseptische Einlagen die Bakterien im Wurzelkanal verschwinden, nach kürzerer oder längerer Zeit aber wiederkehren, im Durchschnitt ist schon nach der 2. Woche die Mehrzahl der durch die Einlage sterilisierten Kanäle wieder infiziert. Das Unterbleiben der Abtötung der Keime in den Dentinkanälchen hängt von verschiedenen Faktoren ab, von dem Grade der Verseuchung, der Widerstandskraft und Wachstumsenergie der jeweils vorhandenen Keime, der Entwickelung des irregulären Dentins an den Kanalwänden, von dem angewandten Desinfektionsmittel und schließlich von der Art seiner Anwendung.

Die Reinfektion, die Mayerhofer nachgewiesen hat, kommt weder von der Watte, selbst wenn sie nicht steril aufbewahrt ist, noch von den Partikelchen, welche an der Kanalwand zurückgeblieben sind, noch von der Fletscherfüllung vom Munde her; dagegen kann sie in Fällen eintreten, wo eine komplizierte Gangrän eine krankhafte Erscheinung an der Wurzelhaut hervorgerufen hat, die nicht zur Ausheilung gelangt ist; besonders aber sind für die Reinfektion die Bakterien verantwortlich zu machen, welche sich in den Kanälchen des Wurzeldentins eingenistet haben, und sich in allen gangränösen Zähnen vorfinden, ferner die in den Abzweigungen des Wurzelkanals und an der Wurzelspitze zurückgebliebenen infektiösen Massen, da diese der medikamentösen Behandlung überhaupt unzugänglich sind und in den Indikationsbereich der Wurzelresektion fallen.

Die Ursache dafür, daß gangränkranke Zähne sowohl ohne Behandlung, besonders aber nach Behandlung nur so selten rezidivieren, findet Mayerhofer nicht darin, daß keine Streptokokken in dem Wurzelkanal sind, sondern darin, daß diese zum Teil nicht pathogen sind, zum Teil unter ungünstigen Bedingungen in dem mit einer Paste gefüllten Kanal leben, zum Teil aber auch den Kampf mit anderen Bakterien (Staphylokokken, verschiedenen Stäbchen und Hefezellen) aufgenommen haben und schließlich auch in den Granulationswucherungen um die Wurzelspitze herum, welche dem Eindringen der Bakterien lange Zeit einen Damm entgegensetzen können. Daraus ergibt sich, daß behandelte Zähne, auch wenn die in ihnen vorhandenen pathogenen Streptokokken nicht mehr vom Antiseptikum erreicht werden, doch nicht gleich wieder erkranken.

Selbst wenn der Vorgang der Reinfektion sich so abspielen sollte, wie ihn Mayerhofer sich vorstellt, der besonders in dem Wiederherauswachsen der in den Zahnbeinkanälchen zurückgebliebenen Streptokokken und in den infektiösen Massen, welche in den Abzweigungen des Wurzelkanals und an der Wurzelspitze zurückgeblieben sind, die Ursache für die Reinfektion erblickt, so ist dies praktisch doch von keiner nennenswerten Bedeutung, da erfahrungsgemäß nach sorgfältiger Behandlung eine Reinfektion nur in den seltensten Ausnahmefällen eintritt. Trotzdem ist es gut, daß Kanalwand und Wurzelspitze mit einem Dauerantiseptikum ausgekleidet werden, um soweit als möglich auch dadurch eine Reinfektion zu verhindern.

Als letzter allgemeiner Grundsatz muß unbedingt die Ausfüllung des ganzen Wurzelkanals, insbesondere der hermetische Abschluß nach der Wurzelspitze und nach dem Cavum pulpae zu angesehen werden. Die gesamte Literatur weist jetzt einmütig auf die Notwendigkeit des Abschlusses des Foramens an der Wurzelspitze hin, so daß auch diese früher noch strittige Frage als gelöst anzusehen ist.

Es ist auch eingehend erörtert worden, in welcher Reihenfolge die einzelnen therapeutischen Maßnahmen: die mechanische Reinigung, das antiseptische Verfahren und die chemische Umwandlung der Zerfallsprodukte, erfolgen sollen. C. Jung stand im Jahre 1894 auf dem Standpunkte, daß man zur Sterilisierung des Kanals ein Antiseptikum erst dann einbringen darf, wenn man die Gewähr hat, daß der Kanal vollkommen gereinigt ist. Dependorf trat (1908) dafür ein, daß zuerst die antiseptische Behandlung vorgenommen wird und dann die chemische und schließlich die mechanische. Das Verfahren ist noch einfacher, wenn man, wie Buckley es empfiehlt, die chemische und antiseptische Behandlung vereinigt. Dependorf stellt es als wichtigsten Grundsatz für jede Gangränbehandlung auf, das Berühren oder gar das Sondieren der Wurzelkanäle erst vorzunehmen, nachdem ihr Inhalt durch vorangegangene Applikation zweckentsprechender Mittel seine schädlichen Eigenschaften möglichst eingebüßt hat. Dieser Grundsatz hat nur dann seine Berechtigung, wenn man in der ersten Sitzung, in der die Reinigung vorsichtig und unter antiseptischen Kautelen vorgenommen wird, gleichzeitig die Pulpahöhle verschließt. Läßt man jedoch Kanäle und Pulpahöhle 2—3 Tage offen, so kann man schon in der ersten Sitzung eine Reinigung bis zum Apex vornehmen, ohne eine Periodontitis befürchten zu müssen. Sollte es trotzdem einmal zu einer Infektion des Periodonts kommen, dann wird sie durch das Offenhalten der Kanäle sofort wieder zum Schwinden gebracht. Wird doch dasselbe therapeutische Verfahren selbst bei schwereren Entzündungen des Periodonts mit gutem Erfolge verwertet. Wo Granulationen oder Cysten vorhanden sind, wird allerdings auch das Offenhalten der Kanäle die Therapie meist nicht beeinflussen.

Auch die Frage darf nicht unerörtert bleiben, welches das Kriterium des Heilerfolges ist. Arkövy hat schon darauf aufmerksam gemacht, daß nach der klinischen Erfahrung die Sterilisation nicht identisch ist mit dem Heilerfolge, denn der letztere ist von der ersteren unabhängig. Arkövy faßt das Kriterium des Heilerfolges in folgende Punkte zusammen:

1. das Ausbleiben der Reaktion von seiten der Wurzelhaut;
2. die Festsetzung eines bestimmten Termins, über den hinaus sich keine Folgeerscheinungen zeigen werden.

Arkövy hält den Erfolg für gesichert, falls der Zahn etwa ein Jahr hindurch gut geblieben ist, obwohl es auch Fälle gibt, bei denen Reaktionserscheinungen erst nach 4—5 Jahren eintreten. Im übrigen geben Verschwinden des üblen Geruchs, Farblosigkeit der Watteeinlage und schmerzloses Verhalten einer mehrtägigen provisorischen Einlage Aufschluß über den Erfolg der Behandlung.

Literatur.

Arkövy, J., Aphorismen zur Therapie der Pulpagangrän. Öst.-ung. V. f. Z. 1902. H. 1.

Dependorf, Th., Die Behandlung septisch-gangränös zerfallener Zahnpulpen. D. M. f. Z. 1908. H. 8.

Jung, C., Die Erkrankungen der Wurzelhaut des Zahnes in Rücksicht auf ihre Ätiologie und Behandlung. D. M. f. Z. 1894. H. 1, 2, 3 u. 4.

Lipschitz, M., Die Anwendung des Lysols in der zahnärztlichen Praxis. D. M. f. Z. 1894. H. 6.

Mayerhofer, B., Prinzipien einer rationellen Therapie der Pulpagangrän und ihrer häufigsten Folgezustände. Jena 1909.

Parreidt, J., Über Wurzelfüllungen. D. M. f. Z. 1886. H. 4. V. B.

Sachs, W., Sofortige Wurzelfüllung. D. M. f. Z. 1894. H. 9.

2. Behandlung der Zähne mit nekrotischer Pulpa (Pulpagangrän).

Die Behandlung der Pulpagangrän zerfällt in vier Abschnitte:

a) mechanische Reinigung der Wurzelkanäle;

b) antiseptische Behandlung der Wurzelkanäle,

  α) medikamentöse Behandlung;

  β) Elektrosterilisation;

c) Abschluß des Wurzelkanalendes mit einem Dauerantiseptikum;

d) Füllen der Wurzelkanäle.

a) Mechanische Reinigung der Wurzelkanäle.

Noch in den letzten Jahrzehnten des verflossenen Jahrhunderts wurde die mechanische Reinigung der Wurzelkanäle zu ihrer antiseptischen Vorbehandlung vielfach als überflüssig angesehen. Als dann die Buckleysche Methode auftauchte, ein Gemisch von Trikresol-Formalin zur Desinfektion der Wurzelkanäle vor ihrer Ausräumung und nach derselben anzuwenden, wurde von neuem empfohlen, den Wurzelkanalinhalt unberührt zu lassen, ein mit Trikresol-Formalin getränktes Wattebäuschchen auf den Eingang zum Wurzelkanal zu legen und sofort zu verschließen. Man glaubte, daß das Einlegen eines mit einem Antiseptikum getränkten Bäuschchens genüge, um den Kanalinhalt dauernd zu sterilisieren. Williger sieht es als einen Kunstfehler an, solche Massen im Zahne zurückzulassen. Dependorf würde nur dann auf die Entfernung der letzten geringen Überbleibsel verzichten, wenn durch die Einwirkung des Trikresol-Formalins oder eines anderen Mittels schwer zugängliche verfaulte Pulpenreste dauernd unschädlich gemacht würden und auch nur dort, wo jedwede Sondierung völlig ausgeschlossen ist, und wir überzeugt sein müssen, daß ein unnötiges Aufwühlen der

Massen, ohne sie jedoch wirklich entfernen zu können, größere Nachteile in sich birgt, als der Abschluß unter einem penetrierenden Arzneimittel. Auch Dependorf kann jedoch eine solche Behandlung nicht als einwandfrei bezeichnen. Möller verwirft vom wissenschaftlichen und medizinischen Standpunkt jede Methode, die von vornherein die Entfernung der organischen Massen als nicht notwendig voraussetzt.

Mayerhofer hat sogar bakteriologisch nachgewiesen, daß weder eine vorübergehende noch eine Dauersterilisierung des zurückgelassenen putriden Kanalinhalts eintritt. Mit diesem Nachweis sollten endlich alle ähnlichen Versuche aus der Welt geschafft sein, die darauf hinausgehen, den vermeintlich sterilisierten Kanalinhalt als Wurzelfüllung zu belassen. Wir werden es uns daher nach wie vor angelegen sein lassen müssen, zuerst sämtliche putriden Massen aus dem Wurzelkanal zu entfernen und dann erst eine gründliche Desinfizierung des Kanals vorzunehmen, soweit es im Bereich der Möglichkeit liegt. Ist doch nach Schimmelbusch die einfache Reinigung die Vorstufe, der vorbereitende Akt jeder Desinfektion.

Die Entfernung der fauligen Massen aus dem Wurzelkanal geschieht am besten in folgender Weise: Zuerst wird der Zugang zur kariösen Höhle von überhängenden Schmelzrändern befreit, dann die kariöse Höhle selbst von den kariösen Massen mit beil- oder löffelförmigem Exkavator gesäubert und das Cavum pulpae soweit zugänglich gemacht, daß die Detritusmassen der Pulpa bequem zu erreichen sind. Darauf wird mit einem Wattebäuschchen oder Fließpapier die vorhandene Feuchtigkeit abgetupft, ein mit einem Antiseptikum reichlich angefeuchteter Wattebausch für etwa 2 Minuten auf die verjauchten Pulpamassen gelegt, das Cavum pulpae vorsichtig mit Exkavator von den Detritusmassen gesäubert, dann soweit als nötig die Decke der Pulpakammer mit der Bohrmaschine (Rosenbohrer von passender Größe) abgetragen und solange weiter gesäubert, bis der Eingang zum Wurzelkanal bzw. zu den Wurzelkanälen direkt oder im Spiegelbilde sichtbar frei liegt. Es folgt nun die Überschwemmung des Cavum mit einem Antiseptikum. Liegt nur eine einfache Pulpitis chronica gangraenosa vor, so kann man die in den Kanälen vorhandenen fauligen Massen durch Einlegen eines starken Antiseptikums unter Verschluß antiseptisch beeinflussen (eine vollständige Sterilisierung des unberührten Kanalinhaltes ist nach Mayerhofer auch mit Kresolformalin nicht möglich) und erst am nächsten oder einem der folgenden Tage nach Entfernen der Einlage mit der Säuberung der Wurzelkanäle beginnen. Dadurch sollen die putriden Massen weniger infektionsfähig gemacht werden. Man kann aber auch mit der Ausräumung der Kanäle schon in der ersten Sitzung anfangen, oder dieselbe sogar vollständig ausführen. Durch das Offenhalten der Kanäle nach der ersten Reinigung gelingt es immer, eine etwa auftretende Periodontitis im Keime zu unterdrücken. Liegen jedoch bereits Folgeerscheinungen von Pulpitis chronica gangraenosa in irgend einer Form vor, die mit Schmerzen verbunden sind, dann muß die Ausräumung der Kanäle schon in der ersten Sitzung bis zum Apex erfolgen.

Um die faulen Massen aus den Kanälen vollständig entfernen zu können, wird der Eingang zu ihnen mit der Bohrmaschine erweitert, damit man einen möglichst senkrechten Zugang zu den Kanälen erhält. Man geht dann sehr vorsichtig mit einem Nervextraktor von passender Stärke (Abb. 67), den man zuvor in ein Antiseptikum getaucht hat, in den oberen Teil des Wurzelkanals hinein und befreit erst diesen durch Herumdrehen und Hinausziehen der Nadel von den noch zusammenhängenden fauligen Massen. Die Nadel muß dünner sein als der Kanalumfang. Es bleibt dem „Geschmack" des behandelnden Zahnarztes überlassen, welches Antiseptikum er anwenden will. Wichtig ist nur und liegt zugleich im Interesse des Patienten, wie des Zahnarztes, daß ein Mittel angewandt wird, das keine Schäden im Gefolge hat und sehr stark desodorierend wirkt, damit der entsetzlich faulige Geruch so schnell als möglich beseitigt wird. Je größer die antiseptische Kraft des Mittels ist, desto besser. Beides findet man vereinigt in dem reinen Trikresol, das sich für diesen Zweck vorzüglich eignet. Ein anderes gutes Mittel, das ebenfalls sehr viel angewandt wird, ist das Perhydrol. Es besitzt die angenehme Eigenschaft, beim Berühren der fauligen Massen aufzuschäumen und sie nach außen zu schleudern. Hört das Aufschäumen auf, so ist damit zugleich der Beweis erbracht, daß putride Massen nicht mehr im Kanal vorhanden sind.

Bevor man das zweite Mal mit dem Nervextraktor in derselben Weise in den Kanal hineingeht, um durch weiteres Vordringen immer mehr Fäulnismassen herauszuholen, wird die Nadel durch Einstechen in ein gespanntes Gummiläppchen gesäubert und wieder in ein Antiseptikum getaucht. Man fährt so fort, indem man vorsichtig und ohne einen Druck auszuüben zum Foramen apicale vordringt, bis alle festeren Gewebsmassen aus dem Kanal hinausgeschafft sind. Falls mehrere Kanäle im Zahne vorhanden sind, werden sie in gleicher Weise gesäubert. Dann erst beginnt die Reinigung des Kanals mit einer feinen mit etwas Watte umsponnenen glatten Nervnadel (Abb. 72), die jedes Mal vor dem Einführen in den Kanal in ein Antiseptikum getaucht und nach dem Herumdrehen wieder herausgezogen wird. Die Watte muß so um die Nadel gewickelt werden, daß sie nach der Spitze zu ganz dünn verläuft. Die Umwickelung wird in der Weise vorgenommen, daß man etwas Watte zwischen Daumen und Zeigefinger der linken Hand nimmt und mit denselben Fingern der rechten Hand den Nadelschaft dreht. Es darf anfangs nur so viel Watte um die Nadel gewickelt werden, daß sie beim Einführen in den Kanal nicht wie ein Spritzenstempel wirkt, da man sonst etwas infektiöses Material vor sich hertreibt und dieses durch das Foramen apicale schiebt, wodurch leicht eine Infektion des Periodonts mit ihren unangenehmen Folgen eintreten kann. Schon das Durchschieben der Nadel durch das Foramen apicale und die damit verbundene Verletzung des Periodonts kann eine Infektion veranlassen, da die Nadel sicher Keime enthalten wird. Daher hat das Ausräumen der Wurzelkanäle mit größter Vorsicht zu geschehen. Man muß es sozusagen „im Gefühl" haben, wieweit man mit der Nadel gehen kann.

Trotzdem kommt es, wie Möller festgestellt hat, vor, daß selbst bei Exstirpation einer frischen Pulpa in einem verhältnismäßig gut durchgängigen Kanal nach gründlicher Reinigung mit der Donaldson-Nadel Pulpafetzen zurückbleiben. Bei septisch zerfallenem Kanalinhalt war die Reinigung technisch noch schwieriger, die vielen vorhandenen Verzweigungen und Nebenkanäle schließen eine restlose Reinigung der Wurzelkanäle aus. Ich habe die Möllersche Feststellung nachgeprüft, Wasser, Perhydrol, Aqua regia und Antiformin zur Reinigung von Kanälen bei den verschiedensten Pulpaerkrankungen benutzt und habe die Resultate Möllers bestätigt gefunden. Unter 33 mit Wasser gereinigten Kanälen war 4mal ein Pulparest bzw. Krümelchen zurückgeblieben, unter 38 mit Perhydrol gereinigten Kanälen 5mal ein Pulparest, gangränöse Masse bzw. Blut, unter 17 mit Aqua regia gereinigten Kanälen 4mal ein Pulparest, gangränöse Masse bzw. Blutgerinnsel, unter 24 mit Antiformin gereinigten Kanälen waren ebenfalls 4mal Pulpareste zurückgeblieben.

Durch wiederholtes Einführen der mit Watte umwickelten Nadel gelingt es jedoch meist, sämtliche vorhandenen festen Bestandteile, die den Kanalwandungen oft sehr fest anhaften, und jede Flüssigkeit aus den Kanälen entfernen. Diese Säuberung hat so oft zu erfolgen, bis die Watte genau so sauber aus dem Kanal herauskommt, wie sie eingeführt wurde. Zuletzt wird die Nadel so dick mit Watte umwickelt, als der Kanalumfang es zuläßt, da dadurch die Möglichkeit einer vollständigen Reinigung noch erhöht wird. Beim Entfernen der Nadel hat man darauf zu achten, daß nicht etwa Watteteilchen im Kanal zurückbleiben. Sollte dies einmal vorkommen, dann muß die zurückgebliebene Watte mit einem Nervextraktor entfernt werden, bevor die Reinigung fortgesetzt wird. Wer diese Behandlungsweise täglich übt, wird bald einen solchen Grad von Geschicklichkeit darin erlangen, daß er auch größere Schwierigkeiten leicht überwindet; nur wer diese Methode gar nicht oder selten anwendet, wird sie niemals beherrschen lernen.

Mitunter liegt jedoch eine Atresie der Kanäle vor, d. h. die Kanäle, besonders die medialen Kanäle unterer Molaren, die fazialen Kanäle der oberen Molaren und die der unteren Schneidezähne sind, vornehmlich bei älteren Personen, so fein, daß man selbst mit den feinsten Nervnadeln nur wenig in sie hineingelangen, sie aber keineswegs vollständig bis zum Foramen apicale säubern kann. Auch sind die Kanäle ab und zu durch Verkalkung, sowohl am Eingang wie in ihrem Verlaufe, verstopft. In solchen Fällen hat die Reinigung der Kanäle, nach Erweiterung des Einganges mit einem Bohrer, mit Aqua regia zu geschehen. Diese wird vorsichtig zuerst mit einem feinen Nervextraktor, dann mit einer feinen Nervnadel, die mit etwas Watte umwickelt ist, ohne anderes Gewebe zu berühren, so lange in die Kanäle hineingepumpt, bis sie genügend erweitert sind. Zum Schluß werden die Kanäle mit einer Lösung von 20%igem Natrium bicarbonicum oder mit gepulvertem Natriumsuperoxyd oder mit 30%iger Natronlauge neutralisiert. Die Vorschrift lautet:

Rp. Natr. hydroxyd. 15,0
Aqua destill. 35,0
S. Natronlauge.

Die von Boennecken empfohlene Natronlauge soll sich als Flüssigkeit zur Neutralisation besser eignen als das pulverförmige Natriumsuperoxyd. Nach Arsenkauterisation soll Natronlauge zur Neutralisierung von Aqua regia nicht angewandt werden, da sich hier ein grünlicher Niederschlag von arsenigsaurem Eisen bildet, der zwar den Zahn nicht verfärbt, aber einen Schönheitsfehler darstellt. Boennecken empfiehlt die Aqua regia-Behandlung für alle Fälle von Pulpagangrän. Nur selten gelingt es auch trotz Aqua regia-Behandlung nicht, mit der Nadel bis zur Wurzelspitze vorzudringen. In solchen Fällen muß man sich mit dem Erreichten zufrieden geben und die weitere Sterilisierung der zurückgebliebenen Pulpareste den antiseptischen Einlagen überlassen. Sollten auch diese versagen, was aber nur ganz ausnahmsweise der Fall ist, so bleibt immer noch für alle dazu geeigneten Fälle die Wurzelspitzenresektion übrig und als Ultimum refugium schließlich auch die Replantation, welche nach Extraktion und Präparation des Zahnes zu erfolgen hat. Aqua regia ist unter sorgfältigem Verschluß aufzubewahren, da Metallinstrumente in ihrer Nachbarschaft sehr leicht angegriffen werden.

Das Ausbohren der Kanäle mit einem Wurzelkanalbohrer zum Zwecke der mechanischen Erweiterung ist bei Pulpitis chronica gangraenosa wie bei anderen Wurzelkanalbehandlungen zu vermeiden, aus Gründen, die wir bereits S. 187 angegeben haben. Falls die Wurzelkanäle vollständig obliteriert sind (durch Röntgenaufnahme festzustellen), ist eine Behandlung unnötig. Liegt aber nur eine partielle Obliteration vor, ist also nur der obere Teil des Wurzelkanals verschlossen, der nach dem Apex zu gelegene mit gangränösen Massen ausgefüllt (Abb. 79), so entsteht die Frage, ob man sich durch Aufbohren des Kanales den Zugang zu den gangränösen Massen verschaffen und dann die gangränösen Pulpenreste entfernen soll. Wegen der Gefahr, mit dem Bohrer eine falsche Richtung zu nehmen, halte ich es für richtiger, den Kanal nicht auszubohren und die gangränösen Massen erst dann durch eine Wurzelspitzenresektion mit zu entfernen, falls später einmal Reaktionserscheinungen an der Wurzelhaut auftreten sollten.

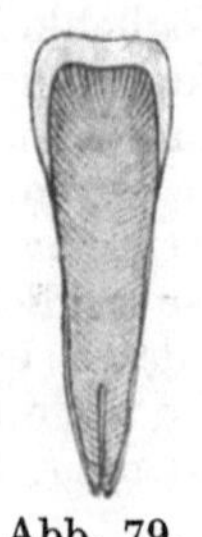
Abb. 79. Partielle Obliteration des Wurzelkanals.

Hat man die Kanäle vollständig gesäubert, so kann man mit dem zweiten Stadium der Behandlung beginnen. Da jedoch die Möglichkeit besteht, daß bei der Reinigung der Kanäle Keime durch das Foramen apicale zum Periodont gelangt sind, ist es richtiger, die Kanäle 2—3 Tage lang offen zu lassen, um einer etwa eintretenden Entzündung der Wurzelhaut sofort mit dem stets bewährten Verfahren des Offenlassens der Kanäle zu begegnen. Wir setzen also die weitere Behandlung der Kanäle erst nach 2—3 Tagen fort. Sind bereits periodontitische Erscheinungen vorhanden, was sich durch Schmerzhaftigkeit des Zahnes bei Berührung oder durch Perkussion leicht feststellen läßt, dann müssen die Kanäle unter allen Umständen so lange offengehalten werden, bis die periodontitischen Erscheinungen vollständig zurückgegangen sind. Meist genügen 3—4 Tage dazu. Um ein Verstopfen der Kanäle durch Speisereste beim Essen zu verhüten, bekommt der Patient die Weisung mit auf den Weg, vor jedesmaligem Essen ein kleines Wattebäuschchen in die kariöse Höhle einzulegen und nach dem Essen wieder zu entfernen.

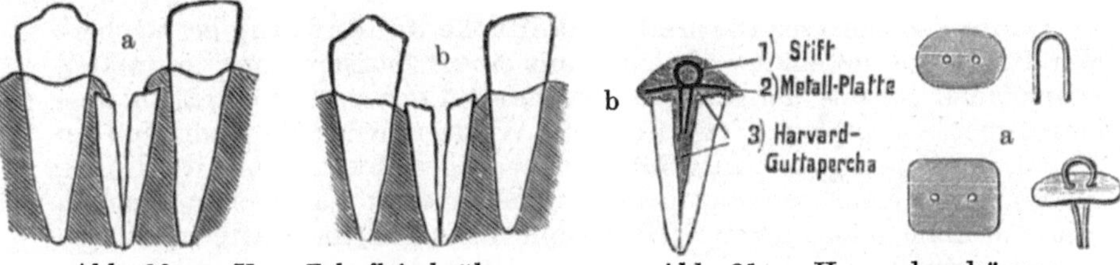

Abb. 80. a Vom Zahnfleisch überwucherte Wurzel. b Vom Zahnfleisch befreite Wurzel.

Abb. 81. a Harvardverdränger. b Harvardverdränger in die Wurzel eingeführt.

Haben wir an Gangrän erkrankte Zahnwurzeln zu behandeln, welche vom Zahnfleisch überwuchert sind (Abb. 80), so muß das Zahnfleisch zunächst entweder mit einem Messer abgetrennt oder mit dem Harvardverdränger, der für 24 Stunden in den Kanal eingeführt wird, zurückgedrängt werden. Die Einführung des Harvardverdrängers geschieht mittels Guttapercha, wie aus der Abb. 81 zu ersehen ist.

Die Reinigung der Nervextraktoren und Nervnadeln geschieht, wie die der anderen Instrumente, am besten durch Auskochen in einer Sodalösung. Besonders gut eignet sich hierzu der Miniatur-Sterilisator der Firma C. A. Lorenz-Leipzig (Abb. 82), allenfalls geht es auch in einem kleinen Reagenzglas. Das Ausglühen der Nadeln ist nicht zu empfehlen, da die Zähne der Nervextraktoren leiden und die Nadeln brüchig werden. Da die Sporen eine außerordentliche Widerstandskraft besitzen, so rät Baumgartner bei der Sterilisierung der Instrumente für Wurzelbehandlungen besondere Sorgfalt anzuwenden. Baumgartner empfiehlt für die Keimtötung, die Instrumente in erwärmter 10%iger Kalilauge zunächst von organischen Bestandteilen zu befreien und sie hierauf in kleinen mit 60%igem Alkohol gefüllten Röhrchen aufzubewahren. Auch das Reinigen mit Antiformin soll sich bewähren.

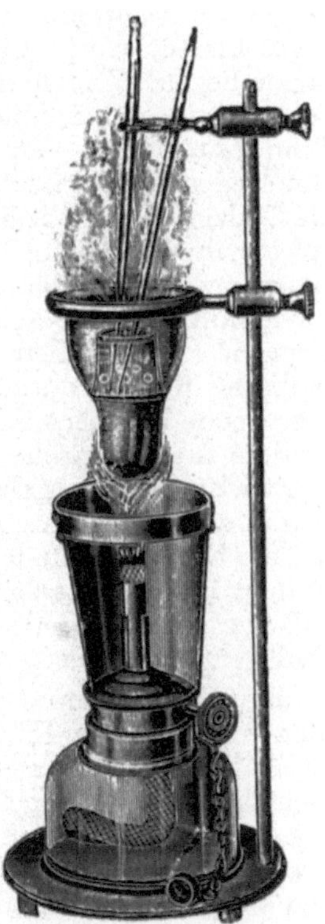

Abb. 82. Miniatursterilisator von Lorenz.

b) Antiseptische Behandlung der Wurzelkanäle.

Die zweite therapeutische Maßnahme ist die antiseptische Behandlung der Wurzelkanäle. Sie kann auf zweierlei Art vorgenommen werden:

α) durch medikamentöse Behandlung,

β) durch Elektrosterilisation.

α) Medikamentöse Behandlung.

Wir wollen zunächst die medikamentöse Behandlung besprechen. Wir führen zu diesem Zweck einen mit einem Antiseptikum getränkten Wattefaden mittels der glatten Nervnadel in den vorher sorgfältig ausgetrockneten Kanal ein. Sitzt die mit Watte umwickelte Nadel fest im Kanal, dann gelingt es meist durch vorsichtiges Herausziehen der Nadel, die Watte im Kanal zurückzulassen. Sonst erreicht man dies, indem man mit dem Ende einer Pinzette (linke Hand benutzen) die Watte im Cavum pulpae festhält, während man die Nadel mit der rechten Hand herauszieht. Das spätere Herausnehmen der Watte wird sehr erleichtert, wenn man den Wattefaden bis in das Cavum pulpae hineinragen läßt. Auf diese Weise werden sämtliche Kanäle mit Wattefäden gefüllt, worauf die kariöse Höhle mit Fletschers Artif. Dentine oder einem ähnlichen Präparat abgeschlossen wird. Die Wattefäden läßt man am besten 2—3 Tage im Zahne liegen. Zeigen sie sich bei der Herausnahme trocken, d. h. ohne Sekret, wie es bei einfacher Gangrän immer der Fall ist, und ist der Zahn unter dem Verschluß schmerzfrei geblieben, dann können wir ohne jedes Bedenken zum dritten Teil der Behandlung übergehen. Ist die Einlage jedoch feucht oder fließen gar noch Sekrete durch das Foramen apicale in den Kanal hinein, was immer auf eine komplizierte Pulpagangrän schließen läßt, dann wird die Reinigung des Kanals wie oben wiederholt und eine neue antiseptische Einlage unter Fletscherverschluß gemacht. Nur in den allerseltensten Fällen ist noch eine dritte antiseptische Einlage nötig. Meist liegen dann die Verhältnisse so, daß die bestehende Folgeerscheinung der Pulpitis chronica gangraenosa eine besondere therapeutische Maßnahme erforderlich macht, auf die wir aber hier nicht näher eingehen können, da sie zum Bereich der Wurzelhauterkrankungen gehört. Es bleibe hier nicht unerwähnt, daß es zwecklos ist, die Einlage recht lange im Zahne liegen zu lassen und die definitive Füllung lange hinauszuschieben, da Mayerhofer nachgewiesen hat, daß der Wurzelkanal um so sicherer wieder infiziert ist, wenn die Einlagen länger als zwei Wochen im Zahne verbleiben.

Es fragt sich nun, welches Antiseptikum man für die Einlagen benutzen soll. Eine Einigung darüber, welches Antiseptikum das beste ist, hat sich bisher nicht erzielen lassen. Wir werden uns heute nicht mehr auf den Standpunkt von W. Sachs stellen dürfen, daß die Wahl des Antiseptikums gleichgültig ist. Gewiß ist die sorgfältige Reinigung der Kanäle die Hauptsache, aber man soll auch die antiseptische Einlage nicht als wertlos hinstellen. Hat doch Baumgartner den Sachsschen Satz: „Es kommt nicht darauf an, was in den Kanal hineinkommt, sondern was aus ihm herauskommt", umgeändert in: „Nicht allein, was man aus dem Kanal herausholt, sondern auch was man in denselben einführt, bietet die Sicherheit des Erfolges." Baumgartner kam zu der Aufstellung dieses Grundsatzes durch histologische Untersuchungen des Foramen apicale, die den Beweis dafür erbrachten, daß die Abzweigungen der Pulpa meist ein derartig feines Lumen besitzen, daß es wohl im voraus als unmöglich erscheinen muß, diese mechanisch zu reinigen, und daß wir deswegen durch chemische Agenzien die Abtötung der Keime dortselbst versuchen müssen.

Sicher ist dasjenige Medikament zur Sterilisierung der Wurzelkanäle am geeignetsten, welches am besten die Forderung erfüllt, die Kanäle und deren Abzweigungen schnell, sicher und ohne Schädigung für den Zahn und seine Umgebung und unter Beseitigung des faulen Geruchs zu sterilisieren und welches außerdem noch die größte Dauersterilisationskraft besitzt. Es sind eine ganze Reihe Antiseptika für diesen Zweck empfohlen worden. Wir wollen hier nur die hauptsächlichsten anführen: Acid. hydrochloricum, ätherische Öle, Airol, Antiformin, Aqua regia, Aristol, Benzoësäure, Chinosol, Chloralhydrat, Chlorzink, Dermatol, Diaphtherin, Eugenol, Formalin, Jod, Jodoform, Jodtinktur, Jothion, Kalium hydricum, Kalium hypermanganicum, Kalium-Natrium, Karbolsäure, Kreosot, Lysoform, Lysol, Natrium superoxyd, Novojodin, Oleum Eucalypti, Orthoform, Paramonochlorphenol, Perhydrol, Perubalsam, Pyrozon, Resorzin, Salizylsäure, Salol, Salubrol, Sozojodol, Schwefelsäure, Sublimat, Thioform, Thymol, Trikresol, Trikresol-Formalin, Vioform, Wasserstoffsuperoxyd, Xeroform.

Es ist natürlich nicht möglich, sämtliche Antiseptika hier zu besprechen. Das Notwendigste ist übrigens schon bei der Darstellung der Geschichte dieses Gegenstandes mitgeteilt worden. Doch wollen wir auf diejenigen Mittel, welche sich einer weiteren Verbreitung erfreut haben und noch erfreuen, etwas näher eingehen. Am häufigsten wurde Jahre hindurch konzentrierte Karbolsäure zu Einlagen benutzt (Millersche Schule). 1894 hatte ich selber das viel stärker antiseptisch wirkende Lysol empfohlen, das, zu den Kresolen gehörig, als Vorläufer des später empfohlenen Trikresols anzusehen ist. Walkhoff empfahl für diesen Zweck Chlorphenol. Dependorf spricht sich gegen die ätherischen Öle aus, da er bei ihrer Anwendung häufig Verfärbungen beobachten konnte. Dagegen hat sich Jodoform trotz der von Miller auf Grund vieler bakteriologischer Versuche gemachten Feststellung, die dem Jodoform fast jede antiseptische Wirkung absprach, als Zusatz zur Wurzelfüllungsmasse sehr gut bewährt; Mayerhofer hat sogar gefunden, daß jodoformhaltige Masse, die lange Zeit im Wurzelkanal gelegen hatte, steril war, während Baumgartner das Gegenteil festgestellt hat. Mayerhofer hat dann eingehende Untersuchungen über die Resistenz der Streptokokken gegenüber der Kresol-Formalin-Mischung angestellt und gefunden, daß unter 55 Fällen die Streptokokken in 54 Fällen vorhanden waren. Auch durch zahlreiche und verhältnismäßig schnell aufeinanderfolgende Einlagen konnten die Streptokokken nicht zum Schwinden gebracht werden. Dagegen hat Boennecken nachgewiesen, daß nach Behandlung mit Aqua regia sämtliche untersuchten Kanäle an der Wurzelspitze steril waren und daß es in keinem Falle gelang, im Stichkanal eine Bakterienkultur zu erzielen. Boennecken hat, um ein größeres Urteil über den Wert der verschiedenen Antiseptika zu gewinnen, mit 10 verschiedenen Desinfektionsmitteln bakteriologische Untersuchungen an extrahierten Zähnen, welche an Gangraena pulpae erkrankt waren, vorgenommen und gefunden, daß Thymol die größte desinfizierende Kraft besitzt. „Mit der konzentrierten alkoholischen Lösung von Thymol gelingt es in 30 Sekunden eine faulige, überaus stinkende Zahnwurzel so zu sterilisieren, daß sie nach achttägigem Verweilen in Bouillon den Nährboden nicht trübt, ein Beweis, daß sämtliche Keime auch im Innern der Dentinkanälchen abgetötet sind. Dem Thymol folgt an desinfizierender Kraft zunächst die Aqua regia; dann kommt das Formalin in 40%iger Lösung. Faulige Pulpen, die nach der Extraktion des Zahnes aus dem Wurzelkanal als zusammenhängende Gewebsstränge entfernt werden, lassen sich in Thymol, in Aqua regia oder in Formalin in 60 Sekunden einwandfrei sterilisieren. Ziemlich gleichwertig, aber wesentlich hinter den drei genannten Antisepticis zurückstehend, erwiesen sich Trikresol-Formalin und Natronlauge; dann folgen in geringem Abstand und untereinander fast gleichwertig Karbolsäure, Chloralhydrat und Perubalsam. Die beiden letzten Antiseptika zeigten ebenfalls hervorragend hohe antiseptische Qualitäten. In sehr weitem Abstand kommt dann das Eugenol, das gegenüber den anderen Agenzien nur eine relativ geringe Wirkung zeigt. Direkt überragend war die enorme Sterilisierungskraft des Thymols und der Aqua regia. Beiden Antisepticis gebührt daher bei der Behandlung der infektiösen Prozesse innerhalb der Wurzelkanäle eine allererste Stelle.“ Nach neueren bakteriologischen Untersuchungen Boenneckens schließt sich dem Thymol als fast gleichwertig in der Wirkung an das Chlorphenol (Paramonochlorphenol sterilisiert septisch gangränöse Wurzeln in $1^1/_2$ Minuten), während Antiformin weniger wirkte als Perubalsam und Pulpakavol fast vollständig versagte. Schade, daß Boennecken nicht auch das Perhydrol in den Bereich seiner Untersuchungen einbezogen hat. Ich möchte nicht unterlassen, hier vor der Benutzung von Trikresol-Formalin zu den Auswaschungen mit der umwickelten Nervnadel zu warnen, da zu leicht Berührungen mit den Fingerspitzen vorkommen, die in vielen Fällen Ekzeme an den Fingern, in seltenen Fällen auch an der ganzen Hand hervorgerufen haben, deren Ausheilung monatelang dauert und die Ausübung des Berufes beeinträchtigt.

Boennecken hat auch nachgewiesen, daß das Antiseptikum die Zahnwurzel zunächst an der Oberfläche sterilisiert. „Erst bei längerer Einwirkung des Desinfiziens werden auch die im Innern des Objekts in der Tiefe der Dentinkanälchen liegenden lebenden Bakterien getötet, wobei es von Bedeutung ist, ob das Antiseptikum leicht oder schwer diffundiert. Ist die Zeit der Einwirkung des Desinfiziens zu kurz, so bleiben in den Dentinkanälchen entwickelungsfähige lebende Keime zurück.“ Daß wirklich aus den Dentinkanälchen lebende Bakterien hervorwuchern, ist aus Abb. **83** zu ersehen.

Um Anhaltspunkte für eine rationelle Therapie der Pulpagangrän zu bekommen, wollte Madzsar die Resistenz der Sporen des Bac. gangr. pulpae, der fast bei jeder Pulpagangrän vorhanden ist, gegenüber verschiedenen Agenzien feststellen, und zwar gegenüber

1. dem Wasserdampf,
2. der Sublimatlösung ($1^0/_{00}$, $1^0/_0$ und $3^0/_0$) und
3. der Salzsäure.

Madzsar fand, daß 1. die Sporen des Bac. gangr. pulpae noch nach 20 resp. 25 Minuten ihre Lebensfähigkeit behalten, während die resistenten Milzbrandsporen schon nach 12 Minuten in Wasserdampf absterben. 2. Nach einer 24stündigen Einwirkung der $1^0/_{00}$igen Sublimatlösung büßen die Sporen des Bac. gangr. pulpae ihre Lebensfähigkeit

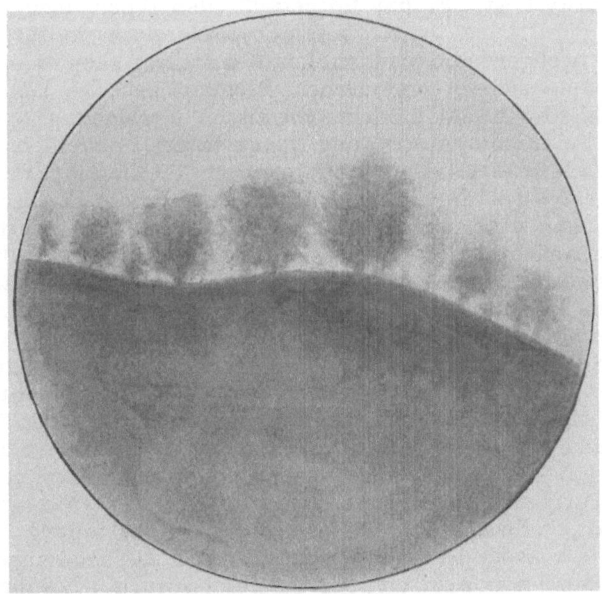

Abb. 83. Bakterienwachstum aus der Tiefe der Dentinkanälchen. (Nach Boenecken.)

nicht ein: in einer $1^0/_0$igen Sublimatlösung, eine Stunde lang gehalten, keimen sie noch aus. Eine $3^0/_0$ige Sublimatlösung muß noch $^1/_2$ Stunde einwirken, um die Sporen auf einem künstlichen Nährboden nicht mehr auskeimen zu lassen. 3. Salzsäure muß ungefähr 1 Minute lang einwirken, damit die Sporen in Bouillon nicht mehr auskeimen können. — Salzsäure ist also bei der Sterilisation der gangränösen Wurzelkanäle auch aus dem Grunde besonders wertvoll, weil sie imstande ist, die Fäulnis der Wurzelkanäle aufzuheben und so auch tiefer gelegene Sporen zu vernichten, was bei der Anwendung anderer Desinfizientien nicht der Fall ist.

Im Jahre 1907 beschreibt Adolf Müller ein von Foucon angegebenes Verfahren, die Desinfektion der Wurzelkanäle mit Thymol vorzunehmen. Sein besonderer Wert liege darin, daß es die Gewebe durchsetzen kann, ohne einen Ätzschorf zu erzeugen. Er legt ein reiskorngroßes Stück nach Vorbehandlung der Wurzelkanäle mit Schwefelsäure oder Aqua regia in den Wurzelkanaleingang und verschließt ihn und die Höhle mit einem Wattebausch für 1—2 Tage. Es folgt dann eine Wiederholung der Einlage, indem das Thymol nach vorheriger Erwärmung auf der Spiritusflamme flüssig in den Kanal gebracht oder in Stücken eingeführt und mit einem erwärmten Stopfer flüssig gemacht wird.

Baumgartner empfiehlt als ein vorzügliches Mittel zur Desinfektion der Wurzelkanäle die Verwendung einer konzentrierten Lösung von Chloralhydrat. Er hat festgestellt, daß schon nach 5 Minuten dauernder Einwirkung weder mikroskopisch noch kulturell Mikroorganismen nachgewiesen werden konnten. „Die chemische Affinität dieser Substanz zu den organischen Bestandteilen des Wurzelkanals, sowie die hierdurch entstandene chemische Verbindung sprechen in gleicher Weise für die Anwendung dieses Mittels; außerdem ist es im höchsten Grade bakterizid und antizymotisch". Chloralhydrat hat auch die Eigenschaft, das Kanallumen zu erweitern; diese Eigenschaft wird noch gesteigert, wenn man $10^0/_0$ige HCl zusetzt. Die Einführung in die Kanäle geschieht in derselben Weise wie die der anderen Medikamente. Zur leichteren Einführung besonders in die oberen Zähne hat Baumgartner eine Pinzette konstruiert, „deren eine Branche am Ende (senkrecht aufgestellt) ein Röhrchen und dessen andere Branche den dazugehörigen Kolben trägt. Die Kapillarröhrchenwirkung genügt, um das Röhrchen zu füllen. Ist das Röhrchen an jene Stelle gebracht, wo man das Tröpfchen anbringen will, so wird die Pinzette zugedrückt, und es entleert sich aus dieser Miniaturspritze der Inhalt." Baumgartner vermutet, daß die konzentrierte Chloralhydratlösung nicht nur das Kanallumen gründlich desinfiziert, sondern auch die organischen Teilchen teilweise löst, teilweise in eine antiseptische Verbindung überführt. Es dürfte die konzentrierte Chloralhydratlösung in chemischer Hinsicht wohl das leisten, was man von der Trikresol-Formalin-Lösung erhoffte.

Von den Kresolen hat Mayerhofer festgestellt, daß sie eine hohe desodorierende und fäulniswidrige Kraft besitzen, während die ätherischen Öle nur ein mittelkräftiges Desodorans sind, die konzentrierte Karbolsäure ein schwaches Desodorans. Die bakteriologische Prüfung ergab, daß sich die übelriechenden Karbolfäden nicht wesentlich von den geruchlosen Kresolfäden und den mit Oleum menthae getränkten Fäden unterschieden. „Kurz liegende Fäden sind meist keimfrei, länger liegende, ganz gleichgültig, ob sie etwa übel riechen, geruchlos sind oder noch nach einem Medikament riechen, gewöhnlich keimhaltig." Geruchlosigkeit der Fäden bildet also kein Kriterium für die Keimlosigkeit der Kanäle. Die Kanäle waren erst wieder infiziert und damit die Einlagen keimhaltiger, wenn außer den Streptokokken fäulniserregende Stäbchen an die Oberfläche gelangt waren.

Mayerhofer empfahl 1912 als hervorragend brauchbares Wurzeldesinfiziens das Antiformin. Er führte die mechanische Ausräumung des Wurzelkanals unter Überschwemmung mit konzentriertem Antiformin aus und beobachtete dabei, „daß der Fäulnisgeruch sofort verschwindet, der Kanal in kürzester Zeit entleerbar ist, und daß insbesondere enge Kanäle nach dieser Methode oft sehr leicht erschlossen werden können". „Die bakteriologische Nachprüfung ergab bisher so ziemlich dieselben Resultate wie bei Kresolformalin" (vgl. Boennecken S. 202).

Plowitz hat die Beobachtung gemacht, daß sich Ferrum sesquichloratum mit Antiformin unter stürmischer Chlorentwickelung verbindet. Er führte deshalb, nachdem er einen Tropfen Antiformin in den Wurzelkanal gebracht und seinen Inhalt tüchtig umgerührt hatte, einen Tropfen der offizinellen Ferrumsesquichloratlösung (10%) hinzu, wartet, wenn nach Umrühren mit einer Millernadel die Gasentwickelung aufgehört hat, noch eine Minute ab, bis das Chlor ruhig zur Wirkung gekommen ist. Dann wird mit in Alkohol getränkten Wattefäden so lange ausgewaschen, bis diese keine Braunfärbung mehr zeigen. In nur wenigen Fällen ist eine Wiederholung der Behandlung notwendig.

Greve machte darauf aufmerksam, daß sich diese Wirkung auch mit jeder anderen Säure, wie z. B. Aqua regia, erreichen läßt. Lesser reinigt Pulpakammern und Wurzelkanäle zuerst mit Antiformin und schwemmt dann Wasserstoffsuperoxyd nach, um das Operationsfeld recht sauber zu bekommen. Bei Gangrän macht er für 24 Stunden auch Einlagen mit Antiformin, ohne Reizungen auf die Wurzelhaut bemerkt zu haben, während Fischer vor Einlagen mit stärkeren Antiforminlösungen warnt, da sie zu Reizungen des Periodontiums führen. Endlich seien auch die Resultate der Untersuchungen angeführt, die Blessing (1914) über den antibakteriellen Wert einiger bei der Therapie der Pulpagangrän gebräuchlichen Mittel angestellt hat. Sämtliche von ihm untersuchten Mittel haben sich durchweg als stark bakterizid erwiesen. Gegenüber pathogenen Staphylokokken zeigte sich das Phobrol (eine 50%ige Lösung von Chlormetakresol in rizinolsaurem Kali) am wirksamsten. Es folgen in der Wirkung Trikresol-Formalin, Thymolspiritus, Antiformin, Pulpakavol, Aqua regia, Trikresol-Formalin-Eugenol. Für die Erzielung einer sicheren Sterilität der Wurzelkanäle erwiesen sich am besten Phobrol, Thymolspiritus, Aqua regia. Weniger gut eigneten sich Pulpakavol, Antiformin, Trikresol-Formalin.

β) Elektrosterilisation.

Eine zweite Art der antiseptischen Behandlung der Wurzelkanäle ist die Elektrosterilisation. Die glühende Platinnadel zur Vernichtung von Bakterien in Wurzelkanälen bei Zähnen, deren Pulpen durch Gangrän oder Eiterung zugrunde gegangen waren, wurde zum ersten Male von Godon im Jahre 1886 in Anwendung gebracht. Er vernichtete die nekrotischen Pulpateile mittels feiner, von Chaudron hergestellten Platin-Iridium-Nadeln, die durch den elektrischen Strom zum Glühen gebracht wurden. Die Nadeln waren steif genug, um sich beim Eintritt in die

Kanäle nicht zu verbiegen, aber auch biegsam genug, um den Windungen der Wurzeln folgen zu können. „Der Galvanokauter verwandelt durch eine rasche Verbrennung die organischen Teile in Kohle, es bleibt in der Kavität ein neues Antiseptikum zurück", dessen günstige Wirkung erprobt wurde. Eine weitere Veröffentlichung brachte 1888 R. Weiser. Er versuchte die Elektrolyse zur Zerstörung frisch abgetöteter Pulpen in denjenigen Fällen, wo „wegen zu bedeutender Enge und Krümmung der Wurzelkanäle die Extraktion der Pulpawurzel nicht gelingt", dann aber auch bei Wurzelkanälen, deren Pulpen verjaucht waren. In 4—5 Sitzungen von je 10 Minuten Dauer konnten die Kanäle desinfiziert und mit Erfolg gefüllt werden. Nach ihm hatte Thiesing die Elektrizität zur Verbrennung der Pulpa nach ihrer Ätzung mit Arsen, als auch zum Ausbrennen der Wurzelkanäle bei verjauchten Pulpen zur Anwendung gezogen. Nur bei empfindlichen Personen beobachtete er einen geringen Nachschmerz während der Dauer von 1—2 Stunden. Diese Methode ermöglicht nicht nur das Füllen von Zähnen mit verjauchten Pulpen schon in einer Sitzung, sondern bietet mehr Garantie für Erhaltung der Zähne als die Behandlung mit Antisepticis.

Ohne Kenntnis dieses Verfahrens hatte Kirchner ebenfalls diese Methode versucht und gefunden, daß eine „völlig ausreichende Asepsis des Wurzelkanals" erzielt wurde, wenn man „den ganzen Wurzelkanal mit der glühenden Platinnadel ausbrennen konnte". Bei unzugänglichen Kanälen erreichte er eine Asepsis durch Hinzufügen eines Antiseptikums. Er führte mit der Platinnadel (kalt) Jodoformpulver in die Pulpakammer bzw. in die Wurzelkanäle ein, schloß den Strom, wodurch das Jodoform sich zersetzt und Jodgas bildet, das ein vorzügliches Antiseptikum ist und die trotz vorhergegangener sorgfältiger Reinigung der Kanäle noch vorhandenen Bakterien vernichtet. Bei der Anwendung dieser Methode lassen sich Schmerzen vermeiden, wenn man die Platinschlinge rotglühend, nicht weißglühend einführt. Drei Leclanché-Nehmer-Flörkesche Elemente reichen vollkommen aus, um feine Platindrähte zum Glühen zu bringen. Gewöhnlich bohrt Kirchner die Kanäle bis zur Wurzelspitze noch aus. Gelingt dies nicht, so läßt er den Draht in dem zugänglichen Teil 5 Sekunden lang einwirken, um auch die tiefer gelegenen nekrotischen Reste der Pulpa unschädlich zu machen. Den Vorzug dieser Methode vor den antiseptischen Einlagen erblickt Kirchner in dem geringeren Zeitaufwand, in der Behandlung in einer Sitzung und der besseren Sterilisation. Mißerfolge sind sehr gering.

Die Methode wurde damals von mehreren Seiten warm empfohlen, besonders von Schreiter und Flörke. Die wissenschaftliche Bestätigung für ihre Brauchbarkeit wurde erst einige Jahre später erbracht. Auch Zenner konnte die guten Resultate Kirchners bestätigen. Durch einschlägige Versuche will er festgestellt haben, daß die von der glühenden Platinschlinge innerhalb des Wurzelkanals ausströmende Hitze keine schädliche Wirkung auf das Periodont zur Folge hat. Péter, welcher die glänzende Wirkung der Elektrosterilisation ebenfalls festgestellt hat, benutzte die Methode zur Behandlung von gangränösen Zähnen hauptsächlich in denjenigen Fällen, die ihm besonders schwierig erschienen: Fälle von Wurzeln, die als Stützpfeiler von Brücken eine besondere Beanspruchung zu erwarten haben, alle Fälle von sekundären Änderungen nach Gangraena pulpae und von impermeablen Wurzelkanälen. Er hält das Verfahren, richtig angewandt, für so zuverlässig, daß auch er die Behandlung der Wurzel und ihre Füllung in einer Sitzung durchführt. Nur in ganz geringen Ausnahmefällen bei weitem Foramen tritt während und in den nächsten Stunden nach der Behandlung ein leichtes Brennen ein. Nach Péter bildet Unzugänglichkeit der Wurzelkanäle keine Kontraindikation gegen das Verfahren (Widerspruch mit Zierler).

Seit 1890 beschäftigte sich R. Breuer mit der elektrischen Behandlung putrider Wurzelkanäle, da Untersuchungen an Staphylokokkus-Kulturen (1890) und Diplokokkuspneumonie-Kulturen (1894) das Resultat ergaben, daß diese schon bei einer Stromstärke von 1 Milliampère bei 5 Minuten Dauer vernichtet wurden. Trotzdem er selbst von der absoluten Wirkung der Methode überzeugt war, glaubte er doch nicht an ihre allgemeine Einführung, da sie zu umständlich und die Anschaffung des Apparates zu kostspielig wäre.

Im Februar 1900 hat Zierler im Hygienischen Institut zu Würzburg die Beobachtung gemacht, daß man auf einer besäten Agarplatte wachstumsfreie Höfe erhält, wenn man einen schwachen konstanten Strom mittels Platinelektroden durch die Agarmasse leitet. Schon vor ihm hatten andere Autoren über die Wirkung elektrischer Ströme auf Bakterien gearbeitet. Alle waren sich darin einig, daß der elektrische Strom durch seine elektrolytischen Zersetzungsprodukte erheblich keimtötende Kraft insbesondere an der Anode besitzt. Zierler versuchte diese Beobachtungen für die Praxis nutzbar zu machen, d. h. gangränöse Zahnpulpen durch die Anode zu sterilisieren. Seine mit K. B. Lehmann gemeinsam vorgenommenen Versuche stellten folgendes fest:

1. Durch 10—15 Minuten lange Einwirkung eines Stromes von 3,5 Milliampère, der bei Einschleichen in den Stromkreis nahezu unfühlbar ist, läßt sich ein kleines Volumen (wenige Zehntel ccm) Flüssigkeit oder Nährboden in der Umgebung der Anode von sporenfreien Bakterien vollkommen befreien. Sporen werden nur dann vollständig getötet, wenn bloß sehr kleine Mengen Nährboden sterilisiert werden sollen, z. B. der Inhalt einer Zahnwurzel.
2. Die Wirkung der Anode ist allein bedingt durch die daselbst aus dem Kochsalz gebildeten Elektrolyte Chlor und Salzsäure.
3. Die gebildeten Chlormengen sind etwas stärker als die auftretenden Salzsäuremengen bei der Gesamtwirkung beteiligt.
4. Es läßt sich zeigen, daß sich die Wirkung des Stromes an der Anode quantitativ genau nachahmen läßt durch die Wirkung der Menge Chlor und Salzsäure, die der Strom erzeugt.
5. Der Strom ist an der Anode wirkungslos, sobald man durch Bleischwamm das gebildete Chlor und die Salzsäure im Entstehen bindet.

6. An der Kathode wirkt der Strom durch die gebildete Alkalimenge. Seine Wirkung läßt sich durch Alkali qualitativ nachahmen.

In einer späteren Arbeit berichtet Zierler, daß der Erfolg nur dann sicher ist, wenn die Platiniridiumnadel bis nahe an das Foramen apicale geführt wird. Nur eine Stromintensität von 3 Milliampère bis 10 Minuten Dauer und genügend tiefe Einführung der Nadel gewährleisten eine vollkommen sichere Sterilisation des Wurzelinhalts. Bei mehrwurzeligen Zähnen muß jeder Kanal besonders sterilisiert werden, da bei gleichzeitiger Sterilisierung von drei gleichen Wurzeln sich für jede derselben eine Stromintensität von nur 1 Milliampere ergibt. — Das Umwickeln der Nadelelektrode mit Watte und das Eintauchen in eine 1 %ige Kochsalzlösung ist nur bei weiten Kanälen nötig, um hier eine möglichst innige leitende Verbindung mit dem Körper herzustellen. Bei engen Kanälen genügt der Gehalt an Chlornatrium, den der Körper, auch der putride Gehalt einer Zahnwurzel und das Dentin usw. aufweisen, um die zur Desinfektion nötige Menge Chlor aus der Anode auszuscheiden. Die Einführung einer umwickelten Elektrode wäre ja auch bei engen Kanälen unmöglich. Vor einer Erweiterung der Kanäle warnt Zierler. Zur Anwendung empfiehlt sich das von Zierler konstruierte Besteck.

Einige Jahre später begann Hoffendahl seine Versuche über die Verwendung der Elektrizität in der Zahnheilkunde. Er meinte, daß die zeitraubende und umständliche Wurzelbehandlung nach der alten Schule überwunden sei, nachdem festgestellt wurde, daß man in 10—15 Minuten durch die elektrolytische Einwirkung eines unfühlbaren, konstanten, galvanischen Stromes von 1—2 Milliampère selbst unzugängliche Wurzelkanäle vollkommen sterilisieren könne. Der Strom einer elektrischen Zentrale oder einer Batterie von Leclanché-Elementen ist für die Praxis gleichwertig. Der Strom muß reguliert werden können, am besten durch einen Rheostaten. Je langsamer und gleichmäßiger der Strom ansteigt — selbst höhere Stromstärken lassen sich ertragen — je stärker die verwendeten Ströme sind, desto intensiver ist die Wirkung und desto weniger Sitzungen sind notwendig. Bakteriologische Untersuchungen ergaben als Mindestmaß für die zum Töten von Bakterien ausreichende Stromstärke 0,6 Milliampère bei einer Einwirkungsdauer von 10 Minuten. Ein Strom von über 2 Milliampère kann für die Patienten unangenehm werden, wenn sich noch lebendes Gewebe in der Wurzelspitze befindet. Ob die Platinelektrode tief oder nur oberflächlich in den Kanal eingeführt wird, ist gleich. Mithin können unzugängliche Kanäle ebensogut steril werden, wie weite Kanäle. Bei feuchten Wurzelkanälen ist nur ein geringer Widerstand zu überwinden. Dentikel und volle trockene Pulpareste sind dagegen sehr schlechte Leiter.

Zur Behandlung ist die Anwendung des Kofferdams nicht nötig, es genügt Schutz vor Speichelzutritt während der Behandlung; dieser muß aber abgehalten werden, weil der Strom durch den Speichel zur Mundschleimhaut übergeleitet wird. Die Anwendung geschieht nach Hoffendahl in folgender Weise:

„Nach gründlichem Ausbohren der Pulpakammer eines Zahnes mit putrider Pulpa entferne man, wenn irgend möglich, alle zusammenhängenden Massen aus dem Kanal resp. den Kanälen mittels Nervextraktoren und reinige dieselben oberflächlich, um auf jeden Fall zu verhindern, daß eventuell Ptomaine durch die kataphoretische Wirkung des elektrischen Stromes in das Periost getrieben werden. Sind die Wurzelkanäle eng und nicht sondierbar, ein häufiger Befund bei senilen Zähnen oder Dentikelbildung, so kümmere man sich nicht um den Kanalinhalt. Vor allen Dingen muß man nun Sorge tragen, den Kanalinhalt zu einem möglichst guten Leiter der Elektrizität zu machen, indem man ihn mit physiologischer Kochsalzlösung gut durchtränkt. Ich spritze zu diesem Zwecke eine 0,75$^0/_0$ige wässerige Kochsalzlösung mittels einer Pravazspritze in die Kanäle. Dann hebe man jede leitende Verbindung zwischen der Pulpakammer und dem Zahnfleisch auf durch vorsichtiges Abtrocknen der Zahnwände. Das Anlegen einer isolierenden Guttapercha-Artifizial- oder Zementlage ist eventuell erforderlich, wenn der Zahn eine Metallfüllung trägt oder das Zahnfleisch in die Kavität hineingewuchert ist oder ähnliches. Denn sobald eine Verbindung mit der Schleimhaut des Mundes besteht, wird der in den Zahn applizierte elektrische Strom den Weg wählen, der ihm am wenigsten Widerstand entgegenstellt, und man kann nicht mit Sicherheit annehmen, daß der Strom den betreffenden Zahn der Länge nach durchflossen hat. Nach gründlicher Anfeuchtung des Wurzelkanals und Abtrocknen der Zahnkrone führe man einen Platindraht in den Wurzelkanal soweit wie möglich ein, vermeide aber das Foramen apicale zu durchstoßen. Den Platindraht verbinde man mittels Elektrodenhalters mit dem positiven Pol einer konstanten galvanischen Batterie von etwa 30—40 Elementen oder des Anschlußapparates einer elektrischen Zentrale, der der Batterie gleichkommt; den negativen Pol leite man mittels einer indifferenten Elektrode (am besten mit feuchter Korkunterlage) an die Hand der betreffenden Seite. Nun erst schleiche man den Strom gleichmäßig langsam bis $1^1/_2$ Milliampère ein und lasse ihn dann 5 Minuten wirken. Kleine Stromschwankungen, die entweder durch Austrocknen des Zahnes oder durch die allmähliche Durchfeuchtung der vorher trockenen Haut der Hand stattfinden, werden vom Patienten nicht empfunden, weil sie allmählich auftreten. Sie lassen sich durch einen Rheostaten leicht korrigieren.

Wenn ein elektrischer Strom auf seiner Bahn mehrere Leiter trifft, so teilt er sich in direktem Verhältnis zu ihrem Leitungsvermögen. Man kann daher alle Kanäle mehrwurzeliger Zähne nur dann gleichzeitig mit Erfolg sterilisieren, wenn sie dem Strome annähernd den gleichen Widerstand entgegenbringen. Sind also z. B. von einem dreiwurzeligen Molar zwei Kanäle wohl sondierbar, der dritte dagegen völlig unzugänglich, so kann man nur die beiden weiten Kanäle gleichzeitig behandeln. Der unzugängliche Kanal dagegen beansprucht eine besondere Behandlung, nachdem nötigenfalls die beiden anderen Kanäle nach der Pulpakammer zu mit Guttapercha abgeschlossen sind. Nach der ersten Sitzung ist der Zahn soweit sterilisiert, daß man eine antiseptische

Einlage machen und den Zahn ohne Gefahr auf 3—8 Tage fest verschließen kann. In der zweiten Sitzung leite man auf dieselbe Weise den Strom wiederum 5 Minuten durch den Zahn. Tote Zähne, die keine Veranlassung zu pathologischen Veränderungen oberhalb des Foramen apicale gegeben haben, sind nach der zweiten Behandlung für die Praxis vollkommen steril und können gefüllt werden."

Miller konnte durch Versuche mit der Elektrode in fast allen Fällen feststellen, daß die Bakterien innerhalb 10 Minuten durch einen Strom von $1^1/_2$—2 Milliampère im Wurzelkanal vollständig zerstört wurden. Machwürth hat unter 52 Fällen von Pulpagangrän 2 Fälle beobachtet, bei denen nach Anwendung der Elektrosterilisation sekundäre Erscheinungen eingetreten waren, sowie am 3. Tage eine Lymphadenitis und bedeutende Anschwellung der Glandula submaxillaris bei Behandlung eines M_1 inf. dext., das zweite Mal nach 4 Tagen eine ödematöse Schwellung des ganzen Gesichts bis zur Stirn. Beide Male waren die Kanäle mit Guttaperchaspitzen gefüllt, welche mit Zinkoxysulfatzement bestrichen waren.

Bei schmerzhafter Pulpitis acuta purulenta empfiehlt Louis zunächst medikamentöse Behandlung, zum Schluß Elektrosterilisation.

c) Abschluß des Wurzelkanalendes mit einem Dauerantiseptikum.

Der dritte Teil der Behandlung besteht in dem hermetischen Abschluß des Wurzelkanalendes mit einem Dauerantiseptikum. Sein Zweck ist, einmal den Zutritt von Gewebsflüssigkeit vom Foramen aus in den Wurzelkanal abzuhalten, ferner die eventuell im Apex des Kanals und in den vorhandenen seitlichen Verzweigungen zurückgebliebenen Pulpareste dauernd unschädlich zu machen, dann aber auch durch Einführen einer halbweichen Paste die Kanalwände mit einem Überzug zu versehen, der das weitere Wachstum der Bakterien erschwert, wenn sie an die Oberfläche des Kanals emporkommen, obgleich ich die Befürchtung Mayerhofers nicht teile, daß die in den Zahnbeinkanälchen vorhandenen Bakterien zu Infektionen im Periodont Veranlassung geben. Denn hätte Mayerhofer mit seiner Anschauung recht, dann müßten wir viel mehr Mißerfolge haben, als es tatsächlich der Fall ist. Übrigens hat schon Miller darauf aufmerksam gemacht, daß die Entzündung der Wurzelhaut nach Entfernung der gangränösen Pulpa bei Anwendung irgend eines Antiseptikums sofort verschwindet, „was kaum der Fall sein würde, wenn der Inhalt der Zahnbeinkanälchen eine wichtige Rolle bei diesen Störungen spielt". Zudem haben mikroskopische Untersuchungen Millers ergeben, daß die Zahnbeinkanälchen in den Wurzeln nur unter Umständen eine allerdings sehr geringe Infektion aufweisen, zu gering, als daß dadurch nennenswerte Quantitäten von Fäulnisprodukten gebildet werden könnten, und man deshalb bei gründlicher Reinigung des Wurzelkanals um den Inhalt der Zahnbeinkanälchen keine Sorge zu tragen braucht. Schließlich hat Sieberth bei 16 Versuchen das Vorhandensein von Streptokokken in den tiefsten Schichten des Dentins, welche anscheinend vollkommen gesund und intakt waren, nachgewiesen, und wenn sie hier nichts schaden, werden sie auch für die Reinfektion keine große Bedeutung haben können.

Als Dauerantiseptikum benutzt man am besten die von Boennecken angegebene Paste

Rp. Thymoli
Zinc. oxydati ãã 5,0
Formol. (40%) 1,0
Misce, exactissime terendo
Glycerini q. s. ut fiat pasta mollis.

Man taucht eine mit etwas Watte umwickelte glatte Nervnadel in die Paste und führt sie bis an das Ende des vorher ausgetrockneten Wurzelkanals. Sollte nicht genügend Paste bis zum Apex gelangt sein, was man schon im Gefühl hat, dann füllt man gleich noch etwas Paste nach.

d) Füllen der Wurzelkanäle.

Ist das Ende des Wurzelkanals mit einem Dauerantiseptikum versehen, dann kommen wir zum vierten Teil der Behandlung, zum Ausfüllen der Wurzelkanäle. Die Wurzelfüllung hat den Zweck, den Kanal an der Wurzelspitze, nach der Pulpakammer und nach den Dentinkanälchen zu hermetisch abzuschließen. Der hermetische Abschluß ist, wie Szabó experimentell nachgewiesen hat, unbedingt notwendig, da aus dem Wurzelkanal, dessen Asepsis auch nach der antiseptischen Behandlung zum mindesten zweifelhaft ist, die Infektion „entweder infolge von Fortpflanzung oder durch Vermittlung des eindringenden Blutserums" auf die Wurzelhaut übertreten kann. Der hermetische Abschluß des Wurzelendes ist also eine der wichtigsten Aufgaben der Wurzelfüllung. Boennecken füllt die Wurzelkanäle mit einer Paste aus. Er hielt die solide Ausfüllung der Wurzelkanäle mit irgend einem Zement- oder Guttaperchapräparat 1904 noch für einen Kunstfehler, so verschieden waren früher die Ansichten.

Es gibt eine ganze Reihe von Materialien, mit denen die Wurzelkanäle gefüllt werden können. Nach Miller muß das Wurzelfüllungsmaterial folgende Eigenschaften haben:

1. es darf selbst nicht fäulnisfähig sein;
2. es soll eine anhaltende, wenn auch geringe antiseptische Wirkung besitzen;
3. es muß leicht einzuführen und so beschaffen sein, daß man es bis an das Foramen apicale bringen kann;
4. es darf keinen starken Reiz auf die Wurzelhaut des periapicalen Gewebes ausüben;
5. es darf den Zahnhals nicht verfärben, besonders an Frontzähnen;
6. es darf nicht porös sein, da es dann die vorhandenen Sekrete aufsaugen würde, welche im Laufe der Zeit faulen und dadurch Störungen bewirken könnten;
7. es muß möglichst leicht zu entfernen sein.

Diesen Forderungen hat Mayerhofer noch eine achte hinzugefügt: das Material muß im Bereich der Mündungen der Dentinkanälchen der Wurzel, also bis in die nächste Nähe des Foramen apicale der Kanalwand bakteriendicht anliegen. Trauner verlangt, daß das Material nicht resorbierbar und Kneschaurek, daß es durch die Radiographie deutlich nachweisbar sei. Zu Punkt 2 ist zu bemerken, daß das Material nicht nur eine geringe, sondern eine starke antiseptische Wirkung haben muß, da wir niemals mit absoluter Sicherheit angeben können, daß die Reinigung der Kanäle vollständig ausgeführt ist und Keime nicht mehr vorhanden sind. Das gilt besonders für Kanäle mit faulem Inhalt. Aus demselben Grunde wird man auch nicht der Ansicht derjenigen Autoren beipflichten können, nach denen schon ein aseptisches Material zum Füllen ausreichend sein sollte, wofür in letzter Zeit besonders Elander eingetreten ist. Elander führt als Grund gegen ein antiseptisches Füllungsmaterial an, daß die antiseptischen Wurzelfüllungsmittel durch das Abgeben von bakteriziden Stoffionen auch an Volumen verlieren und allmählich der Augenblick eintritt, wo der Verlust an Substanz so weit fortgeschritten ist, daß ein Durchgang durch das Foramen apicale entsteht. Bisher fehlt aber jeder Beweis hierfür.

Was Punkt 7 betrifft, so ist die leichte Entfernbarkeit besonders für diejenigen Zähne zu fordern, bei denen, falls einmal sekundäre Erscheinungen im Periodont auftreten sollten, eine Wurzelspitzenresektion nicht immer oder gar nicht möglich ist. Also bei unteren Bikuspidaten und Molaren und bei oberen 2. und 3. Molaren. Es muß aber zugegeben werden, daß es angenehmer ist, bei Wurzelhauterkrankungen die Möglichkeit zu haben, durch Entfernung der Füllung und Wurzelfüllung den Zahn vom Wurzelkanal aus noch einmal zu behandeln. Die Frage des bakteriendichten Anliegens an die Kanalwand wäre dann von außerordentlicher Bedeutung, wenn von den mit Bakterien angefüllten Zahnbeinkanälchen aus eine Reinfektion eintreten würde, worüber aber, wie oben schon angedeutet wurde, die Meinungen noch sehr auseinandergehen. Hebt doch auch Boennecken hervor, daß „für die Praxis nicht der absolute Randschluß der Wurzelfüllung das Entscheidende ist, sondern die Sterilität des Kanals und des Kanalinhalts, mit anderen Worten eine genügende Menge eines antiseptischen Füllungsmaterials, das die Unmöglichkeit des Auftretens von Fäulnisvorgängen im Kanal auf die Dauer garantiert".

Zu Wurzelfüllungen werden besonders angewendet: Watte, Zement, weichbleibende Pasten, Guttaperchapoints, Metall- und Elfenbeinspitzen und Paraffin.

a) Watte.

Was die Watte betrifft, so wurde sie meist in der Weise eingeführt, daß je nach der Weite des Wurzelkanals mehr oder weniger auf eine Nervnadel gewickelt, in ein Antiseptikum getaucht (Karbolsäure, Lysol, Nelkenöl, Thymol), dann in den Kanal gebracht und bis zum Foramen apicale geschoben wurde. Die Watte muß an der Spitze so fest aufgewickelt sein, daß die Nadel nicht durchgehen kann. Watte ist dasjenige Füllungsmaterial, das sich am leichtesten einführen läßt. Die Einführung geschieht in derselben Weise, wie für provisorische Einlagen, nur muß sie fester nachgestopft werden. Heute wird die Füllung der Wurzelkanäle mit Watte von allen wissenschaftlich denkenden Zahnärzten mit Recht verworfen, weil sie ein fäulnisfähiges Material und porös ist, Sekrete aufsaugt und die Wirkung des Antiseptikums nur eine vorübergehende ist. Trotzdem darf auch daran erinnert werden, daß sich die Watte in unzähligen Fällen sehr gut bewährt hat. Ich habe selbst viele Erfolge mit dieser Wurzelfüllung gehabt und u. a. beobachtet, daß einmal nach Gangränbehandlung ein mit Lysol getränkter Wattefaden 15 Jahre im J_2 inf. dext. gelegen hat, ein anderes Mal nach Devitalisation der Pulpa im Bikuspis$_1$ sup. sin. ein mit Karbolsäure getränkter Wattefaden sogar 22 Jahre, ohne daß sekundäre Erscheinungen eingetreten waren. Beide Fälle kamen nur deswegen wieder zur Behandlung, weil die Kronen frakturiert waren. Im letzteren Falle lag die Watte so fest in dem Kanal, daß ich große Mühe hatte. sie zu entfernen. Die Füllung der Wurzelkanäle mit festen Materialien hat jedoch die Zahl der Mißerfolge bei Wurzelbehandlungen so herabgesetzt, daß das Füllen mit Watte heute als ein Fehler angesehen werden muß. Auch Wurzelfüllungen mit Kohlenwatte, die von Förberg empfohlen wurde, da sie sich unverändert hält, unzersetzbar und unauflöslich ist, werden jetzt kaum noch ausgeführt. Dasselbe gilt von der Asbestwatte.

β) Zement.

Das Zement wird zum Füllen des Wurzelkanals sehr dünn angerührt und mit einer etwas abgestumpften Nervnadel oder Sonde in den Kanal hineingestopft. Am besten eignet sich dazu das Zinkoxydchloridzement, da es am Zahne nicht festklebt. Die Einführung der Zemente ist ziemlich schwierig, auch wird von vielen bezweifelt, ob es möglich ist, mit dem Zement feinere Kanäle vollständig auszufüllen. Bei weiten Kanälen dringt es wiederum sehr leicht durch das Foramen hindurch. Die antiseptische Wirkung ist nur eine vorübergehende. Außerdem ist das Zement porös und liegt nicht so fest den Zahnwandungen an, daß Flüssigkeiten nicht durchgelassen werden. Manche Zahnärzte verwenden das Zement in Verbindung mit Metallspitzen. So benutzt Preiswerk feine Metallstifte aus Viktoria oder Silber, welche er mit Zinkphosphat bestreicht und in die Wurzeln einführt.

γ) Weichbleibende Pasten.

Weichbleibende Pasten werden in derselben Weise eingeführt, wie die Zemente. Noch besser ist es, die Nervnadel vorher mit etwas Watte fest zu umwickeln. Sie sind besonders geeignet für sehr enge Kanäle, in die andere Füllungsmaterialien nicht eingeführt werden können. Ihre Zusammensetzung ist sehr verschieden. Bedingung ist, daß sie ein starkes Dauer-Antiseptikum enthalten. Vorzüglich eignet sich dazu dieselbe Paste, die wir zum Abschließen des Wurzelkanalendes benutzen (vgl. S. 211). Sie ist dasjenige Mittel, welches sich bei den Versuchen

Szabós am besten bewährt hat. Darum ist sie im Verein mit Guttaperchaspitzen ein besonders gut geeignetes Wurzelfüllungsmittel.

δ) Guttapercha.

Die Guttaperchaspitzen (Nervcanalpoints) sind ein sehr bequem zu handhabendes Wurzelfüllungsmaterial. Sie sind in verschiedenen Größen und Stärken im Handel zu haben. Am besten haben sich die von S. S. White angefertigten bewährt. Man sucht sich eine dem Kanallumen in der Stärke passende aus und schiebt sie mit einer Pinzette in den Kanal hinein, bis sie das Foramen apicale erreicht (Abb. 84).

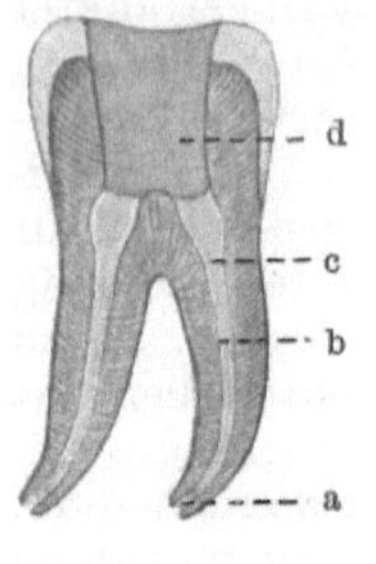

Abb. 84.

Abb. 84. Molar mit Wurzelfüllung aus Guttapercha, schematisch dargestellt. a antiseptische Paste am For. apicale, b antiseptische Paste an der Kanalwand, c Guttaperchafüllung, d Amalgamfüllung.

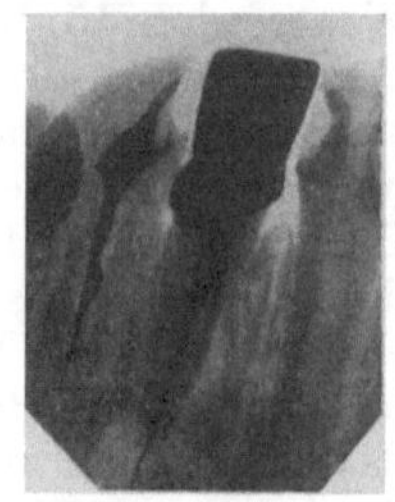

Abb. 85.

Abb. 85. Mittlerer Schneidezahn mit durchgeschobener Guttaperchaspitze und Granulom.

Man hat darauf zu achten, daß die Guttaperchaspitze nicht durch das Foramen durchgeschoben wird, da sonst ein Reiz auf das Periodont ausgeübt wird, wodurch sekundäre Erscheinungen eintreten können

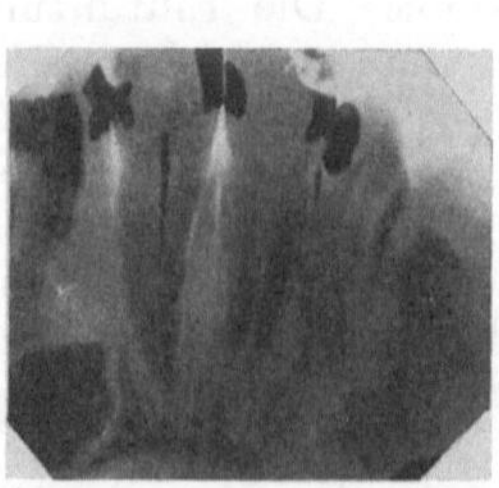

Abb. 86. Mittlerer Schneidezahn, dessen Wurzelkanal mit der Guttaperchaspitze nicht vollständig gefüllt ist.

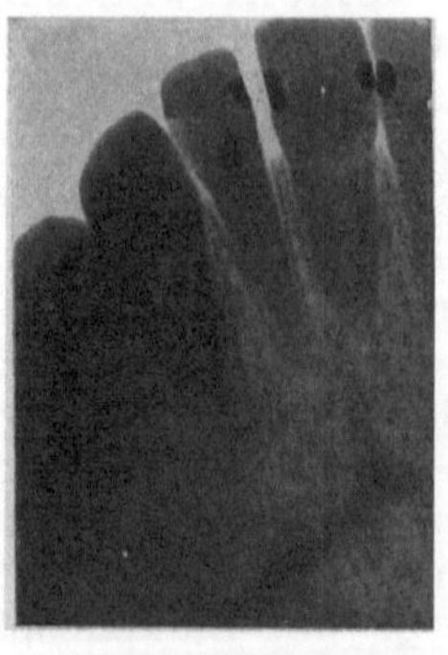

Abb. 87. Seitlicher Schneidezahn, dessen Wurzelkanal mit der Guttaperchaspitze nicht vollständig gefüllt ist.

(Abb. 85). Sowohl das eigene Gefühl, als die Empfindung, über die der Patient beim Durchschieben durch das Foramen klagt, lassen diesen Fehler leicht vermeiden. Ist die Guttaperchaspitze durch das Foramen gelangt, dann nimmt man sie sofort wieder heraus und führt eine stärkere Spitze ein. Will man denselben Guttaperchastift benutzen, so kürzt man ihn an der Spitze, wodurch er hier stärker wird, und man ein Durchstoßen durch das Foramen vermeidet. Sollte eine Spitze nicht ausreichen, um den

Kanal vollständig auszufüllen, dann wird noch eine feinere nachgeschoben. Damit sich die Guttaperchaspitze fest den Kanalwänden anlegt, wird der den Kanal überragende Teil mit einem erwärmten Polierer nachgestopft. Viele tauchen die Guttaperchaspitze vor dem Einführen in Chloroform oder in eine Lösung von Chloropercha, um ein noch besseres Anschmiegen der Guttapercha zu erreichen. Dadurch wird auch, wie Möller festgestellt hat, ein Eindringen von Flüssigkeit in den Kanal verhütet. Elmer S. Best empfahl die Röntgenuntersuchung, um die Dichtigkeit der Füllung festzustellen. War sie mangelhaft, dann löste er die Guttapercha mit Xylol auf und füllte von neuem. Es geht bei sorgfältigem Arbeiten auch ohne Röntgenuntersuchung. Besondere Vorsicht erfordern diejenigen Zähne, bei denen infolge eines längere Zeit bestehenden Eiterungsprozesses die Wurzelspitze durch Resorption erweitert und die Empfindlichkeit an dieser Stelle des Kiefers geringer geworden ist. Da kann es leicht vorkommen, daß die Guttaperchaspitze durch das Foramen durchgeschoben wird und hier zu Reizerscheinungen Veranlassung gibt.

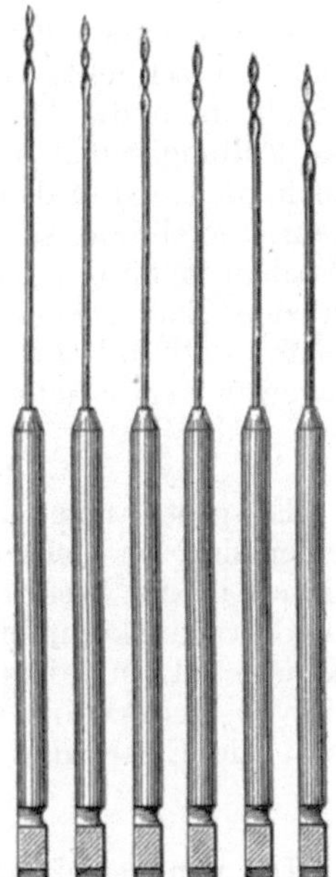

Abb. 88. Wurzelkanalbohrer nach Beutelrock.

Trotzdem es nicht immer gelingt, die Guttaperchaspitze bis zum Kanalende hochzuschieben (Abb. 86 u. 87), besonders dann nicht, wenn die Kanäle nach ihrem Ende hin zu eng sind, hat sich diese Methode doch schon seit vielen Jahren sehr gut bewährt. Sie bietet auch die Möglichkeit die Points, wenn nötig, wieder zu entfernen, indem man mit der Spitze eines erwärmten Exkavators in sie einsticht und dann herauszieht. Gelingt es nicht auf diese Weise, so kann man sie mit Gates Nervkanal-Gleitbohrer oder im äußersten Notfalle mit dem Beutelrockschen Bohrer (Abb. 88) ausbohren.

Was den hermetischen Abschluß an der Wurzelspitze betrifft, so scheint ihn die Guttaperchaspitze im Verein mit einer die Kanalwände auskleidenden und am Kanalende niedergelegten Paste, vgl. auch die Versuche Szabós S. 218, mit am besten herstellbar zu sein (Abb. 89). Wenn Trauner und Baumgartner Fälle von Granulationen und Zystenbildungen anführen, die durch das Foramen durchgeschobene Guttaperchaspitzen verursacht haben, und wenn beide Forscher infolge solcher Vorkommnisse die Wurzelfüllung mit Guttapercha ablehnen, so muß dem entgegen gehalten werden, daß eine Methode niemals für Fehler

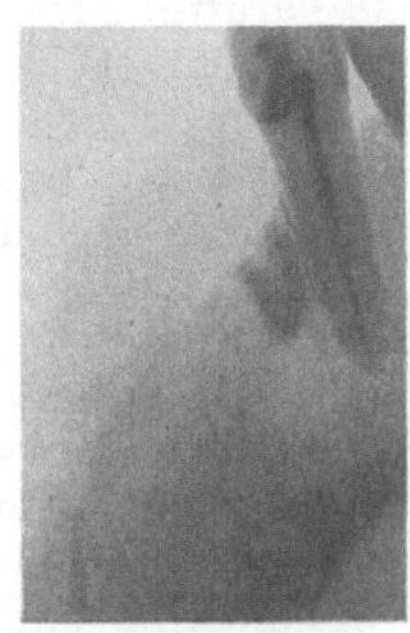

Abb. 89. Tadellose Guttaperchafüllung in einem mittleren Schneidezahn.

verantwortlich gemacht werden kann, die mangelhaftes Arbeiten verschuldet.

Elander glaubt mit einer Mischung von 10 Teilen Guttapercha, 75 Teilen Quarz und 15 Teilen Zinkoxyd, was den hermetischen Verschluß betrifft, besonders gute Resultate zu erzielen. Versuche in der Glasröhre haben den Beweis erbracht, daß das Gemisch das Foramen dicht verschließt. Es hat genügende Adhäsion an der Röhrenwand. „Stellt man die Röhre in Tinte, und läßt sie darin verbleiben, so ist die Füllung selbst noch nach Wochen unbeeinflußt. Es ist in der Tat noch dichter als das Dentin." Elander füllte damit eine extrahierte Zahnwurzel und schnitt sie dann in kleine Stücke, die er auf einige Wochen in Tinte legte. Beim Herausnehmen zeigte es sich, daß die Tinte in den Zahnknochen eingedrungen war und diesen schwarz gefärbt hatte, während die Füllungsmasse nur auf der dem gefärbten Dentin zugewandten Fläche schwarz war.

ε) Metall- und Elfenbeinspitzen.

Es gibt auch Guttaperchaspitzen mit einem feinen Metallkern; leider sind sie nicht so fein zu haben, daß sie bei sehr engen Kanälen, die allein der Herstellung der Wurzelfüllung Schwierigkeiten bereiten, in Betracht kommen können. Besser eignen sich zum Füllen enger Kanäle Elfenbeinspitzen, die Schröder empfohlen hat. Ob sich die von Preiswerk eingeführten Silberstifte bewährt haben, darüber fehlt die Erfahrung.

ζ) Paraffin.

Die von verschiedenen Forschern beobachtete Tatsache, daß Guttaperchaspitzen, die beim Ausfüllen des Wurzelkanals durch das Foramen apicale gelangt sind, eine Fremdkörperreaktion hervorrufen und zur Entzündung des Periodonts mit ihren unangenehmen Folgen führen können, veranlaßte mehrere Praktiker ein Material in Anwendung zu ziehen, das dauernd reaktionslos vom Körper vertragen wird, ohne resorbiert zu werden, und zwar das Paraffin. Ch. S. Tomes (1883) hat das Paraffin zuerst benutzt. Er empfiehlt ein Paraffin, welches bei nur etwas höherer Temperatur als der Körperwärme schmilzt, mit einer Pravazspritze zu injizieren. Man kann zum Paraffin einige Tropfen Karbolsäure hinzusetzen. Der Vorzug dieses Materials besteht darin, daß man es nach Bedürfnis leicht wieder aus der Wurzel entfernen kann und daß man ganz solide Füllungen mit ihm zu erzielen imstande ist. Gelingt dies nicht ganz mit der Spritze, so kann man ein Stückchen Holz mit in die Wurzel hineindrücken oder mit einem erwärmten feinen Stopfer noch etwas Material nachschieben, um es bis in die äußerste Wurzelspitze zu bringen. Auch ist es zuweilen vorteilhaft, durch einen Warmluftstrom das Paraffin wieder zu schmelzen. Die Reizlosigkeit des Paraffins und seine leichte Einführbarkeit lassen dieses Material für die Wurzelkanalfüllungen besonders brauchbar erscheinen, zumal es die an ein Wurzelfüllungsmaterial zu stellenden Anforderungen mit am besten erfüllt. In Deutschland berichtete Eckstein (1902) über die ersten Versuche mit Paraffin. Er wendet ein Paraffin an, das einen Schmelzpunkt von etwa 50° hat, und setzt ihm etwas Karbolöl und zur Desodorierung einige Tropfen Bergamottöl hinzu. Er macht das in die Pulpahöhle gebrachte Mittel mit einem erwärmten Amalgamstopfer flüssig und drückt es mit einem erwärmten rechtwinkelig gebogenen feinen Stopfer bis zur Wurzelspitze.

Trauner benutzt das starre Paraffin. solidum mit einem Schmelzpunkt von 45—50°. Er führt es bei oberen Zähnen mit der Böhmschen Spritze (Abb. 90) ein, die er bereits gefüllt in Bereitschaft hält und vor der Anwendung über einer Flamme erwärmt. Bei unteren Zähnen läßt er 1—2 Tropfen, die er mit einem erwärmten Hohlspatel aufnimmt, in das Kavum tropfen und stopft das Paraffin von hier aus mit einer glühenden Platinnadel in die Kanäle. Nachdem man die Kavität mit einem erwärmten Exkavator gereinigt hat, wird der überflüssige Teil am besten mit Chloroform entfernt. Trauner empfiehlt das Paraffin in reinem Zustande besonders als Füllmaterial für Wurzeln, deren Wachstum noch nicht abgeschlossen ist, die also weite Lumina haben. Er bezweifelt die Möglichkeit, das Paraffin in enge und gekrümmte Kanäle bis zur Wurzelspitze einzuführen.

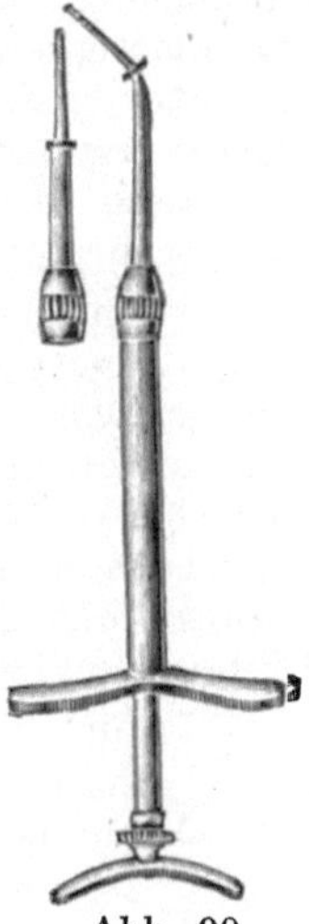

Abb. 90. Böhmsche Spritze.

Luniatschek empfiehlt das Paraffin ebenfalls als ein vorzügliches Füllmaterial für Wurzelkanäle. Er benutzt ein Paraffin mit dem Schmelzpunkt von ca. 45 bis 60°, weil man auf dieses sofort die Füllung legen kann. Er führt es mit einer Silberspritze ein, deren fein gebogene Kanüle mit Weichlot an den Spitzenzylinder gelötet ist, um den Austritt von Paraffin an der Verbindungsstelle zu verhindern. Bei engen Kanälen stopft er das im Pulpenkavum mit einem erwärmten Kugelinstrument erweichte Paraffin mit dem von Evans angegebenen Wurzelkanaltrockner unter mehrmaligen Pumpbewegungen in die Kanäle hinein. Gelingt es nicht immer, das Paraffin in die engen Kanäle von Molaren erwachsener Personen einzuführen, so kommt man doch mindestens so weit in die Kanäle hinein, wie mit anderen Wurzelfüllmaterialien. Luniatschek erblickt einen besonderen Vorzug des Paraffins noch darin, daß der mit Paraffin gefüllte Teil der Wurzel Resorptionsvorgängen einen bedeutend größeren Widerstand entgegensetzt. Um dem Paraffin eine antiseptische Wirkung zu verleihen, fügt er pro ccm Paraffin etwa 4—5 Tropfen Eugenol hinzu, das bei dieser geringen Menge den Zahn nicht verfärbt. Später empfahl Luniatschek nur das Auswaschen des Kanals mit Eugenol und das Füllen mit Points, die er sich aus Asbestdocht (in jedem Gummiwarengeschäft für 10 Pfg. zu erhalten) drehte und bis auf eine kleine Stelle, an welcher sie mit der Pinzette gehalten werden können, in Paraffinum liquefactum eintauchte. Diese Points können in beliebiger Stärke vorrätig gehalten werden. Durch das Bestreichen des Kanals mit Eugenol werden die Points leichter im Kanal zurückgehalten. Ihre Entfernung ist sehr leicht. Auch für Wurzelkanäle, die an irgend einer Stelle perforiert sind, eignet sich das Paraffin vorzüglich. Das Einführen des in das Pulpakavum gebrachten Paraffins in die Kanäle ist mit einer erwärmten Nadel, Evans oder einem elektrischen Wurzelkanaltrockner in den meisten Fällen sehr leicht zu erreichen. Schwierigkeiten machen nur besonders lange Wurzeln.

Szabó vertrat, wie auch andere den Standpunkt, daß nur ein hermetischer Abschluß des Wurzelkanals am Foramen apicale imstande ist, die spätere Infektion des Periodonts vom Kanal aus zu verhüten. Er untersuchte deshalb verschiedene Wurzelfüllungsmaterialien auf die Durchlässigkeit vom Foramen apicale aus, und zwar die Haupttypen: 1. Watte (Asbest, verkohlte Watte) mit und ohne ein Antiseptikum; 2. Zemente (Zinkoxychlorid oder Zinksulfat); 3. Guttapercha (in Substanz oder in Lösung); 4. weichbleibende Pasten.

Er füllte die Kanäle, deren Foramen apicale teils weit, teils eng war, mit diesen Materialien aus, verschloß die Kronen und bewahrte die Zähne mehrere Tage hindurch in verdünnter Methylenblaulösung auf. Die Versuche ergaben, daß streng genommen kein Material den Anforderungen des hermetischen Abschlusses entsprach. Am besten verhielt sich die weichbleibende Paste, welche am wenigsten verfärbt war. Infolgedessen machte er mit Paraffin Versuche, um festzustellen, ob es zum Füllen der Wurzelkanäle geeigneter sei als die anderen Materialien Er fand, daß das Paraffin

1. für die gewöhnlich als pathogen geltenden Bakterien keinen Nährboden abgibt;
2. auf die Entwickelung der Bakterien keinen bedeutenden Einfluß ausübt;
3. einen absolut sicheren Verschluß bietet gegen das Eindringen von Wasser;
4. Bakterien absolut nicht durchläßt.

Mit Rücksicht auf die Forderungen Millers stellte Szabó vom Paraffin fest:

1. es ist nicht fäulnisfähig;
2. es scheint mit Desinfizientien gemischt eine ständige antiseptische Wirkung auszuüben;
3. eine Wurzelkanalfüllung läßt sich mit Paraffin am leichtesten ausführen; wenn überhaupt möglich, erreicht Paraffin das Foramen apicale leicht;
4. für das lebende Gewebe ist Paraffin das indifferenteste von allen bisher bekannten Wurzelfüllungsmaterialien; wenn es durch ein weites Foramen apicale austritt, verursacht es keine Entzündung des periapicalen Gewebes;
5. es verfärbt die Zähne nicht;
6. es ist so wenig porös und schließt so wasserdicht, daß durch die Füllung oder neben ihr keine Flüssigkeit eindringen kann; es verhindert auch absolut das Weiterumsichgreifen einer Infektion;
7. es ist sehr leicht zu entfernen.

Szabó hielt das Paraffin vom theoretischen, wie vom praktischen Standpunkt aus für das beste aller bisherigen Wurzelfüllungsmaterialien. Bei Wurzeln mit weitem Foramen apicale ist es einzig und allein indiziert.

Leider haften der Einführung des Paraffins mit einer Spritze, wie schon Barthelmae anführte, verschiedene Mängel an: 1. ist das Abdichten der Injektionskanüle in der Kanalmündung sehr schwierig, oft sogar unmöglich; 2. ist die Einführung der Kanüle in enge Wurzelkanäle undurchführbar; 3. kann durch vorzeitige Abkühlung leicht eine Unterfüllung der Kanäle eintreten. Eine Überfüllung, die durch zu starken Druck eintreten kann, ist zwar nicht nachteilig, aber auch nicht wünschenswert. Auch bei der Einführung mit warmen Sonden ist durch zu frühes Erstarren des Paraffins eine Unterfüllung möglich.

Rumpel hat deshalb die bisher durchaus ungenügende unzuverlässige Technik des Füllens mit Paraffin durch eine andere ersetzt. Seine Verbesserungen bestehen 1. in der Herstellung feiner langer Paraffinspitzen; 2. in der Konstruktion einer geeigneten Schmelznadel. Die Paraffinspitzen, welche wie die Guttaperchaspitzen eingeführt werden, bestehen aus einem Paraffin mit dem Schmelzpunkt von 75—90°, da nur dies am Foramen apicale einen festen Abschluß ermöglicht. Um eine permanente antiseptische Wirkung zu erzielen, hat Rumpel dem Paraffin Thymol zugesetzt. „Thymol schmilzt bereits bei einer Temperatur von 45—50° und geht daher mit dem geschmolzenen Paraffin eine innige Vermischung ein. Außerdem ist Thymol in Wasser so gut wie unlöslich und entfaltet seine bakterientötende Wirkung schon in sehr geringer Konzentration.“ Der Wurzelkanal muß vor Einführung des Paraffins ausgetrocknet werden, da das Paraffin sonst mit der Kanalwandung keine innige Verbindung eingeht. Man erreicht es am besten durch Auswischen des Kanals mit absolutem Alkohol, in dem Thymol bis zur Sättigung getränkt ist. Der Alkohol wird durch die Einführung der erhitzten Schmelznadel verdunstet, wodurch an der Kanalwandung ein feiner Thymolniederschlag zurückbleibt, der die antiseptische Wirkung der Paraffin-Thymolspitzen noch verstärkt. Die Nadel besitzt bei der nötigen Feinheit die Eigenschaft, die zur Verflüssigung des Paraffins notwendige Wärmemenge ununterbrochen zu liefern. Um alle Luft aus dem Kanal herauszubringen, müssen mit der Nadel mindestens 7—10 pumpende Bewegungen gemacht werden. Die von der Firma Reiniger,

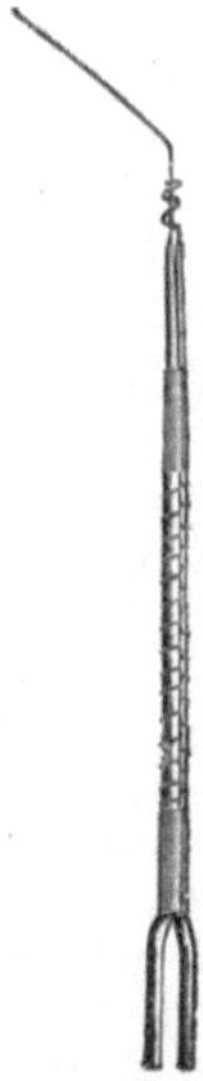

Abb. 91. 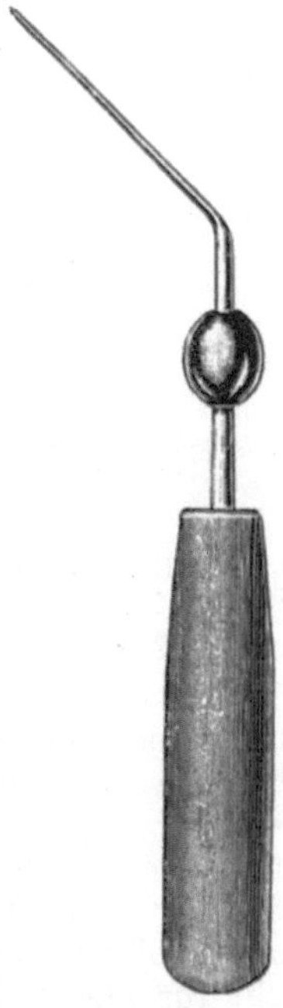 Abb. 92.

Abb. 91. Elektrische Schmelznadel nach Rumpel.
Abb. 92. Einfache Kupfernadel mit Handgriff nach Rumpel.

Gebbert und Schall hergestellte elektrische Schmelznadel (Abb. 91) besteht aus einem gewöhnlichen Platinkauter als Wärmeakkumulator, der eine sehr feine 2 cm lange Kupfernadel trägt, die nach einem besonderen Verfahren befestigt ist. Die durch den elektrischen Strom zustande kommende Ladung des Wärmeakkumulators ist durch den Kauterwiderstand leicht zu regulieren. Für diejenigen, welche keinen elektrischen Anschluß besitzen, hat Rumpel durch die Firma Phönix Act.-Ges. eine kleine Kupfernadel (Abb. 92) herstellen lassen, die nach hinten isoliert ist und zwischen Isolation und Spitze als Wärmeakkumulator eine kleine Kupferkugel trägt, welche an der Spiritusflamme erwärmt wird. Eine Schädigung der Wurzelhaut hält Rumpel wegen der geringen Menge der Wärme für ausgeschlossen.

Wäre die Einführung des Paraffins nicht mit technischen Schwierigkeiten verbunden, dann könnte man dasselbe als ein ideales Wurzelfüllmaterial ansehen. Die technischen Schwierigkeiten bei der Einführung

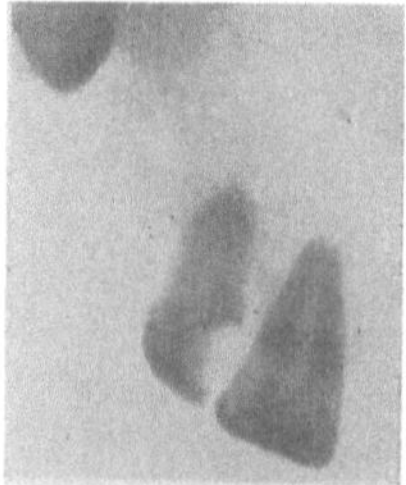

Abb. 93. Paraffinfüllung in einem mittleren Schneidezahn, Röntgenaufnahme gleich nach dem Füllen.

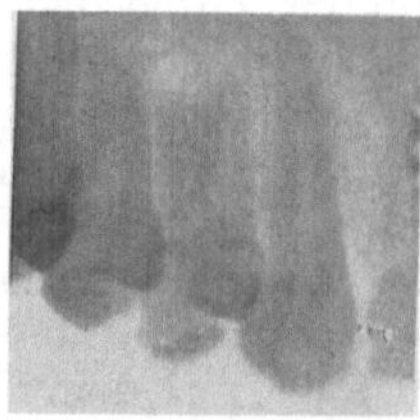

Abb. 94. Paraffinfüllung im ersten Bikuspis. Röntgenaufnahme nach sechs Monaten.

sind jedoch so groß, daß Dependorf auf Grund von Prüfungen am Phantom feststellte, daß das Paraffin nur ziemlich selten die Öffnung der Wurzelspitze erreicht. Sachs behauptet, daß man mit Paraffin am schwersten einen Verschluß des Kanals herbeiführen kann. Selbst wenn der Verschluß gelungen ist, wird sich bald darauf eine kleine Vertiefung bilden, wo sich wieder Sekrete ansammeln können. Daß das nicht für alle Fälle zutrifft, beweisen Abb. 93 u. 94. Trotzdem ist es empfehlenswert, vor Einführung der Füllung eine Zementschutzdecke anzubringen, um bei sekundärer Karies eine Reinfektion der Kanäle zu verhüten, da ich in wenigen Fällen die Beobachtung gemacht habe, daß der Paraffinverschluß nach einigen Jahren undicht geworden war. Möllers Versuche haben ergeben, daß mit Paraffin nur dann ein bakteriendichter Abschluß erzielt werden kann, wenn man es bis zur äußersten Wurzelspitze absolut trocken einschmelzen kann. Bei engen Kanälen ist dies schon deshalb unmöglich, weil man mit der Kupfernadel infolge ihrer Weichheit den Kanal nicht so weit sondieren kann, wie mit der harten Stahlnadel. Auch Elander hat sich gegen das Paraffin ausgesprochen, da es nicht bakteriendicht ist. Er brachte in einer Glasröhre Paraffin zum Schmelzen und ließ es von selbst durch die Spitze der Röhre heraustraufeln, um Luftbläschenbildung zu vermeiden. Er stellte dann die Glasröhre in Tinte und schon nach einigen Tagen war die Tinte an den Glaswänden entlang, im allgemeinen sogar bis herauf zur oberen Fläche des Paraffins gedrungen. Bei Anwendung der Rumpelschen Nadel bilden sich oft Bläschen; der Verschluß muß dadurch noch schlechter werden. Um etwa am Foramen apicale vorhandene Fehler in der Füllung zu verbessern, streut Stärke vor Einführung der Paraffinzäpfchen die Kanäle unter Zuhilfenahme des Luftbläsers mit austrocknendem Jodoformpulver aus.

Um die Wurzelfüllung daraufhin prüfen zu können, ob sie den Kanal bis zum Foramen apicale genau ausfüllt, war ein Material nötig, das durch die Radiographie deutlich nachweisbar ist. Kneschaurek fand nach vielen Versuchen, daß ein Metallsalz, und zwar das desinfizierend wirkende Bismuthum subnitricum am besten diesen Anforderungen Genüge leistet, wenn es in richtiger Weise mit dem Paraffin zur Verarbeitung gelangt. Diese Wismut-Paraffinfüllung hat auch noch den bedeutenden Vorteil, daß das dauernd desinfizierend wirkende Wismut — während das Paraffin bei der Erwärmung in flüssigem Zustand übergegangen ist — an den Kanalwandungen sich ablagert. Die Wismut-Paraffinstifte werden in verschiedenen Stärken von 0,5—1,6 mm hergestellt, was den Vorteil hat, daß die Kanäle mit engem und weitem Lumen von Anbeginn an möglichst gleichmäßig gefüllt werden können.

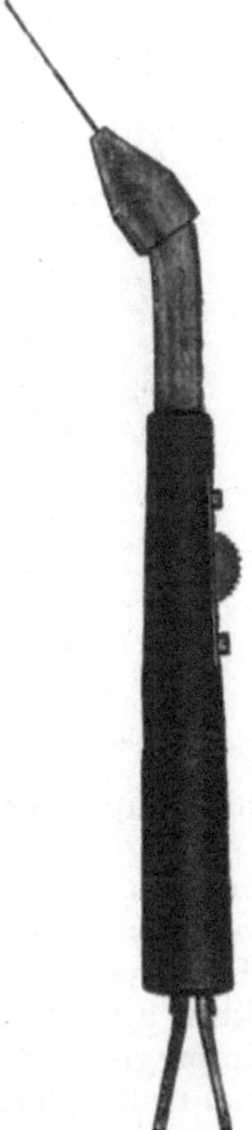
Abb. 95. Elektrische Schmelznadel (isoliert) nach Riesenfeld.

Riesenfeld war mit der von Rumpel konstruierten Schmelznadel trotz ihrer Verbesserung nicht zufrieden. Er erblickte einen Nachteil darin, daß der Heizkörper des Instruments nach außen hin in keiner Weise geschützt ist. Um nun die strahlende Wärme der Kugel zu vermeiden und einen etwaigen Brennschorf beim Patienten zu verhüten, der beim plötzlichen Zusammenzucken sehr leicht eintreten kann, legte Riesenfeld Wert darauf, ein Instrument zu schaffen, bei dem die Hitze völlig isoliert ist. Das von ihm konstruierte Instrument (Abb. 95) besteht aus einem Ebenholzgriff, an dessen einem Ende die beiden Verbindungsdrähte angeschlossen werden. Dort, wo die Drähte nach ihrem Verlassen des Griffes nebeneinander verlaufen, sind sie, weil sich dieser Teil sonst erhitzt, durch Elfenbein isoliert. Auf diesen Drähten sitzt ähnlich einem Kautergriff und seinem Brennkeil eine gewöhnliche Platinschlinge (nicht Spirale), an der eine Kupfernadel von der Stärke einer mittleren Miller-Nadel angelötet ist. Dieser Heizkörper ist durch eine Hülse, die innen aus Asbest, außen aus Elfenbein besteht, völlig isoliert. Die Hülse bleibt, selbst wenn die Kupfernadel so stark erhitzt ist, daß man sie kaum anzu fassen vermag, mehrere Minuten völlig kalt und erst nach dieser Zeit tritt eine geringe Erwärmung ein, die vom Patienten aber in keiner Weise empfunden wird. Ein weiterer Vorteil besteht darin, daß der Heizkörper mit der Nadel ausgewechselt und sterilisiert werden kann. Schon nach 5 Sekunden ist die Kupfernadel stark erhitzt, ohne daß der Platindraht glüht. Ein besseres Eindringen des Paraffins in die Kanäle erreicht Riesenfeld dadurch, daß er sie vorher mit Paraffinum liquidum einreibt.

Hamburger empfiehlt besonders die von Brill hergestellten Nadeln (Abb. 96 u. 97), die ebenfalls nicht glühen, sondern nur die notwendige Hitze bekommen und außerdem den Vorzug haben, daß sie löffelförmig ausgehöhlt sind, so daß man nicht gezwungen ist, Paraffinspitzen zu benutzen, sondern auch ein hochschmelzendes Paraffin anwenden kann. Man fügt ihm 2,5 Thymol und 2,5 Chlorphenol auf 100 zu. Durch diesen geringeren Zusatz an Thymol soll eine Reizung des Periodonts vermieden werden.

Fischer hat die Paraffinfüllungsmethode dahin geändert, daß er mit Rücksicht auf die Ergebnisse Mayerhofers vor dem Füllen mit Paraffin eine Dentinsterilisierung vornimmt, indem er in den vorbehandelten gut ausgetrockneten Kanal ein flüssiges Thymolpräparat (Pulpakavol)

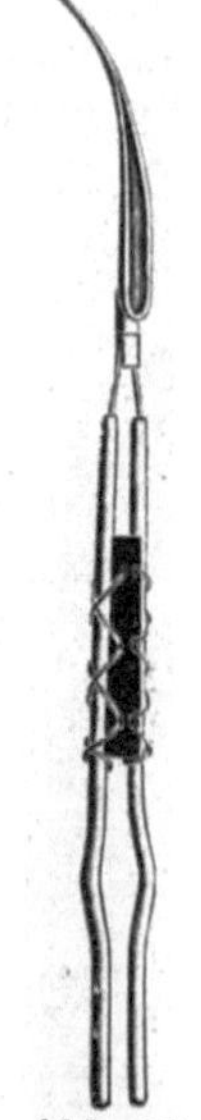

Abb. 96. 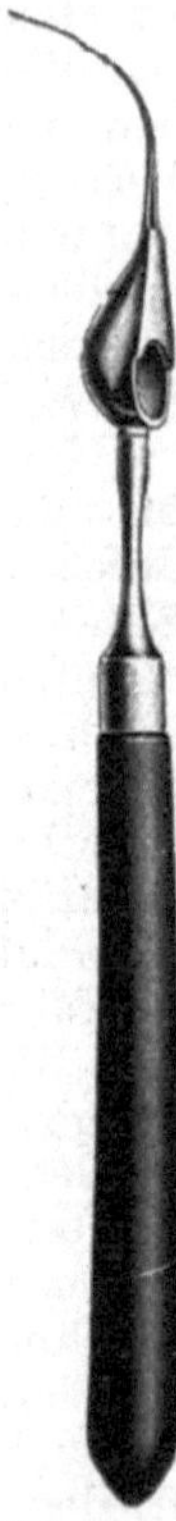 Abb. 97.

Abb. 96. Elektrische Schmelznadel nach Brill.
Abb. 97. Schmelznadel für Gas- oder Spiritusheizung nach Brill.

einpumpt, das er mit einer heißen Nadel unter pumpenden Bewegungen erhitzt, wodurch es in die zahlreichen Öffnungen der Kanäle teils flüssig, teils in dampfförmigem Zustande hineingetrieben und eine regelrechte Imprägnierung des Wurzeldentins erreicht wird. Reizerscheinungen durch die Hitze sind dabei äußerst gering und nur kurz anhaltend. „Die bakteriologischen Befunde der mit Pulpakavol imprägnierten Kanäle und Wurzeln waren stets negativ, sie waren ausnahmslos steril.“ Da die im Handel befindlichen Schmelznadeln nicht genügend weit erhitzt werden konnten, hat Fischer Schmelznadeln herstellen lassen, bei denen durch Verlängerung der spiraligen Windungen des Platindrahtes dieser Übelstand beseitigt ist. Er verbesserte in derselben Weise auch die Kupferkugelnadel der Phönix Act.-Ges. Die Kupferkugel soll solange der Flamme ausgesetzt werden, bis auf dieser der helle Kupferspiegel erscheint. Die Kupfernadeln sind auswechselbar und befinden sich in einem Asbestschaft gut isoliert. Die Nadel selbst läßt sich in jedem Winkel biegen, ohne brüchig zu werden. Die Imprägnierung mit Pulpakavol hat auch noch den Vorzug, daß der

Paraffinanschluß am Dentin gleichmäßiger und inniger wird (Abb. 98 u. 99). Möller hat die Angaben Fischers nachgeprüft und gefunden, daß die von Fischer beobachtete Diffusion des Pulpakavols mittels der Bromwasserreaktion nicht nachweisbar ist. Nach den bisherigen Versuchen ist anscheinend das Pulpakavol in bezug auf seine für die Wurzelbehandlung notwendigen Eigenschaften in keiner Weise dem gewöhnlichen Thymol-Alkohol überlegen, sondern im Gegenteil weniger günstig.

Zum Schluß mögen hier noch einige andere Mittel besonders erwähnt werden. So hat die Empfehlung des Perubalsams als Wurzelfüllungsmittel durch Mayerhofer größeres Aufsehen erregt. Perubalsam soll zwar geringere bakterizide

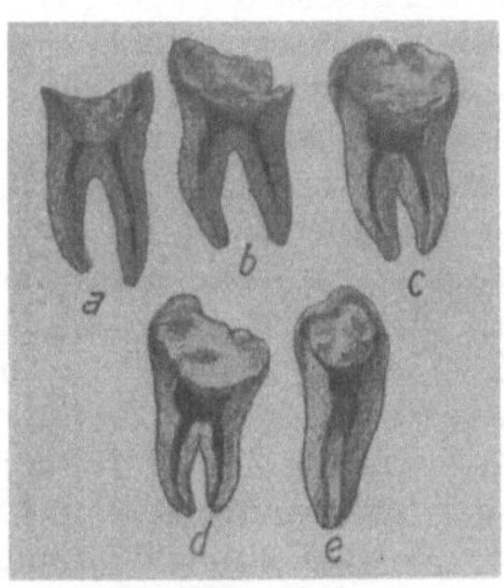

Abb. 98. Paraffinwurzelfüllungen ohne vorherige Imprägnierung mit Pulpakavo (Nach Fischer.)

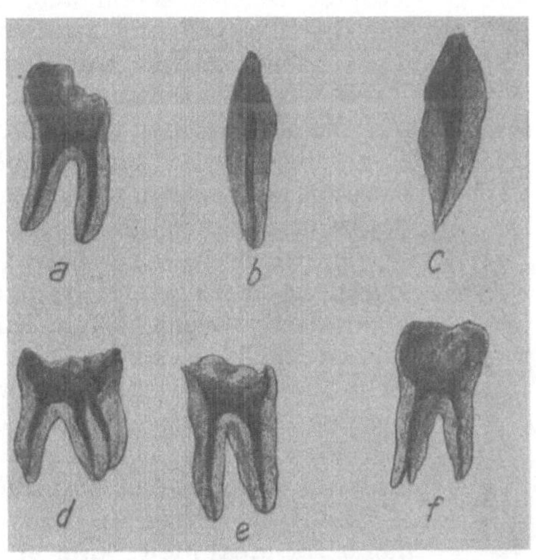

Abb. 99. Paraffinwurzelfüllungen nach erfolgter Imprägnierung mit Pulpakavol. (Nach Fischer.)

Eigenschaften haben, als die sonst angewendeten Antiseptika, dafür soll er aber imstande sein, dadurch, daß er die Bakterien einhüllt, sie in 24 Stunden abzutöten und ihre Verjauchung zu verhindern. Außerdem soll der Perubalsam bakterizide Substanzen an die Umgebung abtreten, wodurch ein Reservoir von antibakteriell wirkenden Stoffen gebildet wird, welche die Nachbarzone antibakteriell beeinflussen. Dann besitzt Perubalsam die Eigenschaft, in Wasser unlöslich und im Gewebe sehr schwer resorbierbar zu sein und die Leukozyten anzuziehen. Er besitzt also positive chemotaktische Eigenschaften. Mayerhofer tritt besonders deswegen für den Perubalsam ein, weil er

1. sämtliche Forderungen, die Miller an ein brauchbares Wurzelmaterial stellt, erfüllt und
2. die aus den Dentinkanälchen wieder in das Kanallumen hineinwachsenden Streptokokken und andere Keime beseitigt, zufolge seiner entwickelungshem-

menden Wirkung an weiterer Entwickelung hindert, einhüllt und nach und nach tötet.

Die chemotaktische Wirkung des Perubalsams hat nur für die Gangraena complicata eine Bedeutung. Falls keine Komplikationen vorliegen, steht nichts im Wege, den Wurzelkanal in derselben Sitzung, in der er gesäubert ist, mit Perubalsam abzuschließen. Wo aber eine Komplikation auch nur vermutet werden kann, ist es ratsamer, eine Probeeinlage zu machen und mit der definitiven Füllung einige Tage abzuwarten. Die Einführung des Perubalsams geschieht mit einer ausgekochten Spritze und dazu gehöriger glatter bzw. gebogener Kanüle in wenigen Sekunden. Wenige Tropfen reichen schon aus. Der Eingang zum Kanal wird vor der Einspritzung verkehrt birnenförmig erweitert und diese Stelle nachher mit Zement oder Amalgam ausgefüllt. Enge Kanäle müssen erst erweitert werden, da sonst nur ein unzureichendes Quantum Perubalsam in den Kanal eingeführt werden kann. Will man die Wirkung des Perubalsams steigern, dann ist es empfehlenswert, sie nach der Säuberung durch Einlegen eines starken Antiseptikums zu desinfizieren. Mayerhofer hat mit dem Perubalsam so günstige Erfolge erzielt, daß er ihn allen anderen Mitteln gegenüber vorzieht. Ohne Mißerfolg ist es auch beim Perubalsam nicht geblieben, so daß die Perubalsamtherapie nicht höher bewertet zu werden verdient, als die mit anderen Antisepticis, zumal Möllers Versuche ergeben haben, daß Perubalsam in bezug auf die an ein Wurzelfüllungsmaterial zu stellenden Anforderungen vollständig versagt hat.

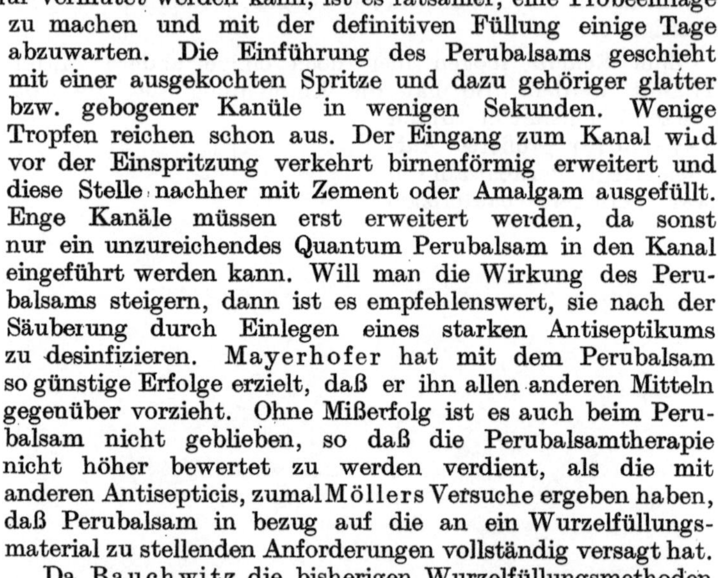

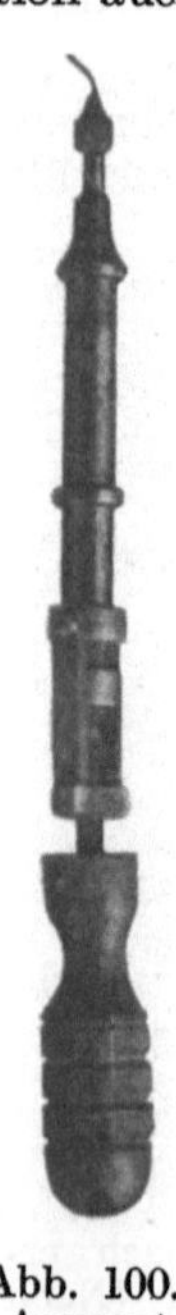

Abb. 100. Apparat zum Verdampfen von Medikamenten. (Nach Bauchwitz.)

Da Bauchwitz die bisherigen Wurzelfüllungsmethoden nicht für ideal hielt, kam er (1914), nachdem Trillat vom Pasteur-Institut in Paris die erhebliche bakterizide Wirkung der Dämpfe vom verbrannten Zucker festgestellt hatte, diese aber den von uns bei der Behandlung der gangränösen Zahnwurzeln angewandten Medikamenten in ihrer Wirkung bedeutend nachstand, auf den Gedanken, stärker antibakteriell wirkende Medikamente zu benutzen, welche die Eigenschaft besitzen aus ihrer Kristallform in Dampfform übergeführt zu werden und dann wieder zu sublimieren, d. h. sich als Kristalle in den Zahnwurzelkanälen niederzuschlagen. Das Medikament in Dampfform würde in alle Verzweigungen der Wurzelpulpa und sogar in die Dentinkanälchen dringen und nach der Kristallisierung die beste Wurzelfüllung abgeben. Die Medikamente, welche er zum Verdampfen bringt, sind Acid. benzoic. 5,0, Acid. boric. 5,0 und Jodoform 1,0. Die bakteriologische Wirkung dieses Medikamentengemisches ist derjenigen der Formalindämpfe gleich, denn innerhalb von 3 Minuten war Staphylococcus aureus abgetötet. Der Apparat, den Bauchwitz zur Verdampfung des Medikamentengemisches konstruiert hat (Abb. 100), besteht im wesentlichen aus einem festen Rohr mit einem dampfdichten Verschluß. Auf den vorderen Teil des Rohres schraubt man eine Silber- oder Nickelkanüle auf, die man durch Ausglühen sterilisiert. Der Apparat wird zur Isolierung mit einem Asbest-Fibermantel umgeben.

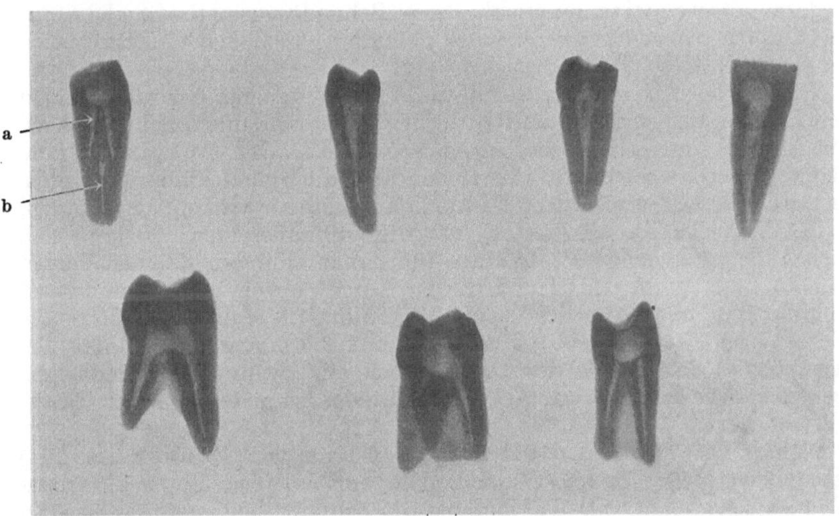

Abb. 101. Zähne zur Aufnahme der Dämpfe präpariert. (Nach Bauchwitz.)

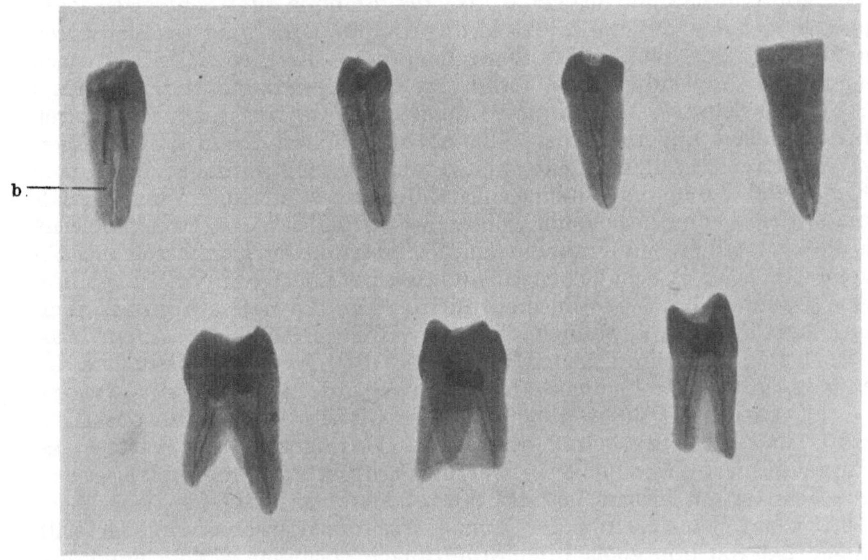

Abb. 102. Zähne mit Dampfmedikament ausgefüllt. (Nach Bauchwitz.)

Wie aus Abb. 101 u. 102 zu ersehen ist, sind die eingeleiteten Dämpfe in die feinsten Wurzelkanäle gedrungen und haben sich dort als Kristalle niedergeschlagen. Selbst abgebrochene und in den Kanälen zurückgebliebene Nervnadeln konnten den Niederschlag der Kristalle nicht hindern. Bauchwitz empfiehlt diese Behandlungsmethode nicht nur bei Pulpitis chronica gangraenosa, sondern auch nach Exstirpation der devitalisierten Pulpa.

Die Art der Anwendung ist folgende: der Wurzelkanal wird möglichst weit freigelegt, sein Inhalt entfernt, mit Wasserstoffsuperoxyd gesäubert, mit Alkohol und Luft stark ausgetrocknet. Der Apparat mit dem Medikamentengemisch wird inzwischen über die Spiritusflamme gezogen, bis aus der Kanüle strömender Dampf kommt; dieser wird einige Sekunden in die Wurzelkanäle eingeleitet. Da die sublimierenden Kristalle sich nur wandständig niederschlagen, so führt man eine der üblichen Pasten noch in das Cavum dentis und in den Kanal, soweit man kommt, und füllt darüber mit Fletscher; dann die Füllung." Sollte sich bei stark gangränösen Zähnen nach einigen Tagen noch irgend ein fötider Geruch zeigen, dann wird der Dampf noch ein zweites Mal eingeleitet. Die von Bauchwitz angegebene Methode ist jedenfalls der Nachprüfung wert.

Neuerdings macht Adloff auf die bereits von Foucon (S. 204) angegebene Methode, die Wurzelkanäle mit reinem Thymol auszufüllen, aufmerksam. Da Thymol bei 51° schmilzt und verhältnismäßig langsam erstarrt, kann es ohne Schwierigkeit selbst in die feinsten Wurzelkanäle eingepumpt werden. Die Anwendung kann auf zweierlei Art erfolgen. Man nimmt entweder ein kleines Stückchen Thymol in die Tropfpinzette und bringt es über der Flamme zum Schmelzen, oder man bringt das Thymol direkt in die Kavität und bringt es hier durch heiße Luft oder ein heißes Instrument zum Zerfließen. Schon nach einmaliger Anwendung des Verfahrens sind die Kanalwände mit einer Schicht kristallisierten Thymols überzogen, wovon man sich durch Spalten eines außerhalb des Mundes behandelten Zahnes leicht überzeugen kann. Läßt man ein zweites Mal Thymol einfließen, dann sind Kanal und Kronenpulpahöhle vollständig ausgefüllt. Die Wurzelkanäle müssen vorher natürlich mit heißer Luft gründlich ausgetrocknet sein. Sollten trotzdem am Foramen apicale feuchte Detritusmassen zurückgeblieben sein, so schadet das nichts, da das flüssige Thymol auch hier eine Dauersterilisation erreichen dürfte. Das Thymol schrumpft nicht und liegt den Kanalwänden dicht an. Eine Reinfektion scheint ausgeschlossen zu sein. Adloff empfiehlt die Methode, besonders bei Pulpagangrän. Die Erfolge waren durchweg gut. Sie sind von Wustrow bestätigt worden. Dieser gibt jedoch die spätere Schrumpfung des Thymolkristallfadens zu, ohne darin eine Verringerung des Wertes der Thymolfüllung zu erblicken. Um die Schrumpfung zu verlangsamen, empfiehlt er ein Bestreichen der Wurzelkanalwände mit Mastisol. Auch Julitz hat Versuche mit der Thymolsubstanz-Wurzelfüllung angestellt. Nach den von ihm gemachten Erfahrungen erscheint es zum mindesten unsicher, ob mit dieser Wurzelfüllung Dauererfolge erzielt werden können.

Über andere Wurzelfüllungsmaterialien, wie Goldfolie, Zinnfolie, Amalgam, Holzstifte usw. ist man längst zur Tagesordnung übergegangen, weil sie nicht den Anforderungen entsprechen, die man an ein gutes Wurzelfüllungsmaterial stellen muß.

Sind die Wurzelkanäle gefüllt, kann man sofort die definitive Füllung legen. Nach ihrer Fertigstellung hat man genau auf die Artikulation zu achten. Ist die Füllung auch nur ein wenig zu hoch, so besteht die Gefahr des Eintretens einer Periodontitis, die jedoch nach Abschleifen der Füllung gewöhnlich schon nach 24 Stunden wieder zurückgeht. Ein Abschleifen der Höcker des Gegenzahnes, wie es v. Isoo vorgeschlagen hat, ist überflüssig.

Literatur.

Adloff, Einige Bemerkungen über unsere Methoden der Wurzelfüllung. D. M. f. Z. 1916. H. 10.

— Einige Bemerkungen zur Wurzelfüllung nach Gangrän der Pulpa. D. z. W. 1916. Nr. 10.

Barthelmae, Instrument zur Verflüssigung von Paraffinthymolspitzen zwecks Füllung von Wurzelkanälen bis zum Foramen apicale nach Dr. Rumpel. D. z. W. 1910. Nr. 47.

Bauchwitz, Wurzelbehandlung mit sublimierenden Substanzen. D. M. f. Z. 1914. H. 2.

Baumgartner, E., Histo-Pathologie des „Foramen apicale" nach durchgeführter Wurzelbehandlung. Öst. Z. f. Stom. 1909. H. 6.

— Mikroorganismen der Mundhöhle. Öst.-ung. V. f. Z. 1908. H. 2.

— Wurzelbehandlung und Wurzelfüllung. Öst.-ung. V. f. Z. 1909. H. 1 u. 2.

Best, Elmer S., Die chirurgische Behandlung der Pulpakanäle zur Verhütung allgemeiner Störungen. Dental Review 15. April 1915. Ref. D. M. f. Z. 1915. H. 8.

Blessing, G., Untersuchungen über den bakteriellen Wert einiger bei der Therapie der Pulpagangrän gebräuchlichen Mittel. D. M. f. Z. 1914. H. 10.

Boennecken, Zur Therapie der Pulpakrankheiten. Öst. Z. f. Stom. 1904.

— Zur Therapie der Pulpakrankheiten. D. M. f. Z. 1912. H. 9.

— Untersuchungen über einige neuere bei der Wurzelbehandlung verwendete Antiseptika. Öst. Z. f. Stom. 1913. H. 3. Ref. D. M. f. Z. 1913. H. 9.

Breuer, R., Einige Bemerkungen zu Fr. E. Zierlers Aufsatz: „Zur Elektrosterilisation putrider Zahnwurzeln." Öst.-ung. V. f. Z. 1906. H. 2.

Dependorf, Th., Die Wurzelbehandlung bei erkrankter Pulpa und erkranktem periapikalem Gewebe, einschließlich der Pulpenüberkappung. Erg. d. ges. Zahnheilk. Wiesbaden 1910. H. 3.

Eckstein, Wurzelbehandlung mittels antiseptischen Paraffins. Z. R. 1902. Nr. 498.

Elander, K., Das Problem des Wurzelfüllens. D. M. f. Z. 1914. H. 7.

Fischer, G., Über Thymol und seine Lösungen zur Pulpa und Wurzelbehandlung, zugleich eine neue Behandlungsmethode. Erg. d. ges. Zahnheilk. 1912. H. 2.

— Über Antiformin. D. z. W. 1919. Nr. 25.

Förberg, E., Über die Anwendung von Kohlenwatte in der Zahnheilkunde. K. f. Z. 1891. H. 1.

Godon, Ch., De l'antiseptic des cavités dentaires par l'emploi des sondes galvanocaustiques. L'Odontologie. Juli 1886. Ref. D. M. f. Z. 1887. H. 3.

Greve, H. Chr., Über Antiformin und seine Wirkung. D. z. W. 1919. Nr. 27.

Hamburger, A., Ein Beitrag zur Paraffin-Wurzelbehandlung. D. z. W. 1912. Nr. 27.

Hoffendahl, Vorläufiger Bericht über die Behandlung der Zähne mit putrider Pulpa und der Pyorrhoea alveolaris mittels Elektrolyse. Od. Bl. 1903. Nr. 15/16.

Hoffendahl, Anwendung der Elektrolyse in der Zahnheilkunde. Od. Bl. 1904. Nr. 1/2.
— Weitere Versuche über die Behandlung infizierter Zähne mittels Elektrolyse. Korr. f. Z. 1904. H. 2.
— Die Anwendung des konstanten galvanischen Stromes bei Behandlung pathologischer Zustände an den Zähnen. Öst.-ung. V. f. Z. 1905. H. 1.
Isoo, v,, Das Abschleifen der Antagonisten bei Behandlung pulpakranker Zähne.
Julitz, Bemerkungen zur Thymolsubstanz-Wurzelfüllung. D. M. f. Z. 1919. H. 9.
Kirchner, G., Ein Beitrag zur Therapie der Zähne mit gangränöser oder vereiterter Pulpa. D. M. f. Z. 1891. H. 6.
— Die Wurzelbehandlung vermittelst der Galvanokaustik. D. M. f. Z. 1896. H. 5.
Kneschauerek, H., Ein neues Kapitel der Röntgentechnik in der Zahnheilkunde. Öst.-ung. V. f. Z. 1912. H. 2.
Lipschitz, M., Die Anwendung des Lysols in der zahnärztlichen Praxis. D. M. f. Z. 1894. H. 6.
Luniatschek, F, Inwiefern leistet Paraffin als Wurzelfüllungsmaterial mehr als die bisherigen Mittel? D. M. f. Z. 1905. H. 1.
— Ein Beitrag zur Wurzelbehandlung und -füllung. Korr. f. Z. 1907. H. 4.
Louis, E., Medikamentöse Behandlung putrider Zahnwurzeln in Verbindung mit der Sterilisation durch schwache galvanische Ströme. Korr. f. Z. 1912. H. 3.
Machwürth, Behandlung der Pulpagangrän. Schw. V. f. Z. 1907. H. 3.
Madszar, Untersuchungen über die Resistenz der Sporen des Bac. gangraenae pulpae. Zentralbl. f. Bakteriol. 1901. Nr. 19.
Mayerhofer, B., Prinzipien einer rationellen Therapie der Pulpagangrän und ihrer häufigsten Folgezustände. Jena 1909.
— Über Antiformin in der Zahnheilkunde. Erg. d. ges. Zahnheilk. Wiesbaden 1912. H. 1.
Lesser, Fritz, Über Antiformin. D. z. W. 1919. Nr. 21.
Miller, W. D., Der Zerfall der Zahnbeinfasern als ein störender Faktor in der Behandlung der Wurzelkanäle. Verh. d. deutsch. odont. Ges. 1891. Bd. 2.
— Die Jodoformfrage. Verh. d. deutsch. odont. Ges. 1893.
— Über die elektrische Sterilisation der Wurzelkanäle. Quartely 1904. Ref. Od. Bl. 1904. Nr. 1/2.
— Lehrbuch der konservierenden Zahnheilkunde. Leipzig 1896 u. 1908.
Müller, Adolf, Beitrag zur antiseptischen Wurzelbehandlung. Öst.-ung. V. f. Z. 1907. H. 2.
Möller, R., Experimentelle Beiträge zu den modernen Wurzelfüllungsmethoden. Deutsche Zahnheilk. i. Vortr. 1914. H. 33.
Péter, J., Elektrosterilisation bei Gangraena pulpae. Öst.-ung. V. f. Z. 1905. H. 2.
— Über Elektrosterilisation. Öst.-ung. V. f. Z. 1912. H. 2.
Plowitz, P., Eine neue Wurzelbehandlungsmethode und Wurzelfüllung. Z. R. 1915. Nr. 46.
Preiswerk, G., Lehrbuch und Atlas der konservierenden Zahnheilkunde. München 1912.
Riesenfeld, Zur Technik der Wurzelfüllung mit Paraffin. Z. R. 1911. Nr. 9.
Rumpel, Das Füllen der Wurzelkanäle mit Paraffin-Thymolspitzen. Z. R. 1911. Nr. 10.
Sachs, W., Sofortige Wurzelfüllung. D. M. f. Z. 1894. H. 9.
Schimmelbusch, Anleitung zur antiseptischen Wundbehandlung. Berlin 1892. Kap. V.
Schreiter, R., Galvanokaustik. D. M. f. Z. 1886. H. 6.
Stärke, Die Bekämpfung der Pulpa- und Periodont-Erkrankungen im Lichte moderner medizinischer Forschung. Korr. f. Z. 1912. H. 3.
Szabó, J., Experimentelle Untersuchungen über Zahnwurzelfüllungsmethoden mit besonderer Berücksichtigung des Paraffins. Öst.-ung. V. f. Z. 1909. H. 3.
Sieberth, O., Die Mikroorganismen der kranken Zahnpulpa. Inaug.-Diss. Erlangen 1900.
Thiesing, Die Anwendung des elektrischen Glühbrenners in der zahnärztlichen Praxis. Z. W. 1890. Nr. 51.

Tomes, Ch. S., Bemerkungen über eine Methode der Wurzelfüllung. Journ. of the Brit. Dent. Ass. 1883. Nr. 8. Ref. D. M. f. Z. 1883. H. 11.
Trauner, Fr., Wurzelfüllung von Zähnen, deren Wurzelwachstum nicht abgeschlossen ist. Öst.-ung. V. f. Z. 1902. H. 2.
Vahle, C., Asbestspitzen als Wurzelfüllungsmittel, namentlich für Frontzähne. D. M. f. Z. 1906. H. 4.
Walkhoff, O., Chlorphenol. Od. Bl. 1903/04. Nr. 3/4.
Weiser, R., Beiträge zur konservativen Behandlung pulpakranker Zähne. Überkappung, Amputation, Elektrolyse. Öst.-ung. V. f. Z. 1888. H. 2.
Williger, F., Das Trikresol-Formalin und die Buckleysche Theorie von der chemischen Zusammensetzung der gangränösen Pulpa. D. z. W. 1907. Nr. 27.
Wustrow, P., Zur Kritik der Wurzelbehandlung, unter besonderer Berücksichtigung der von Adloff angegebenen Thymolsubstanzfüllung. D. M. f. Z. 1916. H. 8.
— Chirurgisch-bakteriologische Theorie der Wurzelbehandlung. D. M. f. Z. 1917. H. 12.
Zenner, G., Die Anwendung der Galvanokaustik und der Jod-Dämpfe in der zahnärztlichen Praxis. Korr. f. Z. 1894. H. 1.
Zierler, Fr. E., Neue Methode zur Therapie gangränöser Zähne, Alveolar-Erkrankungen etc. Z. R. 1900. Nr. 413/414.
— Elektrosterilisation gangränöser Zähne etc. Z. R. 1900. Nr. 417.
— Elektro-Sterilisationsapparat für gangränöse Wurzeln. Korr. f. Z. 1900. H. 4.
— Zur Elektrosterilisation putrider Zahnwurzeln. Öst.-ung. V. f. Z. 1906. H. 1.
Zierler und K. B. Lehmann, Untersuchungen über die Abtötung von Bakterien durch schwache, therapeutisch verwertbare Ströme. Arch. f. Hygiene. 1903. H. 3.

3. Sofortige Wurzelfüllung.

Unter sofortiger Wurzelfüllung versteht man das Füllen der Wurzelkanäle in derselben Sitzung, in welcher die Wurzelkanäle zum ersten Male gereinigt und antiseptisch behandelt worden sind. Während die sofortige Wurzelfüllung nach der Entfernung der frisch devitalisierten Pulpa von den meisten Praktikern schon vor einem halben Jahrhundert (Taft, Suersen, Jack) als eine durchaus einwandfreie Behandlung empfohlen wurde, machten sich besonders in den achtziger Jahren Stimmen geltend, welche die sofortige Wurzelfüllung auch bei Pulpitis chronica gangraenosa angewandt wissen wollten. Zu den Vertretern dieses Standpunktes gehörten vor allem Fr. Hesse, Holländer, Ottofy, Cunningham und W. Sachs. Hesse füllte die Wurzelkanäle in denjenigen Fällen sofort, in denen sie trocken waren; floß aus ihnen reichlich eiteriges Sekret, dann wartete er mit dem Füllen etwa vier Tage. Holländer behandelte in 25 Fällen nach dem Cunninghamschen Verfahren auch bei vereiterten und verjauchten Pulpen ohne eine einzige Nachwirkung, indem er in die von Fäulnisstoffen sorgfältig befreiten Kanäle feine Baumwollfäden einlegte, welche ein wenig in eine Mischung von Acid. arsenic. 11,0, Spir. vini rectif. und Ol. caryoph. āā 31,0 getaucht wurden. Diese geringe Menge Arsenik soll keine Entzündung hervorrufen. Der Baumwollfaden wird so hoch wie möglich hinaufgeschoben und dann Chlorzinkzement nachgefüllt. Cunningham hatte nur 2% Mißerfolge mit dieser Behandlung. Ottofys Methode besteht darin, daß er in die gründlich gereinigten Wurzelkanäle eine Lösung von Quecksilberchlorid (1 : 250) einspritzt und die Lösung 2—3 Minuten in ihnen beläßt, nachdem vorher und nachher mit einer Lösung von 1 : 1000 ausgespritzt wurde. Die Wurzelkanäle werden dann mit heisser Luft getrocknet, mit Guttapercha, die in Chloroform aufgelöst ist und dann mit halbhartem Pyrozink-Phosphat gefüllt. Einige Jahre später trat auch W. Sachs für die sofortige Wurzelfüllung bei einfacher Pulpagangrän ein, „weil sie, wenn korrekt ausgeführt, die besten Resultate ergibt und den geringsten Zeitaufwand erfordert". Während Sachs nach sofortiger Wurzelfüllung nur in einzelnen Fällen nach ein oder zwei Tagen eine geringe Empfindlichkeit gegen Perkussion wahrnahm, die von dem Patienten kaum empfunden wurde, hat Ottofy in den meisten Fällen eine zuweilen ziemlich heftige Entzündung auftreten sehen, welche 3—4 Stunden anhielt. Er empfahl diese Methode nur für gesunde und kräftige Personen jüngeren Alters.

Selbstverständlich hatte diese Methode der sofortigen Wurzelfüllung heftige Gegner gefunden, unter denen besonders Taft, Baldwin, Noyes zu nennen sind. Sie vertraten den allein richtigen Standpunkt, daß eine Füllung in den Wurzelkanal erst dann eingelegt werden darf, nachdem er in einen nach ihren Begriffen aseptischen Zustand gebracht ist. Auch Dependorf hat sich gegen die Behandlung der Pulpagangrän in einer Sitzung ausgesprochen, da in so kurzer Zeit nicht einmal mit anorganischen Säuren die Sterilität des Wurzelkanals am Apex hergestellt werden kann. Wenn auch Versuche Boenneckens ergeben haben, daß Paramonochlorphenol septisch gangränöse Wurzeln in $1^1/_2$ Minuten vollständig sterilisieren kann, so muß ich mich hier doch mit Entschiedenheit gegen die Methode der sofortigen Wurzelfüllung aussprechen. Einmal ist es fraglich, ob die außerhalb des Mundes bei extrahierten Zähnen vorgenommenen Versuche auf die Verhältnisse im Munde übertragen werden können, dann besteht in jedem Falle die Möglichkeit einer Infektion des Periodonts. Deshalb halte ich es für angebracht, mit dem definitiven Verschluß des Wurzelkanals zu warten, bis eine probeweise unter Verschluß gemachte zwei- bis dreitägige antiseptische Einlage den Beweis erbracht hat, daß Nachwirkungen auf das Periodont nicht mehr zu befürchten sind.

Literatur.

Baldwin, H., Sofortige Wurzelfüllung. Korr. f. Z. 1894. H. 4.

Boennecken, H., Untersuchungen über einige neuere bei der Wurzelbehandlung verwendete Antiseptika. Öst. Z. f. Stom. 1913. H. 3. Ref.

Dependorf, Th., Die Wurzelbehandlung bei erkrankter Pulpa und erkranktem periapikalem Gewebe, einschließlich der Pulpaüberkappung. Erg. d. ges. Zahnheilk. Wiesbaden 1910. H. 3.

Hesse, Fr., Die Füllung der Zahnwurzeln. D. M. f. Z. 1884. H. 6.

Holländer, L., Das Verfahren von Coleman-Cunningham zur sofortigen Wurzelfüllung. Öst.-ung. V. f. Z. 1888. H. 2.

Jack, L., Treatment of devitalised teeth. International 1897. Nr. 6. Ref. D. M. f. Z. 1898. H. 4.

Noyes, Ed., Sofortige Wurzelfüllungen nebst einigen Bemerkungen über die Behandlung von Zähnen mit abgestorbenen Pulpen. Dent. Review. Übers. Korr. f. Z. 1895. H. 1.

Ottofy, L., Das Füllen pulpaloser Zähne in einer Sitzung. Dent. Review. Ref. Korr. f. Z. 1888. H. 2.

Sachs, W., Sofortige Wurzelfüllung. D. M. f. Z. 1894. H. 9.
Suersen, Über die Vorbereitung zum Ausfüllen solcher Zähne, deren Pulpa mehr oder weniger bloßliegt oder schon zugrunde gegangen ist. D. V. f. Z. 1864. H. 4.
Taft, J. A., A Practical Treatise of Operative Dentistry. London 1859.

4. Mißerfolge bei Wurzelbehandlungen.

a) Abbrechen von Nervnadeln und Bohrern.

Bei zu stürmischem Umdrehen des Nervextraktors im Wurzelkanal passiert es dem Anfänger häufiger, daß der Nervextraktor bricht und ein Stückchen desselben im Kanal zurückbleibt (Abb. 103). Je schwächer und schlechter die Nadel ist, desto öfter wird ein Bruch eintreten. Vorsichtiges Arbeiten mit dem Nervextraktor, besonders, wenn irgendwo ein Widerstand im Kanal bemerkt wird, und ein gutes Material wird uns nur

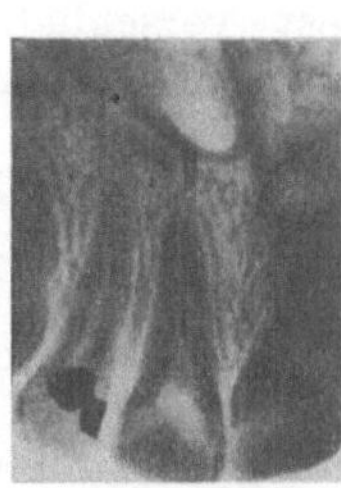

Abb. 103. Abgebrochene Nervnadel im Wurzelkanal eines mittleren Schneidezahnes. (Nach Dieck.)

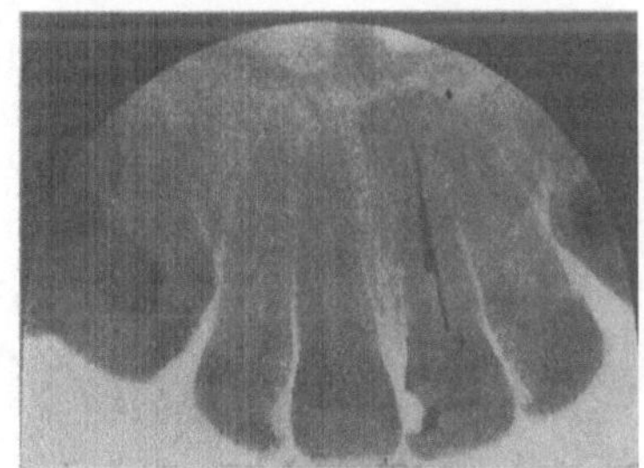

Abb. 104. Zwei abgebrochene Nervnadeln im Wurzelkanal eines mittleren Schneidezahnes. (Nach Williger.)

selten in diese mißliche Lage bringen. In jedem Fall muß der Versuch gemacht werden, den im Kanal zurückgebliebenen Teil des Nervextraktors herauszubekommen. Zuweilen gelingt es, das abgebrochene Stück mit einer Pinzette zu fassen und herauszuholen. Glückt das nicht, so führt man eine glatte, mit Watte lose umsponnene Nadel vorsichtig, an der Wand des Kanals entlang tastend, in den Kanal ein, macht eine drehende Bewegung und zieht sie wieder heraus. Oft hat sich das abgebrochene Stück in der Watte verfangen. Es kann natürlich auch vorkommen, daß beim Versuch das abgebrochene Stück zu entfernen, ein zweites Stück abbricht und im Kanal zurückbleibt (Abb. 104). Schreiter empfahl, den Rest mit einem Nervextraktor herauszuholen, den man lose mit etwas Watte umwickelt hat. Das Herausziehen mit einem Magneten oder das Unschädlichmachen durch Auflösen der Extraktorspitze mit Jod, werden wohl kaum zum Ziele führen. Muß das Stück zurückbleiben, so empfiehlt Schreiter als Füllungsmaterial mit Schellacklösung getränkte Baumwolle einzuführen; man kann dadurch die Oxydation der Metallspitze bis auf ein Minimum reduzieren. Auch die Replantation kann im äußersten Notfalle in Frage kommen. G. Mayer fand die Mitte der Wurzel eines extrahierten periostitischen Zahnes mit einem grünblauen Ringe umgeben. Beim Durchsägen der Wurzel an dieser Stelle stieß er auf einen harten Gegenstand, der sich nach Spaltung der Zahnwurzel als eine mehrere Millimeter lange Nervextraktorspitze entpuppte, die in einer schmierigen, übelriechenden Materie eingewickelt lag. Pearson erweiterte den Kanal, bis das abgebrochene Stück lose geworden ist, und entfernte es mit Hilfe einer gut schließenden Wasserspritze. Witte machte darauf aufmerksam, daß Nervextraktoren, die man sich selbst aus den feinsten Reibahlen herstellt, welche die Uhrmacher gebrauchen, nicht brechen. Ist eine Nadelspitze hoch oben im Kanal abgebrochen, so soll man nach Callahan keine instrumentelle Entfernung versuchen, da dadurch das Fragment meist weitergestoßen wird. Callahan empfiehlt Füllung des Kanals mit H_2SO_4 und Neutralisation. Das unter Aufschäumen entstehende CO_2-Gas soll die Nadelspitze mitreißen. Neuerdings sucht sich Callahan dadurch zu helfen, daß er Jodkristalle in den Wurzelkanal einführt, so daß sie die Nadel vollständig bedecken, und dann den Kanal fest verschließt. Nach ein oder zwei Tagen ist der Stahl in Jodeisen verwandelt, das sich mit Wasser leicht ausspülen läßt.

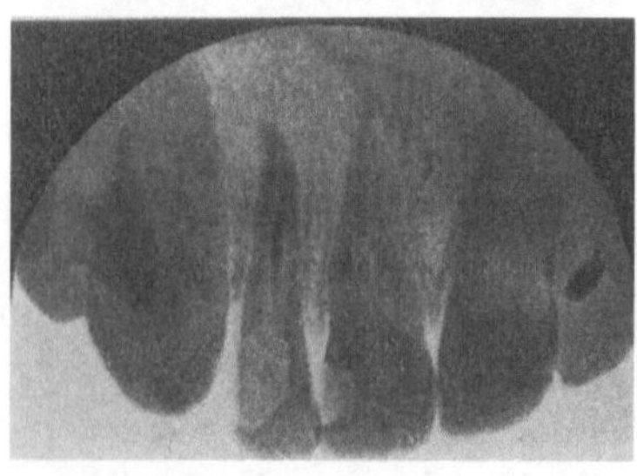

Abb. 105. Abgebrochenes Ende eines Spießbohrers im Wurzelkanal eines seitlichen Schneidezahnes. (Nach Williger.)

Leider müssen wir manchmal das abgebrochene Stück doch zurücklassen, da Versuche, es durch Chemikalien zu zerstören und dann zu entfernen, selten zum Ziele führen, am allerwenigsten bei abgebrochenen und im Wurzelkanal fest eingeklemmten Bohrerstücken. Hat man mit aseptischem Material gearbeitet, war der Kanal bereits aseptisch und liegt das Nadelstückchen noch etwas vom Foramen apicale entfernt, dann ist das Zurückbleiben meist ohne Belang. Der Kanal wird wie sonst gefüllt. Anderenfalls kann das Zurückbleiben eines abgebrochenen Nadelstückes auch zu Komplikationen führen, wie aus einem von Duvoisin beobachteten Falle hervorgeht:

Bei Extraktion der Pulpa aus einem mittleren Schneidezahn war die Spitze einer Nadel im oberen Teil des Wurzelkanals zurückgeblieben; der Kanal selbst mit jodoformierter Guttapercha gefüllt. Nach 3 Jahren wurde der Zahn gegen Druck empfindlich und zeigte eine kleine Anschwellung an der Wurzelspitze. „Diese vergrößerte sich allmählich und hatte nach Verlauf eines Monats die Größe eines Taubeneies, wodurch das Mädchen sehr entstellt wurde. Die oberflächlichen und tieferen Levatoren des Nasenflügels und der Oberlippe waren vollständig gespannt und die Entzündung setzte sich auf alle Teile der Apophyse fort. Gegen Druck fühlte sich der Tumor pergamentartig an." Der Zahn wurde damals durch Reimplantation zur Heilung gebracht. Nach der Extraktion desselben zeigte es sich, daß der Rest der Nervnadel sich infolge der Resorption der Wurzelspitze außerhalb des Kanals befand. Man mußte voraussetzen, daß anfänglich nur der 4. Teil eines Millimeters den Apex passiert hatte und dieser bereits genügte, eine solch schwere Komplikation zu verursachen.

Williger berichtet über folgenden Fall:

Am seitlichen linken oberen Schneidezahn, der vor mehreren Jahren gefüllt worden war, bestanden seit einiger Zeit Schmerzen, und es war in der Gegend der Wurzelspitze eine Anschwellung aufgetreten. Im Röntgenbild (Abb. 105) zeigte sich eine Zyste und das abgebrochene Ende eines Spießbohrers, das etwa in der Mitte des Wurzelkanals lag.

Heute wird zur Entfernung von Nadelstücken, die im Wurzelkanalende zurückgeblieben sind, von Williger die Wurzelspitzenresektion empfohlen. Gelingt es nicht, den Rest ohne weiteres zu entfernen, so kann er von der Kavität her mit einem Wurzelkanalstopfer oder einer abgeschnittenen Millernadel nach der Wurzelspitze zu ausgestoßen werden. Auch kann ein Teil der Wurzel herausgebohrt und nach Entfernung der Nadel mit Amalgam oder Paraffin wieder gefüllt werden.

Schuster empfahl zur Entfernung abgebrochener Instrumente aus Wurzelkanälen die Sektion der Zahnwurzel. Er zieht diese Methode der Resektion vor, da sie die Zahnsubstanz mehr schont. Die Operation besteht darin, daß nach Aufklappen der Schleimhaut die Alveolarlamelle mit Hilfe eines feinen scharfschneidenden Meissels fensterartig durchbrochen wird, bis ein Teil der Wurzel des Zahnes freiliegt. Das Röntgenbild gibt hier sicheren Aufschluß, in welcher Höhe das Fenster anzulegen ist. Nach Freilegung der Zahnwurzel beginnt man die Wurzel mit einem feinen Rosenbohrer aufzuschneiden, bis man zum Wurzelkanale gelangt (Abb. 106). Hat man das Fenster in richtiger Höhe angelegt, so stößt man gleich auf den im Kanal befindlichen Fremdkörper. Mit feinen, etwas gebogenen starren Sonden versucht man nun nach Entfernen der Bohrspäne durch Abspritzen das Fragment zu lockern und nach der Pulpakammer zu hinabzuschieben. In vielen Fällen genügt schon ein kräftiger Luftstrahl, um das Bruchstück hinauszubefördern. Zweckmäßig legt man etwas Watte ganz lose gegen die Kavität der Zahnkrone, damit das Bruchstück nicht unbemerkt aus der Höhle fallen kann. Nach Entfernung des abgebrochenen Instrumentes wird der Defekt in der Zahnwurzel mit Zinngold oder Amalgam abgeschlossen. Um den Kanal für die Weiterbehandlung nicht unpassierbar zu machen, wird eine entsprechend starke Sonde von der Pulpakammer aus eingeführt und während des Füllens im Kanal liegen gelassen. Hat man den Kanal bis zum Apex aufgeschnitten, ist das Einführen eines Instrumentes nicht nötig, da ein fester Verschluß des Kanalendes ja nur wünschenswert ist. Darauf wird das Operationsfeld von überschüssigem Füllungsmaterial gesäubert und die Wände, wie sonst, behandelt Die Operation eignet sich besonders für einwurzelige Zähne.

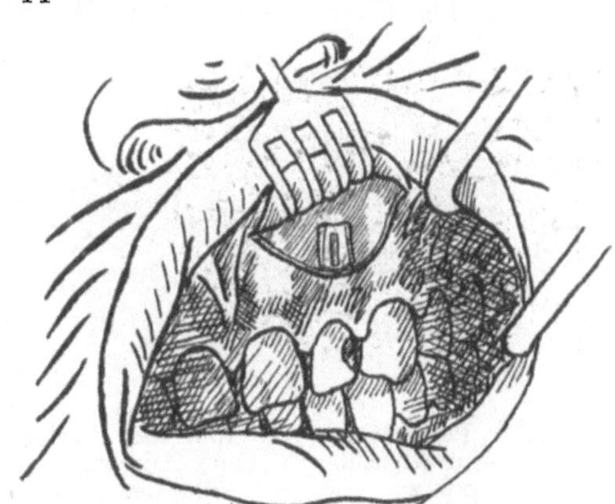
Abb. 106. Sektion einer Zahnwurzel zur Entfernung eines abgebrochenen Instrumentes aus dem Wurzelkanal. (Nach Schuster.)

b) Perforation der Zahnwurzeln

Ein anderer Mißerfolg bei Wurzelbehandlungen ist die Perforation der Zahnwurzeln. Unter Wurzelperforation versteht man die Durchlöcherung der Wurzelwand eines Zahnes oder der Bifurkationsstelle (bei mehrwurzeligen Zähnen). Man unterscheidet zwei Arten von Perforation, 1. die traumatische, 2. die pathologische. Die erstere wird durch ein Trauma beim Ausbohren der Zahnwurzel zur Erweiterung des Wurzelkanals, besonders zur Herstellung von Kronenersatz hervorgerufen. Sie hat ihren Sitz meist nach dem Apex zu (Abb. 107), seltener in der Mitte der Wurzel und ist gewöhnlich von kleinem Umfange. Die letztere, welche durch Karies entsteht, ist meist ausgedehnter und wird fast immer in der Nähe des Zahnhalses beobachtet (Abb. 108). Zuweilen entdeckt man sie erst nach Entfernen der letzten kariösen Schicht, wenn zwischen Cavum pulpae bzw. Wurzelkanal und Alveole nur noch

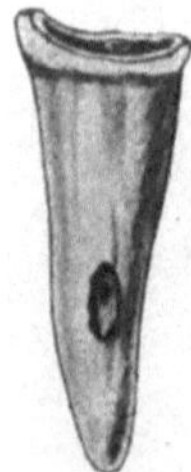

Abb. 107. Perforation einer Zahnwurzel nach dem Apex zu.

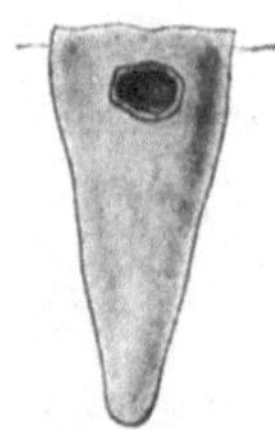

Abb. 108. Perforation einer Zahnwurzel in der Nähe des Zahnhalses.

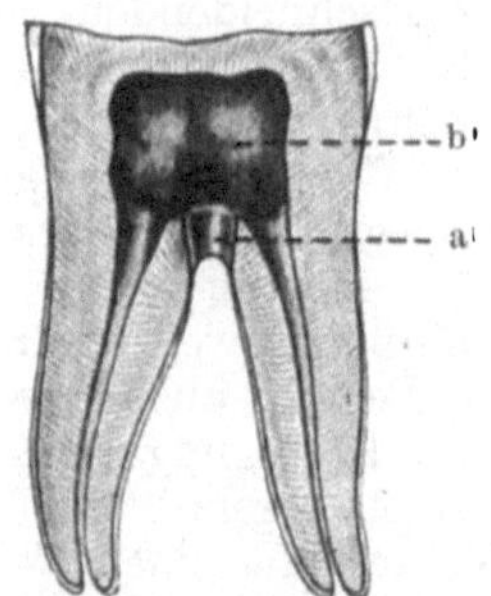

Abb. 109. Perforation einer Zahnwurzel an der Bifurkationsstelle. a Perforation, b Cavum pulpae.

eine dünne Zementwand vorhanden ist. Bei mehrwurzeligen Zähnen befindet sie sich auch unterhalb des Bodens des Cavum pulpae an der Bifurkationsstelle (Abb. 109). Die traumatische Perforation kommt besonders häufig bei Zähnen mit schmaler Wurzel zustande, also bei seitlichen Schneidezähnen und Bikuspidaten. Wurzelabnormitäten erhöhen die Gefahr.

Die Diagnose der traumatischen Perforation ist dadurch gesichert, daß Patient etwas Schmerzen empfindet und aus der Perforationsstelle etwas Blut hervorsickert; letzteres kann man durch einen in den Wurzelkanal eingeführten Wattefaden nach seinem Herausziehen sofort feststellen. Die Diagnose der pathologischen Perforation kann, wenn sie an der Bifurkationsstelle liegt, zu Schwierigkeiten führen, da eine Verwechselung der aus der Perforation hervorgetretenen Granulationen mit dem Pulpagewebe sehr wohl möglich ist. Die verringerte Schmerzempfindung bei Berührung der Granulationen oder bei Anspritzen mit kaltem Wasser gegenüber derjenigen der entzündeten Pulpa, ferner der Umstand, daß man bei Druck auf die Granulationen den Widerstand des Knochens fühlt, dürfte jedoch in jedem Falle Klarheit schaffen.

Bei größeren Granulationen muß auch durch sorgfältige Beobachtung ein Verwechseln mit einem Pulpapolyp vermieden werden.

In früheren Jahren wurden Zähne mit perforierten Wurzeln einfach extrahiert. Unterbleibt die Extraktion oder wird die Perforation übersehen und beim Einsetzen einer Stiftzahnkrone etwas Zement durch die Perforationsöffnung geschoben (Abb. 110), dann tritt gewöhnlich eine Periodontitis mit ihren Folgen ein. Wird infolge falscher Diagnose Arsen eingelegt, so entstehen dadurch Nekrosen der Alveolarsepta. Greve sah einmal einen Fall, wo die Nekrose den Umfang einer großen Haselnuß erreicht hatte. Seit 20 Jahren macht sich auch bei diesem Zahnleiden das Bestreben geltend, durch geeignete Maßnahmen den Zahn zu erhalten. Eine etwa notwendige Behandlung des Wurzelkanals geschieht entweder vor der Behandlung der Perforation oder zugleich mit ihr; stark ätzende Antiseptika sind zu vermeiden.

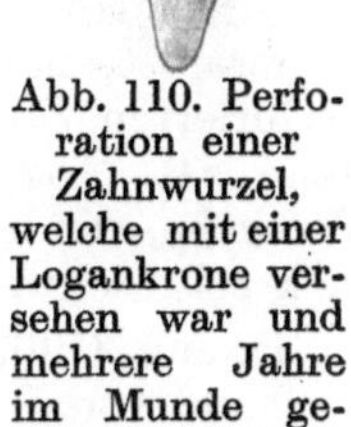

Abb. 110. Perforation einer Zahnwurzel, welche mit einer Logankrone versehen war und mehrere Jahre im Munde gestanden hatte.

Evans (1895) verschloß die perforierte Stelle mit Guttapercha nach vorherigem Überstreichen mit Chloropercha. Zur Vorbehandlung benutzte er Nelkenöleinlagen unter Verschluß, die er so lange fortsetzte, bis an der Perforationsstelle kein Blutserum mehr austrat und oberflächliche Vernarbung erfolgt war.

Girdwood (1897) hielt diese Behandlungsweise für unbrauchbar, da Guttapercha durch das Aufquellen infolge von Feuchtigkeit zu Reizerscheinungen Veranlassung gibt und Abszesse hervorruft. Girdwood empfahl deshalb als ein geeignetes Material zum Verschließen der Perforationsstelle dünn angerührtes Kupferamalgam. „Dasselbe schmiegt sich leicht und genau dem weichen Gewebe an, ohne dieses zu verschieben; es ist ferner nicht reizend und unlöslich, wird in kurzer Zeit hart und verträgt einen beträchtlichen Druck, ohne sich zu bewegen und zu brechen; außerdem ist es noch bemerkenswert antiseptisch.“ Girdwood hat in dieser Weise viele Fälle ohne jeden Mißerfolg behandelt.

Morgenstern (1901), der sich ausführlich mit diesem Gegenstande beschäftigt hat, unterschied außer der traumatischen und pathologischen noch die anatomische und physiologische Perforation. Da die beiden letzteren jedoch zu den normalen Befunden gehören, brauchen sie weder bei der Einteilung noch bei der Behandlung besonders berücksichtigt zu werden. Zu den wichtigsten Grundsätzen für die Therapie der Perforation zählt Morgenstern die Beseitigung aller kariösen Stellen ohne Schwächung der Wurzel, gründliche aber reizlose Desinfektion der Wurzel und Perforationsstelle und hermetischen Verschluß der letzteren mit einer indifferenten Substanz, wobei jeder Druck zu vermeiden ist. Bei frischer Perforation spritzt Morgenstern die Wurzel zuerst mit lauwarmem, dann mit heißem Wasser aus, um die Blutung zu stillen, und reinigt mit 5%igem Karbolwasser, worauf er ein mit Karbolwasser getränktes Wattebäuschchen 10 Minuten in der Wurzel liegen läßt.

Zum provisorischen Verschluß benutzt er einen Wurzellack, der folgendermaßen zusammengesetzt ist:

Rp. Masticis 45,0
Aether sulf. 30,0
Jodoform 0,25
Acid. carbol. liquefact. 0,5
M. f. solutio
S. Wurzellack.

Nach Bestreichen der perforierten Stelle mit diesem Lack und Einblasen von heißer Luft wird die perforierte Stelle für 2—3 Tage mit Fletscher hermetisch verschlossen. Die definitive Füllung erfolgt, wenn sich nach einigen Tagen keine Reaktion gezeigt hat. Morgenstern benutzt zur Füllung nach vorheriger Entfernung des eingedickten Wurzellacks mit ätherisierter oder alkoholisierter Watte Zinnfolie, die er an der Außenseite mit dem Wurzellack bestreicht. Bei veralteten Fällen desinfiziert er mit einer frisch hergestellten Lösung von 5%igem Karbolwasser und 5%iger Formollösung (10 Minuten) und ätzt dann die ausgetrocknete Wunde vor der Weiterbehandlung 5 Minuten mit einer 25%igen Höllensteinlösung. Mit der definitiven Füllung wird 10 Tage abgewartet, nötigenfalls das Verfahren wiederholt. Zeigt sich an der perforierten Stelle ein Fäulnisgeruch und sind Schmerzen aufgetreten, dann rät Morgenstern von einer weiteren Behandlung ab. Einige Versuche, die ich angestellt habe, ergaben, daß sich mit diesem Wurzellack sehr schwer arbeiten läßt.

Paeso (1903) läßt, wenn Entzündung vorliegt, einige Zeit einen Verband von Eukalyptol und Jodoform im Wurzelkanal. In den Kanal gewuchertes Zahnfleisch ätzt er mit Phenol oder Trichloressigsäure weg. Manchmal kann man von außen her ein flaches Instrument unter das Zahnfleisch schieben und die Öffnung decken, während man den Kanal ausfüllt. Den Zutritt von Blut verhindert man durch Betupfen mit Adrenalinchlorid. Für manche Fälle eignet sich Kupferamalgam als Füllungsmaterial. Ist das Loch groß, so kann man es vorher mit Platin- oder Zinnfolie bedecken.

Misch (1904) konnte in 3 Fällen mit der Bougiesbehandlung (vgl. S. 182) die Zähne erhalten. Er verfuhr dabei in der Weise, daß er die betreffende Stelle nebst Umgebung so gründlich als möglich reinigte und dann ein Stückchen Schmelzbougies mit Jodoform oder Xeroform heraufbrachte. Dann legte er etwas Watte darüber und verschloß den Zahn provisorisch mit Fletscherzement. Traten keine anhaltenden Beschwerden auf — im Anfang ist meist eine geringe Empfindlichkeit vorhanden — dann entfernte er nach einigen Tagen die Einlage, legte wieder etwas Bougies auf und ließ jetzt über dieses ein wenig dünnflüssiges Fletscherzement fließen, der die ganze Stelle vollständig bedecken muß. Nun erst führte er die Wurzelbehandlung aus. Ist sie beendet und hat sich die perforierte Stelle nicht mehr bemerkbar gemacht, so entfernte er nach einiger Zeit ganz vorsichtig den Fletscherüberzug und die obere Schicht der Schmelzbougieseinlage, soweit sie noch vorhanden war, und ersetzte sie durch ein Stückchen schwer schmelzbaren Bougies, das er mit einer Wurzelkappe bedeckte und zunächst wieder provisorisch verschloß. Nach 1—2 Tagen erfolgte die Dauerfüllung. Die ganze Manipulation muß mit der peinlichsten Sauberkeit, größten Vorsicht und Behutsamkeit ausgeführt werden, falls sie Erfolg haben soll.

Nach Luniatschek (1905) leistet das Paraffin gerade bei perforierten Wurzeln gute Dienste. Es verschließt nicht nur die Perforation, sondern wird auch selbst, wenn es durch die Öffnung hindurchgedrängt wird, anstandslos von dem Gewebe vertragen. Vier von ihm behandelte Fälle, von denen er zwei nach 15 Monaten wiedersah, haben die Vorzüglichkeit des Paraffins erwiesen. Preiswerk benetzt die kleine Wunde mit Chlorphenol, bis die Blutung steht, trocknet die Höhle, heftet bei Perforation der Basis des Zahnes einen Goldzylinder durch eine dünne Lage weich angerührten Phosphatzements über die Perforationsöffnung und drückt den Zylinder daselbst gut gegen den Boden der Kavität.

Daß es bei der Behandlung der Wurzelperforation hauptsächlich auf Asepsis, Reizlosigkeit des zur Überkappung verwandten Materials und Abhalten jedes Druckes von der Perforationsstelle ankommt, beweisen mehrere von mir selbst behandelte Fälle, von denen ich nur zwei erwähnen möchte:

Fall 1: Frl. R., 14 Jahre alt, trat im Juli 1900 wegen eines außerordentlich zerstörten Gebisses in meine Behandlung. U. a. waren die Kronen der beiden mittleren Inzisivi und des rechten seitlichen Inzisivus so zerstört, daß Ersatz durch künstliche Kronen erfolgen mußte. Beim Ausbohren des Wurzelkanals des seitlichen Schneidezahnes wurde die Wurzel labialwärts perforiert. Nach mehrmaligem Auswischen mit $5^0/_0$iger Karbolsäurelösung und Stillung der Blutung wurde die Perforationsstelle mit Jodoformpulver eingestäubt und mit Zement vorsichtig, ohne einen Druck auszuüben, überkappt; am Tage darauf, am 13. Juli, wurde, da keine Reaktion eintrat, eine Logankrone eingesetzt. Während der folgenden Jahre zeigte sich nur ab und zu eine kleine Schwellung, die schmerzlos verlief und unter dem Einfluß von Spülungen schnell wieder zurückging. 6 Jahre hatte der Zahn seine Dienste geleistet, als Patientin am 9. Juli 1906 mit einer Fistel über dem J_2 s. d. bei mir erschien. Spaltung der Fistel, leichte Auskratzung und Jodoformgaze-Einlage brachten sie nach mehreren Tagen zum Schwinden. Am 5. Juli 1907 zeigte sich über der Perforationsstelle ein kleiner Abszeß. Eine Inzision und Auskratzung des kranken Herdes führten wiederum zur Heilung. Am 14. Juli 1909 war die Krone locker geworden, außerdem hatte sich wiederum eine Fistel gebildet, das Zahnfleisch rings herum war gewuchert. Da die Perforationsöffnung nicht blutete, wurde die Krone wieder eingesetzt. Mit Rücksicht auf die wiederholt eingetretenen pathologischen Erscheinungen wurde am 21. Juli eine Wurzelspitzenresektion bis zur perforierten Stelle bzw. bis zum Stifte der Logankrone vorgenommen, welche eine endgültige Heilung brachte.

Fall 2: Frau H., etwa 55 Jahre alt, hatte im M_2 sup. sin., der früher bereits gefüllt war, eine größere Perforation an der Bifurkationsstelle. Nach Entfernung der alten Füllung und vorheriger antiseptischer Behandlung der Wurzelkanäle und der Perforationsstelle wurde diese am 3. Juli 1905 mit Jodoformpulver eingestäubt, mit Fletscher überkappt und sofort eine Füllung eingelegt. Nach $1^1/_2$ Jahren funktionierte der Zahn vollständig tadellos.

Nach den von mir mit Paraffin gemachten günstigen Erfahrungen benutze ich nunmehr dieses für alle Fälle von Perforationen.

Von der relativen Heilung eines Falles konnte Kaas (1903) berichten, nachdem durch antiseptische Wurzelkanalbehandlung und Einlage eines mit Jodoform und Chlorphenol getränkten Wattefadens die früher bestandenen Schmerzen beseitigt und die Geschwulst und die Klopfempfindlichkeit verringert waren.

Zur Behandlung von Wurzelperforationen, welche an der labialen Wand eingetreten sind, empfahl A. Hoffmann (1903) als erster einen Verschluß mit Goldamalgam von außen her.

In einem sehr veralteten Falle, bei dem die labiale Alveolarwand bereits durch jahrelange Eiterung zugrunde gegangen war, verschaffte er sich durch wiederholte Jodoformgaze-Einlagen und durch Kauterisation mit dem Galvanokauter freie Übersicht über die Perforationsöffnung. Es zeigte sich nun eine zweite Perforationsöffnung unterhalb der ersten nach der Schneidekante zu. Beide wurden zu einer Kavität vereinigt, und der ziemlich umfangreiche Defekt wurde, nachdem vorher eine mit Watte umwickelte Sonde bis zum Foramen apicale eingeführt war, um einen unbeabsichtigten Verschluß des Kanallumens durch von außen eingepreßtes Amalgam zu verhindern, mit Goldamalgam gefüllt. Die Ränder der Füllung des Wurzeldefekts wurden peinlich geglättet, um einen Reiz auf das umgebende Zahnfleisch auszuschließen. Trotzdem die Zahnfleischbrücke infolge ungenügender Ernährung atrophierte und dadurch der kosmetische Erfolg beeinträchtigt wurde, waren die Beschwerden beseitigt, so daß das Resultat in funktioneller Hinsicht als günstig bezeichnet werden mußte.

Hoffmann betont, daß sich diese Behandlungsweise natürlich nur für Vorderzähne eignet.

B. Sachse (1906) hat sogar eine Perforationsöffnung, welche mehr gaumenwärts gelegen war, durch Verschluß mit Kupferamalgam von außen und Behandlung der bestehenden Ostitis durch Ausschabung und Tamponade zur Heilung gebracht, nachdem er vorher die von dem ersten Operateur zurückgelassene Watte entfernt und zur Beseitigung der zurückgebliebenen Watterestchen die Perforationsstelle mit einem kugelförmigen Galvanokauter ausgebrannt hatte. Er empfiehlt seine Methode nur für diejenigen Fälle, bei denen die Behandlung von innen versagt. Reinewald (1907) berichtet über einen ähnlichen mit Goldamalgam gefüllten und gut verlaufenen Fall.

Über einen schwierigen Fall berichtete Oppenheim (1906).

Es handelte sich um eine Kaninuswurzel, bei der durch zweimalige Extraktionsversuche vor Jahren Teile abgesprengt und durch tiefgehende Karies die mesiale und distale Wurzelwand bis in die Höhe der halben Wurzel perforiert waren. Das Zahnfleisch ließ über der Wurzel nur eine fistulöse Öffnung bestehen, aus der sich bei Druck auf die Umgebung Eiter entleerte. Nach Exzision des Zahnfleisches und Auswaschen mit H_2O_2 (33%) wurde durch starke Jodoformgazetamponade das Operationsfeld übersichtlich gemacht. Da die Wände nachgaben und besonders die bukkale Wand unter dem Drucke abzubrechen drohte, wurde zunächst eine feine Platindrahtligatur hoch unter dem Zahnfleischrand angelegt. Nach Beendigung der Wurzelkanalbehandlung wurden die Perforationsstellen mit Platinfolie, die an der dem Zahnfleisch zugekehrten Seite in Chloropercha und Jodoformpulver getaucht war, bedeckt und mit Schwamm leicht angedrückt. Da die Wurzel Träger für eine Richmondkrone als Brückenpfeiler sein sollte, wurde eine Kanüle, an die zur besseren Befestigung ein Stück Platindraht mit Gewinde angelötet war, in dem relativ engen Wurzelkanal mit weichem Zement verankert und durch Nachstopfen von Amalgam die Kontur der Wurzel hergestellt. Die Richmondkrone aus Platiniridium sitzt als Pfeiler einer vierzähnigen Brücke nach 10 Monaten tadellos.

Zum Füllen weit offener Foramina und von Perforationen benutzte Spaulding (1907) Bleiplättchen, die aus gehämmerten Schrotkugeln bestehen. Spaulding erklärt sich den schmerzfreien Zustand der Zähne folgendermaßen: Entweder werden die Bleiteile nach Art der Kugel im Gewebe eingekapselt, oder die an den Wurzelenden sich bildenden Bleisalze führen aseptische Zustände herbei. Blei wird also im Kontakt mit dem Periost oder anderen sensiblen Geweben besser vertragen als irgend ein anderes Material.

Grawinkel (1912) berichtete über eine Perforation an der Bifurkationsstelle eines unteren Molaren, die er nach Entfernung der Granulationen zunächst mit Jodoformgaze tamponierte und nach Beseitigung aller Entzündungserscheinungen mit einem Goldzylinder bedeckte, auf das er dünnflüssig angerührtes Kalxine laufen und erstarren ließ. Der obere Teil wurde mit Zement abgeschlossen. Der Erfolg war ein voller.

Williger (1911) behandelte zwei Fälle von Wurzelperforation mit Erfolg.

Der eine betraf Fräulein K. Sie „trug auf der Wurzel des rechten oberen seitlichen Schneidezahns eine künstliche Krone. An dem Zahn bestand eine gingivale Fistel. Die Röntgenaufnahme (Abb. 111) ergab eine seitliche Perforation, aus

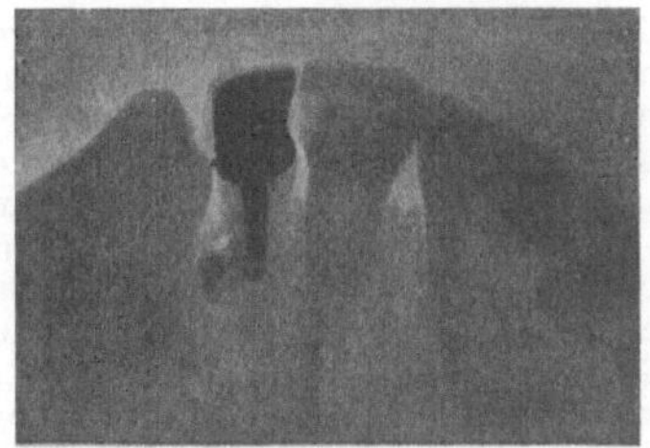

Abb. 111. Perforation mit Fremdkörpermasse im Wurzelhautraum. (Nach Williger.)

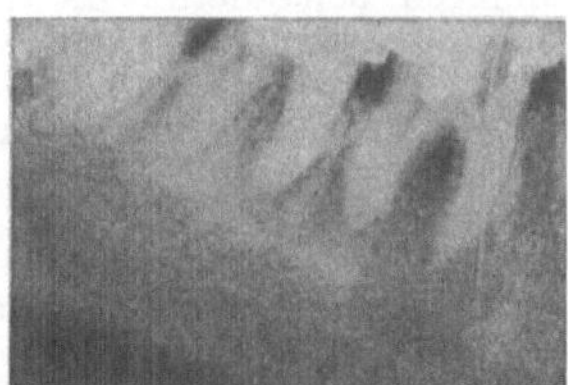

Abb. 112. Wurzelperforation, erst durch Einführung einer Nadel kenntlich gemacht. (Nach Williger.)

welcher Fremdkörpermassen in den Wurzelhautraum hineinragten. Um diese Fremdkörpermassen sah man einen dunklen Schatten als Zeichen von Granulationsbildung. Bei der Aufklappung zeigte sich, daß diese Fremdkörpermassen aus durchgedrungener Guttapercha bestanden. Die überschüssige Guttapercha wurde sorgfältig abgetragen, der Rest geglättet, die Granulationen ausgelöffelt, der Defekt mit Jodoformknochenplombe gefüllt und die Wunde zugenäht. Es trat Heilung ein.“ In dem zweiten Falle konnte die Perforationsstelle erst durch Röntgenaufnahme ermittelt werden, nachdem eine Nadel durch dieselbe geführt war (Abb. 112).

Nach Williger besteht die einzige Möglichkeit, einen solchen Zahn noch längere Zeit zu erhalten, in der Herausnahme des Zahnes, Abtragung der Wurzel an der Perforationsstelle, Verschluß des Kanals von unten her und Replantation. Dieses Verfahren hatte in dem durch Abb. 112 erläuterten Fall auch Erfolg. Falls die Perforationsstelle mehr nach der Wurzelspitze zu liegt, würde ich in solchem Falle die Resektion der Wurzelspitze bis zur Perforationsstelle vorziehen, vgl. Fall 1, S. 237.

Rosenow glaubt, daß sich die Operationsmethode, die Schuster zur Entfernung abgebrochener Instrumente aus Wurzelkanälen vorgeschlagen hat (S. 233), sich auch für die Therapie der Wurzelperforation eignen müsse.

Die Prognose ist in den frischen Fällen und bei kleinen Perforationsstellen gesunder und kräftiger Wurzeln am günstigsten, aber auch bei älteren Fällen kann ein Versuch zur Erhaltung des Zahnes bzw. einer Wurzel gemacht werden, auch wenn der Erfolg in jedem Falle ungewiß ist. Greve hat u. a. mehrere Perforationen von Frontzahnwurzeln behandelt, die bereits jahrelang künstliche Kronen tragen. Auch ich kann von gleichen Erfolgen berichten. Bei großen Perforationsöffnungen rät R. Pareidt, wenn der Zahn der Behandlung trotzt, zur Extraktion. Zur Vermeidung der Perforation ist beim Ausbohren von Wurzelkanälen zur Vorbereitung für Logankronen Vorsicht geboten. Besteht bei seitlichen Schneidezähnen und Bikuspidaten die Gefahr des Durchbohrens der Wurzelwandung, so nimmt man lieber vom weiteren Ausbohren Abstand und fertigt eine Richmondkrone an, welche schon mit einem dünneren und kürzeren Stift die gleiche Befestigung ermöglicht.

Welch schwere Folgen die Anwendung eines Wurzelkanalerweiterers (Beutelrock) unter Umständen nach sich ziehen kann, beweist ein von Walkhoff beschriebener Fall:

Eine junge Dame ließ sich wegen heftiger Zahnschmerzen den linken unteren ersten Molaren behandeln. Da die Schmerzen nach Entfernung der Amalgamfüllung nicht nachließen, ging der behandelnde Praktiker mit einem Beutelrockbohrer in die Wurzeln hinein. „Nach Aussage der Patientin gab es plötzlich einen Ruck, der Schmerz war zunächst unerträglich, sie fühlte aber sofort in der linken Kinn- und Unterlippengegend ein Kältegefühl und bemerkte, daß die erwähnte Gegend ganz unempfindlich war. Starkes Fieber trat auf, die Schmerzen ließen nicht nach und der Zahn wurde 10 Stunden nach dem Anbohren extrahiert. Nach Aussage der Patientin hatte er zwei ganz gerade Wurzeln. Die Anschwellung der Wange und die Temperatur steigerten sich auch am folgenden Tage, und nun suchte Patientin einen hervorragenden Chirurgen auf. Derselbe konstatierte folgendes: die linke Wange war ziemlich stark geschwollen, die Drüsen der linken Halsseite ebenfalls vergrößert und druckempfindlich, der zweite Molarzahn erhalten, Weisheitszahn nicht vorhanden. Die Schleimhaut in der Umgebung der klaffenden Extraktionswunde ist geschwellt und mißfarben, aus der leeren Alveole entleert sich viel stinkender Eiter. Eine eiterige Einschmelzung seitlich des Zahnfortsatzes des Unterkiefers konnte noch nicht festgestellt werden. Die linke Hälfte der Unterlippe war gefühllos, ebenfalls die noch vorhandenen Zähne der linken Unterkieferhälfte. Es wurden Bettruhe, feuchte Verbände, Mundspülungen verordnet. Da am nächsten Tage die Schwellung, Schmerzhaftigkeit und Temperatursteigerung sich weiterhin vermehrt hatten, erfolgte die Aufnahme in die chirurgische Klinik. Es wurde sofort ein auf der Außenseite des Unterkiefers gelegener größerer Abszeß mit einem ca. 4 cm langen, in der Umschlagfalte der Schleimhaut angelegten Schnitte eröffnet. Es zeigte sich das Periost auf breite Strecken von dem Unterkieferkörper abgehoben. Breite Tamponade, feuchte Verbände. Auf der linken Halsseite trat ein bretthartes Infiltrat auf. Die Temperatur stieg auf 39,6°, so daß nunmehr mit einem großen bogenförmigen Schnitte in der linken Submaxillargegend eingegangen wurde. Im Lager der linken Submaxillardrüse fand sich sehr viel stinkender Eiter, auch war das Periost der Innenseite des Unterkiefers vollkommen abgehoben. Breite Tamponade auf der Außen- und Innenseite des Unterkieferkörpers mit Zigarettendrains.

Der phlegmonöse Prozeß ging weiter, die Schwellung der linken Gesichts- und Halsseite war enorm und erstreckte sich sogar auf die rechte Gesichtshälfte, die linken Augenlider waren derart geschwollen, daß die Patientin tagelang auf diesem Auge nichts sah. Zeitweise griff die Schwellung auch auf die rechten Augenlider in erheblichem Maße über. Die Venen der linken Wange, auch die Vena angularis, am inneren Augenwinkel traten zum Teil als thrombosierte, außerordentlich druckempfindliche Stränge hervor. Dabei war Patientin sehr benommen, klagte über starke Kopfschmerzen; im Urin war Eiweiß nachzuweisen, Herzstörungen machten sich bemerkbar; Schüttelfröste traten auf. Es lag ein äußerst bedrohlicher Zustand vor, eine schwere sekundäre Osteomyelitis des Unterkieferkörpers mit schweren allgemeinen septischen Intoxikationserscheinungen — einer Blutvergiftung.

Nur allmählich bildete sich der Prozeß unter schwerer Eiterung zurück; die Temperaturen sanken langsam, das Allgemeinbefinden besserte sich, die eitersezernierenden Wunden wurden zwar kleiner, schlossen sich aber nicht. Es trat nun der Folgezustand der Osteomyelitis, Nekrose des Knochens auf." Später wurde der Sequester entfernt. Es handelte sich um eine die Kontinuität des Kieferkörpers durchsetzende Nekrose, eine sog. Totalnekrose. Auch der zweite Molar, der locker in einem großen Sequester steckte, wurde entfernt und später noch mehrere kleine Sequester. Sieben Wochen nach Aufnahme wurde Patientin aus der Klinik entlassen. Bestehende Fisteln erforderten noch eine längere Nachbehandlung. Um die Patientin einigermaßen wieder herzustellen, war eine mehrmonatliche Erholung notwendig. Es besteht noch die erwähnte Gefühlsstörung an der linken Hälfte der Unterlippe und den Zähnen der linken Unterkieferhälfte.

Die Ursache dieser schweren Erkrankung liegt darin, daß der infizierte Beutelrockbohrer durch das Foramen apicale in den sehr nahe gelegenen Canalis mandibularis gedrungen war und hier den Nervus mandibularis verletzt hatte. Walkhoff empfiehlt, um den schweren Verlauf eines solchen Falles zu vermeiden, sofortige Extraktion des Zahnes, damit die infektiösen Stoffe durch die Blutung sofort entfernt werden. Wurzelkanalerweiterer, selbst die flexiblen, welche mit der Bohrmaschine getrieben werden, sind deshalb unter allen Umständen zu verwerfen.

Noch 1906 hat Siegel durch Versuche festgestellt, daß bei jeder Wurzelknickung, auch wenn sie noch so geringfügig ist, eine Perforation erfolgen muß. Es ist besser, sagt Siegel, die Nadel dünn genug zu gestalten, um sie so in den Wurzelkanal, ihm folgend, einführen zu können, als den Wurzelkanal durch Vergrößerung für das Instrument passend zu machen. Er empfiehlt deshalb die Nadel mit einer mittelgroben Feile noch dünner herzustellen. Zur Verhütung einer falschen Richtung beim Bohren empfiehlt Zilz, vorher eine Röntgenaufnahme machen zu lassen.

Wenn auch die günstige Prognose von den bisher angewandten Materialien nicht besonders beeinflußt wurde, so dürfte man doch in Zukunft dem Paraffin den Vorzug geben, weil es, selbst wenn es durch die Perforationsöffnung gelangt, vom Gewebe reaktionslos vertragen wird.

c) Durchschieben von Füllungsmaterial durch das Foramen apicale.

Als ein Mißerfolg der Wurzelbehandlung ist auch das Durchschieben von Füllungsmaterial durch das Foramen apicale zu bezeichnen, soweit es eine Fremdkörperreaktion hervorrufen kann. Dazu gehören alle Füllungsmaterialien mit Ausnahme des Paraffins. Man muß deshalb beim Füllen der Wurzelkanäle die allergrößte Sorgfalt anwenden, um ein Durchschieben des Füllmaterials in jedem Falle zu vermeiden. Die Behandlung eines solchen Mißerfolges, der zu einer Periodontitis mit ihren Folgen führen kann, ist nur durch Aufklappen der Schleimhaut möglich.

d) Periodontitis und ihre Folgen.

Ist man aus irgend einem Grunde nicht imstande die Wurzelbehandlung lege artis durchzuführen, so können leicht Periodontitis und ihre Folgen eintreten. Will man sich Unanehmlichkeiten ersparen, dann tut man gut, den Patienten schon beim Füllen darauf aufmerksam zu machen, daß die Behandlung nicht richtig hat durchgeführt werden können. Eine leichte Periodontitis verliert sich in einigen Tagen meist von selbst. Ist das nicht der Fall, so müssen diejenigen therapeutischen Maßnahmen ergriffen werden, die bei der Behandlung der Periodontitis in Frage kommen, deren Erörterung an dieser Stelle jedoch über den Rahmen des Buches hinausgehen würde.

Literatur.

Callahan, J. R., Wurzelkanalfüllung. Indiana Dental-Journal. Ref. Öst.-ung. V. f. Z. 1900. H. 3.
— Über Wurzelkanalfüllungen. Dental Cosmos. Übers. im Journal für Zahnheilkunde und Zahntechnik von The S. S. White Dental. Mfg. Co. 1910. H. 6.
Duvoisin, M., Phlegmone des Kiefers, verursacht durch einen Teil der in dem Nervkanale zurückgebliebenen Nervnadel. Revue Internationale d'Odontologie. 1892. H. 7. Ref. Öst.-ung. V. f. Z. 1892. H. 4.
Evans, Kronen- und Brückenarbeiten. Hamburg 1895.
Greve, H. Chr., Die Wurzelperforation und die Zahnfrakturen. Deutsche Zahnh. i. Vortr. Leipzig 1912.
Girdwood, John, Root-perforation: A new method of treatment. The Intern. Dent. Journal. 1897. Nr. 6. Ref. D. M. f. Z. 1898. H. 4.
Grawinkel, C. J., Ein Beitrag zur Behandlung perforierter Zähne. Z. R. 1912. Nr. 2.
Hoffmann, A., Über einen Fall von Wurzelperforation. D. M. f. Z. 1903. H. 4.
Kaas, Th., Fälle aus der operativen Praxis. Öst.-ung. V. f. Z. 1903. H. 4.
Luniatschek, F., Inwiefern leistet Paraffin als Wurzelfüllmaterial mehr als die bisherigen Mittel? D. M. f. Z. 1905. H. 1.
Mayer, G., Pathologische Erscheinungen an Zahnwurzeln infolge von abgebrochenen Nervextraktoren. D. V. f. Z. 1877. H. 2.
Misch, J., Die Bougiebehandlung in der Zahnheilkunde. Öst. Z. f. Stom. 1904. H. 4.
Morgenstern, M., Diagnose und Therapie bei Wurzelperforation. W. z. M. 1901. H. 1.
Oppenheim, A., Miszellen. IV. Behandlung perforierter Wurzeln. Öst.-ung. V. f. Z. 1906. H. 3.
Paeso, Behandlung perforierter Wurzeln. Dental Cosmos 1903. Ref. D. z. W. 1903. Nr. 39.
Parreidt, R., Perforation der Zahnwurzel und ihre Behandlung. D. M. f. Z. 1903. H. 5.
Pearson, Abgebrochene Instrumente aus dem Wurzelkanal zu entfernen. Ohio Dent. Journal 1894. Nr. 12. Ref. D. M. f. Z. 1895. H. 3.
Preiswerk, G., Lehrbuch und Atlas der konservierenden Zahnheilkunde. München 1912.
Reinewald, Beitrag zur Therapie der traumatischen Wurzelperforation. Korr. f. Z. 1907. H. 3.
Rosenow, F., Chirurgische Therapie der Wurzelperforation. D. M. f. Z. 1913. H. 8.
Sachse, B., Über einen operativ geheilten Fall einer seitlichen Wurzelperforation. D. M. f. Z. 1906. H. 10.
Schreiter, M., Was soll man tun, wenn ein Whitescher Nervextraktor im Wurzelkanale abgebrochen ist? D. V. f. Z. 1877. H. 4.
Schuster, E., Die Sektion der Zahnwurzel. Eine Operationsmethode zur Entfernung abgebrochener Instrumente aus Wurzelkanälen. D. M. f. Z. 1913. H. 1.

Siegel, Behandlung durch Instrumente bei der Präparierung von Wurzelkanälen. K. f. Z. 1916. H. 3/4.
Spaulding, G., Über die Behandlung weit offener Foramina mit Bleieinlagen. Schweiz. V. f. Z. 1907. Nr. 4.
Walkhoff, Kontraindikationen bei Anwendung der Nervkanalbohrer. D. M. f. Z. 1918. H. 5.
Williger, F., Zähne und Trauma. Deutsche Zahnh. i. Vortr. Leipzig 1911.
— Eine neue Indikation zur Wurzelspitzenresektion: Entfernung von Fremdkörpern aus Wurzelkanälen. Korr. f. Z. 1912. H. 3.
Witte, Etwas über Nervextraktoren. D. V. f. Z. 1878. H. 1.
Zilz, Traumatische Wurzelperforationen. Z. R. 1912. Nr. 6.

5. Bleichen verfärbter Zahnkronen.

Starke Verfärbungen von Zahnkronen kommen im allgemeinen selten vor. Sie entstehen, wenn bei Pulpitis zersetzter Blutfarbstoff in die Zahnbeinkanälchen eintritt. Auch finden sich Verfärbungen besonders häufig bei Zähnen, welche längere Zeit an Pulpagangrän erkrankt waren. Die Zähne sehen gelblichbraun, dunkelgrau, manchmal sogar blauschwarz aus. Die blauschwarze Verfärbung ist durch anorganische Stoffe hervorgerufen: durch Höllenstein, Sublimat oder große Kupferamalgamfüllungen in devitalisierten Zähnen. Seitdem wir Amalgame, „sog. Goldamalgame" besitzen, welche sich nicht kontrahieren, sollten Kupferamalgamfüllungen schon wegen ihres unschönen Aussehens und der durch sie hervorgerufenen Verfärbung nicht mehr angewandt werden. Das Sublimat ist durch andere, mindestens gleichwertige Medikamente längst ersetzt worden und Höllenstein sollte, wo er nicht umgangen werden kann, nur an unsichtbaren Stellen zur Verwendung kommen.

Die durch organische Stoffe hervorgerufenen Verfärbungen gehen in den meisten Fällen nach sorgfältiger Behandlung des Zahnes, Entfernung aller verfärbten Zahnbeinschichten, Beseitigung der in den Wurzelkanälen vorhandenen putriden Stoffe, Auskleiden der Vorderwand der Zahnhöhle mit einem hellen Zement, vollständig zurück oder doch wenigstens soweit, daß die Farbe der Zahnkrone von den Nachbarzähnen nicht besonders unangenehm absticht. Ab und zu wollen die Verfärbungen jedoch auch nach der sorgfältigsten Behandlung nicht weichen. In solchen Fällen müssen wir dann zum Bleichen der Zahnkrone unsere Zuflucht nehmen.

Früher wurden zum Bleichen nur chemische Mittel angewandt, besonders Chlorkalk, Wasserstoffsuperoxyd und Natriumsuperoxyd (Kirk). Nach meinen Erfahrungen war es mit Chlorkalk niemals möglich, eine der normalen auch nur annähernd ähnliche Farbe wiederherzustellen. Auch mit der Anwendung von Wasserstoffsuperoxyd wurden keine nennenswerten Resultate erzielt, das Bleichen verfärbter Zahnkronen blieb weiter ein Schmerzenskind der Zahnärzte.

Da kam Megay, der mit dem säurefreien hochprozentigen Perhydrol auch ohne Erfolge arbeitete, auf den Gedanken, das Sonnenlicht zu Hilfe zu nehmen. Er ließ nach Anlegen des Kofferdams den innen und außen mit Perhydrol befeuchteten Zahn einfach eine Stunde lang von der Sonne bescheinen. „Das Verfahren erforderte aber eine solche Ausdauer, daß bei manchen stark verfärbten Zähnen bis zu zehn solcher

Sitzungen nötig waren, bis der Erfolg ein vollkommener und der verfärbte Zahn „blendend weiß“ geworden war.“ Deshalb begann er, das Sonnenlicht mit Hilfe von Linsen immer konzentrierter anzuwenden. Da die Wärmestrahlen dem aber bald ein Ziel setzten, so wurden diese an einem von ihm hergestellten Apparat durch eine dunkelblaue Glasscheibe, die hauptsächlich nur die chemisch-wirksamen Lichtstrahlen durchläßt, ausgeschaltet. Der Schirm mit der Linse muß so eingestellt werden, daß die senkrecht darauf fallenden Sonnenstrahlen sich auf den Strahlen zu einer Lichtscheibe von etwa 2 cm Durchmesser konzentrieren; seine Lage muß, da die Sonne nicht stillsteht, immer wieder richtig eingestellt werden. Diese Belichtung reichte aus, um auch sehr verfärbte Zähne in 40—80 Minuten zu bleichen. Zähne mit Farbstoffen metallischen Ursprungs konnten nicht gebleicht werden. Megay machte gleichzeitig darauf aufmerksam, daß man, wo Sonnenlicht nicht zur Verfügung steht, mit recht intensivem künstlichem Licht dasselbe erreichen müßte.

Die Selbsteinstellung der Linse ist nicht ganz gefahrlos.

Feilchenfeld berichtete über einen Fall, bei dem durch konzentriertes blaues Sonnenlicht wohl durch die ultravioletten Strahlen eine Sonnenblendung hervorgerufen wurde. Es war als sicher eine zentrale Schädigung der Retina anzunehmen, die allerdings so wenig ausgesprochen war, daß man sie ophthalmologisch nicht nachweisen konnte. Patient hatte durch einen großen Trichter mit enger Öffnung, welche durch eine blaue Sammellinse abgeschlossen war, Sonnenlicht während dreier Stunden auf einen Schneidezahn einwirken lassen, um ihn zu bleichen. Patient mußte mit dem rechten Auge durch die Linse blickend den Trichter immer wieder richten. Dieses Einstellen dauerte jedesmal zwar nur eine sehr kurze Zeit, wiederholte sich aber während der drei Stunden häufig.

Zielinsky konnte als erster die Erfolge Megays bestätigen. Er benutzte einen unter dem Namen „Heliorador“ in den Handel gekommenen Apparat, dessen Vorzug darin besteht, daß drei Linsen in einem Tubus so zueinander gestellt sind, daß die senkrecht zur Erde gelangenden Sonnenstrahlen nicht nur konzentriert werden, sondern zugleich wieder senkrecht aus dem Tubus austreten, wodurch die Bildung eines Brennpunktes vermieden wird. „Darin liegt ein doppelter Wert. Es kommt erstens nur zu einer kleinen Wärmeentwickelung an einem jeden Punkte innerhalb des austretenden Strahlenbündels, die nach Einschalten eines Brennglases vom Patienten nicht als unangenehm empfunden wird, und zweitens liegt ein großer Vorteil darin, daß der Apparat nicht in einer bestimmten, abgemessenen Entfernung vom Patienten aufgestellt zu werden braucht, da ja die parallel austretenden Strahlen sich auch parallel weiter fortpflanzen und so überall einen gleich großen Lichtkreis erzeugen.“ Mit dem Heliorador erreichte Zielinsky in den meisten Fällen schon in 30—40 Minuten einen vollen Erfolg, Dürr in längstens drei Sitzungen von je 20 Minuten. Bei Bestrahlung mit weißem Lichte geht die Bleichung schneller vor sich, als wenn durch Einschalten einer blauen Scheibe in die Lichtbahn die Wärmestrahlen nach Möglichkeit abgehalten werden. Die Zähne zeigen selbst nach zwei Jahren noch die schöne helle Farbe. Während Dürr die Wirkung auf die Diffusion des H_2O_2 in die Zahnbeinkanälchen zurückführt, bestreitet Zielinsky neuerdings diese Ansicht. Er meint, daß als ein wesentlicher, mindestens gleichberechtigter Faktor bei dem ganzen Bleichprozeß nicht das Wasserstoffsuperoxyd, sondern die Lichtstrahlen anzusehen sind. Diese erst machen das lose gewordene O-Atom frei, das allein auf die organischen Bestandteile in den harten Zahngeweben einwirkt.

Da Fischer bei seinen Versuchen mit dem Heliorador trotz der größten Vorsicht mehr oder weniger starke Reizerscheinungen an den behandelten Zähnen, an pulpalosen wie an lebenden, bemerkte, die er vor allem auf die konzentrierte Belichtungsprozedur zurückführte, so nahm er die Bleichung, wie Megay bei seinen ersten Versuchen, in mehreren Sitzungen vor und zwar bei freier Lichtbestrahlung ohne jede Konzentrierung der Sonnenstrahlen durch einen Apparat. Er glaubte, daß der Vorgang der Bleichung um so reizloser vor sich gehen müsse „je langsamer und vorsichtiger die Sauerstoffentwickelung zustande kommt". Allerdings braucht er zur ersten Belichtung 1—1$^1/_2$ Stunden. Meist genügen bei einfachen Tageslichtwirkungen 4—5 Sitzungen (in Zwischenräumen von drei Tagen), um die Farbe der Nachbarzähne zu erreichen. Lebende Zähne erfordern dieselbe Zeit zur Bleichung, „wahrscheinlich infolge des anfänglichen Widerstandes des lebenden Protoplasmas, das in den Dentinröhrchen zirkuliert". Das Zurückgehen Fischers auf die ersten Versuche Megay's konnte schon wegen der langen Dauer der Sitzungen kaum als ein Vorzug in der Bleichungstherapie angesehen werden.

Die Anregung Megays, die Bleichung vom Sonnenlichte unabhängig zu machen und mit künstlichem Lichte vorzunehmen, wurde bald von verschiedenen Seiten aufgenommen. So benutzten Rosenthal die Kromayersche Lampe, Ruttloff den Zeißschen Mundbeleuchtungsapparat mit bestem Erfolge. Durch weitere Versuche stellte Hille fest, daß sogar schon die Lichtquelle eines Leuchtspatels zur Bleichung ausreicht. Damit erübrigte sich die Anschaffung eines teuren Apparates. Der von ihm benutzte Leuchtspatel (Abb. 113) wird von der Medizinisch-Technischen Company Berlin hergestellt. Er hat ganz flache Formen und trägt an seinem Ende einen flachen Leuchtkörper, der die Lichtstrahlen im rechten Winkel zur Achse abgibt. Die weiße Einbettungsmasse, worin der Leuchtkörper ruht, reflektiert das Licht sehr gut. Der Spatel wird mittels des Schaltbrettes an die Straßenleitung oder an einen Akkumulator angeschlossen. Man hält ihn in einer Entfernung von $^1/_2$ bis 1 cm quer vor den zu bleichenden Zahn. Um den Spatel nicht die ganze Zeit über mit der Hand zu halten, hat die Firma nach Hilles Angaben einen Lampenhalter anfertigen lassen (Abb. 114), der an der Rückseite der Stuhllehne in eine Düse eingehakt wird und sich durch mehrere Gelenke in jeder erforderlichen Lage feststellen und sehr schnell wieder vom Stuhle entfernen läßt.

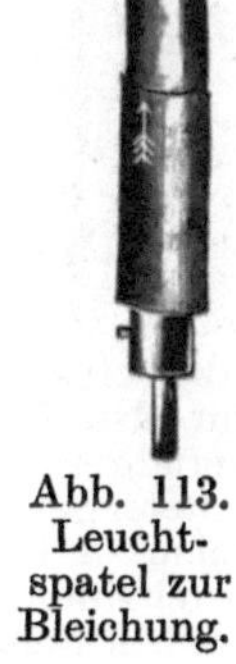
Abb. 113. Leuchtspatel zur Bleichung.

R. Koch fand, daß dieselben vorzüglichen Erfolge schon nach kurzer Bestrahlung mit einer ganz gewöhnlichen elektrischen Taschenlampe eintreten, deren Beschaffungskosten noch geringer sind, als die eines Leuchtspatels. Die Beobachtungen Kochs konnte ich selbst in einem Falle bestätigen.

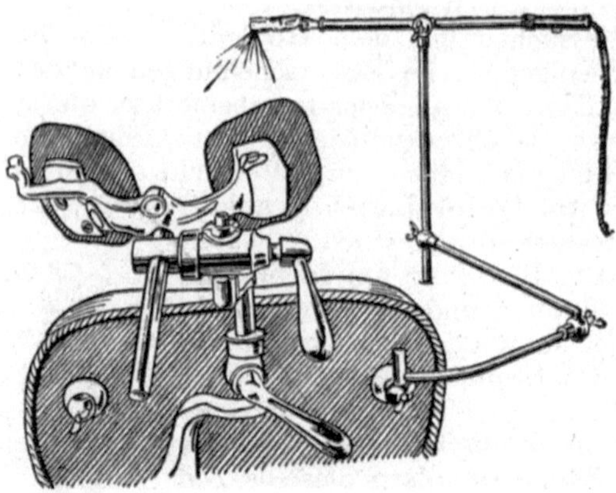

Abb. 114. Lampenhalter zur Befestigung an der Stuhllehne.

Der J_1 sup. dext. eines 25jährigen Fräuleins war schon seit Jahren dunkelgrau verfärbt. Ursache: Pulpagangrän infolge eines Traumas. Im September 1912 wurde die Behandlung des Zahnes eingeleitet und daran anschliessend am 11. Oktober zur Beseitigung der kirschkerngroßen Granulation an der Wurzelspitze die Schleimhautaufklappung und Auskratzung vorgenommen. Eine Aufhellung der Zahnkrone war trotz der mit Perhydrol vorgenommenen Behandlung nicht eingetreten. Die Veröffentlichung Kochs veranlaßte mich, mit einer gewöhnlichen elektrischen Taschenlampe unter Zuhilfenahme von Perhydrol einen Bleichversuch vorzunehmen. Eine zweimalige Belichtung von je 15 Minuten am 13. und 16. Februar 1914 hatte den Erfolg, daß der Zahn in seiner Farbe von seinen Nachbarn nicht mehr zu unterscheiden war.

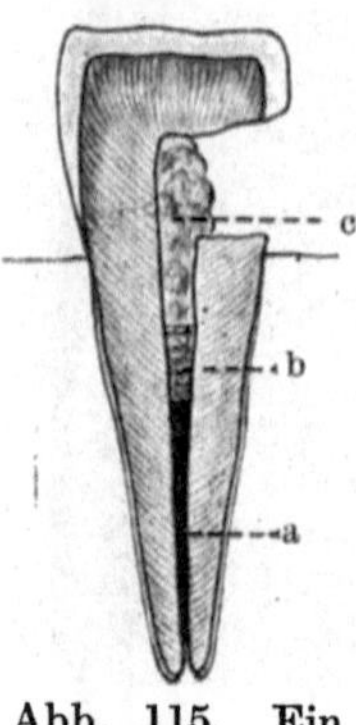

Abb. 115. Ein für das Bleichverfahren vorbereiteter Schneidezahn. a Guttaperchafüllung. b Zementfüllung. c mit Perhydrol getränkte Watte.

Da der Zahn, trotzdem er schon seit vielen Jahren verfärbt war, in nur zwei kurzen Sitzungen wieder ein normales Aussehen erhielt, kann auch das Bleichen mit einer elektrischen Taschenlampe, da es zu den einfachsten Verfahren gehört, empfohlen werden. Die elektrische Taschenlampe hat nur den einen Nachteil, daß ihre Brenndauer begrenzt ist.

Die Bleichung geschieht nach Megays Angaben in folgender Weise. Zunächst muß die Pulpabehandlung auf das sorgfältigste durchgeführt sein. Das Ende des Wurzelkanals muß vor dem Foramen apicale mit irgend einem Wurzelfüllungsmaterial versehen und nach der Pulpahöhle zu mit Zement hermetisch abgeschlossen werden. Es ist vorteilhaft, wenn das obere Drittel des Wurzelkanals vollständig frei bleibt, um bei Einleitung des Bleichverfahrens ein mit Perhydrol getränktes Wattebäuschchen im Cavum pulpae und im Wurzelkanal unterbringen zu können (Abb. 115). Zunächst wird der zu bleichende Zahn mit Kofferdam und Seidenfäden isoliert, dann innen und außen sorgfältig mit absolutem Alkohol gereinigt und getrocknet. Falls aus irgend einem Grunde auch Nachbarzähne unter Gummi gelegt werden müssen, sind sie vor der Einwirkung des Perhydrols, wie Steinkamm angibt, durch einen Wachsüberzug zu schützen, da sonst häufig leichte Reizerscheinungen bei Zähnen mit intakter Pulpa eintreten. Dann beginnt das Perhydrolbad. Ein reichlich mit Perhydrol getränktes Wattebäuschchen wird locker in Pulpakanal und -Höhle eingeführt und die Zahnkrone mit einem passenden Gazestreifen, der ebenfalls mit Perhydrol getränkt ist, labialwärts und lingualwärts bedeckt. Hierauf erfolgt die Belichtung mit dem Leuchtspatel oder einer elektrischen Taschenlampe in der Entfernung von 1 cm für etwa 15 Minuten. Währenddessen muß die Gaze öfter mit Perhydrol frisch getränkt werden.

In den meisten Fällen wird die Bleichung noch ein zweites Mal wiederholt werden müssen. Die einzelnen Sitzungen sind besonders deshalb nicht länger als 15 Minuten auszudehnen, weil häufig ein Nachbleichen eintritt, das eine zweite oder gar dritte Bleichung überflüssig macht; außerdem wird dadurch der Gefahr einer Überlichtung vorgebeugt. Da Perhydrol ein stark ätzender Körper ist, muß bei seiner Anwendung die größte Vorsicht geübt werden. Deshalb wird auch zur Bleichung von Zähnen mit lebender Pulpa nur ein zu gleichen Teilen mit Wasser verdünntes Perhydrol benutzt. Außerdem bedeckt man die Höhle vorher nach der Pulpa zu mit einer dünnen Guttaperchaschicht. Das Bleichen muß sofort unterbrochen werden, falls irgend ein Symptom auf Reizung der Pulpa hindeutet. Es bleibe nicht unerwähnt, daß Steinkamm als Nebenwirkung der Bleichung ein Sprödewerden des Zahnes beobachtet hat.

Literatur.

Dürr, Über erfolgreiche Bleichversuche an Zähnen mittels künstlicher Lichtstrahlen unter Verwendung von H_2O_2. D. M. f. Z. 1910. H. 9.

Feilchenfeld, W., Sonnenblendung durch eine neue zahnärztliche Behandlungsmethode. Deutsche med. Wochenschr. 1910. Nr. 6.

Fischer, G., Die Bleichung verfärbter Zähne mit H_2O_2. D. M. f. Z. 1910. H. 4.

Hille, H., Zahnbleichung. D. z. W. 1913. Nr. 18.

Kirk, Ed. C., Sodium Peroxyd (Na_2O_2), a new Dental Bleaching Agent and Antiseptic. Dental Cosmos. 1893. H. 3. Ref. D. M. f. Z. 1894. H. 8.

Koch, R., Bleichen der Zähne. D. z. W. 1913. Nr. 41.

Megay, J., Ein neues Verfahren zum Bleichen verfärbter Zähne. D. M. f. Z. 1907. H. 1.

Rosenthal, P., Über die kombinierte Anwendung der ultravioletten Strahlen und des Wasserstoffsuperoxyds zum Bleichen der Zähne. Le Laboratoire et le Progrès Dentaire réunis. 1910. Nr. 39.

Ruttloff, Das Bleichen verfärbter Zähne. Deutsche zahnärztl. Zeitung 1911. Nr. 21 u. 25.

Smreker, Das Bleichen verfärbter Zähne mit Pyrozon und 30%igem Wasserstoffsuperoxyd. Öst. Z. f. St. 1904.

Steinkamm, J., Das Bleichen der Zähne. D. z. W. 1913. Nr. 23.

Zielinsky, W., Das Bleichen der Zähne mit H_2O_2 unter Anwendung der Lichtstrahlen. D. z. W. 1909. Nr. 26.

— Über erfolgreiche Bleichversuche an Zähnen mittels künstlicher Lichtstrahlen unter Verwendung von H_2O_2. D. M. f. Z. 1910. H. 9.

6. Therapie der erkrankten Pulpa durch Amputation.

I. Geschichte der Amputation.

Obwohl die Therapie der erkrankten Pulpa durch ihre vollständige Extraktion, sowohl der frisch devitalisierten, als auch der schon abgestorbenen, wie wir im 8. Kapitel geschildert haben, als die beste Methode der Behandlung erkrankter Zahnpulpen von den meisten Forschern angesehen wird, machte sich doch, da die selbständige Entfernung sämtlicher Wurzelpulpen, besonders aus Molaren oft mit großen Schwierigkeiten verbunden, in einzelnen Fällen sogar unmöglich ist, das Bestreben geltend, wenigstens für diejenigen Zähne, deren Pulpa noch nicht zerfallen ist, nach einer Behandlungsmethode zu suchen, welche die Schwierigkeiten bei der Extraktion der Wurzelpulpa umgehen sollte. Man fand sie in der Amputation der Pulpa.

Die ersten Anfänge der Pulpaamputation finden wir in Amerika. Schon im Jahre 1867 hat Chase das Verfahren der Pulpaamputation nach Zerstörung der Pulpa mit Arsenik angewandt, ohne es mit diesem Namen zu bezeichnen. In einem Referat, das in der Deutschen Vierteljahrsschrift für Zahnheilkunde 1868, H. 1 nach einem im Dental Cosmos 1867, Nr. 5 veröffentlichten Aufsatz gegeben wurde, heißt es: „Die Pulpawurzeln wurden in keinem der Bikuspidaten und Mahlzähne zu entfernen gesucht; nur die der Gaumenwurzeln wurden herausgezogen, wenn sie abgestorben waren. In den meisten Fällen fanden sich die Pulpawurzeln noch empfindlich beim Füllen. Die zentrale Pulpa dagegen war immer exstirpiert." Die Höhle wurde mit einer gesättigten Lösung von Tanninsulfat gefüllt und mit Sandarak geschlossen.

Wenn auch Ad. Witzel nicht als erster die Pulpaamputation angewandt hat, so bleibt ihm doch das Verdienst durch systematische Versuche über das Zurücklassen der Pulpawurzeln in den Kanälen im Jahre 1874 das Amputationsverfahren in praktisch erprobte Bahnen geleitet zu haben. Witzel hatte die Beobachtung gemacht, die jedoch, wie ich später nachgewiesen habe, nicht den Tatsachen entsprach, daß kleine Arsendosen nur den entzündeten Teil der oberflächlich entzündeten Pulpa, welche vor der Ätzung erst freigelegt wurde, abtöten, die Vitalität der Wurzelpulpa aber erhalten, besonders wenn man vor der Ätzung 10—15 Minuten lang Phenollösung auf die freigelegte Pulpa einwirken läßt. Und so kam er auf den Gedanken, die Kronenpulpa am Tage nach der Kauterisation zu amputieren und den gesunden Pulpastumpf wie eine frisch exponierte, leicht affizierte Pulpa zu behandeln, indem er sie mit Jodoform-Äther bedeckte und die ganze Pulpahöhle mit Morphium-Phenol- oder Jodoform-Zementpasta ausfüllte. Zum Schluß legte er eine passende Metallkapsel mit ihrer konvexen Fläche auf die Paste und darüber die Füllung. Waren die Pulpawurzeln gegen Sondendruck nicht mehr empfindlich, dann wischte er die Pulpahöhle mit 2%igem Sublimat-Phenol-Spiritus aus und füllte mit Sublimat-Zementpasta.

Nach der Amputation, unter der Witzel also die Entfernung der Kronenpulpa und antiseptische Versorgung der vollständig zurückgelassenen Wurzelpulpen verstand, sollte es zur Verheilung der Pulpawurzeln und zur konsekutiven Verkalkung, auch zu Dentinneubildung kommen.

Von dieser Anschauung, daß die Pulpa am Leben bleibt, war Witzel schon in den nächsten Jahren abgekommen. Er hatte auch erkannt, daß die Amputationsmethode nur zur Behandlung frisch abgetöteter und nur entzündeter Pulpen angewandt werden sollte; für die Therapie der zerfallenen Pulpa sollte die Extraktion der Pulpa als einzig rationelle Behandlung nach wie vor bestehen bleiben. Bleibt die Arsenpaste gegen unseren Willen länger als 48 Stunden im Zahne, dann ist die Konservierung der Wurzelstränge meist unmöglich.

Witzel wollte mit der neuen Methode eine leicht ausführbare Operation einführen, die weit mehr Sicherheit für den Fortbestand des Zahnes bot, als die konservative Behandlung entzündeter Pulpen und die Behandlung durch das Extrahieren der Pulpen und nachheriges Ausfüllen der Wurzelkanäle. Er empfahl das Verfahren besonders für Mahlzähne, bei denen die Pulpawurzel nur in den seltensten Fällen aus den Kanälen entfernt werden könnte. „Denn," sagt Witzel in seinem Kompendium, „wenn aber in engen und gekrümmten Kanälen die Pulpawurzeln und zwar meist ohne Nachteil für den Patienten in dem Zahne zurückgelassen werden müssen, dann können auch die stärkeren Wurzelpulpen, solange sie nicht gangränös sind, also nach der Amputation der kauterisierten Pulpa noch bluten und gegen Sondendruck noch „empfindlich" sind, ruhig an ihrem Platze bleiben. Sie sind nach der antiseptischen Behandlung der Pulpahöhle mit Phenol- oder Sublimat-Zementpaste, unter welcher sie in den meisten Fällen zu antiseptischen Fädchen zusammenschrumpfen, ein weit besseres Füllungsmaterial der Kanäle, als die viel gepriesene und doch so mangelhafte Wurzelfüllung mit Gold oder Zinn."

Merkwürdigerweise verfocht Witzel im Jahre 1899 wieder die Ansicht, daß die Wurzelpulpen nach Amputation der Pulpakrone in vielen Fällen nach Jahren noch Vitalität besitzen können. Auch zog er zur Durchtränkung nicht zerfallener Wurzelpulpen die schwarze Chlorzink-Phenol-Lösung den Formalinlösungen vor.

Abgesehen von dem Irrtum, in dem sich Witzel befand, wenn er annahm, daß man die Pulpenwurzel aus engen und gekrümmten Kanälen überhaupt nicht entfernen kann, hatten seine Anschauungen zur damaligen Zeit doch eine gewisse Berechtigung, denn damals waren die Mittel noch unbekannt, mit denen es heute möglich ist, enge Kanäle zu erweitern. Unbekannt waren aber auch die erst nach dieser Zeit eingeführten einfachen Methoden der Wurzelfüllung. Trotzdem blieb das Unlogische in der Anwendung der Methode bestehen Denn wenn die Exstirpationsmethode zur Behandlung gangränöser Pulpen für eine erfolgreiche Behandlung als ausreichend erachtet wurde, warum sollte dieselbe Methode nicht auch bei der Behandlung frisch devitalisierter Pulpen mit Erfolg durchgeführt werden können! Die Wurzelkanäle sind doch in beiden Fällen gleich eng und gleich gekrümmt. Über diesen Zwiespalt der Ansichten hat bis auf den heutigen Tag noch kein Forscher, der für die Amputationsmethode eine Lanze brechen zu müssen glaubte, eine genügende Aufklärung zu geben vermocht. Gründe, die trotzdem die Einführung der Amputationsmethode rechtfertigen, sind: 1. daß die Entfernung frisch devitalisierter Wurzelpulpen in seltenen Fällen infolge ungenügender Wirkung des Arsens mit Schmerzen verbunden ist und 2. daß man sich und dem Patienten wenigstens in einem Teil der zur Behandlung kommenden Fälle von Pulpitis die Arbeit bedeutend erleichtert.

Trotz der glänzenden Erfolge, die Witzel selbst mit seiner Amputationsmethode erzielte — er hatte unter einigen tausend Fällen nur 3% Mißerfolge — konnte sich die Methode keinen rechten Eingang in die zahnärztliche Praxis verschaffen. Brandt bekämpfte die Amputationsmethode deshalb, weil sie niemals Garantie für einen günstigen Erfolg gewähren kann, da man niemals sicher ist, daß nicht die Wurzelpulpen später gangränös zerfallen. Nichtsdestoweniger hörten aber weitere Versuche zur Förderung der Amputationsmethode nicht auf.

So veröffentlichte W. Herbst im Jahre 1887 ein neues Verfahren, Zähne mit erkrankter Pulpa zu behandeln. Es bestand darin, die Kronenpulpa nach ihrer Abätzung mit Kobalt auszubohren und über die Wurzelstümpfe, ohne sie vorher mit Nervnadeln zu berühren oder gar in die Wurzelkanäle mit einer Sonde einzudringen, mit Zinn oder Zinn- und Goldfolie zu bedecken und sie mit einem knopfförmigen Rotationsinstrument so kräftig zu kondensieren, daß ein hermetischer Verschluß entsteht. Dieser „Verschluß hat den Zweck, die Nervenreste, wie Früchte etc. in einer Konservenbüchse, in dem Kanal einzuschließen." Die Nervenstümpfe sterben nach Jahr und Tag ab und werden dann resorbiert; nach Stoppanis Feststellungen sollen sie mumifizieren. Der Herbstschen Methode waren neben wenigen Freunden viele Widersacher entstanden und nicht mit Unrecht. War sie doch zu einer Zeit veröffentlicht worden, in der auch die zahnärztliche Wissenschaft schon so sehr von den Lehren der Antisepsis durchdrungen war, daß man es nicht mehr für wahrscheinlich hielt, daß infiziertes Gewebe auch ohne Antiseptikum dauernd reaktionslos in den Wurzelkanälen verbleiben könne.

Kaum ein Jahr später gab R. Baume ein neues Prinzip der antiseptischen Behandlung devitalisierter Pulpen durch Imprägnierung mit Salzen bekannt. Er war der Überzeugung, daß die damals zur Anwendung gekommene Antisepsis nicht imstande wäre, Pulpareste bis zum Apex dauernd aseptisch zu erhalten. Er wandte Alaun oder Borax an, mit dem er die Pulpenwurzeln nach Entfernung der Kronenpulpa imprägnierte. Je nach der Größe der Zahnhöhle wurde ein größeres oder kleineres Stückchen Borax, das weniger reizend wirkte als Alaun, in die Pulpahöhle gebracht und über dem Eingang zu den Wurzelkanälen verrieben. Nach Baume, der selbst 300 Fälle ohne jeden Mißerfolg behandelt hatte, sollte man mit antiseptischen Salzen sogar bei bereits in Zersetzung übergegangenen Pulpen bis zur Wurzelspitze mit gutem Erfolge imprägnieren können. Einige Praktiker hatten mit dieser Methode glänzende Erfolge zu verzeichnen (Flesch), andere wiederum zum größten Teil Mißerfolge (Ad. Gutmann). Diese Mißerfolge veranlaßten auch andere Forscher sich mit dieser Frage zu beschäftigen, besonders W. D. Miller, ohne daß er, wie er selbst eingestand, zu einer definitiven Lösung dieser Frage gekommen war. Nach seinen ersten Versuchen (1891) hielt er Sublimat, Kupfervitriol, Trichlorphenol, Karbol, Chlorzink und Zimmtöl als besonders geeignet, um unextrahierbare Pulpareste oder auch größere Pulpateile dauernd zu konservieren. Später war ihm jedoch infolge seiner langjährigen Beschäftigung mit dieser Frage klar geworden, „daß der Erfolg der Imprägnierungsmethode nicht allein von der antiseptischen Wirkung des angewendeten Mittels, sondern auch im hohen Grade von seiner chemischen Wirkung auf das Pulpagewebe und die Wurzelhaut abhängt." Er stellte für das Antiseptikum bestimmte Eigenschaften zur Bedingung, auf die weiter unten noch zurückgekommen werden soll. Die Mittel, die er in Form von Pastillen anwandte, waren: Sublimat 0,01 und Kochsalz 0,02 oder Sublimat 0,01 und Borsäure 0,02 oder Sublimat, Thymol, Tannin āā 0,005 und schließlich Hydrarg. salicyl., Thymol āā 0,005. Die Verbindung von Sublimat oder Salizylsäure, Quecksilber mit Thymol bezeichnete Miller als diejenige, welche die größte Aussicht auf Erfolg zu bieten scheint. Die etwas feucht eingeführte Einlage wurde stets mit Goldfolie bedeckt und dann meist definitiv gefüllt.

Es soll nicht unerwähnt bleiben, daß im Laufe der Jahre auch noch andere Antiseptika zur Behandlung der amputierten Pulpa empfohlen wurden, wie Arg. nitricum (Lindemann), Chinosol (Hirschbruch) usw.

Eine neue Ära brach für die Amputationsmethode mit der Einführung des Formaldehyds an, das teils in reinem Zustande, teils in Verbindung mit anderen Medikamenten benutzt wurde. Henrich berichtete 1897, daß einige Tropfen Formol oder eine 50%ige Lösung mit Wasser auf die Pulpaoberfläche gebracht, imstande seien, die Pulpa nach dem Abtöten dauernd zu sterilisieren. Wird das Formol in die Pulpakanäle gebracht, so dringt es durch das Foramen apicale und verursacht Schmerzen.

Jul. Witzel wandte (1898) zur Härtung und Dauersterilisation der Wurzelpulpen nach der Pulpaamputation zunächst eine 40%ige Formalinlösung an, mit der er ein Kohlewattebäuschchen durchtränkte, das er dann direkt auf den Pulpastumpf legte. Da die meisten Patienten über häufige Schmerzen klagten, die einige Stunden bis mehrere Tage anhielten, benutzte er später nur eine 10%ige Formalinlösung, welche die Pulpastümpfe, wenn sie vollständig von ihr durchtränkt wurden, in ihrer Form unverändert erhielt.

Von Dzierzawski (1898) verwandte ein Zement, das aus Tannoform und Formalin bestand und fügte, um die antiseptische Wirkung zu erhöhen, der Mischung noch Jodoform und Thymol im Verhältnis von 1 : 10 hinzu.

Gysi (1899) hält dasjenige Mumifikationsmittel für das beste, das eine Kombination eines schwer und eines leicht diffundierbaren Antiseptikums enthält. Beide Substanzen müssen so gewählt sein, daß sie sich nicht gegenseitig chemisch zersetzen. Und schließlich dürfen sie das tote Pulpagewebe nicht sofort zur Schrumpfung bringen, weil dadurch der Kontakt zwischen Pulpa und Mumifikationsmittel unterbrochen und so die vollständige und dauernde Wirkung vereitelt würde. Die Prüfung von 40 Antisepticis und einer großen Anzahl von Kombinationen ergab als die besten: unter den öligen: Eukalyptusöl, Zimmtöl, Kreolin; unter den in Wasser löslichen: Saccharin, Formalin, Kochsalz, Acid. benzoicum, Diaphterin, Natron tetraboric.; unter den unlöslichen: Xeroform, Hydrargyrum thymolicum, Zinkoxyd. Als unbrauchbar erwiesen sich, unter den öligen: Nelkenöl, Eugenol, Thymol; unter den in Wasser löslichen: Karbol, Loretin, Sublimat, Tannin; unter den unlöslichen: Jodoform.

Hinrichsen (1900) überschwemmt den Pulpastumpf mit einer Lösung aus gleichen Teilen Karbolsäure, Formol (40%) und Glyzerin und legt dann darauf eine Paste aus gleichen Teilen Jodoform und Zinkoxyd, die er mit Asbestfasern zu einer knetbaren Masse vereinigt. Diese Paste hat den Vorzug, daß sie fest genug ist, um sofort eine Füllung darüber legen zu können.

Krakowski (1902) benutzte eine Mischung von Alumnol und Formalin. Diese Paste ist fäulniswidrig und mumifiziert die Pulpareste, zerlegt und verändert sie nicht, verfärbt den Zahn nicht und verarbeitet sich wie Zement.

Walkhoff empfahl (1903) zur Überkappung der Pulpa nach der Amputation Chlorphenol (flüssig) in Verbindung mit Jodoform und eventuell noch mit einem Zusatz von Zinkoxyd. Chlorphenol hält Walkhoff für besser als Formalin und Sublimat, ja selbst die konzentrierte Karbolsäure stellt er höher als die genannten Mittel, da infolge ihres Diffusionsvermögens durch organische Substanzen der Rest des Pulpastumpfes sicher sterilisiert wird.

Ein von Witkowski (1908) hergestelltes Präparat „Noxolith", soll sich ebenfalls zur Überkappung der Pulpa nach ihrer Amputation eignen. Das Mittel zieht aus der Pulpa Wasser an und gibt dafür die desinfizierende Flußsäure ab. G. Fischer (1912) stellte zur Überkappung das „Pulpakavol" her. Sein Hauptbestandteil ist Thymol in flüssiger Form, während Kampfer und Chlorphenol zur ständigen Löslichkeit des Dauerantiseptikums zugesetzt wurden. Seine Anwendung ist nur bei partieller Pulpitis indiziert, nachdem die Pulpa unter lokaler Anästhesie amputiert wurde. Fischer glaubt, auf Grund einer halbjährigen Erfahrung mit dieser Methode annehmen zu können, daß die Wurzelpulpen lebend erhalten bleiben. Sollten (in älteren Zähnen) später doch atrophische Zustände das Übergewicht gewinnen, so würde eine sterile Mumifikation der Pulpastümpfe eintreten.

Auf die Amputationsmethode, die von einigen Seiten immer und immer wieder bekämpft, von anderen aber auch wieder besonders empfohlen wurde, so von Billeter wegen der geringeren Schmerzhaftigkeit, größeren Einfachheit und geringeren Infektionsgefahr, wurde die Aufmerksamkeit von neuem gelenkt, als G. Preiswerk im Jahre 1901

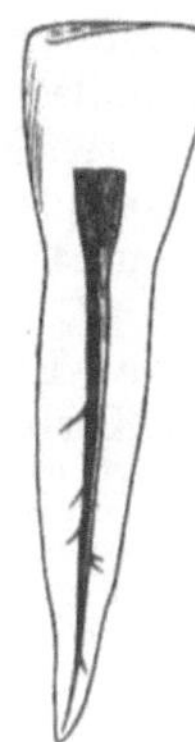

Abb. 116. Metallausguß des Cavum dentis eines unteren Inzisivus, bei dem die Pulpa dornartige Fortsätze in das Dentin sendet. (Nach G. Preiswerk.)

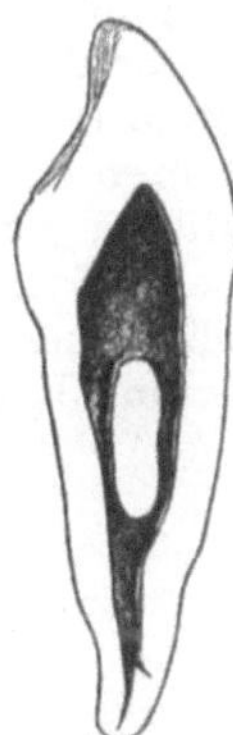

Abb. 117. Metallausguß des Cavum dentis einer oberen seitlichen Inzisivus, bei dem sich die Pulpa unterhalb des Zahnhalses in zwei Stränge teilt, die sich wieder vereinigen, eine Insel zwischen sich lassend; kleinerer Dornfortsatz nahe der Wurzelspitze. (Nach G. Preiswerk.)

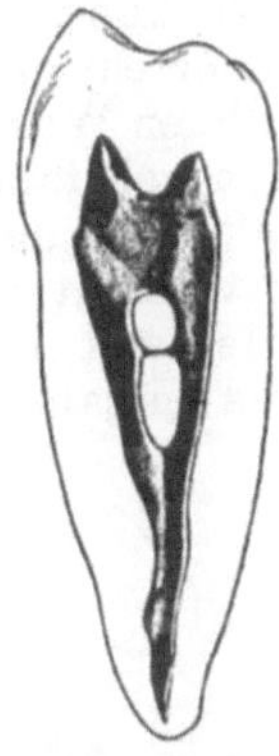

Abb. 118. Metallausguß des Cavum dentis eines oberen zweiten Prämolaren. Die unterhalb des Zahnhalses in zwei Stränge geteilte Pulpa besitzt eine Querbrücke. (Nach G. Preiswerk.)

die Versuche mit seinen Korrosionspräparaten veröffentlichte, nach denen „an gewissen Wurzeln normalerweise stets Verästelungen des

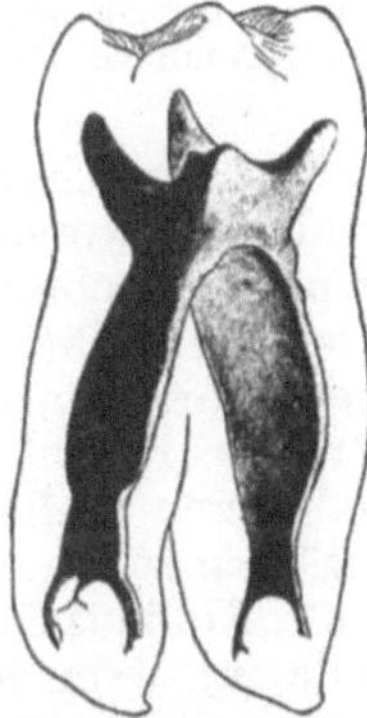

Abb. 119 a. Metallausguß eines unteren Molaren. Die sowohl an der Mesial- als Distalwurzel zweigeteilte Pulpa bildet bis nahe zur Wurzelspitze durch Verbindungsblätter entstandene breite Flächen. (Nach G. Preiswerk.)

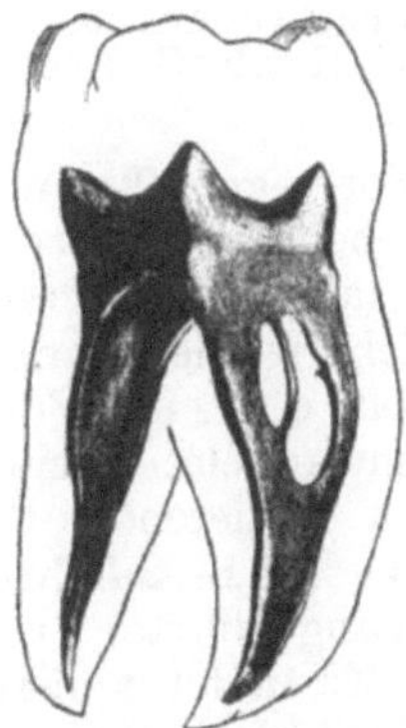

Abb. 119 b. Metallausguß eines unteren Molaren. Die mesiale Wurzelpulpa teilt sich in drei Stränge, die sich wieder vereinigen, zwei Inseln zwischen sich lassend. (Nach G. Preiswerk.)

Pulpenstumpfes vorkommen, die durch mehr oder weniger direkte Anastomosen miteinander in Verbindung stehen“ (Abb. 116—120). Auf Grund dieser Präparate glaubte Preiswerk den sichtbaren Beweis erbracht zu haben, „daß es unmöglich ist, besonders aus den vorderen Backenwurzeln oberer Molaren, aus den ersten oberen Prämolaren und den vorderen Wurzeln unterer Molaren mit den gebräuchlichsten Mitteln die Pulpa vollständig zu exstirpieren oder gar die Kanäle komplett auszufüllen“, und daß daher in diesen Fällen die Pulpaamputation den Vorzug verdient vor der Pulpaextraktion.

Preiswerk hat mit verschiedenen Mitteln, wie Borax-Eugenol, Kupfer-Amalgam, Acid. salicylicum, Jodoform und 2%ige Karbolsäure

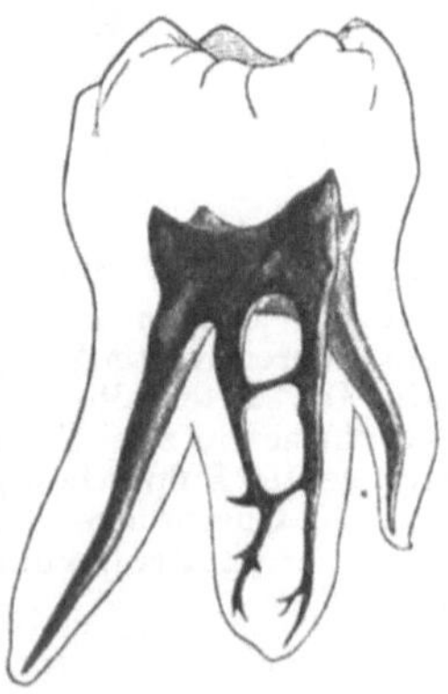

Abb. 120a. Metallausguß eines oberen Molaren. Die Pulpa der mesiobukkalen Wurzel teilt sich in zwei Stränge, die unter sich durch zwei horizontale Brücken in Verbindung stehen; daneben bestehen dornartige Auswüchse dieser Wurzelpulpa. (Nach G. Preiswerk.)

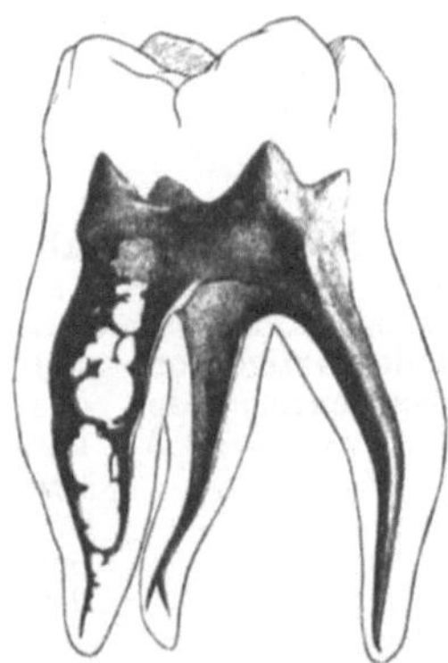

Abb. 120b. Metallausguß eines oberen Molaren. Die zweigeteilte Wurzelpulpa der mesiobukkalen Wurzel zeigt das reinste Gitterwerk von Fortsätzen und Anastomosen. Die Pulpa der distobukkalen Wurzel gabelt sich nahe der Wurzelspitze. (Nach G. Preiswerk.)

(trocken), Formagen, Tannin-Kreosot, Zinnfolie, Sublimat-Thymol, Versuche an Lebenden angestellt, aus denen zur Evidenz hervorgeht, „daß die Mumifikation der Pulpastränge mit keinem der gebräuchlichen Mittel erreicht werden kann, immer bleibt das Gewebe feucht“. Da die Mumifikation, d. h. die Pulpa in einen trockenen, starren, aseptischen Faden umzuwandeln, unmöglich ist, so kam Preiswerk auf den Gedanken, das restierende Pulpagewebe vollständig zur Auflösung zu bringen und es in 1—2 Jahren der Resorption zugängig zu machen. Für diesen Vorgang führte Preiswerk den Namen „Kolliquationsnekrobiose“ ein. Er tritt für diese Behandlungsmethode ein, wenn jede Aussicht auf Lebenderhaltung der Wurzelpulpen ausgeschlossen ist, also bei partiellen Pulpitiden größeren Umfanges, sowie bei fast allen totalen Pulpenentzündungen. Sie besteht darin, daß er in die gesäuberte Pulpenkammer einen mit einem Antiseptikum (10%iges Formaldehyd oder Kreosot) getränkten Wattebausch für wenige Minuten einlegt. Nach

Entfernung des Wattebausches bringt er in die Pulpakammer, eine aus Borax-Eugenol hergestellte Pille, welche mit einem sterilisierten Stopfer festgedrückt wird. Alle Wurzelpulpen müssen genügend bedeckt sein. Mit Äther wird darauf die Höhle sauber ausgewaschen, mit heißer Luft ausgetrocknet und dann gefüllt (es ist darauf zu achten, daß nicht mit Zement gefüllt wird, da Borax das Hartwerden des Zements verhindert). Sind die Pulpenstümpfe bei lokaler Hyperämie und partieller Pulpitis schwachen Grades lebensfähig zu erhalten, so legt Preiswerk Acid. salicyl. ein. Bei allen suppurativen Pulpitiden, wo die Gewebe durch Eiterung schon verflüssigt sind, wendet er Tannin-Kreosot an, da durch die rasche Diffusion des Salzes bei Borax-Eugenol leicht periodontitische Reizungen auftreten können; Tannin-Kreosot sorgt für eine Austrocknung, Verlederung und Attenuation der amputierten Stümpfe. Die Anwendung der einzelnen Mittel zur Amputation hängt also von dem Grade

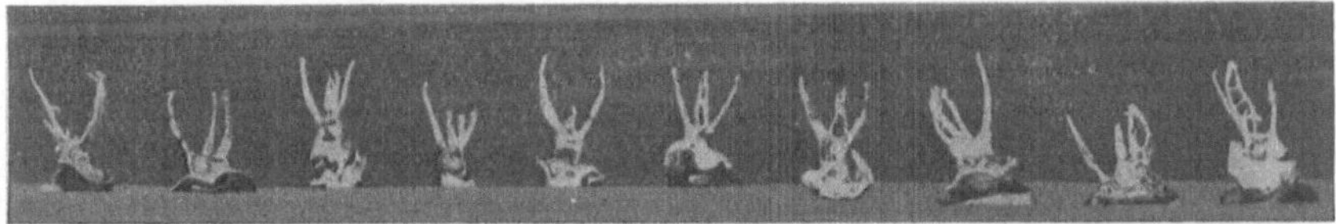

Abb. 121. Korrosionspräparate. Obere erste und zweite Molaren. (Nach Fischer.)

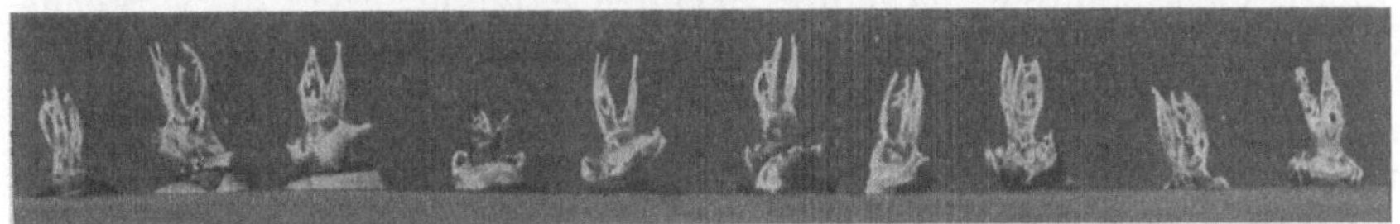

Abb. 122. Korrosionspräparate. Untere erste und zweite Molaren. (Nach Fischer.)

der Pulpenentzündung ab. Nach Peckert hat sich die Preiswerksche Methode in mehrjähriger praktischer Anwendung außerordentlich bewährt.

Fischer konnte im Jahre 1908 nach zahlreichen Untersuchungen die Preiswerkschen Resultate durch andere Korrosionspräparate vollauf bestätigen (Abb. 121 u. 122). Fischer trat deshalb dafür ein, die Exstirpation der Pulpa vorzunehmen bei sämtlichen Frontzähnen und unteren Prämolaren, bei den palatinalen Wurzelkanälen der oberen ersten und zweiten Molaren und bei den distalen Kanälen der unteren ersten und zweiten Molaren, günstigenfalls auch bei den Kanälen unterer Weisheitszähne. Außerdem schränkt er die Indikation etwas ein, indem er sagt: „Diese Indikation wird sich daher im jugendlichen Alter mit größter Sicherheit als richtig erweisen, nimmt aber allmählich bis zur Senilitas individuell in verschiedenem Maße ab“. Für alle noch im Wachstum befindlichen Zähne, für die oberen Prämolaren, die bukkalen oberer und mesialen Wurzeln unterer Molaren und für die oberen Weisheitszähne schlägt Fischer die Amputation vor. Eine Lebenderhaltung der Pulpa ist nur dann möglich, wenn man die Nekrotisierung mit einem schwachen Kaustikum vornimmt (Acid. carbol. oder Thymol), oder auf chirurgischem Wege mittels Injektion. Nach voraufgegangener Arsenapplikation ist eine Lebenderhaltung der Stümpfe undenkbar. Die Imprägnierung amputierter, geätzter Pulpen bewirkt Fischer mit einer Trikresol-Formalinpaste (Trikres. 4,0, Formalin 1,0, Glyzerin gtt. X, Zinc. oxyd., acid. bor. āā. q. s. u. fiat p. m.). Bei leichten Pulpitiden ist Fischer für eine Amputation mit Lebenderhaltung der Pulpastümpfe, bei zweifelhaften, sowie schweren Fällen für Nekrotisierung durch arsenige Säure. Auch nach Arkövy (1911) wäre eine Amputation (die er als Pulparesektion bezeichnet wissen will) nur mit Erhaltung der Vitalität der Pulpa anzustreben.

Auf Grund der Untersuchungen Preiswerks und Fischers hielt Boennecken bei mehrwurzeligen Zähnen die praktische Unausführbarkeit der Totalexstirpation der Wurzelpulpen zur Evidenz erwiesen. Schon im Jahre 1898 hatte Boennecken den Gedanken der Pulpaamputation von neuem aufgenommen. Doch wollte er „nicht die Lebenderhaltung, sondern die möglichst rasche und sichere Unschädlichmachung der für das weitere Leben des Zahnes gänzlich wertlosen Wurzelpulpa" erstreben, genau wie es schon Miller (1896) in seinem Lehrbuch der konservierenden Zahnheilkunde angegeben hat. Während Boennecken im Jahre 1898 die altbewährte Pulpenexstirpation mit nachfolgender Wurzelfüllung als die zur Zeit einzig einwandfreie Behandlung der Pulpitis hielt, stellte er im Jahre 1909 den Satz auf: „Nur die wirkliche Totalexstirpation der Pulpa mit nachfolgender antiseptischer Füllung der Wurzelkanäle ohne die geringste Verletzung des periapicalen Gewebes, ist als einwandfreie Behandlung der Pulpitiden zu betrachten; erscheint die Totalexstirpation der Pulpa nicht ausführbar, so ist Pulpaamputation dem Exstirpationsversuch vorzuziehen". Was diese These als unannehmbar erscheinen läßt, ist der Umstand, daß wir nur sehr selten einem Zahne ansehen können, ob die Wurzelpulpen exstirpiert werden können oder nicht. Wohl wissen wir, daß bei älteren Personen die Pulpenkanäle enger sind als bei jüngeren. Es gibt aber so viele Ausnahmen von dieser Regel, daß meist erst der Exstirpationsversuch uns darüber sicher Aufschluß gibt, ob die Exstirpation möglich ist oder nicht. Ist aber erst einmal der Versuch gemacht worden, die Pulpa zu exstirpieren, d. h. sind wir mit dem Nervextraktor im Kanal gewesen, dann ist es doch besser, die aus ihrer Lage gebrachte Wurzelpulpa ganz zu entfernen, da eine „zerzauste" Wurzelpulpa sicherlich nicht den richtigen Verschluß abgeben wird. Auch ist es eine zu Unrecht aufgestellte Behauptung, daß sich die Totalexstirpation der Pulpa mit sicherem Erfolge nur bei oberen Frontzähnen und bei unteren Caninen und Prämolaren jüngerer Individuen ausführen läßt, und daß, wie Boennecken 1898 schrieb, aus den fazialen Kanälen der oberen Molaren oder aus engen Prämolarwurzeln die letzten Reste der kauterisierten Pulpa zu entfernen, erfahrungsgemäß eine technische Aufgabe ist, deren Ausführung in hundert Fällen neunundneunzigmal auf unüberwindliche Schwierigkeiten stößt. Man gebe sich nur diejenige Mühe bei der Pulpaextraktion, die wir Zahnärzte auch bei anderen Operationen anwenden müssen, man verwende nur ganz feine Nervextraktoren und man wird auch in allen anderen Fällen fast immer den Erfolg haben, wie bei den einwurzeligen Zähnen. Die Untersuchungen Preiswerks und Fischers haben nicht die Unausführbarkeit der Totalexstirpation der Wurzelpulpen erwiesen, sondern durch die Feststellung der vielen Verästelungen der Wurzelpulpen insbesondere am Foramen apicale nur den Nachweis erbracht, daß die Totalexstirpation eine schwierige Operation ist. Denn hätten Preiswerk und Fischer die Unausführbarkeit der Totalexstirpation nachgewiesen, dann müßte die Totalexstirpation auch aus den oberen Frontzähnen, den unteren Caninen und Prämolaren unmöglich sein. Nun hat aber die Totalexstirpation seit Jahrzehnten die glänzendsten Erfolge aufzuweisen, auch bei Molaren, so daß wir annehmen müssen, daß die winzigen Pulpareste, die etwa in seitlichen Verzweigungen am Apex zurückbleiben können, für das weitere Schicksal des Zahnes vollständig belanglos sind, vorausgesetzt, daß wir auch diese etwa zurückgebliebenen Reste genügend antiseptisch versorgen. Sagt doch auch Arkövy, daß, selbst wenn man zugibt, daß die Rezesse und Gänge im Zahnbein Protoplasma enthalten, die für infektiöse Elemente Nähr- und Lagerstätten abgeben, deren Zugänglichkeit für die instrumentelle, gewissermaßen sogar für die medikamentöse Behandlung angezweifelt werden darf, diese Ergebnisse der Ausgußpräparate sich nur auf die Möglichkeiten beziehen, nicht aber die unbedingte und allgemeine Regel darstellen. Beweis dafür ist die klinische Erfahrung, wonach nur eine geringe Anzahl von behandelten Fällen Mißerfolge aufzuweisen hat.

Daß bei sorgloser Pulpenextraktion und mangelhafter antiseptischer Füllung der Wurzelkanäle Fehler und Mißerfolge vorkommen, braucht nicht besonders hervorgehoben zu werden. Es ist jedoch unzulässig, wie Boennecken es tut, diese Mißerfolge, die nur auf eine fehlerhafte Behandlung zurückzuführen sind, der Methode in die Schuhe zu schieben. Wenn Boennecken ferner gegen die Totalexstirpation ins Feld führt, daß trotz sorgfältiger Behandlung ab und zu Mißerfolge in Form von Gangraena pulpae auftreten, so muß dem entgegengehalten werden: 1. sind diese Fälle nach meiner Erfahrung sehr selten, 2. betreffen sie alle Zähne in gleicher Weise (nach Boenneckens Ansicht dürften doch nur die Molaren, oberen Prämolaren und unteren Schneidezähne davon betroffen werden) und 3. treten sie nach Pulpaamputation ebenso häufig auf, wie nach Pulpaextraktion. Es ist also nicht erwiesen, daß bezüglich der Prognose die Pulpaamputation einen Vorzug vor der Pulpaextraktion hat. Daß die Pulpaamputation bei mehrwurzeligen Zähnen nicht nur das einfachere, sondern auch das schmerzlosere Verfahren ist, soll ohne weiteres zugegeben werden. Daß sie aber auch bezüglich des Dauererfolges der Extraktionsmethode überlegen ist, dafür fehlt jeder Beweis, denn wenn die winzigen zurückbleibenden Pulpenreste in Gangrän übergehen können, um wieviel mehr müssen das umfangreichere Gewebsteile tun, da diese einer Hämatogeninfektion genau so unterworfen sind, vorausgesetzt, daß bei beiden Behandlungsarten die gleiche antiseptische Versorgung stattgefunden hat. Kieffer bezweifelt sogar, daß es selbst Formalin gelingt, dicke fleischige Wurzelpulpen in allen Fällen mit Sicherheit bis zu den apicalwärts gelegenen Enden zu durchdringen, weshalb er auch noch die Hälfte der Wurzelpulpa entfernt wissen will.

Bolten sieht die Ursache für die periostitischen Erscheinungen nach Pulpenamputation, die er bei amputierten Pulpen häufiger zu beobachten Gelegenheit hatte als bei extrahierten Pulpen, darin, „daß in der Gegend des Foramen apicale ein nekrotisches Gewebe in direkter Verbindung mit dem lebenden belassen wird".

Wenn es möglich geworden ist, mit der Pulpaamputation dieselben Dauererfolge zu erzielen, wie mit der Pulpenextraktion, so ist das sicher den unermüdlichen Versuchen Boenneckens zuzuschreiben, der eine glänzende Methode für die Amputation der Pulpa erdacht und schließlich eine Zusammensetzung für seine Paste gefunden hat, die allen Forderungen der Wissenschaft standhalten kann. Trotz Preiswerk und Fischer hält Boennecken gerade das konzentrierte Formaldehyd, wie wir es in der 40%igen wässerigen Lösung, dem Formalin, besitzen, für das Mumifikationsmittel par excellence, „und gerade wegen seiner ätzenden, das Zellgewebe nekrotisierenden Eigenschaften. Wir besitzen außer dem Sublimat kein anderes Mittel, welches so gut und sicher das Albumin der Pulpazelle koaguliert und Zelltod herbeiführt. Wir besitzen kein anderes Antiseptikum, das, wie ich chemisch und bakteriologisch nachweisen konnte, so schnell durch das Gewebe der Pulpa bis zur Wurzelspitze diffundiert, wie das Formaldehyd, vorausgesetzt, daß wir konzentriertes Formalin und konzentrierte Formolpaste anwenden". Die Untersuchungen Boenneckens haben ergeben, daß Formaldehyd das Pulpagewebe vom Cavum pulpae bis zur Wurzelspitze in frühestens 10 Minuten, spätestens 12 Stunden durchdringt. Mit dieser Feststellung ist die Sondierung der Wurzelpulpa nach Witzel, die dem Antiseptikum die Möglichkeit verschaffen sollte sicher bis zur Wurzelspitze zu diffundieren, überflüssig geworden. Außer der primären Gewebssterilisation besitzt Formaldehyd in eminentem Maße die Fähigkeit, Eiweiß zu koagulieren. Es verwandelt die weiche sukkulente Pulpa rasch in ein Gewebe von der Konsistenz einer festen Gallerte. Wichtig ist, daß das benutzte 40%ige Formalin aus einer zuverlässigen chemischen Fabrik stammt, und daß nur ein frisches Präparat angewendet wird, das in dunklen Standgefäßen an einem dunklen, kühlen Orte aufbewahrt und jede Woche in kleinen Mengen der Originalflasche entnommen wird. Formaldehyd verfärbt auch nicht die Zähne, da es den Blutfarbstoff konserviert. Da das Formaldehyd allein die Pulpa nicht dauernd in sterilem Zustand erhalten kann, gab Boennecken der von ihm verwendeten Paste einen Zusatz von konzentriertem, feinpulverisiertem Thymol, das nur langsam von dem Pulpengewebe aufgenommen wird und sich als Dauerantiseptikum gut bewährt hat.

Diese Zusammensetzung der Paste ermöglicht es, daß der behandelte Zahn in der Mehrzahl der Fälle am nächsten Tage schmerzlos und frei von periodontaler Reizung ist, „im Gegensatz zu den mit Pulpenexstirpation behandelten Zähnen, die regelmäßig in den nächsten Tagen nach der

Operation an Periodontitis traumatica mehr oder weniger erkrankt sind". Diese von Boennecken gemachte Beobachtung stimmt mit meinen eigenen durchaus nicht überein. Eine Periodontitis nach Pulpaextraktion habe ich immer nur ganz ausnahmsweise feststellen können. Dann fährt Boennecken in seiner Arbeit fort: „In seltenen Fällen besteht leichte Empfindlichkeit auf Perkussion, die je nach Schwere des pulpitischen Anfalls 3—8 Tage anzuhalten pflegt, niemals aber einen so hohen Grad erreicht, wie sie nach Pulpaextraktion beobachtet wird. Im allgemeinen kann man die Regel aufstellen: je leichter die Pulpaerkrankung, um so reaktionsloser ist der Verlauf der Operation. Fälle, wie tiefe approximale Kavitäten am Molaren und Prämolaren, bei denen wir beim Exkavieren die noch nicht entzündete Pulpa freigelegt und kauterisiert haben, verlaufen stets ganz reaktionslos, ebenso Fälle von frischer Pulpitis partialis. Hingegen bleibt bei schweren Fällen von Pulpitis totalis und ebenso bei Pulpitis chronica zuweilen eine länger dauernde Empfindlichkeit des Zahnes auf kalt und eine länger dauernde Reizung des Periodonts zurück. Es ist daher wohl die Annahme gerechtfertigt, daß Pulpengewebe mit hochgradigen pathologischen Veränderungen der koagulierenden und nekrotisierenden Wirkung des Formaldehyds bedeutend größeren Widerstand entgegensetzen als Pulpagewebe mit normaler oder wenig veränderter Struktur. Aber auch in diesen schweren Fällen pflegt der endgültige Erfolg dieser Operation ein günstiger zu sein, vorausgesetzt, daß nicht bereits eiteriger oder gar septischer Zerfall des Pulpengewebes vorlag. Nach einer Übergangszeit von 1—2 Wochen, während der der Zahn auf Kälte und auf Beklopfen empfindlich ist, tritt dauernde Ruhe ein. Ist 14 Tage nach der Operation noch keine völlige Ausheilung des Reizzustandes seitens der Pulpa und des Periodonts zu konstatieren, so besteht entweder der Verdacht, daß ein Fehler in der Indikationsstellung begangen wurde und purulente oder septische Vorgänge in den Wurzelkanälen übersehen worden sind, oder daß bereits vor der Operation chronische Granulationsprozesse an einer oder mehreren Wurzelspitzen bestanden haben, oder endlich, daß größere Dentikel oder Kalkkonkremente die Diffusion der Antiseptika nach der Wurzelspitze hin behindern. In solchen seltenen Fällen, die man als Mißerfolge der Pulpaamputation ansprechen muß, ist es natürlich ratsam, die Füllung wieder zu entfernen und eine möglichst gründliche Ausräumung der Wurzelkanäle unter eventueller Zuhilfenahme von Aqua regia und anschließender Wurzelfüllung vorzunehmen."

Richtige Indikation und richtig ausgeführte Operation vorausgesetzt, können pulpaamputierte Zähne unbedingt als Träger von Goldkronen und als Brückenpfeiler benutzt werden. Ziehen wir die hier von Boennecken erwähnten Unannehmlichkeiten und Mißerfolge in Betracht, dann wird man der allzu optimistischen Auffassung Boenneckens über die Vorzüge der Amputation vor der Extraktion doch mit einem leisen Zweifel begegnen müssen. Hat doch selbst Ad. Witzel nicht behauptet, daß die Amputationsmethode besser sei, als die Extraktionsmethode. Er nahm nur an, daß sie keinen größeren Prozentsatz von Mißerfolgen beim Füllen der Mahlzähne aufzuweisen habe, als die sonstigen Wurzelfüllmethoden. Wer Erfahrungen in beiden Methoden gesammelt hat, wird den allein richtigen Standpunkt vertreten, daß beide Methoden gleichwertig sind.

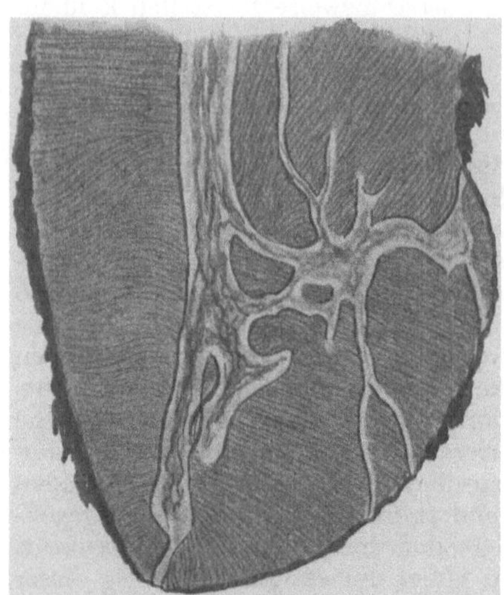

Abb. 123. Verästelungssystem an der Wurzelspitze eines oberen zweiten Bikuspidaten. (Nach Fischer.)

In allen Arbeiten, die sich mit der Frage der Pulpaamputation oder Pulpaextraktion beschäftigen, kehrt die Ansicht immer wieder, daß man die Extraktion der Wurzelpulpen wegen der feinen Verästelungen und Querbalken nicht vollständig vornehmen könne. Erst in neuester Zeit ist G. Fischer zu der Überzeugung gekommen, daß die im Hauptteil der Kanäle befindlichen Verästelungen, Querbalken usw., nicht so sehr die Bedeutung für Rezidive besitzen, wie er früher annahm. Dafür glaubt er aber den Sündenbock in den Verzwei-

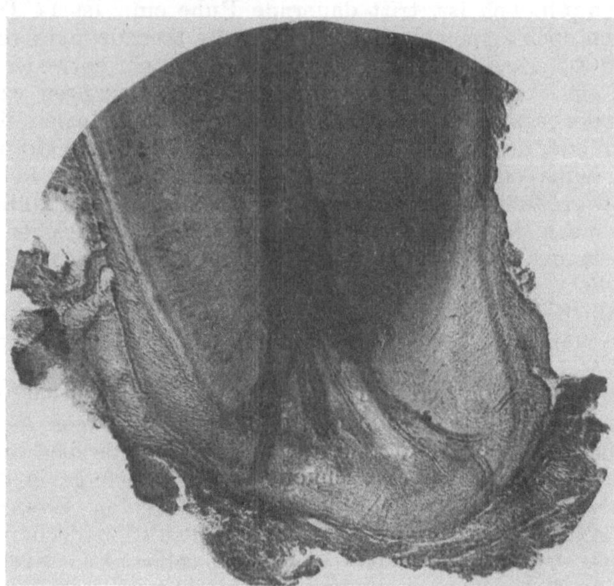

Abb. 124. Auflösung der Pulpa kurz vor ihrem Austritt in einzelne Äste. (Nach Fischer.)

gungen vor dem eigentlichen Wurzelende am Foramen apicale gefunden zu haben, denen er darum auch seine besondere Aufmerksamkeit zuwandte. Nach seinen letzten Untersuchungen (1912) sollen etwa 90% aller menschlichen Zähne im ausgewachsenen Zustande nicht ein geräumiges, regelmäßig geformtes Wurzelloch besitzen, sondern nach vielen Richtungen hin kompliziert gestaltete Pulpaausgänge aufweisen (Abb. 123, 124 u. 125), was übrigens Adloff und Feiler bestreiten. Letzterer hält sie für Kunstprodukte, die durch die vorhergehende Mazeration des Zahnes entstanden sind. Es sind bloße Arrosionen der Oberfläche des Zahnes, die mit dem Pulpenkanal in keiner Beziehung stehen. Neuerdings (1917) hat Heß an der Hand eines Untersuchungsmaterials von etwa 2800 Zähnen die von Fischer beschriebenen Verästelungen am Foramen apicale in vollem Umfange bestätigen können. „Die feineren apicalen Verzweigungen

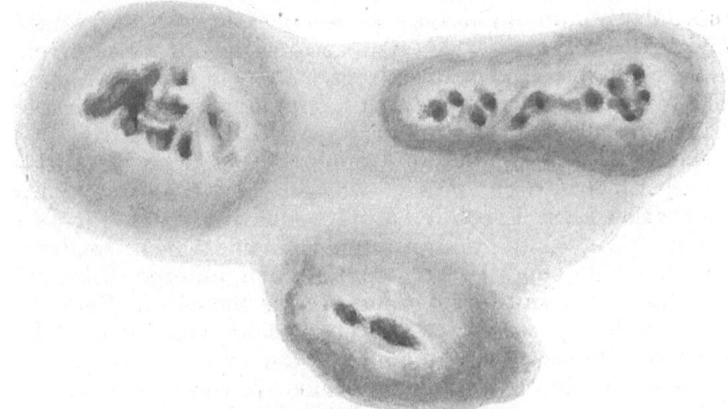

Abb. 125. Wurzelkanalausgänge an der Wurzelspitze eines ersten oberen Molaren. (Nach Fischer.)

kommen an sämtlichen menschlichen Zahngattungen regelmäßig vor in einem für jede Zahngattung verschiedenen Zahlenverhältnis. Sie bedingen einen netzartigen, von vielen feinsten Kanälen gebildeten Bau der Wurzelspitzen, besonders an den III. oberen Molaren, ferner an den mesio-bukkalen Wurzeln der I. und II. oberen Molaren, den mesialen Wurzeln der I. und II. unteren Molaren und den oberen und unteren Prämolaren." „Die Form und die Anzahl der Wurzelkanäle wird durch die im Inneren der Wurzelhohlräume durch physiologischen Dentinanbau entstehenden Dentinscheidewände in hohem Maße beeinflußt." Die Zweiteilung des Wurzelkanals tritt besonders an den unteren Schneidezähnen und unteren Eckzähnen, an den mesio-bukkalen Wurzeln oberer I. und II. Molaren und den oberen Prämolaren hervor. „Die Markkanäle kommen ebenfalls an sämtlichen menschlichen Zahngattungen vor, sie stellen entweder Verbindungskanäle zwischen einzelnen Kanälen dar, oder sie durchziehen das Wurzeldentin, indem sie in Ein- und Mehrzahl vom Hauptkanal zum Periost eine Verbindung herstellen."

v. Rottenbiller (1918) hält die Frage nach dem Vorkommen der Wurzelramifikation noch nicht für abgeschlossen. An einem Versuchsmaterial von etwa 600 Fällen frisch extrahierter Zähne der verschiedensten Altersperioden und möglichst aller Zahngattungen in gleicher Zahl, bei denen die Pulpa noch nicht zerstört war, konnte er nur zweimal Wurzelkanalramifikationen feststellen. Nach diesem Resultat müsse mindestens die Häufigkeit des Vorkommens der Wurzelkanalramifikationen angezweifelt werden. Weshalb die Untersuchungsergebnisse der einzelnen Autoren so verschieden ausgefallen sind, ist noch ungeklärt. Die Auffassung v. Rottenbillers, daß die Ramifikationen als eine Rasseneigenschaft des Menschen erklärt werden müßten, lehnt Heß mit dem Bemerken ab, daß die Untersuchungen in Deutschland (Fischer und Moral), in Argentinien (Erausquin) und in der Schweiz (Preiswerk und Heß) dieselben Resultate ergeben hätten.

Fischer glaubt nun, daß seine Feststellung beweist, „daß wir niemals die sichere Gewähr besitzen, den Pulpastrang restlos zu exstirpieren", und daß die zurückbleibenden Reste sogar in einem einzigen Seitenkanal den Erfolg der Behandlung beeinträchtigen können. Wenn die Behauptungen Fischers zu Recht bestünden, so müßte die Extraktionsmethode längst über Bord geworfen und die Amputationsmethode für alle Pulpabehandlungen an ihre Stelle gesetzt worden sein. Denn die Pulpaausläufer finden sich nach Fischers Untersuchungen nicht nur an sämtlichen oberen Bikuspidaten und unteren Schneidezähnen, sondern auch an oberen Schneide- und Eckzähnen und den unteren Bikuspidaten. Sagt doch auch Dependorf: „Wenn sie (er meint die Vertreter der Amputationsmethode) wirklich überzeugt sind von dem Wert des Amputationsverfahrens, warum dann noch die unnötige Einschränkung des Verfahrens auf eine Gruppe von Zähnen, ja von diesen auf einzelne Zähne, selbst auf einzelne Pulpen? Derartige Bestimmungen sind nur zu sehr geeignet, die Brauchbarkeit der Methode in Zweifel zu ziehen und Verwirrungen hervorzurufen. Die Nachteile der Exstirpationsmethode, wie Boennecken sie einzeln hervorhebt, gelten doch ebensosehr für einwurzelige, wie für mehrwurzelige Zähne. Wir vermögen den Grund nicht einzusehen, warum der einwurzelige Zahn z. B. weniger oft Veränderungen des Perizementes des Apex zeigen soll als der mehrwurzelige, warum die Extraktoren und Bohrer weniger leicht abbrechen sollten bei einwurzeligen als bei mehrwurzeligen Zähnen; warum bei ihnen die Vermeidung jedes Traumas in der Regio apicalis in der Erhaltung der Gewebskontinuität an der Wurzelspitze weniger notwendig oder vorteilhaft sein sollte als bei mehrwurzeligen Zähnen? Da sind die Konsequenzen richtiger bis ans Ende zu ziehen und nicht von neuem besondere Ausnahmen aufzustellen."

Wie steht es nun aber in Wirklichkeit mit den nach der Extraktionsmethode behandelten Zähnen? Hat diese sich nicht in hunderttausenden von Fällen glänzend bewährt und gibt es denn überhaupt eine Operationsmethode, die keinen ungünstigen Ausgang kennt? Hat die klinische Erfahrung nicht den Beweis dafür erbracht, daß die Pulpaextraktion, wie sie bisher allgemein geübt wurde, und eine nachherige antiseptische

Wurzelfüllung in einem vollständig gereinigten Wurzelkanal ausreicht, um dauernde Erfolge für die Konservierung der Zähne zu erzielen? Die seltenen Mißerfolge nach dem Extraktionsverfahren treten nur da auf, wo es nicht gelingt, den Hauptstrang der Pulpa zu entfernen, und sind besonders dort zu finden, wo man sich nicht der Mühe unterzog, die Exstirpation gründlich vorzunehmen, trotzdem sie möglich war. Gerade dieser letztere Umstand ist die Veranlassung für Rezidive, nicht aber die zurückbleibenden mikroskopisch feinen Pulpaausläufer. Ebenso treffen wir die meisten Granulome und Zysten nicht gerade an Zähnen, bei denen eine exakte Pulpaexstirpation vorgenommen wurde, sondern vielmehr bei solchen Zähnen, bei denen die Exstirpation nicht lege artis ausgeführt wurde und ganz besonders bei Zähnen, bei denen

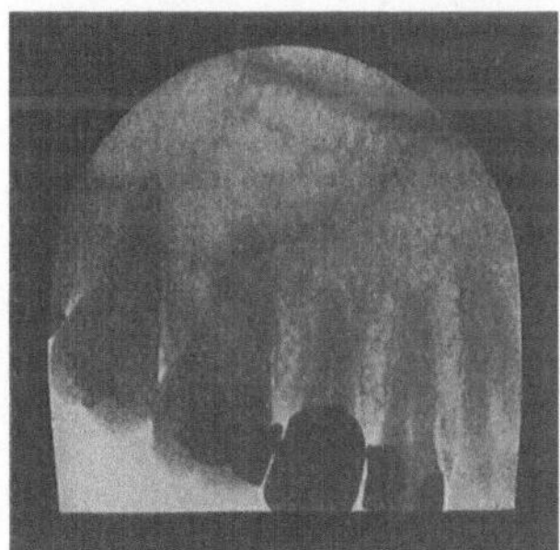

Abb. 126. Granulom an dem mit einer Goldkrone versehenen B_2 sup. dext., dessen Pulpenkanal unbehandelt war und putride Massen enthielt.

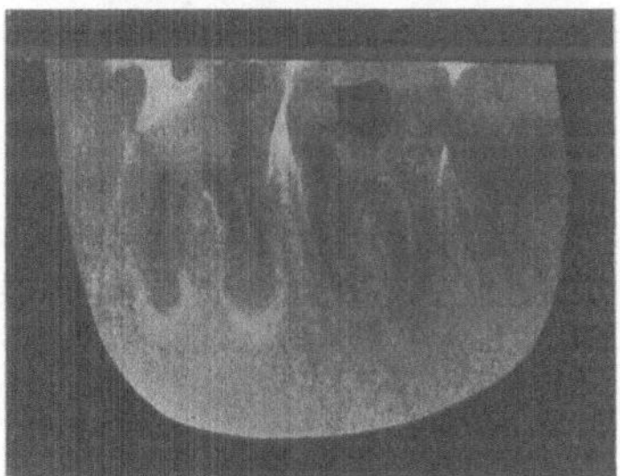

Abb. 127. Granulom an beiden Wurzeln des M_1 inf. sin., der an Pulpagangrän erkrankt, aber nicht behandelt worden war.

eine Wurzelbehandlung überhaupt nicht stattgefunden hat, was ich noch im letzten Jahre habe nachweisen können. Unter 15 von mir beobachteten Fällen von Granulomen und Zysten befand sich nur ein Fall, bei dem 9 Jahre nach der Pulpabehandlung trotz sachgemäßer Ausführung Granulationsgewebe an der Wurzelspitze festgestellt wurde (der Zahn hatte niemals eine Reaktion gezeigt und war stets empfindungslos geblieben), während in 13 Fällen eine Behandlung niemals stattgefunden hatte und einmal der Wurzelkanal nicht vollständig gefüllt war (Abb. 126—129). Wird das mit unseren heutigen Methoden Erreichbare aus dem Hauptkanal entfernt, dann ist — ein sorgfältiger Abschluß am Foramen apicale vorausgesetzt — nach meinen Beobachtungen die Gefahr eines Rezidives außerordentlich gering. Gesteht doch schließlich Fischer selbst zu in Anlehnung an eine Witzelsche Äußerung aus dem Jahre 1899, „daß, je geringer die Rückstände sind, um so größer die Gewähr der Mumifikation dieser Reste wird und um so geringer die Gefahr für das Leben der Wurzel".

Darum behaupte ich, daß bei der Extraktion der Wurzelpulpen nicht die feinen Verästelungen und Querbalken und nicht die Ausläufer der Pulpawurzeln an der Wurzelspitze den Zahn später in Gefahr bringen.

Selbst Ad. Witzel hat diese mikroskopisch feinen Pulpaelemente für die Güte der Prognose der Erhaltung des Zahnes als ganz nebensächlich angesehen. Noch im Jahre 1906 hat Witzel in einer hinterlassenen Studie über das Füllen der Wurzelkanäle betont: „Gelingt es uns dabei, die Spitze der Wurzelpulpa mit zu entfernen und bleiben nur seitliche Ausläufer derselben zurück, dann kann der Erfolg der Extraktion doch als ein vollkommener bezeichnet werden, sofern das Wurzelloch selbst ausgefüllt, verschlossen wird. Dann trocknen die in den Spitzen oder seitlichen Verzweigungen der Kanäle zurückgebliebenen Restchen zu unschuldigen und unschädlichen Fädchen zusammen, die die Existenz des Zahnes nicht gefährden können.“ Das ist wohl die Ansicht der meisten

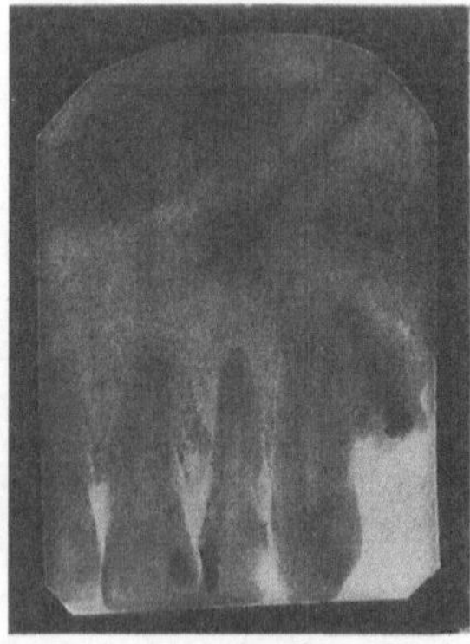

Abb. 128. Zyste am J_2 sup. dext., der, trotzdem er auf beiden Seiten gefüllt war, einen nicht behandelten, mit putriden Massen gefüllten Pulpenkanal zeigte.

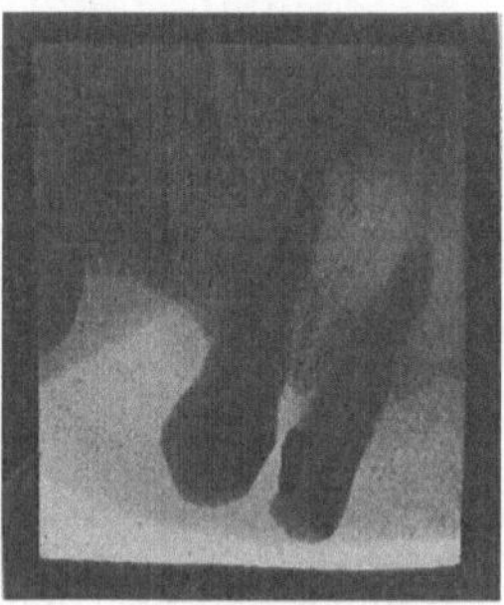

Abb. 129. Zyste am J_2 sup. sin. der infolge nicht behandelter gangränöser Pulpa seit zehn Jahren eine Fistel hatte.

zahnärztlichen Praktiker; keiner von ihnen hat sich bei der Extraktion der Wurzelpulpa daran gestoßen, daß mikroskopisch feine Teilchen noch versteckt zurückblieben. Denn die Erfolge waren da, auch wenn nur der Hauptstrang sorgfältig entfernt war.

Es braucht deshalb nur die Frage erörtert zu werden: Ist die Wurzelpulpa selbst, d. h. ihr Hauptstrang bis zur Spitze entfernbar oder nicht? Ich selbst habe die Korrosionspräparate von Preiswerk und Fischer, so verdienstvoll auch deren Arbeiten sind, nie als sichtbaren Beweis für die Unausführbarkeit der Totalexstirpation der Pulpa in mehrwurzeligen Zähnen ansehen können. Der Beweis wäre erbracht, wenn nach sorgfältiger Entfernung der Pulpen aus den Kanälen sich noch mikroskopisch oder gar makroskopisch Reste der Wurzelpulpen im Zahne feststellen ließen. Solange aber dieser Beweis nicht vorlag, so lange konnte man mit Recht die These von der Unmöglichkeit der Extraktion der Pulpen in den genannten Fällen anzweifeln, wie es in letzter Zeit besonders von Feiler geschehen ist. Feiler will durch Herstellung von Korrosionspräparaten, die er dadurch gewann, daß er die Pulpen aus extrahierten Zähnen, wie gewöhnlich, sorgfältig entfernte und nachher die Kanäle nach dem Preiswerkschen Verfahren mit Woodschem Metall ausgoß, den Beweis erbracht haben, daß man mit der heutigen Exstirpationsmethode wohl in der Lage ist, sämtliche Reste aus den Wurzelkanälen zu entfernen und daß man nicht zu befürchten braucht, daß Gewebsteile in den Kanälen zurückbleiben. Denn es zeigten sich bei den Korrosionspräparaten Feilers, die nach Wurzelbehandlung gewonnen sind, dieselben Verästelungen, Querbalken, rüsselartigen Aussparungen der Gewebe, wie sie bei den durch Mazeration gewonnenen Präparaten zutage traten. Feiler ist sogar davon überzeugt, daß es auch bei Verästelungen der einzelnen Pulpen eines Zahnes untereinander, mit der Exstirpationsmethode gelingen muß, die in den Verbindungsgängen liegenden Gewebe gleichzeitig zu exstirpieren und so eine völlige Reinigung der Wurzelkanäle herbeizuführen. Die Möglichkeit der Exstirpation der Ausläufer der Pulpawurzeln kann ohne weiteres zugegeben werden, dagegen dürfte es fraglich sein, ob das in jedem Falle gelingen muß. Aber selbst wenn die Exstirpation sämtlicher Pulpa-Wurzelausläufer vollständig wäre, bleibt immer noch an den Wandungen der Kanalausläufer Blut zurück, das wir zu entfernen gar nicht in der Lage sind. Feiler glaubt um so mehr für seine Überzeugung eintreten zu müssen, da die Anhänger der Amputationsmethode bei Pulpitis acuta purulenta und Pulpitis chronica gangraenosa die Möglichkeit der vollständigen Ausräumung der Kanäle zugeben. Riesenfeld erscheinen die Resultate Feilers nicht einwandfrei, da die Untersuchungen am Phantom also außerhalb des Mundes gewonnen wurden, was nicht den Schwierigkeiten bei der Behandlung im Munde entspricht.

Neuerdings hat Möller durch Versuche an anderen Zähnen mit engen, aber für unsere Instrumente passierbaren Kanälen festgestellt, daß die Kanäle trotz sorgfältiger Reinigung mit Wasserstoffsuperoxyd in mehreren Fällen noch verhältnismäßig viel Substanz aufwiesen. Eine von mir vorgenommene Nachprüfung hat, wie S. 197 angegeben ist, die Richtigkeit der Möllerschen Angaben bestätigen müssen. Unter 112 sorgfältig gereinigten leicht passierbaren Kanälen waren in 17 Fällen Pulpenreste, Krümelchen bzw. Blut zurückgeblieben.

Rhein tritt ebenfalls für die Extraktion der Pulpa ein. Er stellt sich auf den Standpunkt, daß, da bei leicht zugänglichen Kanälen die vollständige Entfernung der Pulpa möglich ist, es sich nur darum handelt, unzugängliche Kanäle zugänglich zu machen. Er hält die Entfernung der Pulpa für die allein richtige Methode und wenn sie nicht einwandfrei durchgeführt werden kann, ist es noch besser, den Zahn zu extrahieren, anstatt eine ständige Infektionsgefahr für den Gesamtorganismus zu schaffen. Auch ist es angebrachter, die Krone eines starken Molaren vollständig zu entfernen, als sie auf Gefahr eines latenten Prozesses an der Wurzelspitze zu erhalten. Kann die feinste Nervnadel nicht in die feinen, gewundenen Kanäle eindringen, so ist es ein Beweis, daß der Kanaleingang nicht im richtigen Winkel steht. Ein feiner Draht wird dann so weit als möglich in den Kanal eingeführt, die Kavität mit

Guttapercha verschlossen und eine Röntgenaufnahme gemacht. Der eingeführte Draht bietet dann den Anhaltspunkt zu erkennen, wie weit er in den Kanal eingedrungen ist und wieviel und wo Zahnsubstanz entfernt werden muß, um für die Nadel jede Krümmung auszuschalten. So ist es oft notwendig, bei mesialen Wurzeln unterer Molaren die ganze mesiale Krümmung zu entfernen, um jenen Punkt zu erreichen, wo die Krümmung distalwärts beginnt, oder bei oberen Molaren den bukkalen Teil bis zum Zahnfleischrand zu opfern, um im richtigen Winkel in die feinen bukkalen Kanäle eintreten zu können.

Scheff sagt, daß die Amputationsmethode auf ein geringes Maß beschränkt bleiben muß. Wir dürfen von ihr nur dann Gebrauch machen, wenn uns die Notwendigkeit dazu zwingt. Die Amputationsmethode kann nur als eine Hilfs-, keineswegs aber als eine die Pulpaextraktion verdrängende oder ersetzende Behandlungsweise angesprochen werden, wie sie bei den mehrwurzeligen Zähnen ohne vorherigen anderweitigen Versuch empfohlen wird.

Inzwischen hat selbst Boennecken seine Ansicht geändert. Er steht heute nicht mehr so fest auf dem negierenden Standpunkte vom Jahre 1910. Noch im Jahre 1910 behauptete Boennecken, daß wir bei den oberen Prämolaren, unteren Schneidezähnen, mesialen Wurzeln unterer Molaren und bukkalen Wurzeln oberer Molaren gezwungen sind, die Pars apicalis pulpae in den Wurzelkanälen zurückzulassen. Und 1912, also nur 2 Jahre später, hat Boennecken seinen Standpunkt dahin geändert, daß er auch für die ersten und zweiten Molaren mit mesialen Kavitäten die Entfernung der Wurzelpulpen empfiehlt. Dagegen behauptet er nach wie vor, daß wir bei distalen Kavitäten in zweiten Molaren, ferner allen Kavitäten in Weisheitszähnen, endlich bei fazialen Kavitäten an Molaren und Prämolaren die Pulpaexstirpation überhaupt nicht schulmäßig durchführen können, es sei denn, daß wir den größten Teil der Krone abtragen. Boennecken kam wahrscheinlich zu dieser Änderung seiner Anschauungen durch seine glänzenden Resultate mit der Königswasserbehandlung, wenngleich auch mit ihrer Hilfe eine wirkliche Totalexstirpation nicht garantiert werden kann. Damit gibt Boennecken zu — und das scheint mir das allein Maßgebende zu sein — die Schwierigkeiten für die Entfernung der Pulpawurzeln liegen weniger in der Enge und der Verästelung der Wurzelkanäle, als darin, daß wir bei gewissen Kavitäten nur unter gewissen Voraussetzungen einen senkrechten Zugang zu den Wurzelkanälen erlangen können.

Um nun die Frage zu lösen, ob und wann es möglich ist, die Wurzelpulpa bis zur Spitze zu entfernen — Ad. Witzel nahm 1879 an, daß die Extraktion der Pulpen aus den Mesialwurzeln der unteren und aus den Bukkalwurzeln der oberen Mahlzähne in 100 Fällen kaum einmal vollkommen gelingt — habe ich zwei Wege beschritten: 1. die Feststellung durch klinische Erfahrung, 2. die Feststellung durch Untersuchung an extrahierten Zähnen.

Ich habe 73 Zähne aufgezeichnet, bei denen ich zwecks Erhaltung des Zahnes die Wurzelkanäle gereinigt habe. Davon gehörten:

8	Zähne	Personen	im	Alter	von	19—20	Jahren
18	,,	,,	,,	,,	,,	21—30	,,
29	,,	,,	,,	,,	,,	30—40	,,
5	,,	,,	,,	,,	,,	41—50	,,
11	,,	,,	,,	,,	,,	51—60	,,
2	,,	,,	,,	,,	,,	61—70	,,

Vertreten waren fast alle Zahngattungen. Unter den Zähnen, deren Pulpen exstirpiert wurden, waren die Pulpen von 4 Zähnen gesund (die Pulpen mußten zwecks Anfertigung von Kronen bzw. Brücken entfernt werden), 7 Zähne litten an Pulpitis acuta partialis, 28 Zähne an Pulpitis acuta totalis, 1 Zahn an Pulpitis acuta purulenta, 31 Zähne an Pulpitis chronica gangraenosa, 2 Zähne an Pulpitis chronica granulomatosa. Bei den an Gangrän erkrankten Pulpen war dreimal das Periodont miterkrankt.

Von den 73 behandelten Zähnen konnten die Pulpakanäle von 58 ohne chemische Hilfsmittel, nur mit Nervextraktor und Nervnadel bis zur Spitze gereinigt werden. In einem Falle I_2 inf. sin. eines 68jährigen Mannes konnte die Nadel nicht bis zum Foramen apicale durchgeführt werden. Die Reinigung von etwa $^2/_3$ des Kanals genügte jedoch, um dem Eiter Abfluß zu verschaffen, und die Periodontitis acuta purulenta in wenigen Tagen zur Abheilung zu bringen. In 12 Fällen konnte die Kanalreinigung erst durch Zuhilfenahme von Aqua regia erzielt werden. Darunter befanden sich vier obere Bikuspidaten, ein zweiter oberer Bikuspis, ein oberer seitlicher Schneidezahn, ein unterer Caninus, ein erster oberer Molar, zwei zweite obere Molaren und ein dritter oberer Molar. In zwei Fällen bei einem oberen zweiten Bikuspis schienen beide Kanäle, bei einem unteren zweiten Molaren die mesialen Kanäle kürzer als gewöhnlich zu sein, ohne daß ich diesem Umstande eine besondere Bedeutung beilegte. Dagegen konnte ich bei einem oberen dritten Molaren, der zwei Kanäle hatte, den bukkalen Kanal nur im ersten Drittel reinigen. Das Resultat meiner klinischen Erfahrung war also, daß es mir bei 73 Fällen nur einmal nicht möglich war, die Kanäle vollständig zu reinigen, in zwei Fällen schien es zweifelhaft zu sein.

Einen bemerkenswerten Unterschied bezüglich der Pulpakanalreinigung bei den einzelnen Altersstufen habe ich nicht wahrnehmen können, mußte ich doch einmal schon bei dem oberen seitlichen Schneidezahn eines 23jährigen Aqua regia anwenden, während ich, wie schon erwähnt wurde, bei einem unteren Schneidezahn eines 68jährigen ohne Aqua regia auskommen konnte. Es entspricht dies genau dem Befund, auf den ich schon vor etwa 25 Jahren aufmerksam machte, daß die Bildung von Ersatzdentin und die damit verbundene Verengerung der Kanäle bei den einzelnen Individuen ganz ungleich vor sich geht. Man kann somit keinem Zahne ansehen, ob er enge oder weite Pulpenkanäle hat, ob die Exstirpation der Wurzelpulpa ein Versuch bleiben wird oder vollständig ausgeführt werden kann.

Es kam nun darauf an, diese günstigen klinischen Resultate auch an extrahierten Zähnen nachzuprüfen; diese Nachprüfung schien mir um so mehr geboten zu sein, als wir bei der Behandlung im Munde doch nicht mit absoluter Sicherheit feststellen können, ob wir die Pulpakanäle bis zur Spitze von der Pulpa befreit haben.

Ich habe die Wurzelkanäle von 93 Zähnen bzw. Wurzeln untersucht. Davon gehörten

5	Zähne	Personen	im	Alter	von	21—30	Jahren
28	„	„	„	„	„	31—40	„
23	„	„	„	„	„	41—50	„
17	„	„	„	„	„	51—60	„
14	„	„	„	„	„	61—70	„
6	„	„	„	„	„	71—80	„

Abgesehen von M_1 sup. und inf. dext. waren sämtliche Zahngattungen vertreten. Um die Untersuchung schneller ausführen zu können, wurden die

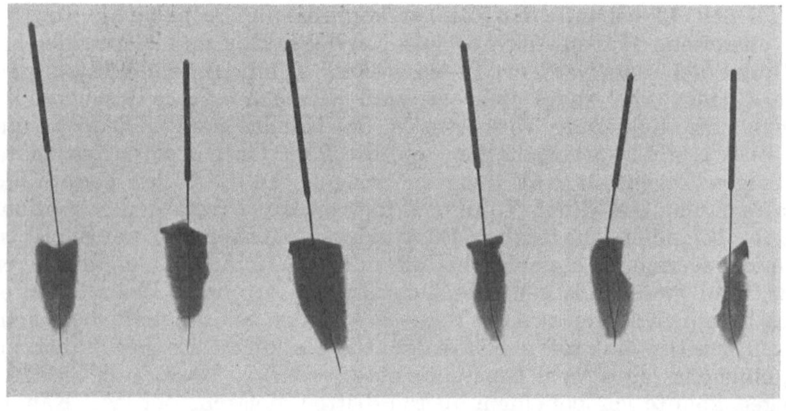

J_1 i. s. J_1 i. d. J_2 i. d. J_2 i. s. J_2 i. d. J_2 i. s.

Abb. 130. Wurzeln von unteren Schneidezähnen mit passierbaren Pulpakanälen.

Kronen sämtlicher Zähne vor der Behandlung abgezwickt. Passierbar, ohne chemische Hilfsmittel, nur mit Nervextraktoren und Nervnadeln, waren sämtliche Kanäle von 55 Zähnen, mit Hilfe von Aqua regia wurden die Kanäle von 10 weiteren Zähnen passierbar gemacht. In diesen 65 Fällen, also in mehr als $^2/_3$ sämtlicher Fälle, war es möglich, die Nervnadel durch das Foramen apicale durchzuführen (Abb. 130 u. 131), in 2 Fällen schimmerte die Nadel allerdings nur durch. Es fanden sich darunter Inzisivi von Personen im Alter von 53, 65 und 76 Jahren. Die Passierbarkeit des I_2 inf. sin. eines 76 jährigen — das möchte ich besonders hervorheben — wurde ohne Aqua regia erzielt. Außerdem habe ich die vollständige Passierbarkeit der Wurzelkanäle von oberen Bikuspidaten, unteren und oberen Molaren feststellen können von Personen im Alter von 32, 39, 54 und 78 Jahren. In letzterem Falle, es handelte sich um M_2 sup. sin., wurde die Passierbarkeit ebenfalls ohne Aqua regia erreicht. Leider war die linguale Wurzel frakturiert, so daß im Röntgenbilde (Abb. 131) nur die beiden bukkalen Wurzeln zu sehen sind. Der Beweis muß als erbracht angesehen werden, daß die Passierbarkeit der Kanäle auch bei unteren Inzisivi und Molaren vom Alter unabhängig ist.

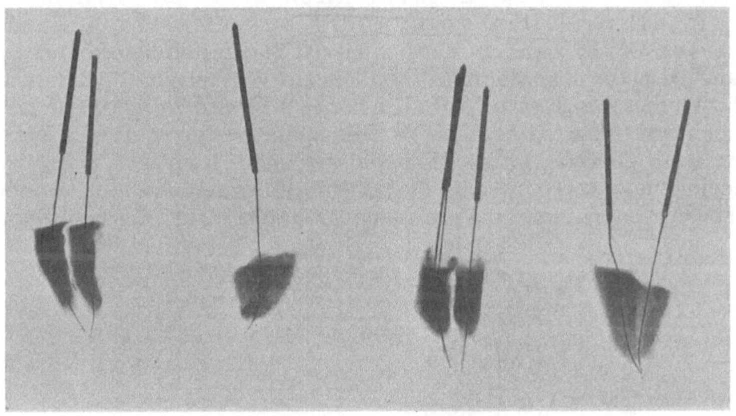

M_1 s. s. M_2 s. d. M_1 i. s. M_2 s. s.

Abb. 131. Wurzeln von Molaren mit passierbaren Pulpakanälen.

In 21 Fällen war es trotz Verwendung von Aqua regia, obwohl die Passierbarkeit der Kanäle an und für sich nicht schwieriger war,

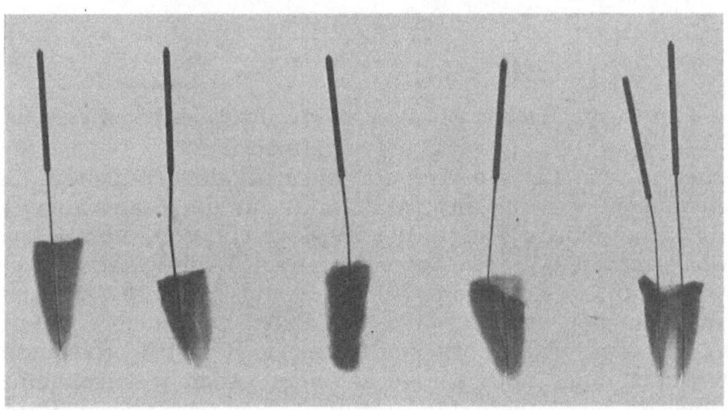

C i. s. B_1 i. s. B_2 i. s. B_2 s. s. B_1 s. d.

Abb. 132. Wurzeln von Caninus und Bicuspidaten mit nicht vollständig passierbaren Pulpakanälen.

als in den anderen Fällen, nicht möglich, die Nadel durch das Foramen apicale durchzuführen. Die Nadel blieb in diesen Fällen stets 0,5—3 mm vor dem Foramen apicale im Kanale stecken. Wenn diese Zähne von mir im Munde behandelt worden wären, hätte ich selbstverständlich angenommen, mit der Nadel bis an die Spitze des Kanals gelangt zu sein. Nach meinen Untersuchungen konnte ich in etwa 20% der Fälle die Wurzelkanäle am Apex in einer Ausdehnung von 0,5—3 mm nicht reinigen. Damit ist zum ersten Male der sichere Beweis erbracht worden, daß es tatsächlich nicht möglich ist, die Pulpa in allen Fällen vollständig zu entfernen. Ich habe mehrere von diesen Zähnen röntgen lassen und feststellen können, daß in allen Fällen die Kanäle ihren Weg bis zur Wurzelspitze nahmen oder seitlich von dieser ausliefen (Abb. 132 u. 133). Merkwürdigerweise fanden sich nicht nur Molaren und obere Bikuspidaten unter diesen Zähnen, sondern auch 5 erste untere Bikuspidaten und 1 unterer Caninus, so daß diejenigen Autoren, welche die Amputationsmethode mit besonderer Vorliebe vertreten, keine Veranlassung haben, aus diesem Befunde

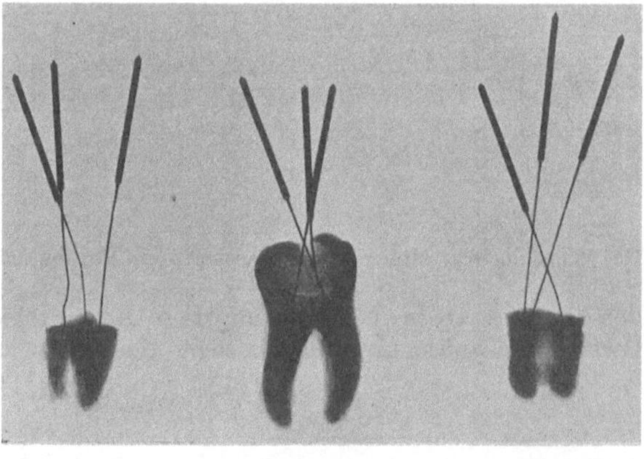

M_2 s. d. M_2 i. d. M_2 s. s.

Abb. 133. Wurzeln von Molaren mit nicht vollständig passierbaren Pulpakanälen.

einen neuen Beweis für die Amputationsmethode herzuleiten. Einzig und allein müssen wir aus diesem Befunde für die Praxis den Schluß ziehen, daß das Ende jedes Wurzelkanals vor Abfüllen desselben unter allen Umständen mit einem Dauer-Antiseptikum zu versorgen ist, weniger mit Rücksicht auf die Pulpaausläufer, wie ich die Verästelungen an der Spitze der Pulpa nennen möchte, als mit Rücksicht auf den etwa zurückgebliebenen Rest des Hauptstranges der Pulpawurzel oder anderer Rückstände. Aller Wahrscheinlichkeit nach handelt es sich überhaupt nur um einen verkalkten Pulparest, der, wie die Erfahrung zeigt, vollständig unschuldig ist, da diese Fälle ebenfalls reaktionslos bleiben. Daß diese antiseptische Versorgung genügt, um Zähne nach Extraktion der Wurzelpulpen dauernd zu erhalten, beweisen die tausendfachen Erfahrungen derjenigen Praktiker, die diese Methode schon seit Jahren üben. Wenn Fischer annimmt, daß das Pulpadelta an der Wurzelspitze die Hauptgefahr für sekundäre Krankheitserscheinungen an der Wurzel abgibt, und wenn er zur Begründung dieser Anschauung auf die Erfolge der Wurzelspitzenresektion hinweist, so muß dem entgegengehalten werden, daß nach meinen Erfahrungen diejenigen Fälle, bei denen nur eine Auskratzung des kranken Herdes um die Wurzelspitze herum und keine Resektion vorgenommen wurde, denselben Heilungserfolg aufzuweisen hatten, wie jene Fälle, bei denen eine Resektion erfolgt war. Merkwürdigerweise habe ich sogar einmal, ohne die Ursache feststellen zu können, trotz Resektion der Wurzelspitze nach 4 Jahren eine Eiterung an der früher operierten Stelle feststellen können. Unter den übrigen sieben Fällen waren in vier Fällen (C inf. sin. einer 68jährigen, M_2 sup. sin. einer 47jährigen, zwei untere Inzisivi einer 73jährigen Person) die Pulpenkanäle ausdentifiziert (Abb. 134), in drei Fällen die bukkalen Kanäle eines

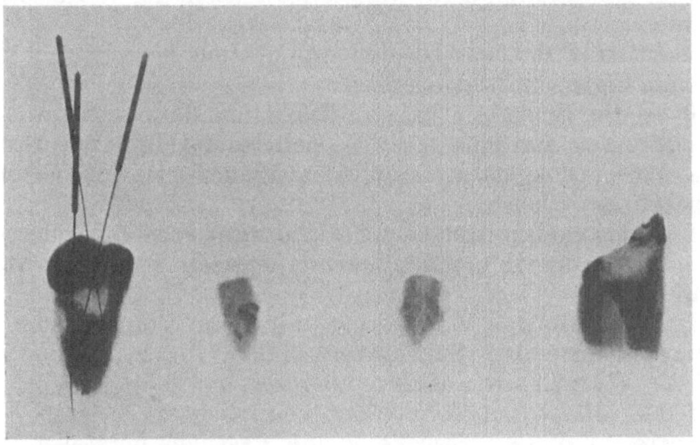

M_2 s. s. Z_1 i. s. Z_2 i. d. M_2 s. s.

Abb. 134. Untere Schneidezähne und obere Molaren mit partiell bzw. total ausdentifizierten Pulpakanälen.

M_2 sup. sin. einer 55jährigen und zwei untere Inzisivi einer 70jährigen Person nur einige Millimeter passierbar.

Besonders erwähnenswert scheint mir noch zu sein, daß die Foramina apicalia sowohl in denjenigen Fällen, in denen die Nervnadel vom Cavum pulpae aus nicht durchgeführt werden konnte, als auch bei den ganz oder teilweise ausdentifizierten Kanälen an der Wurzelspitze nicht nur zu sehen, sondern auch $^1/_2$—2 mm passierbar waren.

Aus meinen Untersuchungen ergeben sich folgende Schlußfolgerungen:

1. Die Entfernung der Pulpawurzeln aus den Pulpakanälen ist in den meisten Fällen vollständig durchführbar.

2. Die Durchführbarkeit der Pulpaextraktion hängt weder von der Zahngattung, noch vom Alter des Individuums ab.

3. Röntgenologische Untersuchungen haben ergeben, daß in etwa 20% der Fälle ein winziger (wohl verkalkter) Pulparest von $^1/_2$—3 mm im Pulpakanal zurückbleibt.

4. Da bei der Behandlung im Munde das Zurückbleiben von Pulparestchen nicht immer festzustellen ist, muß das Ende des Wurzelkanals vor dem Abfüllen in jedem Falle mit einem Dauer-Antiseptikum versorgt werden.

II. Ausführung der Amputation.

Will man mit der Amputation günstige Erfolge erzielen, so muß sie unter strengen aseptischen und antiseptischen Kautelen erfolgen. Die zur Amputation benutzten Instrumente müssen also sämtlich ausgekocht sein. Ad. Witzel legte Wert darauf, zuerst die Höhlen für die Füllung fertig zu präparieren und nachher das Cavum pulpae auszubohren und zu säubern, um dadurch einer weiteren Infektion der Wurzelstümpfe leichter vorzubeugen.

Das Antiseptikum, das wir bei der Amputation benutzen, soll nach Miller folgende Eigenschaften besitzen:

1. muß es die Fähigkeit haben, das ganze Pulpagewebe gut zu durchdringen, um eine schnelle, sichere und dauernde Sterilisation der zurückgelassenen und möglicherweise infizierten Gewebe zu bewirken;
2. muß es das Zellprotoplasma des Pulpagewebes koagulieren und die ganze Pulpa in einen trockenen, starren Strang verwandeln können;
3. darf es durch die Verbindung mit dem Pulpagewebe keine chemisch reizenden Substanzen bilden, die etwa einen Reiz auf die Wurzelhaut ausüben könnten;
4. darf das Mittel den Zahn nicht verfärben;

Miller hatte zu diesem Zwecke kleine Pastillen herstellen lassen, die aus Sublimat 0,002 und Thymol 0,005 bestanden. Das Thymol sollte durch seine Schwerlöslichkeit der zu schnellen Diffusion des Sublimats und somit dem Auftreten von Schmerzen, die nach Anwendung von Sublimat allein beobachtet wurden, vorbeugen. Obwohl die Pastillen, abgesehen von einer vorübergehenden Reizung des Perizements keine unangenehmen Erscheinungen hervorriefen, hatten sie doch den Nachteil, daß sie die Zähne am Zahnhals stark verfärbten. Söderberg hatte deswegen das Sublimat durch Alaun ersetzt. Boennecken fand nun in dem $40\,^0/_0$igen Formalin und einer stark mit Thymol versetzten Formaldehydpaste diejenigen Antiseptika, die am besten imstande sind, obigen Forderungen zu entsprechen. Er benutzt jetzt eine Paste in folgender Zusammensetzung:

Rp. Cocain. muriat.
Thymol. āā 1,0
misce exactissime terendo
adde Formalin. ($40\,^0/_0$) 1,0
Vaselin. alb. americ. 3,0
Zinc. oxydat. puriss. 7,0
M. f. pasta.

Der Kokainzusatz hat den Zweck, die bei Benutzung von reinem Formalin-Thymolpasten bei sensiblen Pulpawurzeln zuweilen auftretenden

Pulpaschmerzen, die 3—4 Stunden anhalten, zu verhüten. Der Vaselinzusatz verhindert das Austrocknen der Pasten und Verflüchtigung des Formaldehyds.

Das Formalin muß stets in kleinen Quanten in dunklen Standgefäßen gut verschlossen gehalten werden. Die Wirkung des Formaldehyds geht so schnell vor sich, daß menschliche Pulpen frühestens in 10 Minuten, spätestens nach 12 Stunden vom Formaldehyd durchdrungen werden. Schmerzen treten nur in ganz seltenen Ausnahmefällen, besonders bei nervösen Patienten auf und halten nur wenige Stunden an.

Die Pulpaamputation geschieht in Anlehnung an Boenneckens Methode in folgender Weise: Nach vollkommener Entfernung der Kronenpulpa und vollständiger Freilegung der Wurzelpulpen nach der Arsenapplikation (Ausspritzen mit warmem Wasser nach dem Ausbohren), wird die Kavität präpariert, dann, wo nötig, Kofferdam angelegt. Nachdem das Operationsfeld trocken gelegt ist, wird die Pulpakammer mit 40%igem Formalin überschwemmt. Man wende hierzu das Originalpräparat von Merck oder Schering an, (damit man sicher ist, daß man wirklich mit Formaldehyd arbeitet und nicht mit Paraformaldehyd), von dem man wöchentlich ein kleines Quantum stets frisch abnimmt. Die Einführung geschieht mit einem Wattebäuschchen. Das Formalinbad soll 2—3 Minuten dauern. Blutet die Pulpa, so wird das Blut mit Watte abgetupft und die Pulpa von neuem in Formalin gebadet. Darauf werden die Pulpenstümpfe mit der Formol-Thymolpaste bedeckt. Es ist wünschenswert, die Paste als Tubenpräparat verschlossen zu halten. Das notwendige kleine Quantum des weichen Tubenpräparats bringt man am besten mit einem löffelförmigen Exkavator auf die Pulpaquerschnitte. Um zu verhüten, daß das Formaldehyd in den Zementverschluß entweicht, wird die Paste mit einem entsprechend großen Kügelchen frisch ausgeglühter Asbestwolle bedeckt und nunmehr beides mit einem größeren Wattebausch auf die Pulpastümpfe aufgedrückt. Über die Asbestdecke kommt eine Zementdecke, dann die definitive Metallfüllung (Abb. 135). Zementfüllungen sind als Verschlußfüllungen zu vermeiden, da eine Diffusion des Formaldehyds durch die Zementfüllung in die Mundhöhle erfolgt.

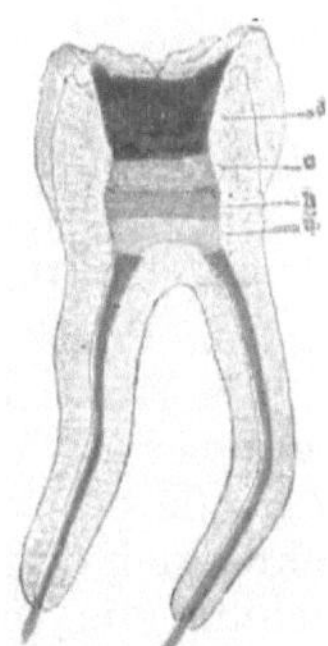

Abb. 135. Pulpaamputation an einem Molarzahn, schematisch dargestellt. (Nach Boennecken.)

III. Indikation.

Die Amputation wird angewandt:

1. bei sämtlichen Arten von Pulpitis (ausgenommen Pulpitis acuta purulenta und Pulpitis chronica gangraenosa) bei Neurasthenikern, hysterischen Frauen und Mädchen;
2. bei Pulpitis von Milchzähnen;
3. bei Pulpitis von Zähnen, deren Wurzelwachstum noch nicht vollendet ist;

4. bei Zähnen älterer Personen wegen der im Alter meist eingetretenen Enge der Pulpenkanäle;
5. bei Pulpitis von Zähnen, bei denen ein senkrechter Zugang zu den Wurzelkanälen nur unter großen Schwierigkeiten und unter Vernichtung des größeren Teiles der Zahnkrone zu erreichen ist;
6. im Notfalle, wo trotz ungenügender Devitalisation der Wurzelpulpen der Zahn sofort gefüllt werden muß.

Bei Kranken und Bettlägerigen halte ich im Gegensatz zu Boennecken die Amputation nicht für unbedingt nötig, da man mit der Fortsetzung der Pulpabehandlung nach Devitalisation mit Arsen, nach Entfernung der Arseneinlage und Einführung eines Antiseptikums unter Verschluß ganz ruhig warten kann, bis der Patient, wieder gesund, das Sprechzimmer des Zahnarztes aufzusuchen imstande ist. Außerdem ist eine exakt vorgenommene Amputation bei Kranken und Bettlägerigen auch nicht immer durchführbar.

IV. Kontraindikation.

Die Pulpaamputation ist kontraindiziert:

1. bei Pulpitis acuta purulenta,
2. Pulpitis chronica gangraenosa.

Die Exstirpation der Pulpawurzeln hat also zu erfolgen, wenn der Zahn bereits auf Wärme geschmerzt hat, wenn bei der Amputation des Wurzelkopfes aus den Wurzelkanälen eiteriges oder gar übelriechendes Sekret sich ergießt, die Pulpastümpfe nicht bluten und die Sondenuntersuchung die völlige Unempfindlichkeit der Wurzelpulpen ergibt.

Bei Kindern, bei denen überhaupt jede Pulpabehandlung mit großen Schwierigkeiten verbunden ist, weil die Behandlung längere Zeit erfordert und den Kindern meist die Geduld dazu fehlt, kann man, falls nötig, das Formolbad fortlassen, wenn man ohne Kofferdam arbeiten muß.

Literatur.

Adloff, P., Zur Trikresol-Formalin-Behandlung. D. z. W. 1907. N. 45.
— Amputation oder Exstirpation der Pulpa. D. M. f. Z. 1915. H. 1.
v. Arkövy, J., Indikationen zur stomatologischen Therapie. Öst.-ung. V. f. Z. 1911. H. 3.
Baume, R., Ein neues Prinzip der antiseptischen Behandlung devitalisierter Pulpen durch Imprägnierung mit Salzen. D. M. f. Z. 1888. H. 3.
Billeter, C., Meine Erfahrungen über Arsenbehandlung und Pulpaamputation. Schw. V. f. Z. 1899. H. 1.
Boennecken, Über neuere Methoden in der Behandlung erkrankter Pulpen. Öst.-ung. V. f. Z. 1898. H. 1.
— Über Pulpaamputation. Verhandl. d. 5. Internat. zahnärztl. Kongresses. Berlin 1909.
— Über Pulpaamputation. Deutsche Zahnheilk. in Vorträgen. H. 12. Leipzig 1910.
— Zur Therapie der Pulpakrankheiten. D. M. f. Z. 1912. H. 9.
Bolten, Direkte Pulpenanästhesie etc. D. z. W. 1910. Nr. 24.
Brandt, L., Lehrbuch der Zahnheilkunde. Berlin 1890.
Chase, Die Resultate der Behandlung der Pulpa. Dental Cosmos. 1867. Nr. 5. Ref. D. V. f. Z. 1868. H. 1.

Dependorf, Th., Die Wurzelbehandlung bei erkrankter Pulpa und erkranktem periapicalem Gewebe, einschließlich der Pulpaüberkappung. Ergeb. d. ges. Zahnheilk. Wiesbaden 1910. H. 3.
v. Dzierzawski, V., Über Behandlung erkrankter Pulpen. Przeglad dentystyczny. 1898. Nr. 3. Ref. D. M. f. Z. 1898. H. 9.
Feiler, Korrosionspräparate und Wurzelbehandlung. D. M. f. Z. 1911. H. 10.
— Die Therapie der Pulpakrankheiten mit besonderer Berücksichtigung der Exstirpationsmethode. D. M. f. Z. 1912. H. 9.
— Zur Anatomie des Foramen apicale. D. M. f. Z. 1915. H. 1.
Fischer, G., Beiträge zur Behandlung erkrankter Zähne mit besonderer Berücksichtigung der Anatomie und Pathologie der Wurzelkanäle. Deutsche Zahnheilkunde in Vorträgen. Leipzig 1908. H. 4/5.
— Der heutige Stand der Wurzelbehandlung mit Rücksicht auf die feinere Anatomie menschlicher Wurzelkanäle, insbesondere am Foramen apicale. D. M. f. Z. 1912. H. 2.
— Über Thymol und seine Lösungen zur Pulpa- und Wurzelbehandlung, zugleich eine neue Behandlungsmethode. Erg. d. ges. Zahnheilk. 1902. H. 2.
Flesch, Adolf, Beiträge zur Behandlung devitalisierter Zähne mit Borax. Öst.-ung. V. f. Z. 1894. H. 1.
Gutmann, Ad., Die Behandlung nicht putrider Pulpen mit Borax. Verh. d. deutsch. odont. Ges. Bd. 2. 1891. Berlin.
Gysi, Einiges über Mumifikationsmittel. Schw. V. f. Z. 1899. H. 1.
Henrich, Über Formol. Korr. f. Z. 1897. H. 2.
Herbst, Wilh., Ein neues Verfahren, Zähne mit erkrankter Pulpa zu behandeln. Korr. f. Z. 1887. H. 4.
— Methoden und Neuerungen auf dem Gebiete der Zahnheilkunde. Berlin.
Heß, Walter, Zur Anatomie der Wurzelkanäle des menschlichen Gebisses mit Berücksichtigung der feineren Verzweigungen im Foramen apicale. Habilitationsschrift. Zürich 1917. Mit 55 Taf. Ref. D. M. f. Z. 1918. H. 3.
— Zur Frage der Wurzelramifikationen. Wien. Vierteljahrsschr. f. Z. 1919. H. 1.
Hinrichsen, Pulpaamputation und Wurzelfüllung. K. f. Z. 1900. H. 4.
Hirschbruch, Die Behandlung der nekrotischen nicht infizierten Pulpa mit Chinosol. W. z. M. 1899. H. 5. Ref. D. M. f. Z. 1899. H. 11.
Kieffer, Zur Technik der Pulpaamputation. Korr. f. Z. 1914. H. 3.
Krakowski, M., Alumnol-Füllung. Ein neues fäulniswidriges Füllmittel. Przeglad dentystyczny 1902. Nr. 3. Ref. Öst.-ung. V. f. Z. 1902. H. 3.
Lepkowski, M., Untersuchungen über die Anwendung des Formalin. W. z. M. 1899. Nr. 12 u. 1900. Nr. 1.
Lindemann, W., Behandlung devitalisierter Pulpen mit Höllenstein. Korr. f. Z. 1892. H. 4.
Lipschitz, M., Über die Atrophien der Pulpa als Folge der Bildung von Ersatzdentin. D. M. f. Z. 1892. H. 6.
— Die Extraktion der Pulpawurzel in Theorie und Praxis. D. M. f. Z. 1913. H. 7.
— Über das Vorkommen von Granulomen und Zysten an nichtbehandelten pulpakranken Zähnen. D. M. f. Z. 1919. H. 10.
Miller, W. D., Vergleichende Untersuchungen über den Wert verschiedener Antiseptika bei der Behandlung kranker Zähne. Verh. d. deutsch. odont. Ges. 1891. Bd. 2. H. 1.
— Lehrbuch der konservierenden Zahnheilkunde. Leipzig 1908.
— Über verschiedene Methoden der Behandlung kranker Zähne ohne Entfernung der Pulpa. Verhandl. d. deutsch. odont. Gesellsch. Bd. 5. Berlin 1894.
Möller, R., Experimentelle Beiträge zu den modernen Wurzelfüllungsmethoden. Deutsche Zahnheilk. in Vortr. Leipzig 1914. H. 33.
Peckert, H., Einführung in die konservierende Zahnheilkunde. Leipzig 1913. 2. Teil.
— Einiges über Pulpenamputation. Od. Bl. 1907/08. Nr. 21/22.
Preiswerk, G., Pulpaamputation und Wurzelbehandlung. Schw. V. f. Z. 1896. H.3.
— Die Pulpaamputation, eine klinische, pathohistologische und bakteriologische Studie. Öst.-ung. V. f. Z. 1901. H. 2.

Rhein, M. L., Die Behandlung unzugänglicher Wurzelkanäle. Bericht der Ohio State Dental Society. 1909. Ref. Öst.-ung. V. f. Z. 1911. H. 3.
Riesenfeld, K., Korrosionspräparate und Wurzelbehandlung. D. M. f. Z. 1911. H. 12.
v. Rottenbiller, Edmund, Zur Frage der Wurzelkanalramifikationen. Öst.-ung. V. f. Z. 1918. H. 1—2.
— Zur Frage der Wurzelramifikationen. Wiener V. f. Z. 1919. H. 1.
Scheff, Julius, Zur Methode der Pulpaamputation. Öst.-ung. V. f. Z. 1912. H. 2.
Stoppani, G. A., Beiträge zur Behandlung pulpakranker Zähne mit metallischem Arsen (Scherbenkobalt). Schw. V. f. Z. 1893. H. 2.
Walkhoff, O., Pathologie und Therapie der Pulpakrankheiten in Scheffs Handb. d. Zahnheilk. 1903. Bd. 2. 1. Abt.
Weiser, Rud., Beiträge zur konservativen Behandlung pulpakranker Zähne. Überkappung, Amputation, Elektrolyse. Öst.-ung. V. f. Z. 1888. H. 2.
Witkowski, Noxolith. Z. R. 1911. Nr. 3.
Witzel, Ad., Die praktische Behandlung exponierter und kauterisierter Pulpen. D. M. f. Z. 1874. H. 4.
— Die antiseptische Behandlung der Pulpakrankheiten des Zahnes mit Beiträgen zur Lehre von den Neubildungen in der Pulpa. Berlin 1879.
— Kompendium der Pathologie und Therapie der Pulpakrankheiten des Zahnes. Hagen i. Westf. 1886.
— Die moderne Behandlung pulpakranker Zähne. Anhang zu: Das Füllen der Zähne mit Amalgam. Berlin 1899.
— Studie über das Füllen der Wurzelkanäle. Ungedr. Schrift aus dem Nachlaß. 1906. Zit. nach G. Fischer 1908.
Witzel, Jul., Über die Wirkung des Formols auf die Pulpa. D. M. f. Z. 1898. H. 12.

7. Therapie der erkrankten Pulpa durch Extraktion des Zahnes.

Mitunter liegen die Verhältnisse bei Erkrankung der Pulpa so, daß wir dem Patienten einen größeren Dienst erweisen, wenn wir den kranken Zahn entfernen, als wenn wir ihn unter allen Umständen für kürzere oder längere Zeit zu erhalten suchen.

Die Therapie der erkrankten Pulpa durch Extraktion des Zahnes ist deshalb indiziert:

I. Bei Fraktur von Zähnen.

Und zwar: a) bei frakturierten Zähnen, wenn durch die Fraktur ein so großer Teil der Wurzel mit verloren gegangen ist, daß ein tadelloser dauernder Ersatz der Krone selbst mit vorherigem Ersatz des fehlenden Teiles der Wurzel nicht angefertigt werden kann.

b) Bei frakturierten unteren Schneidezähnen von Kindern, da nach Extraktion eines solchen Zahnes die übrigen Schneidezähne bald zusammenrücken und die Lücke sich von selbst schließt.

Zsigmondy rät sogar, von einigen Ausnahmen abgesehen, zur Extraktion oberer seitlicher Schneidezähne und Eckzähne, falls bei ihrer Fraktur durch eine konservierende Behandlung nur ein temporärer Erfolg zu erreichen ist. „Das Fehlen eines Eckzahnes oder lateralen Schneidezahnes wird dann das Aussehen der Zahnreihe nur in sehr unbedeutendem Maße beeinflussen. Etwas anderes ist es, wenn ein oberer zentraler Schneidezahn extrahiert werden müßte. Dann macht sich die Asymmetrie sehr bemerkbar, auch wenn die Nachbarzähne in schönem Bogen stehen und von der Lücke selbst nichts mehr zu sehen ist. Es dürfte jedoch zweifelhaft sein, ob Laien einen derartigen Defekt auffallend finden.“

II. Bei Stellungsanomalien einzelner Zähne.

Falls die unregelmäßige Stellung eines Zahnes nicht durch Regulierung beseitigt werden soll, da der Verlust dieses Zahnes die Funktion und das Aussehen des Gebisses in keiner Weise stört, ist es angebracht, den außerhalb oder innerhalb der Zahnreihe stehenden Zahn zu extrahieren, um die Nachbarzähne vor Karies zu schützen. Ist der unregelmäßig stehende Zahn nun gar pulpakrank, dann ist die Extraktion noch mehr indiziert. Solche Unregelmäßigkeiten finden sich häufig im Gebiete der Bikuspidaten (Abb. 136). Ist ein überzähliger Zahn, der außerhalb der Zahnreihe steht, pulpakrank, dann ist seine Entfernung ebenfalls empfehlenswert.

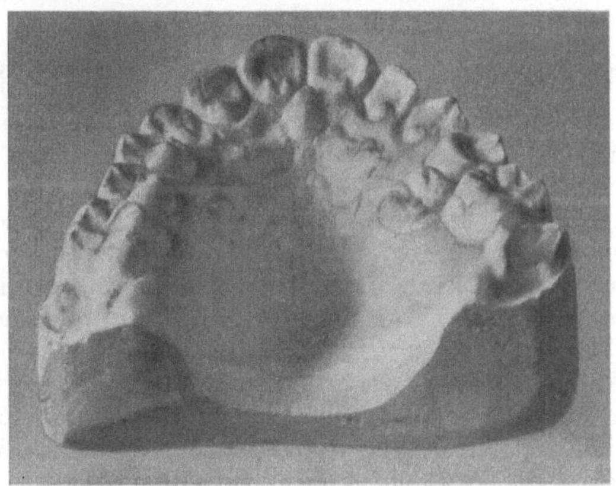

Abb. 136. Unregelmäßige Zahnstellung im Gebiete der Bikuspidaten.

III. Bei Weisheitszähnen.

Wenn man bedenkt, daß eine Behandlung der erkrankten Pulpa bei Weisheitszähnen infolge ihrer versteckten Lage, besonders im Oberkiefer, meist auf große Schwierigkeiten stößt, weil ein senkrechter Zugang zum Operationsfeld nur sehr schwer, infolge behinderter Mundöffnung manchmal gar nicht zu erreichen ist, wird man die Extraktion der an Pulpitis erkrankten Weisheitszähne als durchaus gerechtfertigt anerkennen müssen. Ist jedoch der zweite Molar bereits verloren gegangen und ist der dritte Molar fast oder ganz an seine Stelle gerückt, dann ist auch die Erhaltung eines pulpitisch kranken Weisheitszahnes unter allen Umständen anzustreben, besonders wenn noch ein Antagonist vorhanden ist.

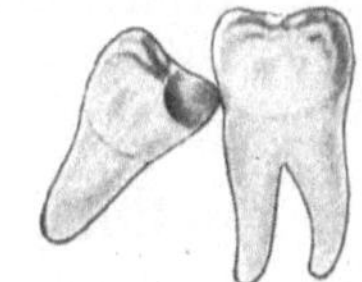

Abb. 137. Schief gelagerter unterer dritter Molar, dessen bereits kariöser mesialer Höcker gegen die distale Seite des zweiten Molaren gerichtet ist.

Die Entfernung pulpitischer Weisheitszähne ist also indiziert,

a) wenn die übrigen Molaren vollzählig vorhanden sind;
b) wenn sie labialwärts gelagert sind, was bei Weisheitszähnen des Oberkiefers sehr häufig vorkommt;

c) wenn sie schief gelagert und mit einem Teil der Kaufläche gegen die distale Seite des zweiten Molaren gerichtet sind (Abb. 137), was bei Weisheitszähnen im Unterkiefer häufiger vorkommt.

Literatur.

Zsigmondy, O., Zur Frage über die Behandlung pulpakranker Zähne, deren Wurzelwachstum noch nicht vollständig zum Abschluß gelangt ist. Wien. z. M. 1899. Nr. 4.

8. Therapie der erkrankten Pulpa bei Milchzähnen.

Die Behandlung der Milchzähne ist ein dringendes Erfordernis für die Erhaltung der bleibenden Zähne. Ihre Notwendigkeit wird heute von allen Zahnärzten anerkannt. Sie muß so früh wie möglich vorgenommen werden, denn je geringer die Karies der Zähne vorgeschritten ist, je kleiner also die Defekte sind, desto leichter wird sich die Behandlung durchführen lassen. Erreichen wir es, daß die Kinder vom 3. Lebensjahre ab zwei- bis dreimal jährlich zur Untersuchung ihrer Zähne zum Zahnarzt kommen, dann dürfte es gelingen, die Karies stets in ihrem Anfangsstadium zu erkennen und durch das Füllen zu beseitigen. Auch in denjenigen Fällen, wo eine Pulpitis acuta superficialis vorliegt, lassen sich die Zähne durch die S. 59 angeführte Vorbehandlung und darauffolgende Füllung in jedem Falle erhalten. Bei schwächeren Kindern und besonders solchen, welche an Rachitis leiden, finden wir die Zähne sogar schon vor dem 3. Lebensjahre erheblich zerstört. Versäumen die Kinder die regelmäßige Untersuchung vom 3. Lebensjahre an oder wird die beginnende Karies irgendwo übersehen, dann kann es, besonders bei Molaren, seltener an Frontzähnen, zur Freilegung und sogar zur Zerstörung der Pulpa kommen.

Die Diagnose der Erkrankung der Pulpa der Milchzähne erfolgt nach denselben Grundsätzen, die wir für die bleibenden Zähne im ersten Kapitel angeführt haben, nur mit dem Unterschiede, daß wir die Angaben der Kinder über ihre subjektiven Beschwerden noch vorsichtiger zu bewerten haben, wie bei Erwachsenen.

I. Behandlung von Milchzähnen mit freigelegter gesunder Pulpa.

Ist eine Pulpa beim Herstellen der Kavität zufällig freigelegt worden, was sich infolge der anatomischen Lage der Pulpa und der Unruhe der Kinder bei Milchzähnen leichter ereignen kann als bei bleibenden Zähnen, so kann der Versuch der Überkappung der Pulpa gewagt werden. Die Überkappung geschieht in derselben Weise wie die der bleibenden Zähne (s. S. 58—60). Bei Kindern mit noch unvollständig entwickelten Wurzeln empfiehlt Boennecken die Thymolsterilisation (vgl. S. 47) als besonders erfolgreich, selbst wenn sie mehrere Male vorgenommen werden muß, um die Pulpa zu retten. Edgar Neumann empfiehlt zum Überkappen von Milchzahnpulpen ganz besonders eine aus Novojodin, Phenol und Zinkoxyd bestehende Paste, die er mit Zement verschließt. Bei diesem Verfahren soll die Pulpa ihre Vitalität behalten, indem die bloßgelegte Stelle durch Kalzifikationsprodukte abgeschlossen wird. Die Prognose der Überkappung der Milchzähne ist zum großen Teil wegen der mangelhaften Sorgfalt, die wir bei der Überkappung freigelegter Pulpen von Milchzähnen anzuwenden in der Lage sind — schon das Trockenhalten der Kavität ist oft ein Ding der Unmöglichkeit — vielleicht auch infolge mangelhafter Zirkulationsverhältnisse in den Blutgefäßen, sehr ungünstig. Wenn wir in diesen Fällen trotzdem die Überkappung vornehmen, so geschieht es nur, um durch einen günstigen Verlauf der Behandlung die noch schwieriger auszuführende Amputation oder gar Extraktion der Milchzahnpulpa zu umgehen. Man tut jedoch gut daran, vorher darauf aufmerksam zu machen, daß es sich lediglich um einen Versuch handelt.

II. Behandlung von Milchzähnen mit infizierter Pulpa.

Hat die Pulpa schon freigelegen, und ist sie, wenn auch nur in geringem Maße, infiziert, so dürfte sich in jedem Falle die Devitalisation der Pulpa empfehlen, da eine Ausheilung der infizierten Pulpa bei Milchzähnen nach dem übereinstimmenden Urteil aller Autoren noch viel weniger wahrscheinlich ist als bei bleibenden Zähnen. Die Abtötung der Pulpa hat bei Milchzähnen mit noch größerer Sorgfalt und Vorsicht zu geschehen als bei bleibenden Zähnen. Von der Arsenpaste, die früher für diesen Zweck meist ganz verworfen wurde, darf nur die kleinste Menge eingelegt und unter keinen Umständen länger als 24 Stunden im Zahne gelassen werden. Miller gibt der Paste durch Zusatz von 2 bis 3 Teilen Thymol eine mildere Wirkung. Manche Zahnärzte empfehlen mit Rücksicht auf die Weite der Wurzelkanäle, besonders im vorgeschrittenen Kindesalter, die Einlage nur etwa 8—10 Stunden im Zahne liegen zu lassen. Ich selbst habe bei Einlagen mit einer Dauer von 24 Stunden niemals unangenehme Nebenerscheinungen beobachtet. Falls ein Teil des Bodens des Cavum pulpae bereits durch Resorption vernichtet und durch Granulationen vom Knochen aus angefüllt ist, muß die Anwendung des Arsens unterlassen werden (Abb. 138). Es bleibe nicht unerwähnt, daß einige Zahnärzte wegen der milderen Wirkung Kobalt gerade zum Abtöten der Milchzahnpulpen empfohlen haben. Früher wurde u. a. eine sehr konzentrierte Chlorzinklösung (Zinc. chlorat., Aq. destill. āā. 1,0) angewandt, da sie weniger tief zerstörend wirkt. Schneider hatte für den gleichen Zweck Schwefelarsen in Verbindung mit Kreosot empfohlen, Michel Nervozidin, Silberer Karbolsäure.

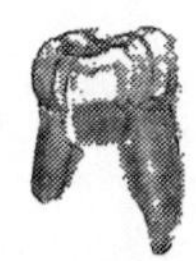
Abb. 138. Milchmolar mit Perforation des Pulpahöhlenbodens der mit Granulationen vom Knochen ausgehend, ausgefüllt ist.

Ist die Pulpa abgetötet, so kommt für die weitere Behandlung des Zahnes entweder die Amputation oder die Extraktion der Pulpa in Frage. Ich ziehe für Milchzähne die Amputation vor, weil sie die Geduld der Kinder nicht in so hohem Maße beansprucht wie die Extraktion der Pulpa, und die Behandlung sich in den meisten Fällen schmerzloser und einfacher gestaltet. Die Amputation wird in derselben Weise vorgenommen wie bei Erwachsenen; nur kann von dem Formolbad, falls die Behandlung nicht unter Kofferdam ausgeführt wird, Abstand genommen werden, um keine Verätzung der benachbarten Weichteile herbeizuführen.

Wird die Extraktion der Wurzelpulpen vorgenommen, so haben wir beim Ausfüllen der Wurzelkanäle nur darauf zu achten, daß ein Material zum Füllen benutzt wird, welches nicht reizend wirkt, damit nicht später bei der eintretenden Resorption der Wurzel das Füllungsmaterial als Fremdkörper in der Umgebung Reaktionserscheinungen hervorruft. Zemente und Guttaperchafüllungen sind daher kontraindiziert. Besonders eignet sich als Material zum Füllen von Wurzelkanälen bei Milchzähnen das Paraffin, das schon im Jahre 1899 von D. H. Ziegler empfohlen wurde, und zwar in Form einer Paste, die aus Paraffin in Kanadabalsam, Jodoform und Glyzerin, oder Jodoform und Nelkenöl zusammengesetzt ist. Auch Greve hat sich für das Paraffin ausgesprochen, obgleich er anführt, daß man auch mit Jodoformpasten und solchen aus Nelkenöl, Thymol und Zinkoxyd zusammengesetzten gute Erfolge erzielen kann.

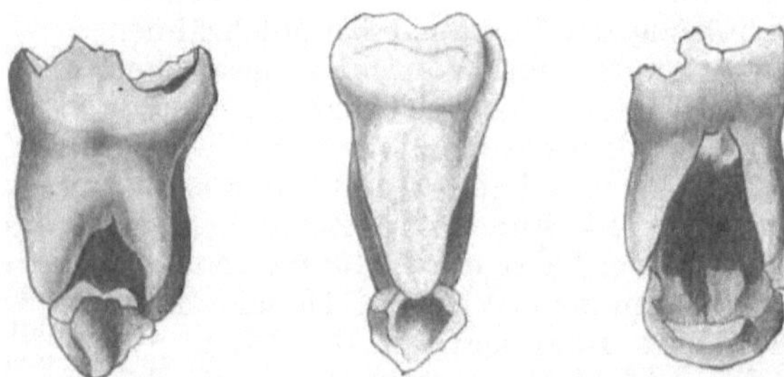

Abb. 139. Milchmolaren, welche durch Granulationen die Zahnkeime der bleibenden Zähne so einkapselten, daß diese bei der Extraktion mit entfernt wurden.

Die Behandlung von Milchzähnen mit zerfallener Pulpa geschieht nach den für die bleibenden Zähne angegebenen Regeln. Hoffendahl empfiehlt zur Behandlung von Milchzähnen mit gangränöser Pulpa besonders die Elektrosterilisation der Wurzelkanäle. Er benutzt bei Kindern wegen des weiteren Foramen apicale nur eine Stromstärke von 0,6—1,2 Milliampère. Nach 2—3, ja 5 Minuten währender Behandlung schließt er die Pulpakammer nach den Kanälen zu mit einer dünnen Metall- oder Guttaperchaplatte ab. Die Kanäle selbst läßt er leer.

Die Therapie der Pulpagangrän durch Extraktion des Milchzahnes ist nur dann indiziert, wenn nach einer konservierenden Behandlung Komplikationen eintreten, die einen schädigenden Einfluß auf die bleibenden Zähne zur Folge haben könnten. Aus Abb. 139 ist zu ersehen, wie die nach Pulpagangrän entstandene Granulation an den Wurzeln von Milchmolaren die unter ihnen liegenden Kronen der bleibenden Zähne so eingekapselt haben, daß diese bei der Extraktion der Milchmolaren mit entfernt wurden. Darum hat die Extraktion zu erfolgen, bevor sich solche Komplikationen eingestellt haben.

Literatur.

Boennecken, Zur Therapie der Pulpakrankheiten. D. M. f. Z. 1912. H. 9.

Greve, H. Chr., Die Pulpa- und Wurzelbehandlung der Milchzähne. D. z. W. 1914. Nr. 50.

Lipschitz. M., Der destruktive Einfluß kariöser Milchmolaren auf die Zahnkeime der Bicuspidaten. D. M. f. Z. 1895. H. 5.

Metz, F., Behandlung pulpakranker Milchzähne. D. Z. W. 1911. Nr. 5.

Neumann, Edgar, Die Verwendung des Novojodin in der Zahnheilkunde. Zeitschr. f. Zahnh. 1911. Nr. 16.

Silberer, Behandlung der Milchzähne mit erkrankter Pulpa. Öst.-ung. V. f. Z. 1897. H. 1. Diskuss.

Ziegler, D. H., Treatment of deciduous teeth. Ohio Dental Journal 1899. H. 6. Zit. nach Trauner. Öst.-ung. V. f. Z. 1902. H. 2.

Autorenverzeichnis.

Sachregister.

R.

S.

T.

U.